U0335918

实用护理技术
与护理进展

SHIYONG HULI JISHU YU HULI JINZHAN

主编 金 好 李 慧 任焕新 杨立英
王 灵 王艳玲 李献婷

黑龙江科学技术出版社

图书在版编目(CIP)数据

实用护理技术与护理进展 / 金好等主编. -- 哈尔滨：
黑龙江科学技术出版社，2021.8
    ISBN 978-7-5719-1079-2

Ⅰ．①实… Ⅱ．①金… Ⅲ．①护理学 Ⅳ．①R47

中国版本图书馆CIP数据核字（2021）第169347号

实用护理技术与护理进展
SHIYONG HULI JISHU YU HULI JINZHAN

主　　编　金　好　李　慧　任焕新　杨立英　王　灵　王艳玲　李献婷
责任编辑　项力福
封面设计　宗　宁
出　　版　黑龙江科学技术出版社
　　　　　地址：哈尔滨市南岗区公安街70-2号　　邮编：150007
　　　　　电话：（0451）53642106　传真：（0451）53642143
　　　　　网址：www.lkcbs.cn
发　　行　全国新华书店
印　　刷　山东麦德森文化传媒有限公司
开　　本　787 mm×1092 mm　1/16
印　　张　27
字　　数　860千字
版　　次　2021年8月第1版
印　　次　2021年8月第1次印刷
书　　号　ISBN 978-7-5719-1079-2
定　　价　228.00元

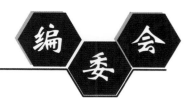

前言
FOREWORD

随着医学科技进步和医学模式的转变,护理技术迅速发展,护理人员的整体素质亦有了很大提高,"以人为本"的整体护理理念越发深入人心。发展中的现代护理学不仅要求临床护理人员熟练掌握临床各科常见病护理的精要,还要求相关从业人员学习和掌握一定的人文社会科学知识和医学基础理论,从而能够为护理对象提供更加舒适、人性化的服务。为提高广大临床护理人员的技术水平,有力地配合临床诊疗工作,深入贯彻"以人为本"的整体护理理念,我们特组织编写《实用护理技术与护理进展》一书。

本书分为基础与临床两部分。基础部分包括护理学绪论、生命体征的测量技术、基础护理技术的内容;临床部分作为本书重点,详细介绍了呼吸内科、消化内科、心血管内科、神经内科、普外科、妇产科等临床常见病的护理技术及护理进展,并针对各科室疾病的不同特点介绍了相应疾病的护理评估、护理目标、护理措施、护理常见问题等内容。本书内容涵盖面广,既注重基础,又突出重点,力求反映护理临床和护理研究的最新成果,适合广大临床护理工作者及医学院校的在读学生阅读使用。

在编写过程中,由于各位编者的临床经验及编书风格有所差异,加之时间仓促,书中疏漏之处在所难免,恳请读者见谅,并予以批评指正,以供今后再版时修正。

《实用护理技术与护理进展》编委会
2021 年 7 月

目 录
CONTENTS

第 一 章

护理学绪论

第一节　护理学发展史

一、护理学的形成

(一)人类早期的护理

最初的护理诞生于祖先自我防护本能的基础上,以自我护理和家庭护理为主。如用流水冲洗伤口,将烧热的石块置于患处,腹部不舒服时用手抚摸等。但对疾病和死亡,只能听之任之,无法救治,甚至把疾病看成是一种灾难,认为是神灵主宰或鬼神作祟。巫师用放血、冷水泼、念咒等方法祈求神灵帮助,驱除鬼怪,减轻痛苦,治疗疾病。后来在征服自然的过程中,人类逐渐积累了大量的经验。中国、印度、埃及等文明古国,早期文化中就有按摩、分娩、凉水降温、伤口包扎、泥湿敷、固定骨折、拔火罐等护理技术的记载。公元初年基督教兴起,教会对护理的影响长达1 000多年。教徒们在各地修建了医院,最初是用作收容徒步朝圣者的休息站,后来发展为治疗精神病、麻风病等疾病的医院及养老院。当时一切照顾工作均由妇女承担,虽然没有接受过专业训练,但她们工作认真,以温柔慈祥的母爱照顾着老人和病残者,这就是医疗护理的萌芽。

(二)中世纪的护理

中世纪欧洲的政治、经济、宗教迅速发展,战争频繁,疫病流行,这些因素对护理工作的发展起到了一定的促进作用。护理工作除大部分由修女担任外,还由一些自愿为贫病者服务的女性担任。她们虽然缺乏护理知识,又没有足够的护理设备,但以良好的道德品质为患者提供护理服务。当时的护理受宗教控制,医院条件很差,内科、外科甚至传染科患者都混住在一起,床位严重不足,晚上患者在床上、地板上轮流睡觉,交叉感染非常严重。有的医院还受神父干涉,认为护理患者是次要的,让"护士"们去祷告,让患者斋戒或禁食,以使患者的"灵魂得救"才是首要的。

(三)文艺复兴与宗教改革时期的护理

公元1400年,意大利兴起的文艺复兴运动对欧洲的各行各业产生了深远的影响,西方国家将这段时期称为科学新发现时代。在此期间,医学也发展迅猛,摒弃了神话和迷信,治疗疾病有了新依据。文艺复兴后,护理逐渐摆脱了教会的控制,培训护理人员的机构相继成立,护理开始成为一种独立职业。但是在1517年发生宗教改革后,社会结构发生了很大变化。妇女地位低下,没有机会接受教育,担任护理工作的是那些找不到工作的人,甚至是女犯人和妓女。她们既

1

无护理经验又未经过培训,也没有宗教热情,只能做一些仆役式的工作,而且服务态度差,导致了护理质量大大下降,护理的发展进入了历史上的黑暗时期。

(四)现代护理的诞生与南丁格尔的贡献

19世纪,随着社会文化、科学技术和医学技术的发展,护理工作者的社会地位有所改善,社会需要具有良好护理技术的护士。一些系统化培训护士的教育应运而生,玛丽·艾肯贺首先创立了爱尔兰慈善姐妹会。1836年德国牧师弗利德纳(1800—1864年)在凯撒斯威斯城成立了医院和女执事训练所,专门招收年满18周岁、身体健康、品德良好的年轻女性,进行3年的课程训练。训练的内容包括授课、医院实习、家庭访视,这就是最早的有组织的系统化的护理训练。佛罗伦斯·南丁格尔(1820—1910年)就曾在此接受过训练,弗利德纳共建立了32所女执事训练所,并著有《护士教育记录》一书,它是最早的护理教科书。

佛罗伦斯·南丁格尔是历史上最负盛名的护士,被誉为护理学的鼻祖,现代护理学的创始人,她的贡献对护理学产生了深远的影响。南丁格尔重建了军中与民间的医院,发展了"通过改善环境,促进舒适和健康"的护理理念。1860年,在英国的圣托马斯医院创办了第一所护士学校,标志着近代护理的诞生。

南丁格尔1820年5月12日出生于意大利的佛罗伦斯,她的家庭是英国名门,所以从小就接受了良好的教育。她曾就读于法国巴黎大学,精通英、法、德、意四国语言,具有较高的文化修养。受母亲的影响,南丁格尔善良、乐于助人,经常随父母参加慈善活动,她渐渐感受到训练有素的护士的重要性。1850年,南丁格尔冲破重重障碍,来到当时最好的护士训练基地——德国的凯撒斯威斯城学习,完成了长达32页的"莱茵河畔的凯撒斯威斯学校"一文。1851年,她又重返该校参加了3个月的护理训练班,并考察了英、法等国家的护理现状。1853年,在慈善委员会的赞助下,南丁格尔在伦敦哈雷街1号开设了第一所护士看护所,开始了护理生涯。

1854年,英法联军与沙俄发生战争,攻占了俄属克里米亚岛阿尔马河一带。当时英国的战地医院护理条件极差,大批浴血奋战的将士由于得不到恰当的护理而死亡。1854年10月南丁格尔被任命为"驻土耳其英国总医院妇女护士团团长",率38名护士抵达战地医院。通过改善供水条件、伤员饮食、个人卫生、医院环境等使伤病员的死亡率由50%降至2.2%。她工作细致、认真,每天晚上都提着油灯,不辞辛苦地巡视各个病房,伤病员深受感动,甚至亲吻她的身影,这就是著名的"石壁之吻"。1856年,战争结束后南丁格尔回到英国,英国政府奖励她44 000英镑的巨额奖金,但南丁格尔全部用于护理事业。瑞士银行家邓南在她的影响下,1864年在日内瓦成立了国际红十字会,帮助救治欧洲战场上的伤病员。南丁格尔编写的《健康和工作效率对英国军队医院管理的影响》对英国陆军医院的建设起了很大作用,她一生写了大量的论文、日记、报告、论著,最著名的是《医院札记》和《护理札记》,被认为是护理教育和医院管理的重要文献。1910年8月13日,南丁格尔于睡梦中安然长逝,享年90岁,她终生未嫁,将自己的一生献身于护理事业。为了纪念南丁格尔的伟大贡献,国际护士会建立了南丁格尔基金,并把南丁格尔的诞辰日——5月12日定为"国际护士节"。

二、现代护理学的发展

护理学在从南丁格尔时代向科学事业的转化过程中发生了巨大的变化,已经由医学辅助学科发展为医学科学中的具有独特功能的一门学科。现代护理学不仅形成了自己特有的理论和实践体系,而且正日益向深度和广度方向迈进,发展经历可分为3个阶段。

（一）以疾病为中心的护理阶段

以疾病为中心的护理阶段是现代护理学发展的初级阶段，从南丁格尔时代持续到20世纪中期，当时人们认为"健康就是没有疾病""有病就是不健康""疾病是由细菌或外伤引起的机体结构改变或功能异常"。此时期的护理特点是以疾病护理为中心，护士的工作主要是机械地执行医嘱和完成生活护理。护士工作给人的印象只是打针、发药，社会地位较低，护士自身成就感差。此阶段的护理理论体系发展不完善，但这也是人们在当时历史条件下对健康和疾病认识水平较低的产物。

（二）以患者为中心的护理阶段

20世纪30年代末，美籍奥地利理论生物学家贝塔朗菲提出了"系统论"，接着美国心理学家马斯洛提出了"人的基本需要层次论"，生态学家纽曼提出了"人和环境的相互关系论"。这些理论和学说的相继出现促使人们重新认识人类健康与心理、精神、社会、环境之间的关系。1948年，世界卫生组织（WHO）提出了新的健康观，认为"健康不但是身体没有疾病，还要有完整的生理、心理状态和良好的社会适应能力"。这一概念的提出，强调了健康的全面性，为护理研究提供了广泛的领域。1955年，美国莉迪亚、霍尔提出了"护理程序"，使护理有了科学的方法。20世纪60年代后出现的一些护理理论提出应重视人的整体性，人类的健康受生理、心理、社会、经济等多方面因素的影响。1977年，美国医学家恩格尔提出了"生物-心理-社会"医学模式。从此，护理发生了根本的变革，也相应地提出了满足患者"生物-心理-社会"需要的护理模式。护理工作从以疾病为中心转变为以患者为中心。护士工作不再是被动地执行医嘱和各种护理技术操作，而是根据患者的实际情况，合理应用护理程序，为患者提供护理照顾。患者由入院到出院由一位护士负责，包括入院介绍、制订护理计划、各种护理操作、护理病历书写、观察病情、心理护理、健康宣教、出院时的护理小结与评价等。实现了以患者为中心，运用现代护理技术来维护患者的身心健康，但此时的护理工作范围仍局限于患者，工作场所局限于医院。

（三）以人的健康为中心的护理阶段

随着生活水平的提高，人们观念的改变，疾病谱发生了很大的变化，常见的疾病由过去的传染病、营养不良转变为由生活习惯和生活方式不良导致的一系列疾病，如"两管一瘤"，即心血管、脑血管和肿瘤。为了满足广大民众对卫生保健服务的需求，护理学发展到"以人的健康为中心"的护理阶段。此期的护理对象由患者扩展到全体人类，护理过程从健康扩展到疾病的全过程，护理场所由医院扩展到所有有人的地方。

三、我国护理学的发展

（一）祖国医学与护理

我国古代的护理历史悠久，在祖国古代的医学中早已存在，只是一直处于医、护、药不分的状态，从重视疾病的"三分治，七分养"中，不难看出护理在古代医学中的重要性。在大量的医学典籍和历代名医传记里，保留着护理理论和技术的记载，如饮食调护、口腔护理、冰块降温、急救、功能锻炼、消毒隔离、疾病预防等，其中相当一部分内容对现代护理仍具有指导意义。

西汉完成的《黄帝内经》是我国现存的最早的医学经典著作，它强调热病的反复与饮食调节的关系、自然环境和气候变化的关系，并指出了饮食必须多样化，着重强调加强自身防御的重要性。如提出了"上工救其萌芽""肾病勿食盐""怒伤肝，喜伤心……""圣人不治已病治未病"等防病和早治的思想。《本草衍义》中提出了与现代饮食护理相关的观点，在食盐与肾病的关系中指出"水肿者宜全禁之"。春秋末年,齐国的扁鹊提出了"切脉、望色、听声、写形、言病之所在",总结了观察疾病的方法和意义。三国时期外科鼻祖华佗创编了强身健体的"五禽戏",唐代杰出的医药家孙思邈创造了葱管导尿法,东汉末年的名医张仲景发明了猪胆汁灌肠术、人工呼吸和舌下给药法。明代胡正心提出用蒸汽消毒处理传染病患者的衣物,当时还采用焚烧艾叶、喷洒雄黄酒等空气消毒法。这些宝贵的经验和方法是历代先人智慧的结晶,为我国近代护理事业的发展奠定了坚实的基础。

(二)中国近代护理发展史

我国近代护理开始于鸦片战争前后,带有浓厚的欧美式宗教色彩,当时外国的传教士、医师可以自由出入我国,他们除建教堂外,还开办了医院、学校。1820年,英国医师开始在澳门开设诊所。1835年,英国传教士巴克尔在广州开设了第一所西医院(即现在的广州孙逸仙医院)。两年后,该医院以短训班的方式培训护理人员。1884年美国大学妇女联合会派到中国的第一位护士麦克尼在上海妇孺医院推行"南丁格尔"护理制度,她是最早来华的西方护士。1888年,美国的约翰逊女士在福州创办了第一所护士学校。1900年以后中国各大城市建立了许多教会医院并附设了护士学校,逐渐形成了护理专业队伍。据记载,1900-1915年,英美教会所开办的护士学校有36所,到1915年时外国教会在中国开设的基督教会医院及诊所共330所,外国医师有383名,外国护士112名。同时在培养护士方面发展迅速,其中包括培训男护士,主要承担骨科、手术室、泌尿外科等工作,非常受欢迎。在当时的北京同仁医院、湖北普爱医院、保定思候医院等10多家医院均有男护士。1909年,中国护理界的群众学术团体"中华护士会"在江西牯岭成立。1937年改为中华护士学会,1964年改为中华护理学会。1912年,中华护士会成立了护士教育委员会,开始负责全国护士的注册工作。1920年中华护士会创刊《护士季报》,这是我国护理的第一本综合性刊物。1921年,北京协和医学院开办高等护理教育,学制4~5年,五年制的学生毕业时授予理学学士学位。1932年,我国第一所由政府开办的中央高级护士职业学校在南京成立。1934年,教育部成立护士教育专门委员会,将护士教育改为高级护士职业教育,招收高中毕业生,学制3~4年,护士教育逐渐被纳入国家正式教育系统。1950年,北京协和医学院与东吴大学、燕京大学、岭南大学、齐鲁大学、金陵女子文理学院等合办了五年制高等护理教育,培养了一批护理精英,主要从事护理教学、护理管理、护理研究、临床护理等工作。在军队里,护理工作备受党和中央政府的重视。1928年,在井冈山的五井地区创建了具有历史意义的红军医院。1931年,在江西开办了中央红色护士学校。1932年,创建了我军第一所军医学校,并在长征开始前培训了300名看护生。长征期间,看护生创造了永垂千古的功绩,成为我国护理工作者及全国人民的宝贵精神财富。1941年,在延安成立了中华护士学会延安分会,毛泽东同志曾先后为护理工作亲笔题词"护士工作有很大的政治重要性""尊重护士、爱护护士"。

(三)中国现代护理的成就

新中国成立以后,我国的护理工作进入了新的发展阶段,改革开放再次推动了护理事业的发展。

1.护理教育迅猛发展

1950年,我国将护理教育列为中等专业教育,纳入了正规教育系统,从此,有了全国统一的护士教材和教育计划。1988年,我国首届护理本科生在天津医学院毕业。1992年北京开始了护理硕士研究生教育。1996年,中国协和医科大学成立了护理学院。从20世纪80年代起,各个地区开展了各种形式的护理成人教育。现在部分医学院校已经开设了护理博士教育,完善了中

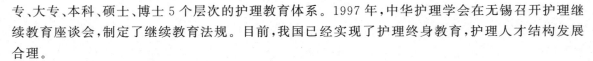

专、大专、本科、硕士、博士5个层次的护理教育体系。1997年,中华护理学会在无锡召开护理继续教育座谈会,制定了继续教育法规。目前,我国已经实现了护理终身教育,护理人才结构发展合理。

2.护理专业水平不断提高

在20世纪50年代初,我国创造并推广了无痛注射法,完善了无痛分娩法。近几年专科护理发展迅猛,如显微外科、营养疗法、器官移植、造口护理、大面积烧伤、重症监护等专科护理技术逐步完善,专科护士深受欢迎。护理设施不断更新,护理质量不断提高。

3.护理学术活动频繁

1977年中华护理学会和各地分会相继恢复,多次召开各种全国性的、地方性的护理学术经验交流会、专题学习班、研讨会等。1954年创刊的《护理杂志》于1977年7月复刊,1981年改名为《中华护理杂志》。同时《国外医学护理杂志》《实用护理杂志》《护理学杂志》《护士进修杂志》等10多种护理杂志如雨后春笋般出现。中华护理学会多次与美国、日本、澳大利亚、加拿大等国家的护理学会联合召开国际护理学术会议,互派专家、学者讲学和参观访问。1985年,全国护理中心在北京成立,取得了WHO对我国护理学科发展的支持。

4.护理管理体制逐步健全

我国国家卫健委设立了护理处,负责统筹全国的护理工作,制定有关政策法规。各省、市、自治区卫生厅(局)在医政处下设专职护理管理干部,负责协调管辖范围内的护理工作。各医院护理部健全了护理管理体制,以保证护理质量。1979年国务院批准卫健委颁发的《卫生技术人员职称及晋升条例(试行)》明确规定了护理专业人员的高级、中级、初级职称。1993年卫健委颁发了第一个关于护士执业和注册的部长令和《中华人民共和国护士管理办法》。1995年在全国举行了首次护士执业考试,经考试合格获执业证书方可申请注册,护理管理步入了法制化道路。

5.护士的社会地位不断提高

1981年5月,在北京召开了首都护理界座谈会,号召全社会都来尊重护士、爱护护士。1986年在南京召开了全国首届护理工作会议,增设了护龄津贴,并对从事护理工作30年以上的护士颁发"荣誉证书"和"证章"。南丁格尔奖章是红十字国际委员会设立的护理界国际最高荣誉奖,1983年我国首次参加了第29届南丁格尔奖章评选,到2009年的第42届为止,我国先后有48名优秀护理工作者获此殊荣。

(杨　琳)

第二节　护理学的范畴

一、护理学的理论范畴

(一)护理学研究的对象

护理学的研究对象随学科的发展而不断变化。从研究单纯的生物人向研究整体的人、社会的人转化。

（二）护理学与社会发展的关系

护理学与社会发展的关系体现在研究护理学在社会中的作用、地位和价值，研究社会对护理学发展的促进和制约因素。如老年人口增多使老年护理专业得到重视；慢性疾病患者增多使社区护理迅速发展；信息高速公路的建成使护理工作效率得以提高，也使护理专业向着网络化、信息化迈出了坚实的步伐。

（三）护理专业知识体系

护理专业知识体系是专业实践能力的基础。自20世纪60年代后，护理界开始致力于发展护理理论与概念模式，并将这些理论用于指导临床护理实践，对提高护理质量、改善护理服务起到了积极作用。

（四）护理交叉学科和分支学科

护理学与自然科学、社会科学、人文科学等多学科相互渗透，在理论上相互促进，在方法上相互启迪，在技术上相互借用，形成许多新的综合型、边缘型的交叉学科和分支学科，从而在更大范围内促进了护理学科的发展。

二、护理学的实践范畴

（一）临床护理

临床护理服务的对象是患者，临床护理包括基础护理和专科护理。

1.基础护理

基础护理是指以护理学的基本理论、基本知识和基本技能为基础，结合患者生理、心理特点和治疗康复的需求，满足患者的基本需要。如基本护理技能操作、口腔护理、饮食护理、病情观察等。

2.专科护理

专科护理是指以护理学及相关学科理论为基础，结合各专科患者的特点及诊疗要求，为患者提供护理。如各专科患者的护理、急救护理等。

（二）社区护理

社区护理是借助有组织的社会力量，将公共卫生学和护理学的知识与技能相结合，以社区人群为服务对象，对个人、家庭和社区提供促进健康、预防疾病、早期诊断、早期治疗、减少残障等服务，提高社区人群的健康水平。社区的护理实践属于全科性质，是针对整个社区人群实施连续及动态的健康服务。

（三）护理管理

护理管理是为了提高人们的健康水平，系统地利用护士的潜在能力、其他相关人员或设备、环境和社会活动的过程。护理管理是运用管理学的理论和方法，对护理工作的诸多要素（人、物、财、时间、信息等）进行科学地计划、组织、指挥、协调和控制，以确保护理服务正确、及时、安全、有效。

（四）护理研究

护理研究是推动护理学科发展，促进护理理论、知识、技能更新的有效措施。护理研究是用科学的方法探索未知，回答和解决护理领域的问题，直接或间接地指导护理实践的过程。护理研究多以人为研究对象。

（五）护理教育

护理教育是以护理学和教育学理论为基础，有目的地培养护理人才，以适应医疗卫生服务和护理学科发展的需要。护理教育分为基本护理教育、毕业后护理教育和继续护理教育三大类。基本护理教育包括中专教育、专科教育和本科教育；毕业后护理教育包括研究生教育、规范化培训；继续护理教育是对从事护理工作的在职人员提供以学习新理论、新知识、新技术、新方法为目的的终身教育。

（杨　琳）

第三节　护理的概念

一、护理的定义

护理英文名为"nursing"，原意为抚育、扶助、保护、照顾幼小等。自1860年南丁格尔开创现代护理新时代至今，护理的定义已经发生了深刻的变化。

南丁格尔认为"护理既是艺术，又是科学""护理应从最小限度地消耗患者的生命力出发，使周围环境保持舒适、安静、美观、整洁、空气新鲜、阳光充足、温度适宜，此外还有合理地调配饮食""护理的主要功能在于维护人们良好的状态，协助他们免于疾病，达到他们最高可能的健康水平。"

美国护理学家韩德森认为"护士的独特功能是协助患病的或者健康的人，实施有利于健康、健康的恢复或安详死亡等活动。这些活动，在个人拥有体力、意愿与知识时，是可以独立完成的，护理也就是协助个人尽早不必依靠他人来执行这些活动。"

美国护士协会（ANA）对护理的简明定义为"护理是诊断和处理人类对现存的和潜在的健康问题的反应。"此定义的内涵反映了整体护理概念。从1860年南丁格尔创立第一所护士学校以来，护理已经发展成为一门独立的学科与专业。护理概念的演变体现了人类对护理现象的深刻理解，是现代护理观念的体现。

护理是人文科学（艺术科学）和自然科学的结合。护理是护士与患者之间互动的过程。照顾是护理的核心。护理通过应用护理程序进行实践，通过护理科研不断提高。总体说来，护理起到了满足患者的各种需要，协助患者达到独立，教育患者，增进患者应对及适应的能力，寻求更健康的行为，达到完美的健康状态，为个人、家庭、群体以及社会提供整体护理的作用。

二、护理的基本概念

护理有4个最基本的概念，对护理实践产生重要的影响并起决定性的作用。它们是：①人；②环境；③健康；④护理。这4个概念的核心是人，即护理实践是以人为中心的活动。缺少上述任何一个要素，护理就不可能成为一门独立的专业。

（一）人的概念

人是生理、心理、社会、精神、文化的统一整体，是动态的又是独特的。根据一般系统理论原则，人作为自然系统中的一个次系统，是一个开放系统，在不断与环境进行能量、物质、信息的交换。人的基本目标是保持机体的平衡,也就是机体内部各次系统间和机体与环境间的平衡。

护理的对象是人,既包括个人、家庭、社区和社会4个层面,也包括从婴幼儿到老年的整个年龄段。

（二）环境的概念

人类的一切活动都离不开环境,环境的质量与人类的健康有着密切关系。环境是人类生存或生活的空间,包括与人类的一切生命活动有着密切关系的各种内、外环境。机体内环境的稳态主要依靠各种调节机制（如神经系统和内分泌系统的功能）以自我调整的方式来控制和维持。外环境可分为自然环境和社会环境。自然环境是指存在于人类周围自然界中的各种因素的总和,它是人类及其他一切生物赖以生存和发展的物质基础,如空气、水、土壤和食物等自然因素。社会环境是人为的环境,是人们为了提高物质和文化生活而创造的环境。社会环境中同样有危害健康的各种因素,如人口的超负荷、文化教育落后、缺乏科学管理、社会上医疗卫生服务不完善等。此外,与护理专业有关的环境还包括治疗性环境。治疗性环境是专业人员在以治疗为目的的前提下创造的一个适合患者恢复身心健康的环境。治疗性环境主要考虑两个主要因素:安全和舒适。考虑患者的安全,这就要求医院在建筑设计、设施配置以及治疗护理过程中预防意外的发生,如设有防火装置、紧急供电装置、配有安全辅助用具（轮椅、床栏、拐杖等）、设立护理安全课程等;此外,医院还要建立院内感染控制办公室,加强微生物安全性的监测和管理。舒适既来源于良好的医院物理环境（温度、湿度、光线、噪声等）,也来源于医院内工作人员优质的服务和态度。

人类与环境是互相依存、互相影响、对立统一的整体。人类的疾病大部分由环境中的致病因素引起。人体对环境的适应能力,因年龄、神经类型、健康状况的不同而有很大的差别,所以健康的体魄是保持机体与外界环境平衡的必要条件。人类不仅需要有适应环境的能力,更要有能够认识环境和改造环境的能力,使两者处于互相适应和互相协调的平衡关系之中,使环境向着对人类有利的方向发展。

（三）健康的概念

健康不仅是没有躯体上的疾病,而且要保持稳定的心理状态和具有良好的社会适应能力以及良好的人际交往能力。每个人对健康有不同的理解和感知。健康程度还取决于个人对健康、疾病的经历以及个人对健康的认识存在的差别。健康和疾病很难找到明显的界限,健康与疾病可在个体身上并存。

（四）护理的概念

护理是诊断和处理人类对现存和潜在健康问题的反应。护理有利于增进健康、预防疾病,有利于疾病的早期发现、早期诊断、早期治疗,通过护理、调养达到康复。护理的对象是人,人是一个整体,其疾病与健康受着躯体、精神和社会因素的影响。因此,在进行护理时,必须以患者为中心,为患者提供全面、系统、整体的身心护理。

（杨　琳）

第四节　护理的理念

护理的理念是指护理人员对护理的信念、理想和所认同的价值观。护理的理念可以影响护理专业的行为及护理品质。随着医学模式的转变,护理改革不断深入以及人们对健康需求的不

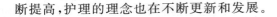

断提高,护理的理念也在不断更新和发展。

一、整体护理的理念

整体护理的理念,是以人为中心,以现代护理观为指导,以护理程序为基础框架,并且把护理程序系统化地运用到临床护理和护理管理中去的指导思想。在整体护理的理念指导下,护理人员应以服务对象为中心,根据其需要和特点,提供包含服务对象生理、心理、社会等多方面的深入、细致、全面的帮助和照顾,从而解决服务对象的健康问题。整体护理不仅要求护理人员要对人的整个生命过程提供照顾,还要关注健康-疾病全过程并提供护理服务;并且要求护理人员要对整个人群提供服务。可以说,整体护理进一步充实和改变了护理研究的方向和内容,同时拓展了护理服务的服务范围,也有助于建立新型的护患关系。

二、以人为本的理念

以人为本在本质上是一种以人为中心,对人存在的意义、人的价值以及人的自由和发展珍视和关注的思想。在护理实践中,体现在对患者的价值,即对患者的生命与健康、权利和需求、人格和尊严的关心和关注上。护理人员应该尊重患者的生命,理解患者的信仰、习惯、爱好、人生观、价值观,努力维护患者的人格和尊严,公正地看待每一位患者,维护患者合理的医疗保健权利,承认患者的知情权和选择权等。

三、优质护理服务的理念

优质护理是以患者为中心,强化基础护理,全面落实护理责任制,深化护理专业内涵,整体提升护理服务水平的护理理念。优质护理旨在倡导主动服务、感动服务、人性化服务,营造温馨、安全、舒适、舒心的就医环境,把爱心奉献给患者,为患者提供全程优质服务。称职、关怀、友好的态度、提供及时的护理是优质护理的体现。患者对护士所提供的护理服务的满意程度是优质护理的一种评价标准。优质护理既是医院的一种形象标志,也是指导护士实现护理目标,取得成功的关键所在。

在卫生事业改革发展的今天,面对患者的多种需求,护理人员只有坚持优质护理服务理念,从人的"基本需要"出发,实行人性化、个性化的优质护理服务,力争技术上追求精益求精,服务上追求尽善尽美,信誉上追求真诚可靠,才能锻造护理服务品牌,不断提高护理服务质量,提高患者的满意度。

(杨　琳)

第二章

生命体征的测量技术

第一节 体温单的使用

体温单除记录患者的体温外,还记录其脉搏、呼吸及其他情况,如出入院、分娩、转科或死亡时间,大便、小便、出入量、血压、体重等。在患者住院期间,体温单排列在住院病案首页,以便于查阅。

一、眉栏部分

(1)用蓝黑、碳素墨水笔填写姓名、科别、病室、床号、住院号及日期、住院日数等项目。

(2)填写"日期"栏时,每页第一天应填年、月、日,其余6天只写日。如在6天中遇到新的年度或月份开始,则应填年、月、日。

(3)"住院日数"从入院后第一天开始写,直至出院。

(4)用红钢笔填写"手术(分娩)后日数",以手术(分娩)次日为第一天,依次填写至14天为止。若在14天内行第二次手术,则停写第一次手术日数,在第二次手术当天填写0/2,依次填写到14天为止。

二、40～42 ℃填写

用红钢笔纵行在40～42 ℃相应时间格内填写入院、转入、手术、分娩、出院、死亡时间,注意时间应使用24小时时间制。转入时间由转入病室填。

三、体温、脉搏、呼吸曲线的绘制

(一)体温曲线的绘制

体温符号:口温为蓝"●"腋温为蓝"×"肛温为蓝"⊙"。按实际测量度数,用蓝笔绘制于体温单35～42 ℃内,相邻的温度用蓝线相连。如体温不升,于35 ℃线处用蓝笔画一蓝"●",并在蓝点处向下画箭头"↓",长度不超过两小格,并与相邻温度相连;物理降温半小时后测量的体温以红"○"表示,画在物理降温前温度的同一纵格内,并用红虚线与降温前温度相连,下次测得的温度仍与降温前温度相连;体温若与上次温度差异较大或与病情不符时,应重复测试,无误者在原体温符号上方蓝笔写上一英文字母"V"(verified,核实)。

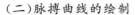

（二）脉搏曲线的绘制

脉搏以红"●"表示,相邻脉搏以红线相连。脉搏与体温重叠时,先画体温符号,再用红笔在体温符号外画"○"。

（三）呼吸曲线的绘制

呼吸以蓝"○"表示,相邻的呼吸用蓝线相连。呼吸与脉搏重叠时,先画呼吸符号"○",再用红笔在其外画"○"。

四、底栏填写

底栏的内容包括血压、体重、尿量、大便次数、出入水量、其他等,用蓝笔填写。数据以阿拉伯数字记录,免写计量单位。

（1）大便次数:每24小时记一次,记前一天的大便次数,如未解大便记"0",大便失禁以"※"表示。灌肠符号以"E"表示:1/E表示灌肠后大便一次;0/E表示灌肠后无大便排出;11/E表示自行排便一次,灌肠后又排便一次。

（2）尿量:记前一天的总量。

（3）出入量:记前一天的出、入总量,分子为出量、分母为入量。

（4）体重:以kg计算填入。一般新入院应记录体重,住院患者每周应记录体重一次。

（5）血压:以mmHg计算填入。一天内连续测量血压,则上午写在前半格内,下午写在后半格内,术前血压写有前面,术后血压写在后面。

（6）"其他"栏作为机动,根据需要填写,如药物过敏试验结果,阴性为（一）,阳性为（＋）,"＋"用红笔填写。

（李　坤）

第二节　体温的测量

一、正常体温及生理性变化

（一）正常体温

通常说的体温是指机体内部的温度,即胸腔、腹腔、中枢神经的温度,又称体核温度,较高且稳定。皮肤温度称体壳温度。临床上通常用口温、肛温、腋温来代替体温。在这3个部位测得的温度接近身体内部的温度,且测量较为方便。3个部位测得的温度略有不同,口腔温度居中,直肠温度较高,腋下温度较低。同时在3个部位进行测量,其温度差一般不超过1 ℃。这是由于血液在不断地流动,将热量很快地由温度较高处带往温度较低处,因而机体各部的温度一般差异不大。

成人体温平均值及正常值范围。

口温:平均37 ℃,正常范围为36.3～37.2 ℃。

腋温:平均36.5 ℃,正常范围为36～37 ℃。

肛温:平均37.5 ℃,正常范围为36.5～37.7 ℃。

（二）生理性变化

人的体温在一些因素的影响下，会出现生理性的变化，但这种体温的变化，往往是在正常范围内或是一闪而过的。

1.时间

人的体温 24 小时内的变动在 0.5～1 ℃，一般清晨 2～6 时体温最低，下午 13～18 时体温最高。这种昼夜的节律波动，可能与人体活动代谢的相应周期性变化有关。如长期从事夜间工作的人员，可出现夜间体温上升，日间体温下降的现象。

2.年龄

新生儿因体温调节中枢尚未发育完全，调节体温的能力差，体温易受环境温度影响而变化；儿童由于代谢率高，体温可略高于成人；老年人代谢率较低，血液循环变慢，加上活动量减少，因此体温偏低。

3.性别

一般来说，女性比男性有较厚的皮下脂肪层，维持体热能力强，故女性体温较男性高约 0.3 ℃。女性的基础体温随月经周期出现呈规律变化，即月经来潮后逐渐下降，至排卵后，体温又逐渐上升。这种体温的规律性变化与血中孕激素及其代谢产物的变化相吻合。

4.环境温度

在寒冷或炎热的环境下，机体的散热受到明显的抑制或加强，体温可暂时性地降低或升高。另外，气流、个体暴露的范围大小亦影响个体的体温。

5.活动

任何需要耗力的活动，都使肌肉代谢增强，产热增加，可以使体温暂时性地上升 1～2 ℃。

6.饮食

进食物的冷热可以暂时性地影响口腔温度，进食后，由于食物的特殊动力作用，可以使体温暂时性地升高 0.3 ℃左右。

另外，强烈的情绪反应、冷热的应用以及个体的体温调节机制都对体温有影响，在测量体温的过程中要加以注意并能够做出解释。

二、异常体温的观察

（一）体温过高

体温过高又称发热，是指由于各种原因使下丘脑体温调节中枢的调定点上移，产热增加而散热减少，导致体温升高超过正常范围的现象。

1.原因

（1）感染性：如病毒、细菌、真菌、螺旋体、立克次体、支原体、寄生虫等感染引起的发热，最多见。

（2）非感染性：无菌性坏死物质的吸收引起的吸收热、变态反应性发热等。

2.临床分度（以口腔温度为标准）

按照发热的高低将发热分为低热 37.5～37.9 ℃，中等热 38.0～38.9 ℃，高热 39.0～40.9 ℃，超高热 41 ℃及以上。

人体最高的耐受热为 40.6～41.4 ℃，高达 43 ℃则很少存活。直肠温度持续升高超过41 ℃，可引起永久性的脑损伤；高热持续在 42 ℃以上 24 小时常导致休克及严重并发症。

3.发热过程

发热的过程常依据疾病在体内的发展情况而定,一般分为3个阶段。

(1)体温上升期。①特点:产热大于散热。②主要表现:皮肤苍白、干燥无汗,患者畏寒、疲乏,体温升高,有时伴寒战。③方式:骤升和渐升。骤升指体温在数小时内升至高峰,如肺炎球菌导致的肺炎;渐升指体温在数小时内逐渐上升,数天内达高峰,如伤寒。

(2)高热持续期。①特点:产热和散热在较高水平上趋于平衡。②主要表现:体温居高不下,皮肤潮红,呼吸加深加快,脉搏增快并有头痛、食欲缺乏、恶心、呕吐、口干、尿量减少等症状,甚至惊厥、谵妄。

(3)体温下降期。①特点:散热增加,产热趋于正常,体温逐渐恢复至正常水平。②主要表现:大量出汗、皮肤潮湿、温度降低。老年人易出现血压下降、脉搏细速、四肢厥冷等循环衰竭的症状。③方式:骤降和渐降。骤降指体温在数小时内降至正常,如大叶性肺炎、疟疾;渐降指体温在数天内降至正常,如伤寒、风湿热。

4.热型

将不同的时间测得的体温绘制在体温单上,互相连接就构成体温曲线。各种体温曲线形状称为热型。有些发热性疾病有特殊的热型,通过观察体温曲线可协助诊断。但需注意,药物的应用可使热型变得不典型。常见的热型有以下几种(图2-1)。

(1)稽留热:体温持续在39~40 ℃,达数天或数周,24小时波动范围不超过1 ℃。常见于大叶性肺炎、伤寒等急性感染性疾病的极期。

(2)弛张热:体温多在39 ℃以上,24小时体温波动幅度可超过2 ℃,但最低温度仍高于正常水平。常见于化脓性感染、败血症、浸润性肺结核等疾病。

(3)间歇热:体温骤然升高达高峰后,持续数小时又迅速降至正常,经过1天或数天间歇后,体温又突然升高,如此有规律地反复发作,常见于疟疾。

(4)不规则热:发热不规律,持续时间不定。常见于流行性感冒、肿瘤等疾病引起的发热。

5.护理

(1)降温:较好的降温措施是物理降温(特别是病因未明时)。体温超过39 ℃,可用冰袋冷敷头部,体温超过39.5 ℃时,可用乙醇擦浴、温水擦浴或做大动脉冷敷。物理降温半小时后观测体温,并做好记录及交班。

(2)密切观察:高热患者应每隔4小时测量体温一次,注意观察患者的面色、脉搏、呼吸、血压及出汗等体征,体温降至38.5 ℃以下时,改为每天测量4次。小儿高热易出现惊厥,如有异常应及时处理。体温恢复正常3天后,可递减为每天测2次体温。

(3)营养和水分的补充:给患者营养丰富易消化的流质或半流质饮食,鼓励少量多餐,多饮水,一天应有2 500~3 000 mL的水分摄入。对不能进食者,遵医嘱予以静脉输液或鼻饲,以补充水分、电解质和营养物质。

(4)增进舒适,预防并发症:高热时,代谢增快,进食少,消耗大,体质虚弱,故应卧床休息,减少活动。高热患者唾液分泌减少,口腔黏膜干燥,当机体抵抗力下降时,极易引起口腔炎、舌炎和黏膜溃疡,应在晨起、睡前的饭后协助患者漱口或用棉球擦拭,做好口腔护理,防止口腔感染,口唇干裂者应涂护肤油保护。患者在退热过程中大量出汗,应及时擦干汗液,更换衣服及床单、被套、保持皮肤清洁,防止着凉感冒,长期高热卧床者,应防止压疮和肺炎等并发症。

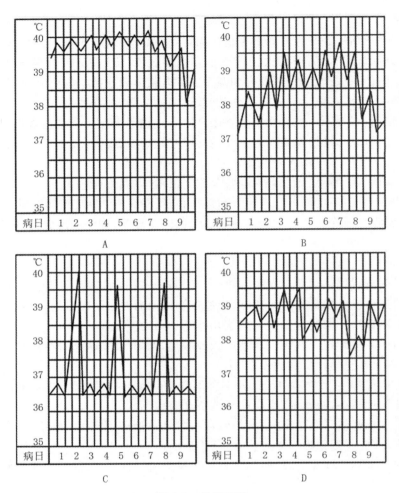

图 2-1　常见热型
A.稽留热;B.弛张热;C.间歇热;D.不规则热

（5）注意安全:高热患者有时会躁动不安、谵妄,应防止坠床、舌咬伤,必要时用床挡、约束带固定患者。

（6）心理护理:患者高热时易产生焦虑和恐惧心理,应体贴、安慰患者,及时有效地解除躯体痛苦,以消除其不安心理。

（二）体温过低

由于各种原因引起的产热减少或散热增加,导致体温低于正常范围,称为体温过低。当体温低于 35 ℃时,称为体温不升。

1.原因

（1）体温调节中枢发育未成熟:如早产儿、新生儿。

（2）疾病或创伤:见于失血性休克、极度衰竭等患者。

（3）药物中毒。

2.体温过低的护理

（1）保暖:给予棉被、热水袋等。

（2）密切观察病情变化，做好抢救工作。

（3）提高室温：室温保持在 24～26 ℃。

三、测量体温的技术

（一）体温计的种类及构造

水银体温计又称玻璃体温计，是最常用最普通的体温计。它是一种外标刻度的真空玻璃毛细管。其刻度范围为 35～42 ℃，每小格 0.1 ℃，在 37 ℃刻度处以红线标记，以示醒目。体温计一端贮存水银，当水银遇热膨胀后沿毛细管上升；因毛细管下端和水银槽之间有一凹陷，所以水银柱遇冷不至于下降，以便检视温度。

根据测量部位的不同可将体温计分为口表、肛表、腋表。口表的水银端呈圆柱形，较细长；肛表的水银端呈梨形，较粗短，适合插入肛门；腋表的水银端呈扁平鸭嘴形。临床上口表可代替腋表使用。

其他体温计有电子体温计、感温胶片、可弃式化学体温计、远红线快速测温仪、报警体温计等。

（二）测体温的方法

1.目的

通过测量体温，了解患者的一般情况及疾病的发生、发展规律，为诊断、预防、治疗提供依据。

2.用物准备

（1）测温盘内备体温计（水银柱甩至 35 ℃以下）、秒表、纱布、笔、记录本。

（2）若测肛温，另备润滑油、棉签、手套、卫生纸、屏风。

3.操作步骤

（1）洗手、戴口罩，备齐用物，携至床旁。

（2）核对患者并解释目的。

（3）协助患者取舒适卧位。

（4）测体温：根据病情选择合适的测温方法。

测腋温法：擦干汗液，将体温计放在患者腋窝，紧贴皮肤，屈肘臂过胸，夹紧体温计。测量10分钟后，取出体温计用纱布擦拭。

测口温法：嘱患者张口，将口表汞柱端放于舌下热窝。嘱患者闭嘴用鼻呼吸，勿用牙咬体温计。测量时间 3 分钟。嘱患者张口，取出口表，用纱布擦拭。

测肛温法：协助患者取合适卧位，露出臀部。润滑肛表前端，戴手套，用手垫卫生纸分开臀部，轻轻插入肛表 3～4 cm。测量时间 3 分钟。用卫生纸擦拭肛表。

（5）检视读数，放体温计盒内，记录。

（6）整理床单位。

（7）洗手，绘制体温于体温单上。

（8）消毒用过的体温计。

4.注意事项

（1）测温前应注意有无影响体温波动的因素存在，如 30 分钟内有无进食、剧烈活动、冷热敷、坐浴等。

（2）发现体温值如与病情不符时，应在旁重新监测，必要时肛温和口温对照复查。

15

（3）腋下有创伤、手术或消瘦夹不紧体温计者不宜测腋温；腹泻、肛门手术、心肌梗死的患者禁测肛温；精神异常、昏迷、婴幼儿等不能合作者及口鼻疾患或张口呼吸者禁测口温；进热食或面颊部热敷者，应间隔 30 分钟后再测口温。

（4）对小儿、重症患者测温时，应守护在旁。

（5）测口温时，如不慎咬破体温计，应立即清除玻璃碎屑，以免损伤唇、舌、口腔、食管、胃肠道黏膜，然后口服蛋清或牛奶，以保护消化道黏膜并延缓汞的吸收。如病情允许者，进食粗纤维丰富的食物（如韭菜、芹菜等），以加快汞的排出。

（三）体温计的消毒与检查

1.体温计的消毒

为防止测体温引起的交叉感染，保证体温计清洁，用过的体温计应消毒。

（1）先将体温计分类浸泡于含氯消毒液内 30 分钟后取出，再用冷开水冲洗擦干，放入清洁容器中备用。集体测温后的体温计，用后全部浸泡于消毒液中，5 分钟后取出清水冲净，擦干后放入另一消毒液容器中进行第二次浸泡，半小时后取出，清水冲净，擦干后放入清洁容器中备用。

（2）消毒液的容器及清洁体温计的容器每周进行两次高压蒸汽灭菌消毒，消毒液每天更换一次，若有污染随时消毒。

（3）传染病患者应设专人体温计，单独消毒。

2.体温计的检查

在使用新的体温计前，或定期消毒体温计后，应对体温计进行校对，以检查其准确性。将全部体温计的水银柱甩至 35 ℃以下，同一时间放入已测好的 40 ℃水内，3 分钟后取出检视。若体温计之间相差0.2 ℃以上或体温计上有裂痕者，取出不用。

（李　　坤）

第三节　脉搏的测量

一、正常脉搏及生理性变化

（一）正常脉搏

随着心脏节律性收缩和舒张，动脉内的压力也发生周期性的波动，这种周期性的压力变化可引起动脉血管发生扩张与回缩的搏动，这种搏动在浅表的动脉可触摸到，临床简称为脉搏。正常人的脉搏节律均匀、规则，间隔时间相等，每搏强弱相同且有一定的弹性，每分钟搏动的次数为60～100 次（即脉率）。脉搏通常与心率一致，是心率的指标。

（二）生理性变化

脉率受许多生理性因素影响而发生一定范围的波动。

1.年龄

一般新生儿、幼儿的脉率较成人快。

2.性别

同龄女性比男性快。

3.情绪

兴奋、恐惧、发怒时脉率增快,忧郁时则慢。

4.活动

一般人运动、进食后脉率会加快;休息、禁食则相反。

5.药物

兴奋剂可使脉搏增快,镇静剂、洋地黄类药物可使脉搏减慢。

二、异常脉搏的观察

(一)脉率异常

1.速脉

成人脉率在安静状态下>100次/分钟,又称为心动过速。见于高热、甲状腺功能亢进(由于代谢率增加而使脉率增快)、贫血或失血等患者。正常人可有窦性心动过速,为一过性的生理现象。

2.缓脉

成人脉率在安静状态下低于60次/分钟,又称心动过缓。颅内压升高、病态窦房结综合征、二度以上房室传导阻滞,或服用某些药物如地高辛、普尼拉明、利舍平、普萘洛尔等可出现缓脉。正常人可有生理性窦性心动过缓,多见于运动员。

(二)脉律异常

脉搏的搏动不规则,间隔时间时长时短,称为脉律异常。

1.间歇脉

在一系列正常均匀的脉搏中出现一次提前而较弱的脉搏,其后有一较正常延长的间歇(即代偿性间歇),亦称期前收缩。见于各种心脏病或洋地黄中毒的患者,正常人在过度疲劳、精神兴奋、体位改变时也偶尔出现间歇脉。

2.脉搏短绌

脉搏短绌是指同一单位时间内脉率少于心率。由于心肌收缩力强弱不等,有些心排血量少的搏动可发出心音,但不能引起周围血管搏动,导致脉率少于心率。特点是脉律完全不规则,心率快慢不一、心音强弱不等。多见于心房纤颤者。

(三)强弱异常

1.洪脉

当心排血量增加,血管充盈度和脉压较大时,脉搏强大有力,称洪脉。见于高热、甲状腺功能亢进、主动脉关闭不全等患者,运动后、情绪激动时也常触到洪脉。

2.细脉

当心排血量减少,动脉充盈度降低时,脉搏细弱无力,扪之如细丝,称细脉或丝脉。见于大出血、主动脉瓣狭窄和休克、全身衰竭的患者,是一种危险的脉象。

3.交替脉

交替脉指节律正常而强弱交替时出现的脉搏,称为交替脉。交替脉是左心室衰竭的重要体征。常见于高血压性心脏病、急性心肌梗死、主动脉关闭不全等患者。

4.水冲脉

脉搏骤起骤落,有如洪水冲涌,故名水冲脉。主要见于主动脉关闭不全、动脉导管未闭、甲状

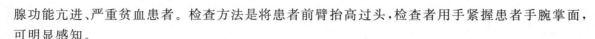

腺功能亢进、严重贫血患者。检查方法是将患者前臂抬高过头,检查者用手紧握患者手腕掌面,可明显感知。

5.奇脉

在吸气时脉搏明显减弱或消失为奇脉。其产生主要与吸气时左心室的搏出量减少有关。常见于心包腔积液、缩窄性心包炎等患者,是心脏压塞的重要的体征之一。

（四）动脉壁异常

由于动脉壁弹性减弱,动脉变得迂曲不光滑,有条索感,如按在琴弦上,多见于动脉硬化的患者。

三、测量脉搏的技术

（一）部位

临床上常在浅在、靠近骨骼的动脉测量脉搏,最常用、最方便的是桡动脉,患者也乐于接受。其次为颞动脉、颈动脉、肱动脉、腘动脉、足背动脉、胫后动脉和股动脉等。如怀疑患者心搏骤停或休克时,应选择大动脉为诊脉点,如颈动脉、股动脉。

（二）测脉搏的方法

1.目的

通过测量脉搏,可间接了解心脏的情况,观察相关疾病发生、发展规律,为诊断、治疗提供依据。

2.准备

治疗盘内备带秒钟的表、笔、记录本及听诊器。

3.操作步骤

（1）洗手,戴口罩,备齐用物,携至床旁。

（2）核对患者,解释目的。

（3）协助患者取坐位或半坐卧位,手臂放在舒适位置,腕部伸展。

（4）以示指、中指、无名指的指端按在桡动脉表面,压力大小以能清楚地触及脉搏为宜,注意脉律、强弱、动脉壁的弹性。

（5）一般情况下测 30 秒,所测得的数值乘以 2,心脏病患者、脉率异常者、危重患者则应以1 分钟记录。

（6）协助患者取舒适体位。

（7）将脉搏绘制在体温单上。

4.注意事项

（1）诊脉前患者应保持安静,剧烈运动后应休息 20 分钟后再测。

（2）偏瘫患者应选择健侧肢体测量。

（3）脉搏细、弱难以测量时,用听诊器测心率。

（4）脉搏短绌的患者,应由两人同时测量,一人听心率,另一人测脉率,由听心率者发出"开始"和"停止"的口令,计数 1 分钟,以分数式记录:心率/脉率。若心率 120 次,脉率 90 次,即应写成 120/90 次/分钟。

（李　坤）

第四节 呼吸的测量

一、正常呼吸及生理性变化

(一)正常呼吸

机体不断地从外界环境摄取氧气并将二氧化碳排出体外的气体交换过程称为呼吸。呼吸是维持机体新陈代谢和功能活动所必需的生理过程之一,一旦呼吸停止,生命也将终止。正常成人在安静状态下呼吸是自发的,节律规则,均匀无声且不费力,每分钟 16～20 次。

(二)生理性变化

呼吸受许多因素的影响,在不同生理状态下,正常人的呼吸也会在一定范围内波动。呼吸与脉搏的比例为 1:4,男性及儿童以腹式呼吸为主,女性以胸式呼吸为主。

1.年龄

年龄越小,呼吸频率越快(表 2-1)。

表 2-1 各年龄段呼吸频率

年龄	呼吸频率(次/分钟)	年龄	呼吸频率(次/分钟)
新生儿	30～40	学龄儿童	15～25
婴儿	20～45	青少年	15～20
幼儿	20～35	成人	12～20
学龄前儿童	20～30	老年人	12～18

2.性别

同年龄的女性呼吸频率比男性稍快。

3.运动

肌肉的活动可使呼吸系统加快,呼吸也因说话、唱歌、哭、笑以及吞咽、排泄等动作有所改变。

4.情绪

强烈的情绪变化,如害怕、恐惧、愤怒、紧张等会刺激呼吸中枢,导致屏气或呼吸加快。

5.其他

如环境温度升高或海拔增加,均会使呼吸加快加深。

二、异常呼吸的观察

(一)频率异常

1.呼吸过速

呼吸过速指呼吸频率超过 24 次/分钟,但节律规则,又称气促。多见于高热、疼痛、甲状腺功能亢进的患者。一般体温每升高 1 ℃,呼吸频率增加 3～4 次/分钟。

2.呼吸过慢

呼吸过慢指呼吸频率缓慢,低于 10 次/分钟,但仍有规则。多见于麻醉药或镇静剂过量、颅脑疾病等呼吸中枢受抑制者。

（二）节律异常

1.潮式呼吸

潮式呼吸又称陈-施呼吸，是一种周期性的呼吸异常。其表现为呼吸由浅慢到深快，达高潮后又逐渐变浅变慢，经过 5～10 秒的暂停，又重复出现上述状态的呼吸，呈潮水般涨落。

发生机制：由于呼吸中枢兴奋性减弱，血中正常浓度的二氧化碳不能引起呼吸中枢兴奋，只有当缺氧严重、动脉血二氧化碳分压增高到一定程度，才能刺激呼吸中枢，使呼吸加强；当积聚的二氧化碳呼出后，呼吸中枢失去有效刺激，呼吸逐渐减弱甚至停止。多见于脑炎、尿毒症等患者，常表现为呼吸衰竭。一些老年人在深睡时也可出现潮式呼吸，是脑动脉硬化的表现。

2.间断呼吸

间断呼吸又称比奥呼吸，表现为有规律地呼吸几次后，突然停止呼吸，间隔一个短时期后又开始呼吸，如此反复交替。其产生机制与潮式呼吸一样，但预后更严重，常在呼吸停止前发生。见于颅内病变或呼吸中枢衰竭的患者。

3.点头呼吸

在呼吸时，头随呼吸上下移动，患者已处于昏迷状态，是呼吸中枢衰竭的表现。

4.叹气式呼吸

间断一段时间后做一次大呼吸，伴叹气声。偶然的一次叹气是正常的，可以扩张小肺泡，多见于精神紧张、神经症患者。如反复发作叹气式呼吸，是临终前的表现。

（三）深浅度异常

1.深度呼吸

深度呼吸又称库斯莫尔呼吸，是一种深长而规则的呼吸。见于糖尿病酮症酸中毒和尿毒症酸中毒等，以便机体排出较多的二氧化碳，调节血中的酸碱平衡。

2.浅快呼吸

呼吸浅表而不规则。见于呼吸肌麻痹、胸肺疾患、休克患者。

（四）声音异常

1.鼾声呼吸

由于气管或大支气管内有分泌物积聚，呼吸深大带鼾声。多见于昏迷或神经系统疾病的患者。

2.蝉鸣样呼吸

由于细支气管、小支气管堵塞，吸气时出现高调的哮鸣音，多见于支气管哮喘、喉头水肿的患者。

（五）呼吸困难

呼吸困难是指因呼吸频率、节律或深浅度的异常，导致气体交换不足，机体缺氧。患者自感空气不足、胸闷、呼吸费力，表现为焦虑、烦躁、鼻翼煽动、口唇发紫等，严重者不能平卧。

1.吸气性呼吸困难

吸气性呼吸困难特点是吸气明显困难、吸气时间延长，出现三凹征（吸气时胸骨上窝、锁骨上窝、肋间隙或腹上角出现凹陷）。由于上呼吸道部分梗阻，气流不能顺利进入肺，吸气时呼吸肌收缩，肺内负压极度增高所致。常见于气管阻塞、气管异物、喉头水肿等。

2.呼气性呼吸困难

呼气性呼吸困难特点是呼气费力,呼气时间延长。由于下呼吸道部分梗阻、气流呼出不畅所致。常见于支气管哮喘、阻塞性肺气肿。

3.混合性呼吸困难

混合性呼吸困难特点是吸气和呼气均感费力,呼吸浅而快。由于广泛性肺部病变使呼吸面积减少,影响换气功能所致。常见于重症肺炎、广泛肺纤维化、大片肺不张、大量胸腔积液等。

三、呼吸的测量

(一)目的

通过测量呼吸,观察、评估患者的呼吸状况。

(二)准备

治疗盘内备秒表、笔、记录本、棉签(必要时)。

(三)操作步骤

测量脉搏后,护士仍保持诊脉手势,观察患者的胸、腹部起伏情况及呼吸的节律、性质、声音、深浅,呼出气体有无特殊气味,呼吸运动是否对称等;以胸(腹)部一起一伏为一次呼吸,计数1分钟;记录,将呼吸次数绘制于体温单上。

(四)注意事项

(1)尽量去除影响呼吸的各种生理性因素,在患者精神松弛的状态下测量。

(2)由于呼吸受意识控制,所以,测呼吸时,不应使患者察觉。

(3)呼吸微弱或危重患者,可用少许棉花置其鼻孔前,观察棉花纤维被吹动的次数,计数1分钟。

(4)小儿、呼吸异常者应测1分钟。

(金　好)

第五节　血压的测量

一、正常血压及生理性变化

(一)正常血压

血压是指血液在血管内流动时对血管壁的侧压力。一般指动脉血压,如无特别注明均指肱动脉的血压。

当心脏收缩时,主动脉压急剧升高,至收缩中期达最高值,此时的动脉血压称收缩压。当心室舒张时,主动脉压下降,至心舒末期达动脉血压的最低值,此时的动脉血压称舒张压。血压的计量单位,过去多用mmHg(毫米汞柱),后改用国际统一单位kPa(千帕)。目前仍用mmHg(毫米汞柱)。以下为两者换算公式。

$$1\ kPa = 7.5\ mmHg$$

$$1\ mmHg = 0.133\ kPa$$

在安静状态下,正常成人的血压范围为(12.00～18.50)/(8.00～11.87) kPa[(90～139)/(60～89) mmHg],脉压为 4.00～5.33 kPa(30～40 mmHg)。

(二)生理性变化

在各种生理情况下,动脉血压可发生各种变化,影响血压的生理因素有以下几点。

1.年龄

随着年龄的增长血压逐渐升高,以收缩压升高较明显。以下为儿童血压的计算公式。

$$收缩压(mmHg)＝80＋年龄×2$$
$$舒张压＝收缩压×2/3$$

2.性别

青春期前的男女血压差别不明显。成年男子的血压比女性高 0.67 kPa(5 mmHg);绝经期后的女性血压又逐渐升高,与男性差不多。

3.昼夜和睡眠

血压在上午 8～10 时达全天最高峰,之后逐渐降低;午饭后又逐渐升高,下午 16～18 时出现全天次高值,然后又逐渐降低;至入睡后 2 小时,血压降至全天最低值;早晨醒来又迅速升高。睡眠欠佳时,血压稍升高。

4.环境

寒冷时血管收缩,血压升高;气温高时血管扩张,血压下降。

5.部位

一般右上肢血压常高于左上肢,下肢血压高于上肢。

6.情绪

紧张、恐惧、兴奋及疼痛均可引起血压升高。

7.体重

正常人发生高血压的危险性与体重增加成正比。

8.其他

吸烟、劳累、饮酒、药物等都对血压有一定的影响。

二、异常血压的观察

(一)高血压

目前基本上采用 1999 年世界卫生组织(WHO)和国际高血压联盟(ISH)高血压治疗指南的高血压定义:在未服抗高血压药的情况下,成人收缩压≥18.67 kPa(140 mmHg)和(或)舒张压≥12.00 kPa(90 mmHg)。95％的患者为病因不明的原发性高血压,多见于动脉硬化、肾炎、颅内压增高等,最易受损的部位是心、脑、肾、视网膜。

(二)低血压

一般认为血压低于正常范围且有明显的血容量不足表现如脉搏细速、心悸、头晕等,即可诊断为低血压。常见于休克、大出血等。

(三)脉压异常

脉压增大多见于主动脉瓣关闭不全、主动脉硬化等;脉压减小多见于心包积液、缩窄性心包炎等。

三、血压的测量

（一）血压计的种类和构造

1.水银血压计

分立式和台式两种,其基本结构都包括输气球、调节空气的阀门、袖带、能充水银的玻璃管、水银槽几部分。袖带的长度和宽度应符合标准:宽度比被测肢体的直径宽20%,长度应能包绕整个肢体。能充水银的玻璃管上标有刻度,范围为0～40.00 kPa(0～300 mmHg),每小格表示0.27 kPa(2 mmHg);玻璃管上端和大气相通,下端和水银槽相通。当输气球送入空气后,水银由玻璃管底部上升,水银柱顶端的中央凸起可指出压力的刻度。水银血压计测得的数值相当准确。

2.弹簧表式血压计

由一袖带与有刻度2.67～4.00 kPa(20～30 mmHg)的圆盘表相连而成,表上的指针指示压力。此种血压计携带方便,但欠准确。

3.电子血压计

袖带内有一换能器,可将信号经数字处理,在显示屏上直接显示收缩压、舒张压和脉搏的数值。此种血压计操作方便,清晰直观,不需听诊器,使用方便、简单,但欠准确。

（二）测血压的方法

1.目的

通过测量血压,了解循环系统的功能状况,为诊断、治疗提供依据。

2.准备

听诊器、血压计、记录纸、笔。

3.操作步骤

（1）测量前,让患者休息片刻,以消除活动或紧张因素对血压的影响。检查血压计,如袖带的宽窄是否适合患者,玻璃管有无裂缝,橡胶管和输气球是否漏气等。

（2）向患者解释,以取得合作。患者取坐位或仰卧,被测肢体的肘臂伸直、掌心向上,肱动脉与心脏在同一水平。坐位时,肱动脉平第4软骨;卧位时,肱动脉平腋中线。如手臂低于心脏水平,血压会偏高;手臂高于心脏水平,血压会偏低。

（3）放平血压计于上臂旁,打开水银槽开关,将袖带平整地缠于上臂中部,袖带的松紧以能放入一指为宜,袖带下缘距肘窝2～3 cm。如测下肢血压,袖带下缘距腘窝3～5 cm,将听诊器胸件置于腘动脉搏动处,记录时注明下肢血压。

（4）戴上听诊器,关闭输气球气门,触及肱动脉搏动。将听诊器胸件放在肱动脉搏动最明显的地方,但勿塞入袖带内,以一手稍加固定。

（5）挤压输气球,打气至肱动脉搏动音消失,水银柱又升高2.67～4.00 kPa(20～30 mmHg)后,以每秒0.53 kPa(4 mmHg)左右的速度放气,使水银柱缓慢下降,视线与水银柱所指刻度平行。

（6）在听诊器中听到第一声动脉音时,水银柱所指刻度即为收缩压;当搏动音突然变弱或消失时,水银柱所指的刻度即为舒张压。当变音与消失音之间有差异时,或危重者应记录两个读数。

（7）测量后,驱尽袖带内的空气,解开袖带。安置患者于舒适卧位。

(8)血压计右倾 45°,关闭气门,气球放在固定的位置,以免压碎玻璃管,关闭血压计盒盖。

(9)用分数式,即收缩压/舒张压 mmHg 记录测得的血压值,如 110/70 mmHg。

4.注意事项

(1)测血压前,要求安静休息 20～30 分钟,如运动、情绪激动、吸烟、进食等可导致血压偏高。

(2)血压计要定期检查和校正,以保证其准确性,切勿倒置或震动。

(3)打气不可过猛、过高,如水银柱里出现气泡,应调节或检修,不可带着气泡测量。

(4)如所测血压异常或血压搏动音听不清时,需重复测量。先将袖带内气体排尽,使水银柱降至"0",稍等片刻再行第二次测量。

(5)对偏瘫、一侧肢体外伤或手术后患者,应在健侧手臂上测量。

(6)排除影响血压值的外界因素,如袖带太窄、袖带过松、放气速度太慢测得的血压值偏高,反之则测得的血压值偏低。

(7)长期测血压应做到四定:定部位、定体位、定血压计、定时间。

(刘　会)

第三章

基础护理技术

第一节 清洁护理

清洁是患者的基本需求之一,是维持和获得健康的重要保证。清洁可以清除微生物及污垢,防止细菌繁殖,促进血液循环,有利于体内废物排泄,同时清洁使人感到愉快、舒适。

一、口腔护理

口腔护理的目的有以下几方面。

(1)保持口腔的清洁、湿润,使患者舒适,预防口腔感染等并发症。

(2)防止口臭、口垢,促进食欲,保持口腔的正常功能。

(3)观察口腔黏膜和舌苔的变化、特殊的口腔气味,可提供病情的动态信息,如肝功能不全患者出现肝臭,常是肝昏迷的先兆。

常用的漱口液有生理盐水、朵贝尔溶液(复方硼酸溶液)、1%～3%过氧化氢溶液、2%～3%硼酸溶液、1%～4%碳酸氢钠溶液、0.02%呋喃西林溶液、0.1%醋酸溶液。

(一)协助口腔冲洗

1.目的

协助口腔手术后使用固定器,或对有口腔病变的患者清洁口腔。

2.用物准备

治疗碗、治疗巾、弯盘、生理盐水、朵贝尔溶液、口镜、抽吸设备、压舌板、手电筒、20 mL 空针及冲洗针头。

3.操作步骤

(1)洗手。

(2)准备用物携至患者床旁。

(3)向患者解释。协助患者采取半坐位式,并于胸前铺治疗巾及放置弯盘。①装生理盐水及朵贝尔溶液于溶液盘内,并接上,用 20 mL 注射器抽吸并连接针头。②协助医师冲洗。③冲洗毕,擦干患者嘴巴。④整理用物后洗手。⑤记录。

4.注意事项

为了避免冲洗中弄湿患者,必要时给予手电筒照光,冲洗时须特别注意齿缝、前庭外,若有舌苔,可用压舌板外包纱布予以机械性刮除,冲洗中予以持续性的低压抽吸,必要时协助更换湿衣服。

（二）特殊口腔冲洗

1.用物准备

（1）治疗盘:治疗碗(内盛含有漱口液的棉球12～16个,棉球湿度以不能挤出液体为宜;弯血管钳、镊子)、压舌板、弯盘、吸水管、杯子、治疗巾、手电筒,需要时备张口器。

（2）外用药:按需准备,如液状石蜡、冰硼散、西瓜霜、金霉素甘油、制霉素甘油等,酌情使用。

2.操作步骤

（1）将用物携至床旁,向患者解释以取得合作。

（2）协助患者侧卧,面向护士,取治疗巾,围于颌下,置弯盘于口角边。

（3）先湿润口唇、口角,观察口腔黏膜有无出血、溃疡等现象。对长期应用抗生素、激素者应注意观察有无真菌感染。有活动义齿者,应取下,一般先取上面义齿,后取下面义齿,并放置容器内,用冷开水冲洗刷净,待患者漱口后戴上或浸入清水中备用(昏迷患者的义齿应浸于清水中保存)。浸义齿的清水应每天更换。义齿不可浸于乙醇或热水中,以免变色、变形和老化。

（4）协助患者用温开水漱口后,嘱患者咬合上下齿,用压舌板轻轻撑开一侧颊部,以弯血管钳夹有漱口液的棉球由内向门齿纵向擦洗。同法擦洗对侧。

（5）嘱患者张口,依次擦洗一侧牙齿内侧面、上颌面、下内侧面、下颌面,再弧形擦洗一侧颊部。同法擦洗另一侧。洗舌面及硬腭部(勿触及咽部,以免引起恶心)。

（6）擦洗完毕,帮助患者用洗水管以漱口水漱口,漱口后用治疗巾拭去患者口角处水。

（7）口腔黏膜如有溃疡,酌情涂药于溃疡处。口唇干裂可涂擦液状石蜡。

（8）撤去治疗巾,清理用物,整理床单。

3.注意事项

（1）擦洗时动作要轻,特别是对凝血功能差的患者要防止碰伤黏膜及牙龈。

（2）昏迷患者禁忌漱口,需用张口器时,应从白齿放入(牙关紧闭者不可用暴力张口),擦洗时须用血管钳夹紧棉球,每次一个,防止棉球遗留在口腔内,棉球蘸漱口水不可过湿,以防患者将溶液吸入呼吸道。

（3）传染病患者的用物按隔离消毒原则处理。

二、头发护理

（一）床上梳发

1.目的

梳发、按摩头皮,可促进血液循环,除去污垢和脱落的头发、头屑,使患者清洁舒适和美观。

2.用物准备

治疗巾、梳子、30％乙醇溶液、纸袋(放脱落头发)。

3.操作步骤

（1）铺治疗巾于枕头上,协助患者把头转向一侧。

（2）将头发从中间梳向两边,左手握住一股头发,由发梢逐渐梳到发根。长发或遇有打结时,可将头发绕在示指上慢慢梳理。避免强行梳拉,造成患者疼痛。如头发纠集成团,可用30％乙醇湿润后,再小心梳理,同法梳理另一边。

（3）长发酌情编辫或扎成束，发型尽可能符合患者所好。

（4）将脱落头发置于纸袋中，撤下治疗巾。

（5）整理床单，清理用物。

（二）床上洗发（橡胶马蹄形垫法）

1.目的

同床上梳发、预防头虱及头皮感染。

2.用物准备

治疗车上备一只橡胶马蹄形垫，治疗盘内放小橡胶单，大、中毛巾各一条，眼罩或纱布，别针，棉球两只（以不吸水棉花为宜），纸袋，洗发液或肥皂，梳子，小镜子，护肤霜，水壶内盛 40～45 ℃热水，水桶（接污水）。必要时备电吹风。

3.操作步骤

（1）备齐用物携至床旁，向患者解释，以取得合作，根据季节关窗或开窗，室温以 24 ℃为宜。按需要给予便盆。移开床旁桌椅。

（2）垫小橡胶单及大毛巾于枕上，松开患者衣领向内反折，将中毛巾围于颈部，以别针固定。

（3）协助患者斜角仰卧，移枕于肩下，患者屈膝，可垫膝枕于两膝下，使患者体位安全舒适。

（4）置马蹄形垫垫于患者后颈部，使患者颈部枕于突起处，头在槽中，槽形下部接污水桶。

（5）用棉球塞两耳，用眼罩或纱布遮盖双眼或嘱患者闭上眼。

（6）洗发时先用两手掬少许水于患者头部试温，询问患者感觉，以确定水温是否合适；然后用水壶倒热水充分湿润头发，倒洗发液于手掌上，涂遍头发，用指尖揉搓头皮和头发。用力要适中，揉搓方向由发际向头顶部，使用梳子除去落发，置于纸袋中，用热水冲洗头发，直到冲净为止。观察患者的一般情况，注意保暖，洗发完毕，解下颈部毛巾，包住头发，一手托头，一手撤去橡胶马蹄垫。除去耳内棉球及眼罩，用患者自备的毛巾擦干脸部，酌情使用护肤霜。

（7）帮助患者卧于床正中，将枕、橡胶单、浴巾一起自肩下移至头部，用包头的毛巾揉搓头发，再用大毛巾擦干或电风吹干。梳理成患者习惯的发型，撤去上述用物。

（8）整理床单，清理用物。

4.注意事项

（1）要随时观察患者的病情变化，如脉搏、呼吸、血压有异常时应立即停止操作。

（2）注意室温和水温，及时擦干头发，防止患者受凉。

（3）防止水流入眼及耳内，避免沾湿衣服和床单。

（4）衰弱患者不宜洗发。

三、皮肤清洁与护理

（一）床上擦浴

1.用物准备

治疗车上备：面盆两只、水桶两只（一桶盛热水，水温在 50～52 ℃，并按年龄、季节、习惯，增减水温，另一桶接污水）、治疗盘（内置小毛巾两条、大毛巾、浴皂、梳子、小剪刀、50%乙醇、爽身粉）、清洁衣裤、被服。另备便盆、便盆布和屏风。

2.操作步骤

（1）推治疗车至床边，向患者解释，以取得合作。

（2）将用物放在便于操作处，关好门窗调节室温，用屏风或拉布遮挡患者，按需给予便盆。

（3）将脸盆放于床边桌上，倒入热水 2/3 满，测试水温。根据病情放平床头及床尾支架，松开床尾盖被。

（4）将微湿小毛巾包在右手上，为患者洗脸及颈部，左手扶患者头顶部，先擦眼，然后像写"3"字样，依次擦洗一侧额部、颊部、鼻翼部、人中、耳后下颌，直至颈部。另一侧同法。用较干毛巾依次擦洗一遍，注意擦净耳郭，耳后及颈部皮肤。

（5）为患者脱下衣服，在擦洗部位下面铺上浴巾，按顺序擦洗两上肢、胸腹部。协助患者侧卧，背向护士依次擦洗后颈部、背臀部，为患者换上清洁裤子。擦洗中，根据情况更换热水，注意擦净腋窝及腹股沟等处。

（6）擦洗的方法为先用涂肥皂的小毛巾擦洗，再用湿毛巾擦去皂液，清洗毛巾后再擦洗，最后用浴巾边按摩边擦干。动作要敏捷，为取得按摩效果，可适当用力。

（7）擦洗过程中，如患者出现寒战、面色苍白等病情变化时，应立即停止擦浴，给予适当的处理，同时注意观察皮肤有无异常。擦洗毕，可在骨突处用 50% 乙醇做按摩，扑上爽身粉。

（8）整理床单，必要时梳发、剪指甲及更换床单。

（9）如有特殊情况，需做记录。

3.注意事项

护士操作时，要站在擦浴的一边，擦洗完一边后再转至另一边。站立时两脚要分开，重心应在身体中央或稍低处，拿水盆时，盆要靠近身边，减少体力消耗。操作时要体贴患者，保护患者自尊，动作要敏捷、轻柔，减少翻动和暴露，防止受凉。

（二）压疮的预防及护理

压疮是指机体局部组织由于长期受压，血液循环障碍，造成组织缺氧、缺血、营养不良而致的溃烂和坏死。导致活动受限的因素一般都会增加压疮的发生。常见的因素有压力、剪力、摩擦力、潮湿等。好发部位为枕部、耳郭、肩胛部、肘部、骶尾部、髋部、膝关节内外侧、外踝、足跟。

1.预防措施

预防压疮在于消除其发生的原因。因此，要求做到勤翻身、勤按摩、勤整理、勤更换。交班时要严格细致地交接局部皮肤情况及护理措施。

（1）避免局部长期受压：①鼓励和协助卧床患者经常更换卧位，使骨骼突出部位交替地受压，翻身间隔时间应根据病情及局部受压情况而定。一般 2 小时翻身 1 次，必要时 1 小时翻身 1 次，建立床头翻身记录卡。②保护骨隆突处和支持身体空隙处，将患者体位安置妥当后，可在身体空隙处垫软枕、海绵垫。需要时可垫海绵垫、气垫褥、水褥等，使支持体重的面积宽而均匀，使作用于患者身上的正压及作用力分布在一个较大的面积上，从而降低在隆突部位皮肤上所受的压强。③对使用石膏、夹板、牵引的患者，衬垫应平整、松软适度，尤其要注意骨骼突起部位的衬垫，要仔细观察局部皮肤和肢端皮肤颜色改变的情况，认真听取患者反映，适当给予调节，如发现石膏绷带凹凸不平，应立即报告医师，及时纠正。

（2）避免潮湿、摩擦及排泄物的刺激：①保持皮肤清洁干燥。大小便失禁、出汗及分泌物多的患者应及时擦干，以保护皮肤免受刺激，床铺要经常保持清洁干燥、平整无碎屑，被服污染要随时更换。不可让患者直接卧于橡胶单上。小儿要勤换尿布；②不可使用破损的便盆，以防擦伤皮肤。

（3）增进局部血液循环：对易发生压疮的患者，要常检查，用温水擦澡、擦背或用湿毛巾行局

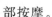

部按摩。

手法按摩。①全背按摩:协助患者俯卧或侧卧,露出背部,先以热水进行擦洗,再以两手或一手沾上少许50%乙醇按摩。按摩者斜站在患者右侧,左腿弯曲在前,右腿伸直在后,从患者骶尾部开始,沿脊柱两侧边缘向上按摩(力量要能够刺激肌肉组织)至肩部时用环状动作。按摩后,手再轻轻滑至尾骨处。此时,左腿伸直,右腿弯曲,如此有节奏地按摩数次,再用拇指指腹由骶尾部开始沿脊柱按摩至第7颈椎。②受压处局部按摩:沾少许50%乙醇,以手掌大、小鱼际紧贴皮肤,压力均匀向心方向按摩,由轻至重,由重至轻,每次3~5分钟。

电动按摩器按摩:电动按摩器是依靠电磁作用,引导治疗器头震动,以代替各种手法按摩。操作者持按摩器根据不同部位选择合适的按摩头,紧贴皮肤,进行按摩。

(4)增进营养的摄入:营养不良是导致压疮的内因之一,又可影响压疮的愈合。蛋白质是身体修补组织所必需的物质,维生素也可促进伤口愈合,因此在病情允许时可给予高蛋白、高维生素膳食,以增进机体抵抗力和组织修复能力。此外,适当补充矿物质,可促进慢性溃疡的愈合。

2.压疮的分期及护理

(1)淤血红润期:为压疮初期,局部皮肤受压或受到潮湿刺激后,开始出现红、肿、热、麻木或有触痛。此期要及时除去致病原因,加强预防措施,如增加翻身次数以及防止局部继续受压、受潮。

(2)炎性浸润期:红肿部位如果继续受压,血液循环仍得不到改善,静脉回流受阻,局部静脉淤血,受压表面呈紫红色,皮下产生硬结,表面有水疱形成。对未破小水泡要减少摩擦,防破裂感染,让其自行吸收,大水疱用无菌注射器抽出泡内液体,涂以消毒液,用无菌敷料包扎。

(3)溃疡期:静脉血液回流受到严重障碍,局部淤血致血栓形成,组织缺血缺氧。轻者,浅层组织感染,脓液流出,溃疡形成;重者,坏死组织发黑,脓性分泌物增多,有臭味,感染向周围及深部扩展,可达骨骼,甚至可引起败血症。

四、会阴部清洁卫生的实施

(一)目的

保持清洁,清除异味,预防或减轻感染、增进舒适、促进伤口愈合。

(二)用物准备

便盆、屏风、橡胶单、中单、清洁棉球、大量杯、镊子、浴巾、毛巾、水壶(内盛50~52 ℃的温水)、清洁剂或呋喃西林棉球。

(三)操作方法

1.男患者会阴的护理

(1)携用物至患者床旁,核对后解释。

(2)患者取仰卧位,为遮挡患者可将浴巾折成扇形盖在患者的会阴部及腿部。

(3)带上清洁手套,一手提起阴茎,一手取毛巾或用呋喃西林棉球擦洗阴茎头部、下部和阴囊。擦洗肛门时,患者可取侧卧位,护士一手将臀部分开,一手用浴巾将肛门擦洗干净。

(4)为患者穿好衣裤,根据情况更换衣、裤、床单。整理床单,患者取舒适卧位。

(5)整理用物,清洁整齐,记录。

2.女患者会阴部护理

(1)携用物至患者床旁,核对后解释。

(2)患者取仰卧位,为遮挡患者可将浴巾折成扇形盖在患者的会阴部及腿部。

(3)先将橡胶单及中单置于患者臀下,再置便盆于患者臀下。

(4)护士一手持装有温水的大量杯,一手持夹有棉球的大镊子,边冲水边用棉球擦洗。

(5)冲洗后擦干各部位。撤去便盆及橡胶单和中单。

(6)为患者穿好衣裤,根据情况更换衣、裤、床单。整理床单,患者取舒适卧位。

(7)整理用物,清洁整齐,记录。

(四)注意事项

(1)操作前应向患者说明目的,以取得患者的合作。

(2)在执行操作的原则上,尽可能尊重患者习惯。

(3)注意遮挡患者,保护患者隐私。

(4)冲洗时从上至下。

(5)操作完毕应及时记录所观察到的情况。

(金 好)

第二节 休息与睡眠护理

休息与睡眠是人类最基本的生理需要。良好的休息和睡眠如同充分的营养和适度的运动一样,对保持和促进健康起着重要作用。作为护士,必须了解睡眠的分期、影响睡眠的因素及患者的睡眠习惯,切实解决患者的睡眠问题,帮助患者达到可能的最佳睡眠状态。

一、休息

休息是指在一段时间内,通过相对地减少机体活动,使身心放松,处于一种没有紧张和焦虑的松弛状态。休息包括身体和心理两方面的放松,通过休息,可以减轻疲劳和缓解精神紧张。

(一)休息的意义和方式

1.休息的意义

对健康人来说,充足的休息是维持机体身心健康的必要条件;对患者来说,充足的休息是促进疾病康复的重要措施。休息对维护健康具有重要的意义,具体表现为:①休息可以减轻或消除疲劳,缓解精神紧张和压力。②休息可以维持机体生理调节的规律性。③休息可以促进机体正常的生长发育。④休息可以减少能量的消耗。⑤休息可以促进蛋白质的合成及组织修复。

2.休息的方式

休息的方式是因人而异的,取决于个体的年龄、健康状况、工作性质和生活方式等因素。对不同的人而言,休息有着不同的含义。例如,对从事脑力劳动的人而言,他的休息方式可以是散步、打球、游泳等;而对于从事这些活动的运动员来讲,他的休息反而是读书、看报、听音乐。无论采取何种方式,只要达到缓解疲劳、减轻压力、促进身心舒适和精力恢复的目的,就是有效的休息。在休息的各种形式中,睡眠是最常见也是最重要的一种。

(二)休息的条件

要想得到充足的休息,应满足以下 3 个条件,即充足的睡眠、生理上的舒适和心理上的放松。

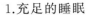

1.充足的睡眠

休息的最基本的先决条件是充足的睡眠。充足的睡眠可以促进个体精力和体力的恢复。虽然每个人所需要的睡眠时间有较大的区别,但都有最低限度的睡眠时数,满足了一定的睡眠时数,才能得到充足的休息。护理人员要尽量使患者有足够的睡眠时间和建立良好的睡眠习惯。

2.生理上的舒适

生理上的舒适也就是身体放松,是保证有效休息的前提。因此,在休息之前必须将患者身体上的不适降至最低程度。护理人员应为患者提供各种舒适服务,包括祛除或控制疼痛、提供舒适的体位或姿势、协助患者搞好个人卫生、保持适宜的温湿度、调节睡眠时所需要的光线等。

3.心理上的放松

要得到良好的休息,必须有效地控制和减少紧张和焦虑,心理上才能得到放松。由于生病、住院时个体无法满足社会上、职业上或个人角色在义务上的需要,加之住院时对医院环境及医务人员感到陌生,对自身疾病的担忧等,患者常常会出现紧张和焦虑。因此,护理人员应耐心与患者沟通,恰当地运用知识和技能,提供及时、准确的服务,尽量满足患者的各种需要,才能帮助患者减少紧张和焦虑。

二、睡眠

睡眠是各种休息中最自然、最重要的方式。人的一生中有 1/3 的时间要用在睡眠上。任何人都需要睡眠,通过睡眠可以使人的精力和体力得到恢复,可以保持良好的觉醒状态,这样人才能精力充沛地从事劳动或其他活动。睡眠对于维持人的健康,尤其是促进疾病的康复,具有重要的意义。

(一)睡眠的定义

现代医学界普遍认为睡眠是一种主动过程,是一种知觉的特殊状态。睡眠时,人脑并没有停止工作,只是换了模式,虽然对周围环境的反应能力降低,但并未完全消失。通过睡眠,人的精力和体力得到恢复,睡眠后可保持良好的觉醒状态。

由此,可将睡眠定义为周期性发生的持续一定时间的知觉的特殊状态,具有不同的时相,睡眠时可相对地不做出反应。

(二)睡眠原理

睡眠是与较长时间的觉醒交替循环的生理过程。目前认为,睡眠由睡眠中枢控制。睡眠中枢位于脑干尾端,它向上传导冲动,作用于大脑皮质(也称上行抑制系统),与控制觉醒状态的脑干网状结构上行激动系统的作用相拮抗,引起睡眠和脑电波同步化,从而调节睡眠与觉醒的相互转化。

(三)睡眠分期

通过脑电图(EEG)测量大脑皮质的电活动,眼电图(EOG)测量眼睛的运动,肌电图(EMG)测量肌肉的状况,发现睡眠的不同阶段,脑、眼睛、肌肉的活动处于不同的水平。正常的睡眠周期可分为两个相互交替的不同时相状态,即慢波睡眠和快波睡眠。成人进入睡眠后,首先是慢波睡眠,持续 80~120 分钟后转入快波睡眠,维持 20~30 分钟后,又转入慢波睡眠。整个睡眠过程中有 4 或 5 次交替,越近睡眠的后期,快波睡眠持续时间越长。两种睡眠时相状态均可直接转为觉醒状态,但在觉醒状态下,一般只能进入慢波睡眠,而不能进入快波睡眠。

1.慢波睡眠

脑电波呈现同步化慢波时相,伴有慢眼球运动,肌肉松弛但仍有一定张力,亦称正相睡眠或非快速眼球运动睡眠(NREM)。在这段睡眠期间,大脑的活动下降到最低,使得人体能够得到完全的舒缓。此阶段又可分为 4 期。

(1)第Ⅰ期:为入睡期,是所有睡眠时相中睡得最浅的一期,常被认为是清醒与睡眠的过渡阶段,仅维持几分钟,很容易被唤醒。此期眼球有着缓慢的运动,生理活动开始减少,同时生命体征和新陈代谢逐渐减缓,在此阶段的人们仍然认为自己是清醒的。

(2)第Ⅱ期:为浅睡期。此期的人们已经进入无意识阶段,不过仍可听到声音,仍然容易被唤醒。此期持续 10~20 分钟,眼球不再运动,机体功能继续变慢,肌肉逐渐放松,脑电图偶尔会产生较快的宽大的梭状波。

(3)第Ⅲ期:为中度睡眠期,持续 15~30 分钟。此期肌肉完全放松,心搏缓慢,血压下降,但仍保持正常,难以唤醒并且身体很少移动,脑电图显示梭状波与 δ 波(大而低频的慢波)交替出现。

(4)第Ⅳ期:为深度睡眠期,持续 15~30 分钟。此期全身松弛,无任何活动,极难唤醒,生命体征比觉醒时明显下降,体内生长激素大量分泌,人体组织愈合加快,遗尿和梦游可能发生,脑电波为慢而高的 δ 波。

2.快波睡眠

快波睡眠亦称异相睡眠或快速眼球运动睡眠(REM)。此期的睡眠特点是眼球转动很快,脑电波活跃,与觉醒时很难区分。其表现与慢波睡眠相比,各种感觉功能进一步减退,唤醒阈值提高,极难唤醒,同时骨骼肌张力消失,肌肉几乎完全松弛。此外,这一阶段还会有间断的阵发性表现,如眼球快速运动、部分躯体抽动,同时有心排血量增加、血压上升、心率加快、呼吸加快而不规则等交感神经兴奋的表现。多数在醒来后能够回忆的生动、逼真的梦境都是在此期发生的。

睡眠中的一些时相对人体具有特殊的意义,如在 NREM 第Ⅳ期的睡眠中,机体会释放大量的生长激素来修复和更新上皮细胞和某些特殊细胞,如脑细胞,故慢波睡眠有利于促进生长和体力的恢复。而 REM 睡眠则对于学习记忆和精力恢复似乎很重要。因为在快波睡眠中,脑耗氧量增加,脑血流量增多,且脑内蛋白质合成加快,有利于建立新的突触联系,可加快幼儿神经系统成熟。同时快波睡眠对保持精神和情绪上的平衡最为重要。因为这一时期的梦境都是生动的、充满感情色彩的,此梦境可减轻、缓解精神压力,使人将忧虑的事情从记忆中消除。非快速眼球运动睡眠与快速眼球运动睡眠的比较见表 3-1。

表 3-1　非快速眼球运动睡眠与快速眼球运动睡眠的比较

项目	非快速眼球运动睡眠	快速眼球运动睡眠
脑电图	第Ⅰ期:低电压 α 节律 8~12 次/秒 第Ⅱ期:宽大的梭状波 14~16 次/秒 第Ⅲ期:梭状波与 δ 波交替 第Ⅳ期:慢而高的 δ 波 1~2 次/秒	去同步化快波
眼球运动	慢的眼球转动或没有	阵发性的眼球快速运动

续表

项目	非快速眼球运动睡眠	快速眼球运动睡眠
生理变化	呼吸、心率减慢且规则 血压、体温下降 肌肉渐松弛 感觉功能减退	感觉功能进一步减退 肌张力进一步减弱 有间断的阵发性表现:心排血量增加,血压升高, 呼吸加快且不规则,心率加快
合成代谢	人体组织愈合加快	脑内蛋白质合成加快
生长激素	分泌增加	分泌减少
其他	第Ⅳ期发生夜尿和梦游	做梦且为充满感情色彩、稀奇古怪的梦
给你	有利于个体体力的恢复	有利个体精力的恢复

（四）睡眠周期

对大多数成人而言,睡眠是每 24 小时循环一次的周期性程序。一旦入睡,成人平均每晚经历 4～6 个完整的睡眠周期,每个睡眠周期由不同的睡眠时相构成,分别是 NREM 睡眠的 4 个时相和 REM 睡眠,持续 60～120 分钟不等,平均为 90 分钟。睡眠周期各时相按一定的顺序重复出现。这一模式总是从 NREM 第Ⅰ期开始,依次经过第Ⅱ期、第Ⅲ期、第Ⅳ期之后,返回 NREM 的第Ⅲ期然后到第Ⅱ期,再进入 REM 期,当 REM 期完成后,再回到 NREM 的第Ⅱ期(图 3-1),如此周而复始。在睡眠时相周期的任一阶段醒而复睡时,都需要从头开始依次经过各期。

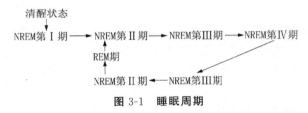

图 3-1　睡眠周期

在睡眠周期中,每一时相所占的时间比例随睡眠的进行而有所改变。一般刚入睡时,个体进入睡眠周期约 90 分钟后才进入 REM 睡眠,随睡眠周期的进展,NREM 第Ⅲ、Ⅳ时相缩短,REM 阶段时间延长。在最后一个睡眠周期中,REM 睡眠可达到 60 分钟。因此,大部分 NREM 睡眠发生在上半夜,REM 睡眠则多在下半夜。

（五）影响睡眠的因素

1.生理因素

(1)年龄:通常人睡眠的需要量与其年龄成反比,但有个体差异。新生儿期每天睡眠时间最长,可达 16～20 小时,成人 7～8 小时。

(2)疲劳:适度的疲劳,有助于入睡,但过度的精力耗竭反而会使入睡发生困难。

(3)昼夜节律:"睡眠-觉醒"周期具有生物钟式的节律性,如果长时间频繁地夜间工作或航空时差,就会造成该节律失调,从而影响入睡及睡眠质量。

(4)内分泌变化:妇女月经前期和月经期常出现嗜睡现象,绝经期妇女常失眠,与内分泌变化有关。

(5)寝前习惯:睡前的一些行为习惯,如看报纸杂志、听音乐、喝牛奶、洗热水澡或泡脚等,当这些习惯突然改变或被阻碍进行时,可能使睡眠发生障碍。

（6）食物因素：含有较多 L-色氨酸的食物,如肉类、乳制品和豆类都能促进入睡,缩短入睡时间,是天然的催眠剂;少量饮酒能促进放松和睡眠,但大量饮酒会干扰睡眠,使睡眠变浅;含有咖啡因的浓茶、咖啡及可乐饮用后使人兴奋,即使入睡也容易中途醒来,且总睡眠时间缩短。

2.病理因素

（1）疾病影响:几乎所有疾病都会影响睡眠。例如,各种原因引起的疼痛未能及时缓解时严重影响睡眠,精神分裂症、强迫性神经症等患者常处于过度觉醒状态。生病的人需要更多时间的睡眠来促进机体康复,却往往因为多种症状困扰或特殊的治疗限制而无法获得正常的睡眠。

（2）身体不适:身体的舒适是获得休息与安睡的先决条件,饥饿、腹胀、呼吸困难、憋闷、身体不洁、皮肤瘙痒、体位不适等都是常见的影响睡眠的原因。

3.环境因素

睡眠环境影响睡眠状况,适宜的温湿度、安静、整洁、舒适、空气清新的环境常可增进睡眠,反之则会对睡眠产生干扰。

4.心理因素

焦虑不安、强烈的情绪反应(如恐惧、悲哀、激动、喜悦)、家庭或人际关系紧张等常常影响患者的睡眠。

5.其他

食物摄入多少、体育锻炼情况、某些药物等也会影响睡眠形态。

（六）促进睡眠的护理措施

1.增进舒适

人们在感觉舒适和放松时才能入睡。为了使患者放松,对于一些遭受病痛折磨的患者采用有效镇痛的方法;做好就寝前的晚间护理,如协助患者洗漱、排便;帮助患者处于正确的睡眠姿势,妥善安置身体各部位的导管、引流管以及牵引、固定等特殊治疗措施。

2.环境控制

人们睡眠时需要的环境条件包括适宜的室温和通风、最低限度的声音、舒适的床和适当的照明。一般冬季室温 18 ～22 ℃、夏季 25 ℃左右,湿度以 50%～60% 为宜;根据患者需要,睡前开窗通风,清除病房内异味,使空气清新;保持病区尽可能地安静,尽量减少晚间交谈;提供清洁、干燥的卧具和舒适的枕头、被服;夜间调节住院单元的灯光。

3.重视心理护理

多与患者沟通交流,找出影响患者休息与睡眠的心理社会因素,通过鼓励倾诉、正确指导,消除患者紧张和焦虑情绪,恢复平静、稳定的状态,提高休息和睡眠质量。

4.建立休息和睡眠周期

针对患者的不同情况,帮助患者建立适宜的休息和睡眠周期。患者入院后,原有的休息和睡眠规律被打乱,护士应在患者醒时进行评估、治疗和常规护理工作,避免因一些非必要任务而唤醒患者,同时鼓励患者合理安排日间活动,适当锻炼。

5.尊重患者的睡眠习惯

病情允许的情况下,护理人员应尽可能根据患者就寝前的一些个人习惯,选择如提供温热饮料,允许短时间的阅读、听音乐,协助沐浴或泡脚等方式促进睡眠。

6.健康教育

使患者了解睡眠对健康与康复的重要作用,心、身放松的重要意义和一些促进睡眠的常用技巧。与患者一起讨论有关休息和睡眠的知识,分析困扰患者睡眠的因素,针对具体情况给予相应指导,帮助患者建立有规律的生活方式,养成良好的睡眠习惯。

(徐雪雪)

第三节 静 脉 输 液

一、准备

(一)仪表

着装整洁,佩戴胸牌,洗手、戴口罩。

(二)用物

注射盘内放干棉球缸、一次性输液器、网套、止血带、橡皮小枕及一次性垫巾、弯盘、0.75%碘酊、棉签、胶布、启盖器、药液瓶外贴输液标签(上写患者姓名、床号、输液药品、剂量、用法、日期、时间、输液架)。

二、操作步骤

(1)根据医嘱备齐用物,携至床旁查对床号、姓名、剂量、用法、时间、药液瓶和面貌,并摇动药瓶对光检查。

(2)做好解释工作,询问大小便,备胶布。

(3)开启铝盖中心部分(如备物时加完药可省去)套网套,消毒瓶塞中心及瓶颈,挂于输液架上,检查输液器并打开,插入瓶塞至针头根部。

(4)排气,排液 3~5 mL 至弯盘内。

(5)选择血管、置小枕及垫巾,扎止血带,消毒皮肤,待干。

(6)再次查对床号、姓名、剂量、用法、时间、药液瓶和面貌。

(7)再次检查空气是否排尽,夹紧,穿刺时左手绷紧皮肤并用拇指固定静脉,见回血,松止血带及螺旋夹。

(8)胶布固定,干棉球遮盖针眼,调节滴速,开始 15 分钟应慢,无异常调节至正常速度。

(9)交代注意事项,整理床及用物。

(10)爱护体贴患者,协助卧舒适体位。

(11)洗手、消毒用物。

三、临床应用

(一)静脉输液注意事项

(1)严格执行无菌操作和查对制度。

(2)根据病情需要,有计划地安排轮流顺序,如需加入药物,应合理安排,以尽快达到输液目的,注意配伍禁忌。

(3)需长期输液者,要注意保护和合理使用静脉,一般从远端小静脉开始。

(4)输液前应排尽输液管及针头内空气,药液滴尽前要按需及时更换溶液瓶或拔针,严防造成空气栓塞。

(5)输液过程中应加强巡视,耐心听取患者的主诉,严密观察注射部位皮肤有无肿胀,针头有无脱出,阻塞或移位,针头和输液器衔接是否紧密,输液管有无扭曲受压,输液滴速是否适宜以及输液瓶内溶液量等,及时记录在输液卡或护理记录单上。

(6)需 24 小时连续输液者,应每天更换输液器。

(7)颈外静脉穿刺置管,如硅胶管内有回血,须及时用稀释肝素溶液冲注,以免硅胶管被血块堵塞;如遇输液不畅,须注意是否存在硅胶管弯曲或滑出血管外等情况。

(二)常见输液反应及防治

1.发热反应

(1)减慢滴注速度或停止输液,及时与医师联系。

(2)对症处理,寒战时适当增加盖被或用热水袋保暖,高热时给予物理降温。

(3)按医嘱给抗过敏药物或激素治疗。

(4)保留余液和输液器,必要时送检验室做细菌培养。

(5)严格检查药液质量、输液用具的包装及灭菌有效期等,防止致热物质进入体内。

2.循环负荷过重(肺水肿)

(1)立即停止输液,及时与医师联系,积极配合抢救,安慰患者,使患者有安全感和信任感。

(2)为患者安置端坐位,使其两腿下垂,以减少静脉回流,减轻心脏负担。

(3)加压给氧,可使肺泡内压力升高,减少肺泡内毛细血管渗出液的产生,同时给予 20%～30%乙醇湿化吸氧。因乙醇能降低肺泡内泡沫的表面张力,使泡沫破裂消散,从而改善肺部气体交换,迅速缓解缺氧症状。

(4)按医嘱给用镇静剂、扩血管药物和强心剂如洋地黄等。

(5)必要时进行四肢轮流结扎,即用止血带或血压计袖带做适当加压,以阻断静脉血流,但动脉血流仍通畅。每隔 5～10 分钟轮流放松一侧肢体的止血带,可有效地减少静脉回心血量,待症状缓解后,逐步解除止血带。

(6)严格控制输液滴速和输液量,对心、肺疾患者以及老年人、儿童尤应慎重。

3.静脉炎

(1)严格执行无菌操作,对血管壁有刺激性的药物应充分稀释后应用,并防止药物溢出血管外。同时,要有计划地更换注射部位,以保护静脉。

(2)患肢抬高并制动,局部用 95%乙醇或 50%硫酸镁行热湿敷。

(3)理疗。

(4)如合并感染,根据医嘱给予抗生素治疗。

4.空气栓塞

(1)立即停止输液,及时通知医师,积极配合抢救,安慰患者,以减轻恐惧感。

(2)立即为患者置左侧卧位(可使肺的位置低于右心室,气泡侧向上漂移到右心室,避开肺动脉口)和头低足高位(在吸气时可增加胸内压力,以减少空气进入静脉。由于心脏搏动将空气混成泡沫,分次小量进入肺动脉内)。

（3）氧气吸入。

（4）输液前排尽输液管内空气,输液过程中密切观察,加压输液或输血时应专人守护,以防止空气栓塞发生。

（杨倩倩）

第四节　床　上　擦　浴

一、目的

去除皮肤污垢,消除令人不快的身体异味,保持皮肤清洁,促进患者机体放松,增强患者舒适度及活动度,防止肌肉挛缩和关节僵硬等并发症,刺激皮肤的血液循环,增加皮肤的排泄功能,防御皮肤感染和压疮的发生。病情较重、长期卧床或使用石膏、牵引、卧床、生活不能自理及无法自行沐浴的患者,应给予床上擦浴。皮肤覆盖于人体表面,是身体最大的器官。完整的皮肤还具有保护机体、调节体温、吸收、分泌、排泄及感觉等功能,是抵御外界有害物质入侵的第一道屏障。皮肤的新陈代谢迅速,其代谢产物如皮脂、汗液及表皮碎屑等能与外界细菌及尘埃结合成污垢,黏附于皮肤表面,如不及时清除,可刺激皮肤,降低皮肤的抵抗力,以致破坏其屏障作用,成为细菌入侵的门户,造成各种感染。因此,皮肤的清洁与护理有助于维持机体的完整性,给机体带来舒适感,可预防感染发生,防止压疮及其他并发症。

二、准备

（一）物品准备

治疗盘内:浴巾、毛巾各2条、沐浴液或浴皂、小剪刀、梳子、50%乙醇、护肤用品(爽身粉、润肤剂)、一次性油布一条、手套。

治疗盘外:面盆2个,水桶2个(一桶内盛50～52 ℃的温水,并按年龄、季节和生活习惯调节水温;另一桶接盛污水用)、清洁衣裤和被服、另备便盆、便盆巾和屏风。

（二）患者、操作人员及环境准备

使患者了解床上擦浴目的、方法、注意事项及配合要点;根据需要协助患者使用便器排便,避免温水擦洗中引起患者的排尿和排便反射;调整情绪,指导或协助患者取舒适体位。操作人员应衣帽整齐,修剪指甲,洗手,戴口罩。环境安静、整洁、关闭门窗,室温控制在22～26 ℃,必要时备屏风。

三、评估

（1）评估病情、治疗情况、意识、心理状态、卫生习惯及合作度。

（2）评估患者皮肤情况,有无感染、破损及并发症、肢体活动度、自理能力。

（3）向患者解释床上擦浴的目的、方法、注意事项及配合要点。

四、操作步骤

(1)根据医嘱,确认患者,了解病情。

(2)向患者解释说明目的、过程及方法。解除患者紧张情绪,使患者有安全感,取得合作。

(3)拉布幔或屏风遮挡患者,预防受凉并保护患者隐私,使患者身心放松。

(4)面盆内倒入 50～52 ℃温水约 2/3 处或根据患者的习性调节水温。

(5)根据病情摇平床头及床尾支架,松开床尾盖被,放平靠近操作者的床挡,将患者身体移向床沿,尽量靠近操作者,确保患者舒适,利用人体力学的原理,减少操作过程中机体的伸展和肌肉紧张及疲劳度。

(6)戴手套,托起头颈部,将浴巾铺在枕头上,另一浴巾放在患者胸前(每擦一处均应在其下面铺浴巾,保护床单位,并用浴毯遮盖好擦洗周围的暴露部位),防止枕头和被褥弄湿。

(7)毛巾放入温水中浸透,拧至半干叠成手套状,包在操作者手上,用毛巾不同面,先擦患者眼部按由内眦到外眦依次擦干眼部,再用较干的毛巾擦洗一遍。毛巾折叠能提高擦洗效果,同时保持毛巾的温度。

(8)操作者一手轻轻固定患者头部,用洗面乳或香皂(根据患者习惯选择),依次擦洗患者额部、鼻翼、颊部、耳郭、耳后直至额下、颈部,再用清水擦洗,然后再用较干毛巾擦洗一遍。褶皱部应重复擦洗,如额下、颈部位、耳郭、耳后。

(9)协助患者脱下上衣,置于治疗车下层。按先近侧后对侧,先擦洗双上肢(上肢由远心端向近侧擦洗,避免静脉回流),再擦洗胸腹部(腹部以脐为中心,从右向左顺结肠走向擦洗,乳房处环形擦洗)顺序。先用涂浴皂的湿毛巾擦洗,再用湿毛巾擦净皂液,清洗拧干毛巾后再擦洗干,最后用大浴巾边按摩边擦干。根据需要随时调节更换水温。擦洗过程中注意观察患者病情及皮肤情况,患者出现寒战、面色苍白时,应立即停止擦洗,给予适当处理。

(10)协助患者侧卧,背向操作者,浴巾一底一置患者擦洗部下及暴露部,依次进行擦洗后劲、背、臀部。背部及受压部位可用 50％乙醇做皮肤按摩,促进血液循环,防止并发症发生。根据季节扑爽身粉。

(11)协助患者更换清洁上衣,一般先穿远侧上肢,再穿近侧、患侧,再穿健侧,可减少关节活动,避免引起患者的疼痛不适。及时用棉被盖好胸、腹部,避免受凉。

(12)更换温水、盆、毛巾,擦洗患者下肢、足部背侧。患者平卧,脱下裤子后侧卧,脱下衣物置治疗车下层。将浴巾纵向垫在下肢,浴巾盖于会阴部及下肢前侧,依次从踝部向膝关节、大腿背侧顺序擦洗。

(13)协助患者平卧,擦洗两下肢、膝关节处、大腿前侧部位。

(14)更换温水、盆、毛巾,擦洗会阴部、肛门处(注意肛门部皮肤的褶皱处擦洗干净,避免分泌物滞留,细菌滋生),撤去浴巾,为患者换上干净裤子。

(15)更换温水、盆、毛巾,协助患者移向近侧床边,盆移置足下,盆下铺一次性油布或将盆放于床旁椅上,托起患者小腿部屈膝,将患者双脚同时或先后浸泡盆内,浸泡片刻软化角质层,洗清双足,擦干足部。

(16)根据需要修剪指甲,足部干裂者涂护肤品,防止足部干燥和粗糙。

(17)为患者梳头,维护患者个人形象,整理床单位,必要时更换床单。

(18)协助患者取舒适体位后,开窗换气。

（19）整理用物,进行清洁消毒处理,避免致病菌的传播。

（20）洗手、记录。

五、注意事项

（1）按擦浴顺序、步骤和方法进行。

（2）擦洗眼部时,尽量避免浴皂,防止对眼部刺激。

（3）操作过程中注意观察患者的病情变化,保持与患者沟通,询问患者感受。

（4）擦洗动作要轻柔、利索,尽量注意少搬动、少暴露患者,注意保暖。

（5）擦洗时注意褶皱处如额下、颈部、耳郭、耳后、腋窝、指间、乳房下褶皱处、脐部、腹股沟、肛周等要擦洗干净。

（6）肢体有损伤者,应先脱健侧衣裤后脱患侧,穿时应先穿患侧后穿健侧,避免患者关节的过度活动,引起疼痛和损伤。

（杨倩倩）

第五节 铺 床 法

病床是病室的主要设备,是患者睡眠与休息的必须用具。患者,尤其是卧床患者与病床朝夕相伴,因此,床铺的清洁、平整和舒适,可使患者心情舒畅,增强治愈疾病的自信心,并可预防并发症的发生。

铺床总的要求为舒适、平整、安全、实用、节时、节力。常用的病床有3种。①钢丝床:有的可通过支起床头、床尾(二截或三截摇床)而调节体位,有的床脚下装有小轮,便于移动。②木板床:为骨科患者所用。③电动控制多功能床:患者可自己控制升降或改变体位。

病床及被服类规格要求具体为以下几点。①一般病床:高 60 cm,长 200 cm,宽 90 cm。②床垫:长宽与床规格同,厚 9 cm。以棕丝制作垫芯为好,也可用橡胶泡沫、塑料泡沫制作垫芯;垫面选帆布制作。③床褥:长宽同床垫,一般以棉花制作褥芯,棉布制作褥面。④棉胎:长 210 cm,宽 160 cm。⑤大单:长 250 cm,宽 180 cm。⑥被套:长 230 cm,宽 170 cm,尾端开口缝四对带。⑦枕芯:长 60 cm,宽 40 cm,内装木棉或高弹棉、锦纶丝棉,以棉布制作枕面。⑧枕套:长 65 cm,宽 45 cm。⑨橡胶单:长 85 cm,宽 65 cm,两端各加白布 40 cm。⑩中单:长 85 cm,宽 170 cm。以上各类被服均以棉布制作。

一、备用床

（一）目的

铺备用床为准备接受新患者和保持病室整洁美观。

（二）用物准备

床、床垫、床褥、枕芯、棉胎或毛毯、大单、被套或衬单及罩单、枕套。

（三）操作方法

1.被套法

（1）将上述物品置于护理车上,推至床前。

（2）移开床旁桌,距床 20 cm,并移开床旁椅置床尾正中,距床 15 cm。

（3）将用物按铺床操作的顺序放于椅上。

（4）翻床垫,自床尾翻向床头或反之,上缘紧靠床头。床褥铺于床垫上。

（5）铺大单,取折叠好的大单放于床褥上,使中线与床的中线对齐,并展开拉平,先铺床头后铺床尾。①铺床头:一手托起床头的床垫,一手伸过床的中线将大单塞于床垫下,将大单边缘向上提起呈等边三角形,下半三角平整塞于床垫下,再将上半三角翻下塞于床垫下。②铺床尾:至床尾拉紧大单,一手托起床垫,一手握住大单,同法铺好床角。③铺中段:沿床沿边拉紧大单中部边沿,然后,双手掌心向上,将大单塞于床垫下。④至对侧:同法铺大单。

（6）套被套。①S形式套被套法(图 3-2):被套正面向外使被套中线与床中线对齐,平铺于床上,开口端的被套上层倒转向上约 1/3。棉胎或毛毯竖向三折,再按 S 形横向三折。将折好的棉胎置于被套开口处,底边与被套开口边平齐。拉棉胎上边至被套封口处,并将竖折的棉胎两边展开与被套平齐(先近侧后对侧)。盖被上缘距床头 15 cm,至床尾逐层拉平盖被,系好带子。边缘向内折叠与床沿平齐,尾端掖于床垫下。同上法将另一侧盖被理好。②卷筒式套被套法(图 3-3):被套正面向内平铺于床上,开口端向床尾,棉胎或毛毯平铺在被套上,上缘与被套封口边齐,将棉胎与被套上层一并由床尾卷至床头(也可由床头卷向床尾),自开口处翻转,拉平各层,系带,余同S 形式。

（7）套枕套,于椅上套枕套,使四角充实,系带子,平放于床头,开口背门。

（8）移回桌椅,检查床单,保持整洁。

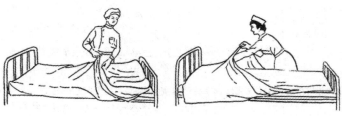

图 3-2　S 形套被法

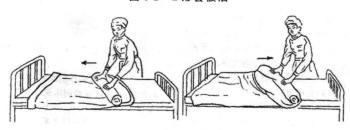

图 3-3　卷筒式套被套法

2.被单法

（1）移开床旁桌、椅,翻转床垫、铺大单,同被套法。

（2）将反折的大单(衬单)铺于床上,上端反折 10 cm,与床头齐,床尾按铺大单法铺好床尾。

（3）棉胎或毛毯平铺于衬单上,上端距床头 15 cm,将床头衬单反折于棉胎或毛毯上,床尾同大单铺法。

(4)铺罩单,正面向上对准床中线,上端与床头齐,床尾处则折成斜45°,沿床边垂下。转至对侧,先后将衬单、棉胎及罩单同上法铺好。

(5)余同被套法。

(四)注意事项

(1)铺床前先了解病室情况,若患者进餐或做无菌治疗时暂不铺床。

(2)铺床前要检查床各部分有无损坏,若有则修理后再用。

(3)操作中要使身体靠近床边,上身保持直立,两腿前后分开稍屈膝以扩大支持面增加身体稳定性,既省力又能适应不同方向操作。同时手和臂的动作要协调配合,尽量用连续动作,以节省体力消耗,并缩短铺床时间。

(4)铺床后应整理床单及周围环境,以保持病室整齐。

二、暂空床

(一)目的

铺暂空床供新入院的患者或暂离床活动的患者使用,保持病室整洁美观。

(二)用物准备

同备用床,必要时备橡胶中单、中单。

(三)操作方法

(1)将备用床的盖被四折叠于床尾。若被单式,在床头将罩单向下包过棉胎上端,再翻上衬单做25 cm的反折,包在棉胎及罩单外面。然后将罩单、棉胎、衬单一并四折,叠于床尾。

(2)根据病情需要铺橡胶中单、中单。中单上缘距床头50 cm,中线与床中线对齐,床沿的下垂部分一并塞床垫下。至对侧同上法铺好。

三、麻醉床

(一)目的

(1)铺麻醉床便于接受和护理手术后患者。

(2)使患者安全、舒适和预防并发症。

(3)防止被褥被污染,并便于更换。

(二)用物准备

1.被服类

同备用床,另加橡胶中单、中单两条。弯盘、纱布数块、血压计、听诊器、护理记录单、笔。根据手术情况备麻醉护理盘或急救车上备麻醉护理用物。

2.麻醉护理盘用物

治疗巾内置张口器、压舌板、舌钳、牙垫、通气导管、治疗碗、镊子、输氧导管、吸痰导管、纱布数块。治疗巾外放电筒、胶布等。必要时备输液架、吸痰器、氧气筒、胃肠减压器等。天冷时无空调设备应备热水袋及布套各2只、毯子。

(三)操作方法

(1)拆去原有枕套、被套、大单等。

(2)按使用顺序备齐用物至床边,放于床尾。

（3）移开床旁桌椅等同备用床。

（4）同暂空床铺好一侧大单、中段橡胶中单、中单及上段橡胶中单、中单，上段中单与床头齐。转至对侧，按上法铺大单、橡胶中单、中单。

（5）铺盖被。①被套式：盖被头端两侧同备用床，尾端系带后向内或向上折叠与床尾齐，将向门口一侧的盖被三折叠于对侧床边。②被单式：头端铺法同暂空床，下端向上反折和床尾齐，两侧边缘向上反折同床沿齐，然后将盖被折叠于一侧床边。

（6）套枕套后将枕头横立于床头，以防患者躁动时头部碰撞床栏而受伤（图 3-4）。

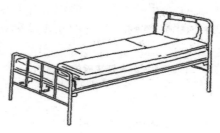

图 3-4　麻醉床

（7）移回床旁桌，椅子放于接受患者对侧床尾。

（8）麻醉护理盘置于床旁桌上，其他用物放于妥善处。

（四）注意事项

（1）铺麻醉床时，必须更换各类清洁被服。

（2）床头一块橡胶中单、中单可根据病情和手术部位需要铺于床头或床尾。若下肢手术者将床单铺于床尾，头胸部手术者铺于床头。全麻手术者为防止呕吐物污染床单则铺于床头。一般手术者，只铺床中部中单即可。

（3）患者的盖被根据医院条件增减。冬季必要时可置热水袋两只加布套，分别放于床中部及床尾的盖被内。

（4）输液架、胃肠减压器等物放于妥善处。

四、卧有患者床

（一）扫床法

1.目的

（1）使病床平整无皱褶，患者睡卧舒适，保持病室整洁美观。

（2）随扫床操作协助患者变换卧位，又可预防压疮及坠积性肺炎。

2.用物准备

护理车上置浸有消毒液的半湿扫床巾的盆，扫床巾每床一块。

3.操作方法

（1）备齐用物，推护理车至患者床旁，向患者解释，以取得合作。

（2）移开床旁桌椅，半卧位患者，若病情许可，暂将床头、床尾支架放平，以便操作。若床垫已下滑，须上移与床头齐。

（3）松开床尾盖被，助患者翻身侧卧背向护士，枕头随患者翻身移向对侧。松开近侧各层被单，取扫床巾分别扫净中单、橡胶中单后搭在患者身上。然后自床头至床尾扫净大单上碎屑，注

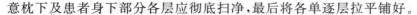

意枕下及患者身下部分各层应彻底扫净,最后将各单逐层拉平铺好。

(4)助患者翻身侧卧于扫净一侧,枕头也随之移向近侧。转至对侧,以上法逐层扫净拉平铺好。

(5)助患者平卧,整理盖被,将棉胎与被套拉平,掖成被筒,为患者盖好。

(6)取出枕头,揉松,放于患者头下,支起床上支架。

(7)移回床旁桌椅,整理床单位,保持病室整洁美观,向患者致谢意。

(8)清理用物,归回原处。

(二)更换床单法

1.目的

(1)使病床平整无皱褶,患者睡卧舒适,保持病室整洁美观。

(2)随扫床操作协助患者变换卧位,又可预防压疮及坠积性肺炎。

2.用物准备

清洁的大单、中单、被套、枕套,需要时备患者衣裤。护理车上置浸有消毒液的半湿扫床巾的盆,扫床巾每床一块。

3.操作方法

(1)适用于卧床不起,病情允许翻身者(图 3-5)。①备齐用物推护理车至患者床旁,向患者解释,以取得合作。移开床旁桌椅,半卧位患者,若病情许可,暂将床头、床尾支架放平,以便操作。若床垫已下滑,须上移与床头齐。清洁的被服按更换顺序放于床尾椅上。②松开床尾盖被,助患者侧卧,背向护士,枕头随之移向对侧。③松开近侧各单,将中单卷入患者身下,用扫床巾扫净橡胶中单上的碎屑,搭在患者身上再将大单卷入患者身下,扫净床上碎屑。④取清洁大单,使中线与床中线对齐。将对侧半幅卷紧塞于患者身近侧,半幅自床头、床尾、中部先后展平拉紧铺好,放下橡胶中单,铺上中单(另一半卷紧塞于患者身下),两层一并塞入床垫下铺平。移枕头并助患者翻身面向护士。转至对侧,松开各单,将中单卷至床尾大单上,扫净橡胶中单上的碎屑后搭于患者身上,然后将污大单从床头卷至床尾与污中单一并丢入护理车污衣袋或护理车下层。⑤扫净床上碎屑,依次将清洁大单、橡胶中单、中单逐层拉平,同上法铺好。助患者平卧。⑥解开污被套尾端带子,取出棉胎盖在污被套上,并展平。将清洁被套铺于棉胎上(反面在外),两手伸入清洁被套内,抓住棉胎上端两角,翻转清洁被套,整理床头棉被,一手抓棉被下端,一手将清洁被套往下拉平,同时顺手将污棉套撤出放入护理车污衣袋或护理车下层。棉被上端可压在枕下或请患者抓住,然后至床尾逐层拉平后系好带子,掖成被筒为患者盖好。⑦一手托起头颈部,一手迅速取出枕头,更换枕套,助患者枕好枕头。⑧清理用物,归回原处。

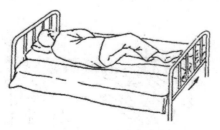

图 3-5 卧有允许翻身患者床换单法

(2)适用于病情不允许翻身的侧卧患者(图 3-6)。①备齐用物推护理车至患者床旁,向患者解释,以取得合作。移开床旁桌椅,半卧位患者,若病情许可,暂将床头、床尾支架放平,以便操作。若床垫已下滑,需上移与床头齐。清洁的被服按更换顺序放于床尾椅上。②2人操作。一人一手托起患者头颈部,另一人一手迅速取出枕头,放于床尾椅上。松开床尾盖被,大单、中单及橡胶中单。从床头将大单横卷成筒式至肩部。③将清洁大单横卷成筒式铺于床头,大单中线与床中线对齐,铺好床头大单。一人抬起患者上半身(骨科患者可利用牵引架上拉手,自己抬起身躯),将污大单、橡胶中单、中单一起从床头卷至患者臀下,同时另一人将清洁大单也随着污单拉至臀部。④放下上半身,一人托起臀部,一人迅速撤出污单,同时将清洁大单拉至床尾,橡胶中单放在床尾椅背上,污单丢入护理车污衣袋或护理车下层,展平大单铺好。⑤一人套枕套为患者枕好。一人备橡胶中单、中单,并先铺好一侧,余半幅塞患者身下至对侧,另一人展平铺好。⑥更换被套、枕套同方法一,两人合作更换。

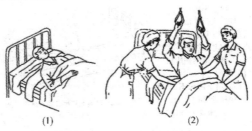

图 3-6　卧有不允许翻身患者床换单法

(3)盖被为被单式更换衬单和罩单的方法:①将床头污衬单反折部分翻至被下,取下污罩单丢入污衣袋或护理车下层。②铺大单(衬单)于棉胎上,反面向上,上端反折 10 cm,与床头齐。③将棉胎在衬单下由床尾退出,铺于衬单上,上端距床头 15 cm。④铺罩单,正面向上,对准中线,上端和床头齐。⑤在床头将罩单向下包过棉胎上端,再翻上衬单做 25 cm 的反折,包在棉胎和罩单的外面。⑥盖被上缘压于枕下或请患者抓住,在床尾撤出衬单,并逐层拉平铺好床尾,注意松紧,以防压迫足趾。

4.注意事项

(1)更换床单或扫床前,应先评估患者及病室环境是否适宜操作。需要时应关闭门窗。

(2)更换床单时注意保暖,动作敏捷,勿过多翻动和暴露患者,以免患者过劳和受凉。

(3)操作时要随时注意观察病情。

(4)患者若有输液管或引流管,更换床单时可从无管一侧开始,操作较为方便。

(5)撤下的污单切勿丢在地上或他人床上。

(王　萌)

第六节　机械吸痰法

一、目的

清除呼吸道分泌物,保持呼吸道通畅,预防并发症发生。适用于排痰无力、痰液黏稠、意识不清、

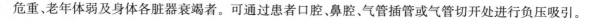

危重、老年体弱及身体各脏器衰竭者。可通过患者口腔、鼻腔、气管插管或气管切开处进行负压吸引。

二、准备

（一）用物准备

治疗盘外：电动吸引器或中心吸引器包括马达、偏心轮、气体过滤器、压力表、安全瓶、贮液瓶、开口器、舌钳、压舌板、电源插座等。

治疗盘内：带盖缸 2 只（1 只盛消毒一次性吸痰管若干根、1 只盛有消毒液的盐水瓶）、消毒玻璃接管、治疗碗 2 个（1 只内盛无菌生理盐水、1 只内盛消毒液用于消毒玻璃接管）、弯盘、消毒纱布、无菌弯血管钳一把、消毒镊子一把、棉签一包、液状石蜡、冰硼散等，急救箱 1 个备用。

（二）患者、护理人员及环境准备

患者取舒适体位，稳定情绪，了解吸痰目的、方法、注意事项及配合要点。护理人员应衣帽整齐，修剪指甲，洗手，戴口罩。环境安静、整洁、光线、温湿度适宜。

三、操作步骤

（1）携用物至病床旁，接通电源，打开开关，调节负压，检查吸引器性能。

（2）检查患者口腔（昏迷患者可借助压舌板及开口器）、鼻腔，有无义齿，如有应先取下活动义齿，患者头部转向一侧，面向操作者。

（3）连接吸痰管，先吸少量生理盐水。用于检查吸痰管是否通畅，并润滑吸痰管前端。

（4）一手反折吸痰管末端，另一手持无菌弯血管钳或无菌镊子夹取吸痰管前端，插入口咽部 10～15 cm（过深可触及支气管处，易堵塞呼吸道）后，放松吸痰管末端，先吸口咽部分泌物，再吸气管内分泌物。吸痰时采取上下左右旋转向上提吸痰管的方法，有利于呼吸道分泌物吸出，避免损伤呼吸道黏膜。每次吸引时间少于 15 秒，防止缺氧。

（5）吸痰管拔出后，用生理盐水抽吸。防止分泌物堵塞吸痰管。

（6）观察患者呼吸道是否畅通及面部、呼吸、心率、血压等情况及吸出液的色、质、量。

（7）协助患者擦净面部分泌物，整理床单位，取舒适体位。

（8）处理用物，吸痰管玻璃接头清洁后，放入盛有消毒液的治疗碗中浸泡，或清洁后，置低温消毒箱内消毒备用。

（9）洗手，观察并记录治疗效果与反应。

四、注意事项

（1）严格无菌操作，吸痰管应即吸即弃。

（2）吸痰动作应轻柔，以防呼吸道黏膜损伤。

（3）痰液黏稠者可配合叩击、雾化吸入，提高治疗效果。

（4）储液瓶内的液体不得超过 2/3。

（5）每次吸痰时间不超过 15 秒，以免缺氧。

（6）两次吸痰间隔不少于 30 分钟。

（7）气管隆嵴处不宜反复刺激，避免引起咳嗽反射。

（金 好）

第七节 导 尿 术

一、目的

(1)为尿潴留患者解除痛苦;使尿失禁患者保持会阴清洁干燥。

(2)收集无菌尿标本,做细菌培养。

(3)避免盆腔手术时误伤膀胱,为危重、休克患者正确记录尿量,测尿比重提供依据。

(4)检查膀胱功能,测膀胱容量、压力及残余尿量。

(5)鉴别尿闭和尿潴留,以明确肾功能不全或排尿功能障碍。

(6)诊断及治疗膀胱和尿道的疾病,如进行膀胱造影或对膀胱肿瘤患者进行化疗等。

二、准备

(一)物品准备

治疗盘内:橡皮圈1个,别针1枚,备皮用物1套,一次性无菌导尿包一套(治疗碗两个、弯盘、双腔气囊导尿管根据年龄选不同型号尿管,弯血管钳一把、镊子一把、小药杯内置棉球若干个,液状石蜡棉球瓶一个,洞巾一块),弯盘一个,一次性手套一双,治疗碗一个(内盛棉球若干个),弯血管钳一把、镊子两把、无菌手套一双,常用消毒溶液如0.1%苯扎溴铵(新洁尔灭)、0.1%氯己定等,无菌持物钳及容器一套,男患者导尿另备无菌纱布2块。

治疗盘外:小橡胶单和治疗巾一套(或一次性治疗巾),便盆及便盆巾。

(二)患者、护理人员及环境准备

患者了解导尿目的、方法、注意事项及配合要点。取仰卧屈膝位,调整情绪,指导或协助患者清洗外阴,备便盆。护理人员应衣帽整齐,修剪指甲,洗手,戴口罩。环境安静、整洁、光线、温湿度适宜,关闭门窗,备屏风或隔帘。

三、评估

(1)评估患者病情、治疗情况、意识、心理状态及合作度。

(2)患者排尿功能异常的程度,膀胱充盈度及会阴部皮肤、黏膜的完整性。

(3)向患者解释导尿的目的、方法、注意事项及配合要点。

四、操作步骤

将用物推至患者处,核对患者床号、姓名,向患者解释导尿的目的、方法、注意事项及配合要点。消除患者紧张和窘迫的心理,以取得合作。

(1)用屏风或隔帘遮挡患者,保护患者的隐私,使患者精神放松。

(2)帮助患者清洗外阴部,减少逆行尿路感染的机会。

(3)检查导尿包的日期,是否严密干燥,确保物品无菌性,防止尿路感染。

(4)根据男女性尿道解剖特点执行不同的导尿术。

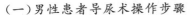

（一）男性患者导尿术操作步骤

（1）操作者位于患者右侧，帮助患者取仰卧屈膝位，脱去对侧裤腿，盖在近侧腿上，对侧下肢和上身用盖被盖好，两腿略外展，暴露外阴部。

（2）将一次性橡胶单和治疗巾垫于患者臀下，弯盘放于患者臀部，治疗碗内盛棉球若干个。

（3）左手戴手套，用纱布裹住阴茎前1/3，将阴茎提起，另一手持镊子夹消毒棉球按顺序消毒，阴茎后2/3部-阴阜-阴囊暴露面。

（4）用无菌纱布包裹消毒过的阴茎后2/3部-阴阜-阴囊暴露面，消毒阴茎前1/3，并将包皮向后推，换另一把镊子夹消毒棉球消毒尿道口，向外螺旋式擦拭龟头-冠状沟-尿道口数次，包皮和冠状沟易藏污，应彻底消毒，预防感染。污棉球置于弯盘内移至床尾。

（5）在患者两腿间打开无菌导尿包，用持物钳夹浸消毒液的棉球于药杯内。

（6）戴无菌手套，铺洞巾，使洞巾与包布内面形成无菌区域。嘱患者勿移动肢体保持体位，以免污染无菌区。

（7）按操作顺序排列好用物，用镊子取液状石蜡棉球，润滑导尿管前端。

（8）左手用纱布裹住阴茎并提起，使之与腹壁呈60°，使耻骨前弯消失，便于插管。将包皮向后推，右手用镊子夹取浸消毒液的棉球，按顺序消毒尿道口、螺旋消毒龟头、冠状沟、尿道口数遍，每个棉球只可用一次，禁止重复使用，确保消毒部位不受污染，污棉球置于弯盘内，右手将弯盘移至靠近床尾无菌区域边沿，便于操作。

（9）左手固定阴茎，右手将治疗碗置于洞巾口旁，男性尿道长而且又有3个狭窄处，当插管受阻时，应稍停片刻嘱患者深呼吸，减轻尿道括约肌紧张，再徐徐插入导尿管，切忌用力过猛而损伤尿道。

（10）用另一只血管钳夹持导尿管前端，对准尿道口轻轻插入20~22 cm，见尿液流出后，再插入约2 cm，将尿液引流入治疗碗（第一次放尿不超过1 000 mL，防止大量放尿，腹腔内压力急剧下降，血液大量滞留腹腔血管内，血压下降虚脱及膀胱内压突然降低，导致膀胱黏膜急剧充血，发生血尿）。

（11）治疗碗内尿液盛2/3满后，可用血管钳夹住导尿管末端，将尿液导入便器内，再打开导尿管继续放尿。注意询问患者的感觉，观察患者的反应。

（12）导尿毕，夹住导尿管末端，轻轻拔出导尿管，避免损伤尿道黏膜。撤下洞巾，擦净外阴，脱去手套置弯盘内，撤出臀部一次性橡胶单和治疗巾置治疗车下层。协助患者穿好裤子，整理床单位。

（13）整理用物。

（14）洗手，记录。

（二）女性患者导尿术操作步骤

（1）操作者位于患者右侧，帮助患者取仰卧屈膝位，脱去对侧裤腿，盖在近侧腿上，对侧下肢和上身用盖被盖好，两腿略外展，暴露外阴部。

（2）将一次性橡胶单和治疗巾垫于患者臀下，弯盘放于患者臀部，治疗碗内盛棉球若干个。

（3）左手戴手套，右手持血管钳取消毒棉球做外阴初步消毒，按由外向内，自上而下，依次消毒阴阜、两侧大阴唇。

（4）左手分开大阴唇，换另一把镊子按顺序消毒大小阴唇之间-小阴唇-尿道口-自尿道口至肛门，减少逆行感染的机会。污棉球置于弯盘内，消毒完毕，脱下手套置于治疗碗内，污物放置治疗车下层。

(5)在患者两腿间打开无菌导尿包,用持物钳夹浸消毒液的棉球于药杯内。

(6)戴无菌手套,铺洞巾,使洞巾与包布内面形成无菌区域。嘱患者勿移动肢体保持体位,以免污染无菌区。

(7)按操作顺序排列好用物,用镊子取液状石蜡棉球,润滑导尿管前端。

(8)左手拇指、食指分开并固定小阴唇,右手持弯持物钳夹取消毒棉球,按由内向外,自上而下顺序消毒尿道口、两侧小阴唇、尿道口,尿道口处要重复消毒一次,污棉球及弯血管钳置于弯盘内,右手将弯盘移至靠近床尾无菌区域边沿,便于操作。

(9)右手将无菌治疗碗移至洞巾旁,嘱患者张口呼吸,用另一只弯血管钳夹持导尿管对准导尿口轻轻插入尿道4～6 cm,见尿液后再插入1～2 cm。

(10)左手松开小阴唇,下移固定导尿管,将尿液引入治疗碗。注意询问患者的感觉,观察患者的反应。

(11)导尿毕,夹住导管末端,轻轻拔出导尿管,避免损伤尿道黏膜。撤下洞巾,擦净外阴,脱去手套置弯盘内,撤出臀部一次性橡胶单和治疗巾置治疗车下层。协助患者穿好裤子,整理床单位。

(12)整理用物。

(13)洗手,记录。

五、注意事项

(1)向患者及其家属解释留置导尿管的目的和护理方法,使其认识到预防泌尿道感染的重要性,并主动参与护理。

(2)保持引流通畅,避免导尿管扭曲堵塞,造成引流不畅。

(3)防止泌尿系统逆行感染。

(4)患者每天摄入足够的液体,每天尿量维持在2 000 mL以上,达到自然冲洗尿路的目的,以减少尿路感染和结石的发生。

(5)保持尿道口清洁,女患者用消毒棉球擦拭外阴及尿道口,如分泌物过多,可用0.02%高锰酸钾溶液冲洗,再用消毒棉球擦拭外阴及尿道口。男患者用消毒棉球擦拭尿道口、阴茎头及包皮,1～2次/天。

(6)每周定时更换集尿袋1次,定时排空集尿袋,并记录尿量。

(7)每月定时更换导尿管1次。

(8)采用间歇性夹管方式,训练膀胱反射功能。关闭导尿管,每4小时开放1次,使膀胱定时充盈和排空,促进膀胱功能的回复。

(9)离床活动时,应用胶布将导尿管远端固定在大腿上,集尿袋不得超过膀胱高度,防止尿液逆流。

(10)协助患者更换体位,倾听患者主诉,并观察尿液性状、颜色和量,尿常规每周检查一次,若发现尿液混浊、沉淀、有结晶,应做膀胱冲洗。

(金 好)

第八节　膀胱冲洗术

一、目的

(1)对留置导尿管的患者,保持其尿液引流通畅。

(2)清除膀胱内的血凝块、黏液、细菌等异物,预防感染的发生。

(3)治疗某些膀胱疾病,如膀胱炎、膀胱肿瘤。

二、准备

(一)用物准备

治疗盘(消毒物品)1套、无菌膀胱冲洗装置1套、冲洗液按医嘱备、弯血管钳1把、输液调节器1个、必要时备启瓶器、输液架各1个。

(二)患者、护理人员及环境准备

患者了解膀胱冲洗目的、方法、注意事项及配合要点。护理人员应衣帽整齐,修剪指甲,洗手,戴口罩。环境安静、整洁、光线、温湿度适宜,关闭门窗。

三、操作步骤

(1)准备物品和冲洗溶液(生理盐水、0.02%呋喃西林溶液、3%硼酸溶液、0.2%氯己定溶液、0.1%新霉素溶液、0.1%雷夫奴尔溶液、2.5%醋酸等),仔细检查冲洗液有无浑浊、沉淀或絮状物;备齐用物,携至患者床边。

(2)核对患者床号、姓名,向患者解释操作目的和过程。

(3)按医嘱取冲洗液,冬季冲洗液应加温至38~40℃,以防低温刺激膀胱,常规消毒瓶塞,打开膀胱冲洗装置,将冲洗导管针头插入瓶塞,严格执行无菌操作技术,将冲洗液瓶倒挂于输液架上,瓶内液面距床面60cm,以便产生一定的压力使液体能够顺利滴入膀胱,排气后用弯血管钳夹导管。

(4)打开引流管夹子,排空膀胱,降低膀胱内压,便于冲洗液顺利滴入膀胱。

(5)夹毕引流管,开放冲洗管,使溶液滴入膀胱,调节滴速,滴速一般为60~80滴/分钟,以免患者尿意强烈,膀胱收缩,迫使冲洗液从导尿管侧溢出尿道外。

(6)待患者有尿意或滴入溶液200~300mL后,夹毕冲洗管,放开引流管,将冲洗液全部引流出来后,再夹毕引流管。

(7)按需要量,如此反复冲洗,一般每天冲洗2次,每次500~1000mL,冲洗过程中,经常询问患者感受,观察患者反应及引流液性状。

(8)冲洗完毕,取下冲洗管,清洁外阴部,固定好导尿管。

(9)协助患者取舒适卧位,整理床单位,清理物品。

(10)洗手记录冲洗液名称、冲洗量、引流量、引流液性质,冲洗过程中患者的反应。

四、注意事项

(1)严格遵医嘱并根据病情准备冲洗液。

(2)根据膀胱冲洗"微温、低压、少量、多次"的原则进行冲洗。

(3)保持冲洗管及引流管的无菌,冲洗过程中注意无菌原则。

(4)冲洗过程若患者出现不适或有出血情况,应立即停止冲洗,并与医师联系。

(5)如滴入治疗用药,须在膀胱内保留30分钟后再引流出体外,有利于药液与膀胱内液充分接触,并保持有效浓度。

(6)冲洗时不宜按压膀胱。

(金　好)

第九节　灌　肠　术

一、目的

(1)刺激肠蠕动,软化和清除粪便,排出肠内积气,减轻腹胀。

(2)清洁肠道,为手术、检查和分娩做准备。

(3)稀释和清除肠道内有害物质,减轻中毒。

(4)为高热患者降温。

根据灌肠的目的不同分为保留灌肠和不保留灌肠。不保留灌肠按灌入液体量不同,分大量不保留灌肠和小量不保留灌肠(小量不保留灌肠适用于危重患者、老年体弱、小儿、孕妇等)。

二、准备

(一)物品准备

治疗盘内备:通便剂按医嘱备、一次性手套一双、剪刀(用开塞露时)1把,弯盘一个,卫生纸、纱布1块。

治疗盘外备:温开水(用肥皂栓时)适量、屏风、便盆、便盆布1个。

(二)患者、护理人员及环境准备

患者了解通便目的、方法、注意事项及配合要点。取侧卧屈膝位,调整情绪,指导或协助患者清洗肛周,备便盆。护理人员应衣帽整齐,修剪指甲,洗手,戴口罩。环境安静、整洁、光线、温湿度适宜,关闭门窗,备屏风或隔帘,保护患者隐私,消除紧张、恐惧心理,取得合作。

三、评估

(1)评估患者病情、治疗情况、意识、心理状态及合作度。

(2)评估患者的腹胀情况、肛周皮肤、黏膜的完整性。

四、操作步骤

(1)关闭门窗,用屏风遮挡患者,保护患者隐私。

(2)条件许可患者可帮助其取左侧卧位,双腿屈曲,背向操作者,暴露肛门,便于操作。

(3)患者臀部移至床沿,臀下铺一次性尿垫,保持床单位清洁,便器放置在床旁。

(4)将弯盘置于臀部旁,用血管钳关闭灌肠筒胶管倒灌肠液于筒内,悬挂灌肠筒于输液架上,灌肠筒内液面与肛门距离不超过 30 cm。

(5)将玻璃接头一头连接肛管,另一头连接灌肠筒胶管。

(6)戴一次性手套,一手分开肛门,暴露肛门口,嘱患者张口呼吸,使患者放松便于插管,另一手将肛管轻轻旋转插入肛门,沿着直肠壁进入直肠 7～10 cm。

(7)固定肛管,打开血管钳,缓缓注入灌肠液,速度不可过快过猛,以防刺激肠黏膜,出现排便。

(8)用血管钳关闭灌肠筒胶管,一手持卫生纸紧贴肛周下沿,防止灌肠液流出,另一手将肛管轻轻拔出,置弯盘内。

(9)擦净肛周,协助患者取舒适卧位,灌肠液在体内保留 10～20 分钟后再排便。充分软化粪便,提高灌肠效果。

(10)清理用物。

(11)协助患者排便,整理床单位。洗手、记录。

五、注意事项

(1)灌肠液温度控制在 38 ℃,温度过高损伤肠黏膜,温度过低可引起肠痉挛。

(2)灌肠如遇患者有便意、腹胀时,嘱患者做深呼吸,让灌肠液在体内尽量保留 10～20 分钟后再排便。

(3)消化道出血、急腹症、妊娠、严重心血管疾病患者禁忌灌肠。

六、相关护理方法

(一)人工取便术

(1)条件许可患者可帮助其取左侧卧位,双腿屈曲,背向操作者,暴露肛门,便于操作。

(2)患者臀下铺一次性尿垫保持床单位清洁,便器放置在床旁。

(3)戴一次性手套,在右手示指端倒 1～2 mL 的 2%利多卡因,插入肛门停留 5 分钟,利多卡因对肛管和直肠起麻醉作用,能减少刺激,减轻疼痛。

(4)嘱患者张口呼吸,轻轻旋转插入肛门,沿着直肠壁进入直肠。

(5)手指轻轻摩擦,松弛粪块,取出粪块,放入便器,重复数次,直至取净,动作轻柔,避免损伤肠黏膜或引起肛周水肿。

(6)取便过程中注意观察患者的生命体征和反应,如发现面色苍白、出汗、疲惫等表现,应暂停,休息片刻,若患者心率明显改变,应立即停止操作。

(7)操作结束,清洗肛门和臀部并擦干,病情许可时可行热水坐浴,促进局部血液循环,减轻疼痛防止病原微生物传播。

(8)整理消毒用物,洗手并做记录。

(9)注意事项:有肛门黏膜溃疡、肛裂及肛门剧烈疼痛者禁用此法。

(二)便秘的护理

(1)正确引导,安排合理膳食结构。

(2)协助患者适当增加运动量。

(3)养成良好的排便习惯。

(4)腹部进行环形按摩,通过按摩腹部,刺激肠蠕动,促进排便。方法:用右手或双手叠压稍微按压腹部,自右下腹盲肠部开始,依结肠蠕动方向,经升结肠、横结肠、降结肠、乙状结肠做环形按摩,或在乙状结肠部,由近心端向远心端做环形按摩,每次 5～10 分钟,每天 2 次。可由护士操作或指导患者自己进行。

(5)遵医嘱给予口服缓泻药物,禁忌长期使用,产生依赖性而失去正常的排便功能。

(6)简便通便术包括通便剂通便术和人工取便术。是患者及家属经过护士指导,可自行完成的一种简单易行、经济有效的护理技术。常用剂通便剂有开塞露(由 50% 的甘油或少量山梨醇制成,装于塑料胶壳内一种溶剂)、甘油栓(由甘油和硬脂酸制成,为无色透明或半透明栓剂,呈圆锥形,密封于塑料袋内一种溶剂,需冷藏储存)、肥皂栓(将普通肥皂削成底部直径 1 cm,长 3～4 cm圆锥形栓剂)。具有吸收水分、软化粪便、润滑肠壁刺激肠蠕动的作用。人工取便术是用手指插入直肠,破碎并取出嵌顿粪便的方法。常用于粪便嵌塞的患者采用灌肠等通便术无效时,以解除患者痛苦的方法。

(王艳玲)

第四章

呼吸内科护理

第一节 急性上呼吸道感染

急性呼吸道感染通常包括急性上呼吸道感染和急性气管-支气管炎。急性上呼吸道感染是鼻腔、咽或喉部急性炎症的总称。常见病原体为病毒,仅有少数由细菌引起。本病全年皆可发病,但冬春季节多发,具有一定的传染性,有时引起严重的并发症,应积极防治。急性气管-支气管炎是指感染、物理、化学、过敏等因素引起的气管-支气管黏膜的急性炎症。可由急性上呼吸道感染蔓延而来。多见于寒冷季节或气候多变时,或气候突变时多发。

一、护理评估

(一)病因及发病机制

1.急性上呼吸道感染

急性上呼吸道感染有 70%～80% 由病毒引起。其中主要包括流感病毒、副流感病毒、呼吸道合胞病毒、腺病毒、鼻病毒等。由于感染病毒类型较多,又无交叉免疫,人体产生的免疫力较弱且短暂,同时在健康人群中有病毒携带者,故一个人可有多次发病。细菌感染占 20%～30%,可直接或继病毒感染之后发生,以溶血性链球菌最为多见,其次为流感嗜血杆菌、肺炎球菌和葡萄球菌等。偶见革兰氏阴性杆菌。当全身或呼吸道局部防御功能降低时,尤其是年老体弱或有慢性呼吸道疾病者更易患病,原先存在于上呼吸道或外界侵入的病毒和细菌迅速繁殖,引起本病。通过含有病毒的飞沫或被污染的用具传播,引起发病。

2.急性气管-支气管炎

(1)感染:由病毒、细菌直接感染,或急性上呼吸道病毒(如腺病毒、流感病毒)、细菌(如流感嗜血杆菌、肺炎链球菌)感染迁延而来,也可在病毒感染后继发细菌感染。亦可为衣原体和支原体感染。

(2)物理、化学性因素:过冷空气、粉尘、刺激性气体或烟雾的吸入使气管-支气管黏膜受到急性刺激和损伤,引起本病。

(3)变态反应:花粉、有机粉尘、真菌孢子等的吸入以及对细菌蛋白质过敏等,均可引起气管-支气管的变态反应。寄生虫(如钩虫、蛔虫的幼虫)移行至肺,也可致病。

(二)健康史

有无受凉、淋雨、过度疲劳等使机体抵抗力降低等情况,应注意询问本次起病情况,既往健康情况,有无呼吸道慢性疾病史等。

（三）身体状况

1.急性上呼吸道感染

急性上呼吸道感染主要症状和体征个体差异大,根据病因不同可有不同类型,各型症状、体征之间无明显界定,也可互相转化。

（1）普通感冒:又称急性鼻炎或上呼吸道卡他,以鼻咽部卡他症状为主要表现,俗称"伤风"。成人多为鼻病毒所致,起病较急,初期有咽干、咽痒或咽痛,同时或数小时后有打喷嚏、鼻塞、流清水样鼻涕,2～3天后分泌物变稠,伴咽鼓管炎可引起听力减退,伴流泪、味觉迟钝、声嘶、少量咳嗽、低热不适、轻度畏寒和头痛。检查可见鼻腔黏膜充血、水肿、有分泌物,咽部轻度充血。如无并发症,一般经5～7天痊愈。

（2）病毒性咽炎和喉炎:临床特征为咽部发痒、不适和灼热感、声嘶、讲话困难、咳嗽、咳嗽时咽喉疼痛,无痰或痰呈黏液性,有发热和乏力,伴有咽下疼痛时,常提示有链球菌感染,体检发现咽部明显充血和水肿、局部淋巴结肿大且触痛,提示流感病毒和腺病毒感染,腺病毒咽炎可伴有眼结膜炎。

（3）疱疹性咽峡炎:主要由柯萨奇病毒A引起,夏季好发。有明显咽痛、常伴有发热,病程约1周。体检可见咽充血,软腭、腭垂、咽和扁桃体表面有灰白色疱疹及浅表溃疡,周围有红晕。多见儿童,偶见于成人。

（4）咽结膜热:常为柯萨奇病毒、腺病毒等引起。夏季好发,游泳传播为主,儿童多见。表现为发热、咽痛、畏光、流泪、咽及结膜明显充血。病程为4～6天。

（5）细菌性咽-扁桃体炎多由溶血性链球菌感染所致,其次为流感嗜血杆菌、肺炎球菌、葡萄球菌等引起。起病急,咽痛明显、伴畏寒、发热,体温超过39℃。检查可见咽部明显充血,扁桃体充血肿大,其表面有黄色点状渗出物,颌下淋巴结肿大伴压痛,肺部无异常体征。

本病如不及时治疗可并发急性鼻窦炎、中耳炎、急性气管-支气管炎。部分患者可继发病毒性心肌炎、肾炎、风湿热等。

2.急性气管-支气管炎

急性气管-支气管炎起病较急,常先有急性上呼吸道感染的症状,继之出现干咳或少量黏液性痰,随后可转为黏液脓性或脓性痰液,痰量增多,咳嗽加剧,偶可痰中带血。全身症状一般较轻,可有发热,38℃左右,多于3～5天后消退。咳嗽、咳痰为最常见的症状,常为阵发性咳嗽,咳嗽、咳痰可延续2～3周才消失,如迁延不愈,则可演变为慢性支气管炎。呼吸音常正常或增粗,两肺可听到散在干、湿性啰音。

（四）实验室及其他检查

1.血常规

病毒感染者白细胞计数正常或偏低,淋巴细胞比例升高;细菌感染者白细胞计数和中性粒细胞增高,可有核左移现象。

2.病原学检查

可做病毒分离和病毒抗原的血清学检查,确定病毒类型,以区别病毒和细菌感染。细菌培养及药物敏感试验,可判断细菌类型,并可指导临床用药。

3.X线检查

胸部X线多无异常改变。

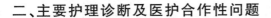

二、主要护理诊断及医护合作性问题

(一)舒适的改变

鼻塞、流涕、咽痛、头痛与病毒和(或)细菌感染有关。

(二)潜在并发症

鼻窦炎、中耳炎、心肌炎、肾炎、风湿性关节炎。

三、护理目标

患者躯体不适缓解,日常生活不受影响;体温恢复正常;呼吸道通畅;睡眠改善;无并发症发生或并发症被及时控制。

四、护理措施

(一)一般护理

注意隔离患者,减少探视,避免交叉感染。患者咳嗽或打喷嚏时应避免对着他人。患者使用的餐具、痰盂等用具应按规定消毒,或用一次性器具,回收后焚烧弃去。多饮水,补充足够的热量,给予清淡易消化、高热量、丰富维生素、富含营养的食物。避免刺激性食物,戒烟、酒。患者以休息为主,特别是在发热期间。部分患者往往因剧烈咳嗽而影响正常的睡眠,可给患者提供容易入睡的休息环境,保持病室适宜温度、湿度和空气流通。保证周围环境安静,关闭门窗。指导患者运用促进睡眠的方式,如睡前泡脚、听音乐等。必要时可遵医嘱给予镇咳、祛痰或镇静药物。

(二)病情观察

关注疾病流行情况、鼻咽部发生的症状、体征及血常规和 X 线胸片改变。注意并发症,如耳痛、耳鸣、听力减退、外耳道流脓等提示中耳炎;如头痛剧烈、发热、伴脓涕、鼻窦有压痛等提示鼻窦炎;如在恢复期出现胸闷、心悸、眼睑水肿、腰酸和关节痛等提示心肌炎、肾炎或风湿性关节炎,应及时就诊。

(三)对症护理

1.高热护理

体温超过 37.5 ℃,应每 4 小时测体温 1 次,观察体温过高的早期症状和体征,体温突然升高或骤降时,应随时测量和记录,并及时报告医师。体温＞39 ℃时,要采取物理降温。降温效果不好可遵照医嘱选用适当的解热剂进行降温。患者出汗后应及时处理,保持皮肤的清洁和干燥,并注意保暖。鼓励多饮水。

2.保持呼吸道通畅

清除气管、支气管内分泌物,减少痰液在气管、支气管内的聚积。指导患者采取舒适的体位进行有效咳嗽。观察咳痰情况,如痰液较多且黏稠,可嘱患者多饮水,或遵照医嘱给予雾化吸入治疗,以湿润气道、利于痰液排出。

(四)用药护理

1.对症治疗

选用抗感冒复合剂或中成药减轻发热、头痛,减少鼻、咽充血和分泌物,如对乙酰氨基酚(扑热息痛)、银翘解毒片等。干咳者可选用右美沙芬、喷托维林(咳必清)等;咳嗽有痰可选用复方氯化铵合剂、溴己新(必嗽平)或雾化祛痰。咽痛者可含服喉片或草珊瑚片等。气喘者可用平喘药,如特布他林、氨茶碱等。

2.抗病毒药物

早期应用抗病毒药有一定疗效,可选用利巴韦林、奥司他韦、金刚烷胺、吗啉胍和抗病毒中成药等。

3.抗菌药物

如有细菌感染,最好根据药物敏感试验选择有效抗菌药物治疗,常可选用大环内酯类、青霉素类、氟喹诺酮类及头孢菌素类。

根据医嘱选用药物,告知患者药物的作用、可能发生的不良反应和服药的注意事项,如按时服药;应用抗生素者,注意观察有无迟发变态反应发生;对于应用解热镇痛药者注意避免大量出汗引起虚脱等。发现异常及时就诊等。

(五)心理护理

急性呼吸道感染预后良好,多数患者于1周内康复,仅少数患者可因咳嗽迁延不愈而发展为慢性支气管炎,患者一般无明显心理负担。但如果咳嗽较剧烈,加之伴有发热,可能会影响患者的休息、睡眠,进而影响工作和学习,个别患者产生急于缓解咳嗽等症状的焦虑情绪。护理人员应与患者进行耐心、细致的沟通,通过对病情的客观评价,解除患者的心理顾虑,建立治疗疾病的信心。

(六)健康指导

1.疾病知识指导

帮助患者和家属掌握急性呼吸道感染的诱发因素及本病的相关知识,避免受凉、过度疲劳,注意保暖;外出时可戴口罩,避免寒冷空气对气管、支气管的刺激。积极预防和治疗上呼吸道感染,症状改变或加重时应及时就诊。

2.生活指导

平时应加强耐寒锻炼,增强体质,提高机体免疫力。有规律生活,避免过度劳累。室内空气保持新鲜、阳光充足。少去人群密集的公共场所。戒烟、酒。

五、护理评价

患者舒适度改善;睡眠质量提高;未发生并发症或发生后被及时控制。

(王　灵)

第二节　支气管扩张症

支气管扩张是指直径＞2 mm 的支气管由于管壁的肌肉和弹性组织破坏引起的慢性异常扩张。临床特点为慢性咳嗽、咳大量脓性痰和(或)反复咯血。患者常有童年麻疹、百日咳或支气管肺炎等病史。随着人民生活条件的改善,麻疹、百日咳疫苗的预防接种,以及抗生素的应用,本病发病率已明显降低。

一、病因及发病机制

（一）支气管-肺组织感染和支气管阻塞

支气管-肺组织感染和支气管阻塞是支气管扩张的主要病因。感染和阻塞症状相互影响,促使支气管扩张的发生和发展。其中婴幼儿期支气管-肺组织感染是最常见的病因,如婴幼儿麻疹、百日咳、支气管肺炎等。

由于儿童支气管较细,易阻塞,且管壁薄弱,反复感染破坏支气管壁各层结构,尤其是平滑肌和弹性纤维的破坏削弱了对管壁的支撑作用。支气管炎使支气管黏膜充血、水肿、分泌物阻塞管腔,导致引流不畅而加重感染。支气管内膜结核、肿瘤、异物引起管腔狭窄、阻塞,也是导致支气管扩张的原因之一。由于左下叶支气管细长,且受心脏血管压迫引流不畅,容易发生感染,故支气管扩张左下叶比右下叶多见。肺结核引起的支气管扩张多发生在上叶。

（二）支气管先天性发育缺陷和遗传因素

此类支气管扩张较少见,如巨大气管-支气管症、Kartagener 综合征(支气管扩张、鼻窦炎和内脏转位)、肺囊性纤维化、先天性丙种球蛋白缺乏症等。

（三）全身性疾病

目前已发现类风湿关节炎、Crohn 病、溃疡性结肠炎、系统性红斑狼疮、支气管哮喘等疾病可同时伴有支气管扩张;有些不明原因的支气管扩张患者,其体液免疫和(或)细胞免疫功能有不同程度的异常,提示支气管扩张可能与机体免疫功能失调有关。

二、临床表现

（一）症状

1.慢性咳嗽、大量脓痰

痰量与体位变化有关。晨起或夜间卧床改变体位时,咳嗽加剧、痰量增多。痰量多少可估计病情严重程度。感染急性发作时,痰量明显增多,每天可达数百毫升,外观呈黄绿色脓性痰,痰液静置后出现分层的特征:上层为泡沫;中层为脓性黏液;下层为坏死组织沉淀物。合并厌氧菌感染时痰有臭味。

2.反复咯血

50%～70%的患者有程度不等的反复咯血,咯血量与病情严重程度和病变范围不完全一致。大量咯血最主要的危险是窒息,应紧急处理。部分发生于上叶的支气管扩张,引流较好,痰量不多或无痰,以反复咯血为唯一症状,称为"干性支气管扩张"。

3.反复肺部感染

其特点是同一肺段反复发生肺炎并迁延不愈。

4.慢性感染中毒症状

反复感染者可出现发热、乏力、食欲减退、消瘦、贫血等,儿童可影响发育。

（二）体征

早期或干性支气管扩张多无明显体征,病变重或继发感染时在下胸部、背部常可闻及局限性、固定性湿啰音,有时可闻及哮鸣音;部分慢性患者伴有杵状指(趾)。

三、辅助检查

（一）胸部 X 线检查

早期无异常或仅见患侧肺纹理增多、增粗现象。典型表现是轨道征和卷发样阴影,感染时阴影内出现液平面。

（二）胸部 CT 检查

管壁增厚的柱状扩张或成串成簇的囊状改变。

（三）纤维支气管镜检查

有助于发现患者出血的部位,鉴别腔内异物、肿瘤或其他支气管阻塞原因。

四、诊断要点

根据患者有慢性咳嗽、大量脓痰、反复咯血的典型临床特征,以及肺部闻及固定而局限性的湿啰音,结合儿童时期有诱发支气管扩张的呼吸道病史,一般可作出初步临床诊断。胸部影像学检查和纤维支气管镜检查可进一步明确诊断。

五、治疗要点

治疗原则是保持呼吸道引流通畅,控制感染,处理咯血,必要时手术治疗。

（一）保持呼吸道通畅

1.药物治疗

祛痰药及支气管扩张剂具有稀释痰液、促进排痰作用。

2.体位引流

对痰多且黏稠者作用尤其重要。

3.经纤维支气管镜吸痰

若体位引流排痰效果不理想,可经纤维支气管镜吸痰及生理盐水冲洗痰液,也可局部注入抗生素。

（二）控制感染

控制感染是支气管扩张急性感染期的主要治疗措施。应根据症状、体征、痰液性状,必要时参考细菌培养及药物敏感试验结果选用抗菌药物。

（三）手术治疗

对反复呼吸道急性感染或大咯血,病变局限在一叶或一侧肺组织,经药物治疗无效,全身状况良好的患者,可考虑手术切除病变肺段或肺叶。

六、常用护理诊断

（一）清理呼吸道无效

咳嗽、大量脓痰、肺部湿啰音与痰液黏稠和无效咳嗽有关。

（二）有窒息的危险

与痰多、痰液黏稠或大咯血造成气道阻塞有关。

（三）营养失调

乏力、消瘦、贫血、发育迟缓与反复感染导致机体消耗增加以及患者食欲缺乏、营养物质摄入

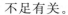

不足有关。

（四）恐惧

精神紧张、面色苍白、出冷汗与突然或反复大咯血有关。

七、护理措施

（一）一般护理

1.休息与环境

急性感染或咯血时应卧床休息,大咯血患者需绝对卧床,取患侧卧位。病室内保持空气流通,维持适宜的温、湿度,注意保暖。

2.饮食护理

提供高热量、高蛋白、高维生素饮食,发热患者给予高热量流质或半流质饮食,避免冰冷、油腻、辛辣食物诱发咳嗽。鼓励患者多饮水,每天 1 500 mL 以上,以稀释痰液。指导患者在咳痰后及进食前后用清水或漱口液漱口,保持口腔清洁,促进食欲。

（二）病情观察

观察痰液量、颜色、性质、气味和与体位的关系,记录 24 小时痰液排出量;定期测量生命体征,记录咯血量,观察咯血的颜色、性质及量;病情严重者需观察有无窒息前症状,发现窒息先兆,立即向医师汇报并配合处理。

（三）对症护理

1.促进排痰

（1）指导有效咳嗽和正确的排痰方法。

（2）采取体位引流者需依据病变部位选择引流体位,使病肺居上,引流支气管开口向下,利于痰液流出。一般于饭前 1 小时进行。引流时可配合胸部叩击,提高引流效果。

（3）必要时遵医嘱选用祛痰剂或 β_2 受体激动剂喷雾吸入,扩张支气管、促进排痰。

2.预防窒息

（1）痰液排除困难者,鼓励多饮水或雾化吸入,协助患者翻身、拍背或体位引流,以促进痰液排除,减少窒息发生的危险。

（2）密切观察患者的表情、神志、生命体征,观察并记录痰液的颜色、量与性质,及时发现和判断患者有无发生窒息的可能。如患者突然出现烦躁不安、神志不清,面色苍白或发绀、出冷汗、呼吸急促、咽喉部明显的痰鸣音,应警惕窒息的发生,并及时通知医师。

（3）对意识障碍、年老体弱、咳嗽咳痰无力、咽喉部明显的痰鸣音、神志不清者、突然大量呕吐物涌出等高危患者,立即做好抢救准备,如迅速备好吸引器、气管插管或气管切开等用物,积极配合抢救工作。

（四）心理护理

病程较长,咳嗽、咳痰、咯血反复发作或逐渐加重时,患者易产生焦虑、沮丧情绪。护士应多与其交谈,讲明支气管扩张反复发作的原因及治疗进展,帮助患者树立战胜疾病的信心,缓解焦虑不安情绪。咯血时医护人员应陪伴、安慰患者,帮助情绪稳定,避免因情绪波动加重出血。

（五）健康教育

1.疾病知识指导

帮助患者及家属了解疾病发生、发展与治疗、护理过程。与其共同制订长期防治计划。宣传

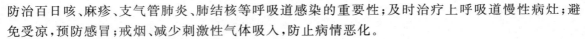

防治百日咳、麻疹、支气管肺炎、肺结核等呼吸道感染的重要性;及时治疗上呼吸道慢性病灶;避免受凉,预防感冒;戒烟、减少刺激性气体吸入,防止病情恶化。

2.生活指导

讲明加强营养对机体康复的作用,使患者能主动摄取必需的营养素,以增强机体抗病能力。鼓励患者参加体育锻炼,建立良好的生活习惯,劳逸结合,以维护心、肺功能状态。

3.用药指导

向患者介绍常用药物的用法和注意事项,观察疗效及不良反应。指导患者及家属学习和掌握有效咳嗽、胸部叩击、雾化吸入和体位引流的方法,以利于长期坚持,控制病情的发展;了解抗生素的作用、用法和不良反应。

4.自我监测指导

定期复查。嘱患者按医嘱服药,教患者学会观察药物的不良反应。教会患者识别病情变化的征象,观察痰液量、颜色、性质、气味和与体位的关系,并记录 24 小时痰液排出量。如有咯血、窒息先兆,立即前往医院就诊。

（王　灵）

第三节　支气管哮喘

支气管哮喘是一种慢性气管炎症性疾病,其支气管壁存在以肥大细胞、嗜酸细胞和 T 淋巴细胞为主的炎性细胞浸润,可经治疗缓解或自然缓解。本病多发于青少年,儿童多于成人,城市多于农村。近年的流行病学显示,哮喘的发病率或病死率均有所增加,我国哮喘发病率为 1‰～2‰。支气管哮喘的病因较为复杂,大多在遗传因素的基础上,受到体内外多种因素激发而发病,并反复发作。

一、临床表现

（一）症状和体征

典型的支气管哮喘,发作前多有鼻痒、打喷嚏、流涕、咳嗽、胸闷等先兆症状,进而出现呼气性的呼吸困难伴喘鸣,患者被迫呈端坐呼吸,咳嗽、咳痰。发作持续几十分钟至数小时后自行或经治疗缓解。此为速发性哮喘反应。迟发性哮喘反应时,患者气管呈持续高反应性状态,上述表现更为明显,较难控制。

少数患者可出现哮喘重度或危重度发作,表现为重度呼气性呼吸困难、焦虑,烦躁、端坐呼吸、大汗淋漓、嗜睡或意识模糊,经应用一般支气管扩张药物不能缓解。此类患者不及时救治,可危及生命。

（二）辅助检查

1.血液检查

嗜酸性粒细胞、血清总免疫球蛋白 E(IgE)及特异性免疫球蛋白 E 均可增高。

2.胸部 X 线检查

哮喘发作期由于肺脏充气过度,肺部透亮度增高,合并感染时可见肺纹理增多及炎症阴影。

3.肺功能检查

哮喘发作期有关呼气流速的各项指标,如第一秒用力呼气容积(FEV_1)、最大呼气流速峰值(PEF)等均降低。

二、治疗原则

本病的防治原则是去除病因,控制发作和预防发作。控制发作应根据患者发作的轻重程度,抓住解痉、抗炎两个主要环节,迅速控制症状。

(一)解痉

哮喘轻、中度发作时,常用氨茶碱稀释后静注或加入液体中静滴。根据病情吸入或口服β_2-受体激动剂。常用的β_2-受体激动剂气雾吸入剂有特布他林、沙丁胺醇、甲泼尼龙等。

哮喘重度发作时,应及早静脉给予足量氨茶碱及琥珀酸氢化可的松或甲基强的松龙琥珀酸钠,待病情得到控制后再逐渐减量,改为口服泼尼松龙,或根据病情吸入糖皮质激素,应注意不宜骤然停药,以免复发。

(二)抗感染

肺部感染的患者,应根据细菌培养及药敏结果选择应用有效抗生素。

(三)稳定内环境

及时纠正水、电解质及酸碱失衡。

(四)保证气管通畅

痰多而黏稠不易咳出或有严重缺氧及二氧化碳潴留者,应及时行气管插管吸出痰液,必要时行机械通气。

三、护理

(一)一般护理

(1)将患者安置在清洁、安静、空气新鲜、阳光充足的房间,避免接触变应原,如花粉、皮毛、油烟等。护理操作时防止灰尘飞扬。喷洒灭蚊蝇剂或某些消毒剂时要转移患者。

(2)患者哮喘发作呼吸困难时应给予适宜的靠背架或过床桌,让患者伏桌而坐,以帮助呼吸,减少疲劳。

(3)给予营养丰富的易消化的饮食,多食蔬菜、水果,多饮水。同时注意保持大便通畅,减少因用力排便所致的疲劳。严禁食用与患者发病有关的食物,如鱼、虾、蟹等,并协助患者寻找变应原。

(4)危重期患者应保持皮肤清洁干燥,定时翻身,防止压疮发生。因大剂量使用糖皮质激素,应做好口腔护理,防止发生口腔炎。

(5)哮喘重度发作时,由于大汗淋漓,呼吸困难甚至有窒息感,所以患者极度紧张、烦躁、疲倦。要耐心安慰患者,及时满足患者需求,缓解紧张情绪。

(二)观察要点

1.观察哮喘发作先兆

如患者主诉有鼻、咽、眼部发痒及咳嗽、流鼻涕等黏膜过敏症状时,应及时报告医师采取措施,减轻发作症状,尽快控制病情。

2.观察药物毒副反应

氨茶碱 0.25 g 加入 25%～50% 葡萄糖注射液 20 mL 中静脉推注,时间要在 5 分钟以上,因浓度过高或推注过快可使心肌过度兴奋而产生心悸、惊厥、血压骤降等严重反应。使用时要现配现用,静脉滴注时,不宜和维生素 C、促皮质激素、去甲肾上腺素、四环素类等配伍。糖皮质激素类药物久用可引起钠潴留、血钾降低、消化道溃疡病、高血压、糖尿病、骨质疏松、停药反跳等,须加强观察。

3.根据患者缺氧情况调整氧流量

一般为 3 ～5 L/min。保持气体充分湿化,氧气湿化瓶每天更换、消毒,防止医源性感染。

4.观察痰液黏稠度

哮喘发作患者由于过度通气,出汗过多,因而身体丢失水分增多,致使痰液黏稠形成痰栓,阻塞小支气管,导致呼吸不畅,感染难以控制。应通过静脉补液和饮水补足水分和电解质。

5.严密观察有无并发症

如自发性气胸、肺不张、脱水、酸碱失衡、电解质紊乱、呼吸衰竭、肺性脑病等并发症。监测动脉血气、生化指标,如发现异常需及时对症处理。

6.注意呼吸频率、深浅幅度和节律

重度发作患者喘鸣音减弱乃至消失,呼吸变浅,神志改变,常提示病情危急,应及时处理。

(三)家庭护理

1.增强体质,积极防治感染

平时注意增加营养,根据病情做适量体力活动,如散步、做简易操、打太极拳等,以提高机体免疫力。当感染发生时应及时就诊。

2.注意防寒避暑

寒冷可引起支气管痉挛,分泌物增加,同时感冒易致支气管及肺部感染。因此,冬季应适当提高居室温度,秋季进行耐寒锻炼防治感冒,夏季避免大汗,防止痰液过稠不易咳出。

3.尽量避免接触变应原

患者应戒烟,尽量避免到人员众多、空气污浊的公共场所。保持居室空气清新,室内可安装空气净化器。

4.防止呼吸肌疲劳

坚持进行呼吸锻炼。

5.稳定情绪

一旦哮喘发作,应控制情绪,保持镇静,及时吸入支气管扩张气雾剂。

6.家庭氧疗

家庭氧疗又称缓解期氧疗,对于患者的病情控制,存活期的延长和生活质量的提高有着重要意义。家庭氧疗时应注意氧流量的调节,严禁烟火,防止火灾。

7.缓解期处理

哮喘缓解期的防治非常重要,对于防止哮喘发作及恶化,维持正常肺功能,提高生活质量,保持正常活动量等均具有重要意义。哮喘缓解期患者,应坚持吸入糖皮质激素,可有效控制哮喘发作,吸入色甘酸钠和口服酮替酚亦有一定的预防哮喘发作的作用。

(王 灵)

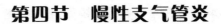

第四节　慢性支气管炎

慢性支气管炎是由于感染或非感染因素引起气管、支气管黏膜及其周围组织的慢性非特异性炎症。临床以咳嗽、咳痰或伴有喘息反复发作为特征,每年持续3个月以上,且连续2年以上。

一、病因和发病机制

慢性支气管炎的病因极为复杂,迄今尚有许多因素还不够明确,往往是多种因素长期相互作用的综合结果。

(一)感染

病毒、支原体和细菌感染是本病急性发作的主要原因。病毒感染以流感病毒、鼻病毒、腺病毒和呼吸道合胞病毒常见;细菌感染以肺炎链球菌、流感嗜血杆菌和卡他莫拉菌及葡萄球菌常见。

(二)大气污染

化学气体如氯气、二氧化氮、二氧化硫等刺激性烟雾,空气中的粉尘等均可刺激支气管黏膜,使呼吸道清除功能受损,为细菌入侵创造条件。

(三)吸烟

吸烟为本病发病的主要因素。吸烟时间的长短与吸烟量决定发病率的高低,吸烟者的患病率较不吸烟者高2～8倍。

(四)过敏因素

喘息型支气管患者,多有过敏史。患者痰中嗜酸性粒细胞和组胺的含量及血中IgE明显高于正常。此类患者实际上应属慢性支气管炎合并哮喘。

(五)其他因素

气候变化,特别是寒冷空气对慢支的病情加重有密切关系。自主神经功能失调,副交感神经功能亢进,老年人肾上腺皮质功能减退,慢性支气管炎的发病率增加。维生素C缺乏,维生素A缺乏,易患慢性支气管炎。

二、临床表现

(一)症状

患者常在寒冷季节发病,出现咳嗽、咳痰,尤以晨起明显,白天多于夜间。病毒感染痰液为白色黏液泡沫状,继发细菌感染,痰液转为黄色或黄绿色黏液脓性,偶可带血。慢性支气管炎反复发作后,支气管黏膜的迷走神经感受器反应性增高,副交感神经功能亢进,可出现过敏现象而发生喘息。

(二)体征

早期多无体征。急性发作期可有肺底部闻及干、湿性啰音。喘息型支气管炎在咳嗽或深吸气后可闻及哮鸣音,发作时,有广泛哮鸣音。

（三）并发症

(1)阻塞性肺气肿：为慢性支气管炎最常见的并发症。

(2)支气管肺炎：慢性支气管炎蔓延至支气管周围肺组织中，患者表现寒战、发热、咳嗽加剧、痰量增多且呈脓性；白细胞总数及中性粒细胞增多；X线胸片显示双下肺野有斑点状或小片阴影。

(3)支气管扩张症。

三、诊断

（一）辅助检查

1.血常规

白细胞总数及中性粒细胞数可升高。

2.胸部X线检查

单纯型慢性支气管炎，X线片检查阴性或仅见双下肺纹理增多、增粗、模糊、呈条索状或网状。继发感染时为支气管周围炎症改变，表现为不规则斑点状阴影，重叠于肺纹理之上。

3.肺功能检查

早期病变多在小气道，常规肺功能检查多无异常。

（二）诊断要点

凡咳嗽、咳痰或伴有喘息，每年发作持续3个月，连续2年或2年以上者，并排除其他心、肺疾患（如肺结核、肺尘埃沉着病、支气管哮喘、支气管扩张症、肺癌、肺脓肿、心脏病、心功能不全等）、慢性鼻咽疾患后，即可诊断。如每年发病不足3个月，但有明确的客观检查依据（如胸部X线片、肺功能等）亦可诊断。

（三）鉴别诊断

1.支气管扩张

多于儿童或青年期发病，常继发于麻疹、肺炎或百日咳后，并有咳嗽、咳痰反复发作的病史，合并感染时痰量增多，并呈脓性或伴有发热，病程中常反复咯血。在肺下部周围可闻及不易消散的湿性啰音。晚期重症患者可出现杵状指（趾）。胸部X线片上可见双肺下野纹理粗乱或呈卷发状。薄层高分辨CT（HRCT）检查有助于确诊。

2.肺结核

活动性肺结核患者多有午后低热、消瘦、乏力、盗汗等中毒症状。咳嗽痰量不多，常有咯血。老年肺结核的中毒症状多不明显，常被慢性支气管炎的症状所掩盖而误诊。胸部X线片上可发现结核病灶，部分患者痰结核菌检查可获阳性。

3.支气管哮喘

支气管哮喘常为特质性患者或有过敏性疾病家族史，多于幼年发病。一般无慢性咳嗽、咳痰史。哮喘多突然发作，且有季节性，血和痰中嗜酸性粒细胞常增多，治疗后可迅速缓解。发作时双肺布满哮鸣音，呼气延长，缓解后可消失，且无症状，但气道反应性仍增高。慢性支气管炎合并哮喘的患者，病史中咳嗽、咳痰多发生在喘息之前，迁延不愈较长时间后伴有喘息，且咳嗽、咳痰的症状多较喘息更为突出，平喘药物疗效不如哮喘等可资鉴别。

4.肺癌

肺癌多发生于40岁以上男性，并有多年吸烟史的患者，刺激性咳嗽常伴痰中带血和胸痛。

X线胸片检查肺部常有块影或反复发作的阻塞性肺炎。痰脱落细胞及支气管镜等检查,可明确诊断。

5.慢性肺间质纤维化

慢性咳嗽,咳少量黏液性非脓性痰,进行性呼吸困难,双肺底可闻及爆裂音(Velcro啰音),严重者发绀并有杵状指。X线胸片见中下肺野及肺周边部纹理增多紊乱呈网状结构,其间见弥漫性细小斑点阴影。肺功能检查呈限制性通气功能障碍,弥散功能降低,PaO_2下降。肺活检是确诊的手段。

四、治疗

(一)急性发作期及慢性迁延期的治疗

以控制感染、祛痰、镇咳为主,同时解痉平喘。

1.抗感染药物

及时、有效、足量,感染控制后及时停用,以免产生细菌耐药或二重感染。一般患者可按常见致病菌用药。可选用青霉素G 80万U肌内注射;复方磺胺甲噁唑(SMZ),每次2片,2次/天;阿莫西林2~4 g/d,3~4次口服;氨苄西林2~4 g/d,分4次口服;头孢氨苄2~4 g/d或头孢拉定1~2 g/d,分4次口服;头孢呋辛2 g/d或头孢克洛0.5~1 g/d,分2~3次口服。亦可选择新一代大环内酯类抗生素,如罗红霉素,0.3 g/d,2次口服。抗菌治疗疗程一般7~10天,反复感染病例可适当延长。严重感染时,可选用氨苄西林、环丙沙星、氧氟沙星、阿米卡星、奈替米星或头孢菌素类联合静脉滴注给药。

2.祛痰镇咳药

刺激性干咳者不宜单用镇咳药物,否则痰液不易咳出。可给盐酸溴环己胺醇30 mg或羧甲基半胱氨酸500 mg,3次/天口服。乙酰半胱氨酸(富露施)及氯化铵甘草合剂均有一定的疗效。α-糜蛋白酶雾化吸入亦有消炎祛痰的作用。

3.解痉平喘

解痉平喘主要为解除支气管痉挛,利于痰液排出。常用药物为氨茶碱0.1~0.2 g,8次/小时口服;丙卡特罗50 mg,2次/天;特布他林2.5 mg,2~3次/天。慢性支气管炎有可逆性气道阻塞者应常规应用支气管舒张剂,如异丙托溴铵(异丙阿托品)气雾剂、特布他林等吸入治疗。阵发性咳嗽常伴不同程度的支气管痉挛,应用支气管扩张药后可改善症状,并有利于痰液的排出。

(二)缓解期的治疗

应以增强体质,提高机体抗病能力和预防发作为主。

(三)中药治疗

采取扶正固本原则,按肺、脾、肾的虚实辨证施治。

五、护理措施

(一)常规护理

1.环境

保持室内空气新鲜,流通,安静,舒适,温湿度适宜。

2.休息

急性发作期应卧床休息,取半卧位。

3.给氧

持续低流量吸氧。

4.饮食

给予高热量、高蛋白、高维生素易消化饮食。

(二)专科护理

1.解除气道阻塞,改善肺泡通气

及时清除痰液,神志清醒患者应鼓励咳嗽,痰稠不易咯出时,给予雾化吸入或雾化泵药物喷入,减少局部淤血水肿,以利痰液排出。危重体弱患者,定时更换体位,叩击背部,使痰易于咯出,餐前应给予胸部叩击或胸壁震荡。

方法:患者取侧卧位,护士两手手指并拢,手背隆起,指关节微屈,自肺底由下向上,由外向内叩拍胸壁,震动气管,边拍边鼓励患者咳嗽,以促进痰液的排出,每侧肺叶叩击 3～5 分钟。对神志不清者,可进行机械吸痰,需注意无菌操作,抽吸压力要适当,动作轻柔,每次抽吸时间不超过15 秒,以免加重缺氧。

2.合理用氧减轻呼吸困难

根据缺氧和二氧化碳潴留的程度不同,合理用氧,一般给予低流量、低浓度、持续吸氧,如病情需要提高氧浓度,应辅以呼吸兴奋剂刺激通气或使用呼吸机改善通气,吸氧后如呼吸困难缓解、呼吸频率减慢、节律正常、血压上升、心率减慢、心律正常、发绀减轻、皮肤转暖、神志转清、尿量增加等,表示氧疗有效。若呼吸过缓,意识障碍加深,需考虑二氧化碳潴留加重,必要时采取增加通气量措施。

(王　灵)

第五节　慢性阻塞性肺疾病

慢性阻塞性肺疾病(chronic obstructive pulmonary disease,COPD)是一种以不完全可逆性气流受限为特征,呈进行性发展的肺部疾病。COPD 是呼吸系统疾病中的常见病和多发病,由于其患者数多,死亡率高,社会经济负担重,已成为一个重要的公共卫生问题。在世界范围内,COPD 的死亡率居所有死因的第四位。根据世界银行/世界卫生组织发表的研究,至 2020 年COPD 将成为世界疾病经济负担的第五位。在我国,COPD 同样是严重危害人民群体健康的重要慢性呼吸系统疾病,1992 年对我国北部及中部地区农村 102 230 名成人调查显示,COPD 占15 岁以上人群的 3%,近年来对我国 7 个地区 20 245 名成年人进行调查,COPD 的患病率占40 岁以上人群的 8.2%,患病率之高是十分惊人的。

COPD 与慢性支气管炎及肺气肿密切相关。慢性支气管炎(简称慢支)是指气管、支气管黏膜及其周围组织的慢性、非特异性炎症。如患者每年咳嗽、咳痰达 3 个月以上,连续两年或以上,并排除其他已知原因的慢性咳嗽,即可诊断为慢性支气管炎。阻塞性肺气肿(简称肺气肿)是指肺部终末细支气管远端气腔出现异常持久的扩张,并伴有肺泡壁和细支气管的破坏而无明显肺纤维化。当慢性支气管炎和(或)肺气肿患者肺功能检查出现气流受限并且不能完全可逆时,可视为 COPD。如患者只有慢性支气管炎和(或)肺气肿,而无气流受限,则不能视为 COPD,而视为 COPD 的高危期。支气管哮喘也具有气流受限。但支气管哮喘是一种特殊的气道炎症性疾病,其气流受限具有可逆性,它不属于 COPD。

一、护理评估

（一）病因及发病机制

确切的病因不清,可能与下列因素有关。

1.吸烟

吸烟是最危险的因素。国内外的研究均证明吸烟与慢支的发生有密切关系,吸烟者慢性支气管炎的患病率比不吸烟者高 2～8 倍,吸烟时间越长,量越大,COPD 患病率越高。烟草中的多种有害化学成分,可损伤气道上皮细胞使巨噬细胞吞噬功能降低和纤毛运动减退;黏液分泌增加,使气道净化能力减弱;支气管黏膜充血水肿、黏液积聚,而易引起感染。慢性炎症及吸烟刺激黏膜下感受器,引起支气管平滑肌收缩,气流受限。烟草、烟雾还可使氧自由基增多,诱导中性粒细胞释放蛋白酶,抑制抗蛋白酶系统,使肺弹力纤维受到破坏,诱发肺气肿形成。

2.职业性粉尘和化学物质

职业性粉尘及化学物质,如烟雾、变应原、工业废气及室内污染空气等,浓度过大或接触时间过长,均可导致与吸烟无关的 COPD。

3.空气污染

大气污染中的有害气体(如二氧化硫、二氧化氮、氯气等)可损伤气道黏膜,并有细胞毒作用,使纤毛清除功能下降,黏液分泌增多,为细菌感染创造条件。

4.感染

感染是 COPD 发生发展的重要因素之一。长期、反复感染可破坏气道正常的防御功能,损伤细支气管和肺泡。主要病毒为流感病毒、鼻病毒和呼吸道合胞病毒等;细菌感染以肺炎链球菌、流感嗜血杆菌、卡他莫拉菌及葡萄球菌为多见,支原体感染也是重要因素之一。

5.蛋白酶-抗蛋白酶失衡

蛋白酶对组织有损伤和破坏作用;抗蛋白酶对弹性蛋白酶等多种蛋白酶有抑制功能。在正常情况下,弹性蛋白酶与其抑制因子处于平衡状态。其中 α_1-抗胰蛋白酶(α_1-AT)是活性最强的一种。蛋白酶增多和抗蛋白酶不足均可导致组织结构破坏产生肺气肿。

6.其他

机体内在因素如呼吸道防御功能及免疫功能降低、自主神经功能失调、营养、气温的突变等都可能参与 COPD 的发生、发展。

（二）病理生理

COPD 的病理改变主要为慢性支气管炎和肺气肿的病理改变。COPD 对呼吸功能的影响,早期病变仅局限于细小气道,表现为闭合容积增大。病变侵入大气道时,肺通气功能明显障碍;随肺气肿的日益加重,大量肺泡周围的毛细血管受膨胀的肺泡挤压而退化,使毛细血管大量减少,肺泡间的血流量减少,导致通气与血流比例失调,使换气功能障碍。由通气和换气功能障碍引起缺氧和二氧化碳潴留,进而发展为呼吸衰竭。

（三）健康史

询问患者是否存在引起慢支的各种因素如感染、吸烟、大气污染、职业性粉尘和有害气体的长期吸入、过敏等;是否有呼吸道防御功能及免疫功能降低、自主神经功能失调等。

（四）身体状况

1.主要症状

（1）慢性咳嗽：晨间起床时咳嗽明显，白天较轻，睡眠时有阵咳或排痰。随病程发展可终生不愈。

（2）咳痰：一般为白色黏液或浆液性泡沫痰，偶可带血丝，清晨排痰较多。急性发作伴有细菌感染时，痰量增多，可有脓性痰。

（3）气短或呼吸困难：早期仅在体力劳动或上楼等活动时出现，随着病情发展逐渐加重，日常活动甚至休息时也感到气短，是COPD的标志性症状。

（4）喘息和胸闷：重度患者或急性加重时出现喘息，甚至静息状态下也感气促。

（5）其他：晚期患者有体重下降，食欲减退等全身症状。

2.护理体检

早期可无异常，随疾病进展慢性支气管炎病例可闻及干啰音或少量湿啰音。有喘息症状者可在小范围内出现轻度哮鸣音。肺气肿早期体征不明显，随疾病进展出现桶状胸，呼吸活动减弱，触觉语颤减弱或消失；叩诊呈过清音，心浊音界缩小或不易叩出，肺下界和肝浊音界下移，听诊心音遥远，两肺呼吸音普遍减弱，呼气延长，并发感染时，可闻及湿啰音。

3.COPD严重程度分级

根据第一秒用力呼气容积占用力肺活量的百分比（$FEV_1/FVC\%$）、第一秒用力呼气容积占预计值百分比（$FEV_1\%$预计值）和症状对COPD的严重程度做出分级。

Ⅰ级：轻度，$FEV_1/FVC<70\%$、$FEV_1\geqslant80\%$预计值，有或无慢性咳嗽、咳痰症状。

Ⅱ级：中度，$FEV_1/FVC<70\%$、50%预计值$\leqslant FEV_1<80\%$预计值，有或无慢性咳嗽、咳痰症状。

Ⅲ级：重度，$FEV_1/FVC<70\%$、30%预计值$\leqslant FEV_1<50\%$预计值，有或无慢性咳嗽、咳痰症状。

Ⅳ级：极重度，$FEV_1/FVC<70\%$、$FEV_1<30\%$预计值或$FEV_1<50\%$预计值且伴慢性呼吸衰竭。

4.COPD病程分期

COPD按病程可分为急性加重期和稳定期，前者指在短期内咳嗽、咳痰、气短和（或）喘息加重、脓痰量增多，可伴发热等症状；稳定期指咳嗽、咳痰、气短症状稳定或轻微。

5.并发症

COPD可并发慢性呼吸衰竭、自发性气胸、慢性肺源性心脏病。

（五）实验室及其他检查

1.肺功能检查

肺功能检查是判断气流受限的主要客观指标，对COPD诊断、严重程度评价、疾病进展、预后及治疗反应等有重要意义。第一秒用力呼气容积（FEV_1）占用力肺活量（FVC）的百分比（$FEV_1/FVC\%$）是评价气流受限的敏感指标。第一秒用力呼气容积（FEV_1）占预计值百分比（$FEV_1\%$预计值），是评估COPD严重程度的良好指标。当$FEV_1/FVC<70\%$及$FEV_1<80\%$预计值者，可确定为不能完全可逆的气流受限。FEV_1的逐渐减少，大致提示肺部疾病的严重程度和疾病进展的阶段。

肺气肿呼吸功能检查示残气量增加，残气量占肺总量的百分比增大，最大通气量低于预计值的80%;第一秒时间肺活量常低于60%;残气量占肺总量的百分比增大,往往超过40%;对阻塞性肺气肿的诊断有重要意义。

2.胸部X线检查

早期胸片可无变化,可逐渐出现肺纹理增粗、紊乱等非特异性改变,肺气肿的典型X线表现为胸廓前后径增大,肋间隙增宽,肋骨平行,膈低平。两肺透亮度增加,肺血管纹理减少或有肺大泡征象。X线检查对COPD诊断特异性不高。

3.动脉血气分析

早期无异常,随病情进展可出现低氧血症、高碳酸血症、酸碱平衡失调等,用于判断呼吸衰竭的类型。

4.其他

COPD合并细菌感染时,血白细胞计数增高,核左移。痰培养可能检出病原菌。

（六）心理-社会评估

COPD由于病程长、反复发作,每况愈下,给患者带来较重的精神和经济负担,出现焦虑、悲观、沮丧等心理反应,甚至对治疗丧失信心。病情一旦发展到影响工作和会导致患者心理压力增加,生活方式发生改变,也会影响到工作,甚至因无法工作孤独。

二、主要护理诊断及医护合作性问题

（一）气体交换受损

气体交换受损与气道阻塞、通气不足、呼吸肌疲劳、分泌物过多和肺泡呼吸有关。

（二）清理呼吸道无效

清理呼吸道无效与分泌物增多而黏稠、气道湿度降低和无效咳嗽有关。

（三）低效性呼吸型态

低效性呼吸型态与气道阻塞、膈肌变平以及能量不足有关。

（四）活动无耐力

活动无耐力与疲劳、呼吸困难、氧供与氧耗失衡有关。

（五）营养失调

低于机体需要量与食欲降低、摄入减少、腹胀、呼吸困难、痰液增多关。

（六）焦虑

焦虑与健康状况的改变、病情危重、经济状况有关。

三、护理目标

患者痰能咳出,喘息缓解;活动耐力增强;营养得到改善;焦虑减轻。

四、护理措施

（一）一般护理

1.休息和活动

患者采取舒适的体位,晚期患者宜采取身体前倾位,使辅助呼吸肌参与呼吸。发热、咳喘时应卧床休息,视病情安排适当的活动量,活动以不感到疲劳、不加重症状为宜。室内保持合适的温湿度,冬季注意保暖,避免直接吸入冷空气。

2.饮食护理

呼吸功率的增加可使热量和蛋白质消耗增多,导致营养不良。应制订出高热量、高蛋白、高维生素的饮食计划。正餐进食量不足时,应安排少量多餐,避免餐前和进餐时过多饮水。餐后避免平卧,有利于消化。为减少呼吸困难,保存能量,患者饭前至少休息30分钟。每天正餐应安排在患者最饥饿、休息最好的时间。指导患者采用缩唇呼吸和腹式呼吸减轻呼吸困难。为促进食欲,提供给患者舒适的就餐环境和喜爱的食物,餐前及咳痰后漱口,保持口腔清洁;腹胀的患者应进软食,细嚼慢咽。避免进食产气的食物,如汽水、啤酒、豆类、马铃薯和胡萝卜等;避免易引起便秘的食物,如油煎食物、干果、坚果等。如果患者通过进食不能吸收足够的营养,可应用管喂饮食或全胃肠外营养。

(二)病情观察

观察咳嗽、咳痰的情况,痰液的颜色、量及性状,咳痰是否顺畅;呼吸困难的程度,能否平卧,与活动的关系,有无进行性加重;患者的营养状况、肺部体征及有无慢性呼吸衰竭、自发性气胸、慢性肺源性心脏病等并发症产生。监测动脉血气分析和水、电解质、酸碱平衡情况。

(三)氧疗的护理

呼吸困难伴低氧血症者,遵医嘱给予氧疗。一般采用鼻导管持续低流量吸氧,氧流量 $1\sim2$ L/min。对 COPD 慢性呼吸衰竭者提倡进行长期家庭氧疗(LTOT)。LTOT 为持续低流量吸氧,它能改变疾病的自然病程,改善生活质量。LTOT 是指一昼夜吸入低浓度氧 15 小时以上,并持续较长时间,使 $PaO_2 \geq 7.99$ kPa(60 mmHg),或 SaO_2 升至 90% 的一种氧疗方法。

LTOT 指征:① $PaO_2 \leq 7.33$ kPa(55 mmHg)或 $SaO_2 \leq 88\%$,有或没有高碳酸血症。② PaO_2 $7.99\sim7.33$ kPa(55~60 mmHg)或 $SaO_2 < 88\%$,并有肺动脉高压、心力衰竭所致的水肿或红细胞增多症(血细胞比容 > 0.55)。LTOT 对血流动力学、运动耐力、肺生理和精神状态均会产生有益的影响,从而提高 COPD 患者的生活质量和生存率。

COPD 患者因长期二氧化碳潴留,主要靠缺氧刺激呼吸中枢,如果吸入高浓度的氧,反而会导致呼吸频率和幅度降低,引起二氧化碳潴留。而持续低流量吸氧维持 $PaO_2 \geq 7.99$ kPa(60 mmHg),既能改善组织缺氧,也可防止因缺氧状态解除而抑制呼吸中枢。护理人员应密切注意患者吸氧后的变化,如观察患者的意识状态、呼吸的频率及幅度、有无窒息或呼吸停止和动脉血气复查结果。

氧疗有效指标:患者呼吸困难减轻、呼吸频率减慢、发绀减轻、心率减慢、活动耐力增加。

(四)用药护理

1.稳定期治疗用药

(1)支气管扩张剂:短期应用以缓解症状,长期规律应用预防和减轻症状。常选用 β_2 肾上腺素受体激动剂、抗胆碱药、氨茶碱或其缓(控)释片。

(2)祛痰药:对痰不易咳出者可选用盐酸氨溴索或羧甲司坦。

2.急性加重期的治疗用药

使用支气管扩张剂及对低氧血症者进行吸氧外,应根据病原菌类型及药物敏感情况合理选用抗生素治疗。如给予 β 内酰胺类/β 内酰胺酶抑制剂;第二代头孢菌素、大环内酯类或喹诺酮类。如出现持续气道阻塞,可使用糖皮质激素。

3.遵医嘱用药

遵医嘱应用抗生素,支气管扩张剂,祛痰药物,注意观察疗效及不良反应。

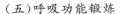

（五）呼吸功能锻炼

COPD 患者需要增加呼吸频率来代偿呼吸困难,这种代偿多数是依赖于辅助呼吸肌参与呼吸,即胸式呼吸,而非腹式呼吸。然而胸式呼吸的有效性要低于腹式呼吸,患者容易疲劳。因此,护理人员应指导患者进行缩唇呼气、腹式呼吸、膈肌起搏(体外膈神经电刺激)、吸气阻力器等呼吸锻炼,以加强胸、膈呼吸肌肌力和耐力,改善呼吸功能。

1.缩唇呼吸

缩唇呼吸的技巧是通过缩唇形成的微弱阻力来延长呼气时间,增加气道压力,延缓气道塌陷。患者闭嘴经鼻吸气,然后通过缩唇(吹口哨样)缓慢呼气,同时收缩腹部。吸气与呼气时间比为 1:2 或 1:3。缩唇大小程度与呼气流量,以能使距口唇 15～20 cm 处,与口唇等高点水平的蜡烛火焰随气流倾斜又不至于熄灭为宜。

2.膈式或腹式呼吸

患者可取立位、平卧位或半卧位,两手分别放于前胸部和上腹部。用鼻缓慢吸气时,膈肌最大程度下降,腹肌松弛,腹部凸出,手感到腹部向上抬起。呼气时用口呼出,腹肌收缩,膈肌松弛,膈肌随腹腔内压增加而上抬,推动肺部气体排出,手感到腹部下降。

另外,可以在腹部放置小枕头、杂志或书锻炼腹式呼吸。如果吸气时,物体上升,证明是腹式呼吸。缩唇呼吸和腹式呼吸每天训练 3～4 次,每次重复 8～10 次。腹式呼吸需要增加能量消耗,因此指导患者只能在疾病恢复期如出院前进行训练。

（六）心理护理

COPD 患者因长期患病,社会活动减少、经济收入降低等方面发生的变化,容易形成焦虑和压抑的心理状态,失去自信,躲避生活。也可由于经济原因,患者可能无法按医嘱常规使用某些药物,只能在病情加重时应用。医护人员应详细了解患者及其家庭对疾病的态度,关心体贴患者,了解患者心理、性格、生活方式等方面发生的变化,与患者和家属共同制订和实施康复计划,定期进行呼吸肌功能锻炼、合理用药等,减轻症状,增强患者战胜疾病的信心;对表现焦虑的患者,教会患者缓解焦虑的方法,如听轻音乐、下棋、做游戏等娱乐活动,以分散注意力,减轻焦虑。

（七）健康指导

1.疾病知识指导

使患者了解 COPD 的相关知识,识别和消除使疾病恶化的因素,戒烟是预防 COPD 的重要且简单易行的措施,应劝导患者戒烟;避免粉尘和刺激性气体的吸入;避免和呼吸道感染患者接触,在呼吸道传染病流行期间,尽量避免去人群密集的公共场所。指导患者要根据气候变化,及时增减衣物,避免受凉感冒。学会识别感染或病情加重的早期症状,尽早就医。

2.康复锻炼

使患者理解康复锻炼的意义,充分发挥患者进行康复的主观能动性,制订个体化的锻炼计划,选择空气新鲜、安静的环境,进行步行、慢跑、气功等体育锻炼。在潮湿、大风、严寒气候时,避免室外活动。教会患者和家属依据呼吸困难与活动之间的关系,判断呼吸困难的严重程度,以便合理地安排工作和生活。

3.家庭氧疗

对实施家庭氧疗的患者,护理人员应指导患者和家属做到以下几点。

(1)了解氧疗的目的、必要性及注意事项;注意安全,供氧装置周围严禁烟火,防止氧气燃烧爆炸;吸氧鼻导管需每天更换,以防堵塞,防止感染;氧疗装置定期更换、清洁、消毒。

（2）告诉患者和家属宜采取低流量（氧流量 1～2 L/min 或氧浓度 25％～29％）吸氧，且每天吸氧的时间不宜少于 15 小时，因夜间睡眠时，部分患者低氧血症更为明显，故夜间吸氧不宜间断；监测氧流量，防止随意调高氧流量。

4.心理指导

引导患者适应慢性病并以积极的心态对待疾病，培养生活乐趣，如听音乐、培养养花种草等爱好，以分散注意力，减少孤独感，缓解焦虑、紧张的精神状态。

五、护理评价

氧分压和二氧化碳分压维持在正常范围内；能坚持药物治疗；能演示缩唇呼吸和腹式呼吸技术；呼吸困难发作时能采取正确体位，使用节能法；清除过多痰液，保持呼吸道通畅；使用控制咳嗽方法；增加体液摄入；减少症状恶化；根据身高和年龄维持正常体重；减少急诊就诊和入院的次数。

（王　灵）

第六节　胸腔积液

一、疾病概述

（一）概念和特点

胸膜腔内液体简称胸液，其形成与吸收处于动态平衡状态，正常情况下胸膜腔内仅有 13～15 mL 的微量液体，在呼吸运动时起润滑作用。任何原因使胸液形成过多或吸收过少时，均可导致胸液异常积聚，称为胸腔积液。胸腔积液可以根据其发生机制和化学成分不同分为漏出液、渗出液、血液（称为血胸）、脓液（称为脓胸）和乳糜液。

（二）相关病理生理

胸液的形成主要取决于壁层和脏层毛细血管与胸膜腔内的压力梯度，有两种方向相反的压力促使液体的移动，即流体静水压和胶体渗透压。胸膜腔内液体自毛细血管的静脉端再吸收，其余的液体由淋巴系统回收至血液，滤过与吸收处于动态平衡。许多肺、胸膜和肺外疾病破坏了此种动态平衡，致使胸膜腔内液体形成过快或吸收过缓，从而导致液体不正常地积聚在胸膜腔内引起胸腔积液。

（三）病因与诱因

1.胸膜毛细血管内静水压升高

体循环静水压的升高是生成胸腔积液最重要的因素，充血性心力衰竭、缩窄性心包炎、血容量增加、上腔静脉或奇静脉受阻等因素均可使胸膜毛细血管内静水压升高，胸膜液体滤出增加，产生胸腔漏出液。

2.胸膜毛细血管通透性增加

胸膜炎症、结缔组织病（如系统性红斑狼疮、类风湿关节炎）、胸膜肿瘤、肺梗死等，可使胸膜毛细血管通透性增加，毛细血管内细胞、蛋白和液体等大量渗入胸膜腔，产生胸腔渗出液。

3.胸膜毛细血管内胶体渗透压降低

如低蛋白血症、肝硬化、肾病综合征、急性肾小球肾炎等,产生胸腔漏出液。

4.壁层胸膜淋巴引流障碍

如淋巴导管阻塞、发育性淋巴引流异常等,产生胸腔渗出液。

5.损伤

如主动脉瘤破裂、食管破裂、胸导管破裂等,产生血胸、脓胸和乳糜胸。

(四)临床表现

1.症状

胸腔积液局部症状的轻重取决于积液量,全身症状取决于原发疾病。

(1)呼吸困难:最常见,与胸腔积液的量有关。少量胸腔积液常无症状或仅有咳嗽,常为干咳。当胸腔积液量超过 500 mL 时,大量积液可使胸廓顺应性下降、膈肌受压、纵隔移位和肺容量下降,患者出现胸闷和呼吸困难,并随积液量的增多而加重。

(2)胸痛:多为单侧锐痛,并随呼吸或咳嗽加重,可向患侧肩、颈或腹部放射,疼痛程度随着胸腔积液增多反而缓解。

(3)伴随症状:病因不同,其伴随症状不同。炎性积液多为渗出性,伴有咳嗽、咳痰和发热;心力衰竭所致胸腔积液为漏出液,伴有心功能不全的其他表现;结核性胸膜炎多见于青年人,常有发热、干咳;恶性胸腔积液多见于中年以上患者,伴有消瘦和呼吸道或原发部位肿瘤的症状;肝脓肿所致的右侧胸腔积液可为反应性胸膜炎,亦可为脓胸,常伴有发热和肝区疼痛。

2.体征

少量积液时,体征不明显或可闻及胸膜摩擦音。典型积液患者的体征为患侧肋间隙饱满,呼吸运动减弱;语颤减弱或消失,可伴有气管、纵隔向健侧移位;局部叩诊呈浊音;积液区呼吸音减弱或消失。肺外疾病引起的胸腔积液可有原发病的体征。

(五)辅助检查

相关辅助检查可帮助医师确定患者有无胸腔积液,区别漏出液和渗出液,寻找胸腔积液的病因。

1.X 线检查

少量胸腔积液时,仅见患侧肋膈角变钝;中等量积液时,呈内低外高的弧形积液影;平卧时积液散开,使整个肺野透亮度降低;大量积液时整个患侧胸部呈致密阴影,气管和纵隔推向健侧。CT 检查有较高的敏感性与密度分辨率,有助于病因诊断。

2.B 超检查

可探查胸液掩盖的肿块,估计胸腔积液的量和深度,协助胸腔穿刺的定位。

3.胸腔积液检查

(1)外观:漏出液常为清晰、透明的淡黄色液体,静置不凝固,渗出液可因病因不同而颜色不一,以草黄色多见,可有凝块。血性胸液呈程度不等的洗肉水样或静脉血样。乳糜胸的胸腔积液呈乳状。

(2)细胞:正常胸液中有少量间皮细胞或淋巴细胞。漏出液细胞数较少,常$<100\times10^{6}$/L(与渗出液鉴别时以 500×10^{6}/L 为界),以淋巴细胞与间皮细胞为主。渗出液的细胞数较多,以白细胞为主,常$>500\times10^{6}$/L。中性粒细胞增多时,提示为急性炎症;淋巴细胞为主则多为结核性或恶性。胸液中红细胞$>5\times10^{9}$/L 时呈淡红色,多由恶性肿瘤或结核所致。

（3）pH：正常胸液 pH 7.6 左右，pH 降低见于脓胸、食管破裂、结核性和恶性胸腔积液。

（4）生化检查：包括葡萄糖、蛋白质、类脂、酶和肿瘤标志物。漏出液和大多数渗出液葡萄糖定量与血糖近似，当葡萄糖含量<3.35 mmol/L 时可能为脓胸、类风湿关节炎所致的胸腔积液、结核性或恶性胸腔积液，当葡萄糖和 pH 均较低，提示肿瘤广泛浸润。类脂用于鉴别乳糜胸。胸腔积液中乳酸脱氢酶（LDH）水平则是反映胸膜炎症程度的指标，其值越高，炎症越明显。胸腔积液淀粉酶升高可见于急性胰腺炎、恶性肿瘤等。结核性胸膜炎时，胸腔积液中腺苷脱氨酶（ADA）多高于 45 U/L。肿瘤标志物的测定可以用于区别良、恶性胸腔积液。

（5）病原体：胸液涂片查找细菌及培养，有助于病原学诊断。

（6）免疫学检查：结核性胸膜炎胸腔积液的 T 细胞增高；系统性红斑狼疮及类风湿关节炎引起的胸腔积液中补体 C_3、C_4 成分降低，免疫复合物的含量增高。

4.胸膜活检

经皮闭式胸膜活检或胸膜针刺活检对确定胸腔积液的病因具有重要意义；CT 或 B 超引导下活检可提高成功率，但脓胸或有出血倾向者不宜做胸膜活检。

5.纤维支气管镜检查

用于咯血或疑有气道阻塞患者。

（六）治疗原则

病因治疗最重要，因胸腔积液为胸部或全身疾病的一部分。漏出液常在纠正病因后可吸收，渗出液常见于结核性胸膜炎、类肺炎性胸腔积液、脓胸及恶性肿瘤。

1.结核性胸膜炎

（1）胸腔抽液：结核性胸膜炎患者胸腔积液中的蛋白含量高，为防止和减轻胸膜粘连，故应尽早抽尽胸腔内积液。抽液治疗可解除积液对心肺和血管的压迫作用，使被压迫的肺迅速复张，改善呼吸，减轻结核中毒症状。大量胸腔积液者首次抽液量不超过 700 mL，每周抽液 2～3 次，每次抽液量不应超过1 000 mL，直至胸腔积液完全消失。抽液后无须向胸腔注入抗结核药物，但可注入链激酶预防胸膜粘连。

（2）抗结核药物治疗：执行早期、联合、适量、规律和全程的化疗原则。

（3）糖皮质激素：全身中毒症状严重、有大量胸腔积液者，需在有效抗结核药物治疗的同时，加用糖皮质激素治疗至体温正常、全身中毒症状消退、胸腔积液明显减少止。通常用泼尼松每天 30 mg，分 3 次口服，一般疗程为 4～6 周。

2.类肺炎性胸腔积液和脓胸

少量类肺炎性胸腔积液经有效抗生素治疗后可吸收，大量胸腔积液时需胸腔穿刺抽液，胸腔积液pH<7.2 时需行胸腔闭式引流。脓胸治疗原则是控制感染、引流胸腔积液、促使肺复张、恢复肺功能。

（1）抗生素治疗：原则是足量和联合用药，可全身和（或）胸腔内给药。体温正常后还需继续用药2 周以上，以防复发。

（2）引流：反复抽脓或胸腔闭式引流为脓胸最基本的治疗方法。可用 2％碳酸氢钠或生理盐水反复冲洗胸腔，然后注入抗生素及链激酶，使脓液稀释易于引流。支气管胸膜瘘患者不宜进行胸腔冲洗，以免窒息或感染播散。慢性脓胸应改进原有的胸腔引流，也可采用外科胸膜剥脱术等治疗。

3.恶性胸腔积液

恶性胸腔积液是晚期恶性肿瘤的常见并发症,肺癌、乳腺癌、淋巴瘤、卵巢癌的转移是恶性胸腔积液最常见的病因,治疗方法包括原发病的治疗和胸腔积液的治疗。

(1)去除胸腔积液:恶性胸腔积液的生长速度极快,常因大量积液的压迫引起严重呼吸困难,甚至导致死亡,需反复穿刺抽液。可用细管做胸腔内插管进行持续闭式引流,细管引流具有创伤小、易固定、效果好、可随时胸腔内注入药物等优点。

(2)减少胸腔积液的产生:化学性胸膜固定术和免疫调节治疗可减少胸腔积液的产生。化学性胸膜固定术指在抽吸胸腔积液或胸腔插管引流后,在胸腔内注入博来霉素、顺铂、丝裂霉素等抗肿瘤药物,也可注入胸膜粘连剂如滑石粉等,使胸膜发生粘连,以减缓胸腔积液的产生。免疫调节治疗是在胸腔内注入生物免疫调节剂如短小棒状杆菌疫苗、白细胞介素-2、干扰素等,可抑制恶性肿瘤细胞、增强淋巴细胞局部浸润及活性,并使胸膜粘连。

(3)外科治疗:经上述治疗仍不能使肺复张者,可行胸腹腔分流术或胸膜切除术。

二、护理评估

(一)一般评估

1.患者主诉

有无胸闷、气促、咳嗽、咳痰、疲倦、乏力等症状。

2.生命体征

体温正常或偏高,结核性胸膜炎患者可为午后潮热,脓胸患者体温可为高热。

3.通气功能

严密监测呼吸的形态、频率、节律、深浅和音响,观察患者的痰液情况和排痰能力。观察患者意识状态、皮肤黏膜的颜色、血氧饱和度的变化,判断呼吸困难的程度。患者呼吸可正常或增快,大量积液或感染严重时可伴随不同程度的呼吸困难和发绀。

4.疼痛情况

观察患者体位,疼痛的部位、范围、性质、程度、持续时间、伴随的症状和影响因素等。

5.其他

血气分析、血氧饱和度、体重、体位、出入量等记录结果。

(二)身体评估

1.头颈部

有无心慌气促、鼻翼煽动、口唇发绀等呼吸困难和缺氧的体征;患者的意识状态,呼吸方式;有无急性面容。

2.胸部

判断患者有无被迫体位;检查胸廓的弹性,两肺呼吸运动是否一致,有无胸廓的挤压痛,是否存在气管、纵隔向健侧移位。病变部位叩诊呈浊音。积液区呼吸音减弱或消失,可闻及胸膜摩擦音。

3.其他

重点观察胸腔引流液的量、颜色、性质、气味和与体位的关系,记录 24 小时胸腔引流液排出量。

（三）心理-社会评估

询问健康史,发病原因、病程进展时间以及以往所患疾病对胸腔积液的影响,评估患者对胸部疼痛的控制能力、疲劳程度和应激水平。

（四）辅助检查阳性结果评估

血氧饱和度的数值;血气分析结果报告;组织灌注情况;胸腔积液生化检查结果;胸部 CT 检查明确的病变部位。

（五）常用药物治疗效果的评估

1.抗结核药物

严密观察体温、体重的变化;补充 B 族维生素可减轻胃肠道不良反应;注意观察的药物的毒性反应,定期检查视力和听力,定期复查肝、肾功能。

2.糖皮质激素及免疫抑制剂

严密观察患者有无体温过高及上呼吸道、泌尿道、皮肤等继发感染的表现。定期检查肝、肾功能和外周血象,及时发现骨髓抑制这一极为严重的不良反应。

三、主要护理诊断/问题

（一）气体交换受损

气体交换受损与气体交换面积减少有关。

（二）疼痛:胸痛

胸痛与胸膜摩擦或胸腔穿刺术有关。

（三）体温过高

体温过高与感染有关。

（四）营养失调

低于机体需要量与机体高消耗状态有关。

四、护理措施

（一）环境

提供安全舒适的环境,保持室内空气新鲜流通,维持适宜的温湿度,减少不良刺激。

（二）休息和活动

大量胸腔积液致呼吸困难或发热者,应卧床休息减少氧耗,以减轻呼吸困难症状。按照胸腔积液的部位采取舒适的体位,抬高床头,半卧或患侧卧位,减少胸腔积液对健侧肺的压迫以利于呼吸。胸腔积液消失后,患者还需继续休养 2～3 个月,可适当进行户外活动,但要避免剧烈活动。

（三）饮食护理

给予高蛋白质、高热量、高维生素、营养丰富的食物,增强机体抵抗力。大量胸腔积液患者应控制液体入量,保持水、电解质平衡。

（四）促进呼吸功能

1.保持呼吸道通畅

避免剧烈咳嗽,鼓励患者积极排痰,保持呼吸道通畅。

2.给氧

大量胸腔积液影响呼吸时按患者的缺氧情况给予低、中流量持续吸氧（2～4 L/min,30%～40%）,增加氧气吸入可弥补气体交换面积的不足,改善患者的缺氧状态。

3.缓解胸痛

胸腔积液患者常有随呼吸运动而加剧的胸痛,为了减轻疼痛,患者常采取浅快的呼吸方式,可导致缺氧加重和肺不张,因此,需协助患者取患侧卧位,必要时用宽胶布固定胸壁,以减少胸廓活动幅度,减轻疼痛,或遵医嘱给予止痛剂。

4.呼吸锻炼

胸膜炎患者在恢复期,应每天督导患者进行缓慢的腹式呼吸。经常进行呼吸锻炼可减少胸膜粘连的发生,提高通气量。

（五）病情观察

注意观察患者胸痛及呼吸困难的程度、体温的变化;监测血氧饱和度或动脉血气分析的改变;正确记录每天胸腔引流液的量及性状,必要时留取标本。有呼吸困难者准备好气管插管机械通气、吸痰、吸氧设备。

（六）用药护理

遵医嘱使用抗生素、抗结核药物、糖皮质激素,指导患者掌握药物的疗效、剂量、用法和不良反应。注意观察抗结核药物的毒性反应,糖皮质激素治疗时停药速度不宜过快,应逐渐减量至停用,避免出现反跳现象。

（七）胸腔闭式引流的护理

胸腔引流管是指放置在胸膜腔用于排出胸腔内积气或积液的管道。留置胸腔引流管可达到重建胸腔负压,维持纵隔的正常位置,平衡两侧胸腔压力,促使患侧肺复张,防止感染的作用。胸腔闭式引流是胸腔内插入引流管,管下端连接至引流瓶水中,维持引流单一方向,避免逆流,以重建胸腔负压。引流液体时,选腋中线和腋后线之间的第6～8肋间;引流气体时,一般选锁骨中线第2肋间或腋中线第3肋间插管。

1.体位

胸腔闭式引流术后常置患者于半卧位,以利呼吸和引流。鼓励患者进行有效咳嗽和深呼吸运动,利于积液排出,恢复胸膜腔负压,使肺扩张。

2.保持胸腔引流管的无菌

严格执行无菌操作,防止感染。胸壁伤口引流管周围,用油纱布包盖严密,每48～72小时更换。管道与水封瓶做好时间、刻度标识,接口处用无菌纱布包裹,并保持干净,每天更换。

3.保持管道的密闭性和有效固定

确认整个引流装置固定妥当、连接紧密,水封瓶长管应浸入水中3～4 cm,并确保引流瓶保持直立状态。运送患者或更换引流瓶时必须用两把钳双向夹闭管道,防止气体进入胸膜腔。若引流管从胸腔滑脱,应迅速用无菌敷料堵塞、包扎胸壁引流管处伤口。

4.维持引流通畅

注意检查引流管是否受压、折曲、阻塞、漏气等,通过观察引流液的情况和水柱波动来判断引流是否通畅,一般水柱上下波动在4～6 cm。定期以离心方向闭挤捏引流管,以免管口被血凝块堵塞。若患者出现胸闷气促,气管向健侧偏移等肺受压的症状,应疑为引流管被血块堵塞,需设法挤捏或使用负压间断抽吸引流管的短管,促使其通畅,并通知医师。

5.观察记录

观察引流液的量、颜色、性状、水柱波动范围,并准确记录。

6.拔管

24 小时引流液＜50 mL,脓液＜10 mL,无气体溢出,患者无呼吸困难,听诊呼吸音恢复,X 线检查肺膨胀良好,即可拔管。拔管后应观察患者有无胸闷、呼吸困难、切口漏气、渗液、出血、皮下气肿等症状。

（八）心理护理

耐心向患者解释病情,消除悲观、焦虑不安的情绪,配合治疗。教会患者调整自己的情绪和行为,指导使用各种放松技巧,采取减轻疼痛的合适体位。

（九）健康教育

（1）饮食指导:向患者及家属讲解加强营养是胸腔积液治疗的重要组成部分,需合理调配饮食,高热量、高蛋白、富含维生素饮食。

（2）指导患者合理安排休息与活动,适当进行户外运动以增加肺活量,但应避免剧烈活动或突然改变体位。

（3）指导患者有意识地使用控制呼吸的技巧,如进行缓慢的腹式呼吸、有效咳嗽运动等。

（4）用药指导:向患者及家属解释本病的特点及目前的病情,介绍所采用的治疗方法,药物剂量、用法和不良反应。对结核性胸膜炎的患者需特别强调坚持用药的重要性,即使临床症状消失,也不可自行停药。

（5）病情监测:遵从治疗、定期复查,每 2 个用复查胸腔积液 1 次。

（6）及时到医院就诊的指标:体温过高;出现胸闷、胸痛、气促、呼吸困难、发绀、面色苍白、出冷汗、烦躁不安等症状。

五、护理效果评估

（1）患者无气体交换障碍的发生,血氧饱和度、动脉血气分析值在正常范围。

（2）患者主动参与疼痛治疗护理,疼痛程度得到有效控制。

（3）患者胸腔闭式引流留置管道期间能保持有效的引流效果,患者自觉症状好转,无感染等并发症的发生。

（王　灵）

第七节　肺　脓　肿

肺脓肿是由多种病原菌引起肺实质坏死的肺部化脓性感染。早期为肺组织的化脓性炎症,继而坏死、液化,由肉芽组织包绕形成脓肿。高热、咳嗽和咳大量脓臭痰为其临床特征。本病可见于任何年龄,青壮年男性及年老体弱有基础疾病者多见。自抗生素广泛应用以来,发病率有明显降低。

一、护理评估

（一）病因及发病机制

急性肺脓肿的主要病原体是细菌，常为上呼吸道、口腔的定植菌，包括需氧、厌氧和兼性厌氧菌。厌氧菌感染占主要地位，较重要的厌氧菌有核粒梭形杆菌、消化球菌等。常见的需氧和兼性厌氧菌为金黄色葡萄球菌、化脓链球菌（A 组溶血性链球菌）、肺炎克雷白杆菌和铜绿假单胞菌等。免疫力低下者，如接受化疗、白血病或艾滋病患者其病原菌也可为真菌。根据不同病因和感染途径，肺脓肿可分为以下 3 种类型。

1.吸入性肺脓肿

吸入性肺脓肿是临床上最多见的类型，病原体经口、鼻、咽吸入致病，误吸为最主要的发病原因。正常情况下，吸入物可由呼吸道迅速清除，但当由于受凉、劳累等诱因导致全身或局部免疫力下降时；在有意识障碍，如全身麻醉或气管插管、醉酒、脑血管意外时，吸入的病原菌即可致病。此外，也可由上呼吸道的慢性化脓性病灶，如扁桃体炎、鼻窦炎、牙槽脓肿等脓性分泌物经气管被吸入肺内致病。吸入性肺脓肿发病部位与解剖结构有关，常为单发性，由于右主支气管较陡直，且管径较粗大，因而右侧多发。病原体多为厌氧菌。

2.继发性肺脓肿

继发性肺脓肿可继发于：①某些肺部疾病如细菌性肺炎、支气管扩张、空洞型肺结核、支气管肺癌、支气管囊肿等感染。②支气管异物堵塞也是肺脓肿尤其是小儿肺脓肿发生的重要因素。③邻近器官的化脓性病变蔓延至肺，如食管穿孔感染、膈下脓肿、肾周围脓肿及脊柱脓肿等波及肺组织引起肺脓肿。阿米巴肝脓肿可穿破膈肌至右肺下叶，形成阿米巴肺脓肿。

3.血源性肺脓肿

因皮肤外伤感染、痈、疖、骨髓炎、静脉吸毒、感染性心内膜炎等肺外感染病灶的细菌或脓毒性栓子经血行播散至肺部引起小血管栓塞，产生化脓性炎症、组织坏死导致肺脓肿。金黄色葡萄球菌、表皮葡萄球菌及链球菌为常见致病菌。

（二）病理

肺脓肿早期为含致病菌的污染物阻塞细支气管，继而形成小血管炎性栓塞，进而致病菌繁殖引起肺组织化脓性炎症、坏死，形成肺脓肿，继而肺坏死组织液化破溃经支气管部分排出，形成有气液平的脓腔。另因病变累及部位不同，可并发支气管扩张、局限性纤维蛋白性胸膜炎、脓胸、脓气胸、支气管胸膜瘘等。急性肺脓肿经积极治疗或充分引流，脓腔缩小甚至消失，或仅剩少量纤维瘢痕。如治疗不彻底或支气管引流不畅，炎症持续存在，超过 3 个月以上称为慢性肺脓肿。

（三）健康史

多数吸入性肺脓肿患者有齿、口咽部的感染灶，故要了解患者是否有口腔、上呼吸道慢性感染病灶如龋齿、化脓性扁桃体炎、鼻窦炎、牙周溢脓等；或手术、劳累、受凉等；是否应用了大量抗生素。

（四）身体状况

1.症状

急性肺脓肿患者，起病急，寒战、高热，体温高达 39～40 ℃，伴有咳嗽、咳少量黏液痰或黏液脓性痰，典型痰液呈黄绿色、脓性，有时带血。炎症累及胸膜可引起胸痛。伴精神不振、全身乏力、食欲减退等全身毒性症状。如感染未能及时控制，于发病后 10～14 天可突然咳出大量脓臭痰及坏死组织,痰量可达 300～500 mL/d,痰静置后分 3 层。厌氧菌感染时痰带腥臭味。一般在咳出大量脓痰后,体温明显下降,全身毒性症状随之减轻。约 1/3 患者有不同程度的咯血,偶有中、大量咯血而突然窒息死亡者。部分患者发病缓慢,仅有一般的呼吸道感染症状。血源性肺脓肿多先有原发病灶引起的畏寒、高热等全身脓毒血症的表现。经数天或数周后出现咳嗽、咳痰,痰量不多,极少咯血。慢性肺脓肿患者除咳嗽、咳脓痰、不规则发热、咯血外,还有贫血、消瘦等慢性消耗症状。

2.体征

肺部体征与肺脓肿的大小、部位有关。早期病变较小或位于肺深部,多无阳性体征;病变发展较大时可出现肺实变体征,有时可闻及异常支气管呼吸音;病变累及胸膜时,可闻及胸膜摩擦音或胸腔积液体征。慢性肺脓肿常有杵状指(趾)、消瘦、贫血等。血源性肺脓肿多无阳性体征。

(五)实验室及其他检查

1.实验室检查

急性肺脓肿患者血常规白细胞计数明显增高,中性粒细胞计数在 90% 以上,多有核左移和中毒颗粒。慢性肺脓肿血白细胞计数可稍升高或正常,红细胞和血红蛋白含量减少。血源性肺脓肿患者的血培养可发现致病菌。并发脓胸时,可做胸腔脓液培养及药物敏感试验。

2.痰细菌学检查

气道深部痰标本细菌培养可有厌氧菌和(或)需氧菌存在。血培养有助于确定病原体和选择有效的抗菌药物。

3.影像学检查

X 线胸片早期可见肺部炎性阴影,肺脓肿形成后,脓液排出,脓腔出现圆形透亮区和气液平面,四周有浓密炎症浸润。炎症吸收后遗留有纤维条索状阴影。慢性肺脓肿呈厚壁空洞,周围有纤维组织增生及邻近胸膜增厚。CT 能更准确定位及发现体积较小的脓肿。

4.纤维支气管镜检查

纤维支气管镜检查有助于明确病因、病原学诊断及治疗。

(六)心理-社会评估

部分肺脓肿患者起病多急骤,畏寒、高热伴全身中毒症状明显,厌氧菌感染时痰有腥臭味等,使患者及家属常深感不安。患者会表现出忧虑、悲观、抑郁和恐惧。

二、主要护理诊断及医护合作性问题

(一)体温过高

体温过高与肺组织炎症性坏死有关。

(二)清理呼吸道无效

清理呼吸道无效与脓痰聚积有关。

(三)营养失调

低于机体需要量与肺部感染导致机体消耗增加有关。

(四)气体交换受损

气体交换受损与气道内痰液积聚、肺部感染有关。

(五)潜在并发症

咯血、窒息、脓气胸、支气管胸膜瘘。

三、护理目标

体温降至正常,营养改善,呼吸系统症状减轻或消失,未发生并发症。

四、护理措施

(一)一般护理

保持室内空气流通、适宜温湿度、阳光充足。晨起、饭后、体位引流后及睡前协助患者漱口,做好口腔护理。鼓励患者多饮水,进食高热量、高蛋白、高维生素等营养丰富的食物。

(二)病情观察

观察痰的颜色、性状、气味和静置后是否分层。准确记录 24 小时排痰量。当大量痰液排出时,要注意观察患者咳痰是否顺畅,咳嗽是否有力,避免脓痰引起窒息;当痰液减少时,要观察患者中毒症状是否好转,若中毒症状严重,提示痰液引流不畅,做好脓液引流的护理,以保持呼吸道通畅。若发现血痰,应及时报告医师,咯血量较多时,应严密观察体温、脉搏、呼吸、血压以及神志的变化,准备好抢救药品和用品,嘱患者患侧卧位,头偏向一侧,警惕大咯血或窒息的突然发生。

(三)用药及体位引流护理

肺脓肿治疗原则是抗生素治疗和痰液引流。

1.抗生素治疗

吸入性肺脓肿一般选用青霉素,对青霉素过敏或不敏感者可用林可霉素、克林霉素或甲硝唑等药物。开始给药采用静脉滴注,体温通常在治疗后 3～10 天降至正常,然后改为肌内注射或口服。如抗生素有效,宜持续 8～12 周,直至胸片上空洞和炎症完全消失,或仅有少量稳定的残留纤维化。若疗效不佳,要注意根据细菌培养和药物敏感试验结果选用有效抗菌药物。遵医嘱使用抗生素、祛痰药、支气管扩张剂等药物,注意观察疗效及不良反应。

2.痰液引流

痰液引流可缩短病程,提高疗效。无大咯血、中毒症状轻者可进行体位引流排痰,每天 2～3 次,每次 10～15 分钟。痰黏稠者可用祛痰药、支气管扩张剂或生理盐水雾化吸入以利脓液引流。有条件应尽早应用纤维支气管镜冲洗及吸引治疗,脓腔内还可注入抗生素,加强局部治疗。

3.手术治疗

内科积极治疗 3 个月以上效果不好,或有并发症可考虑手术治疗。

(四)心理护理

向患者及家属及时介绍病情,解释各种症状和不适的原因,说明各项诊疗、护理操作目的、操作程序和配合要点。由于疾病带来口腔脓臭气味使患者害怕与人接近,在帮助患者口腔护理的同时消除患者的紧张心理。主动关心并询问患者的需要,使患者增加治疗的依从性和信心,指导患者正确对待本病,使其勇于说出内心感受,并积极进行疏导。教育患者家属配合医护人员做好患者的心理指导,使患者树立治愈疾病的信心,以促进疾病早日康复。

(五)健康指导

1.疾病知识指导

指导患者及家属了解肺脓肿发生、发展、治疗和有效预防方面的知识。积极治疗肺炎、皮肤疖、痈或肺外化脓性等原发病灶。教会患者练习深呼吸,鼓励患者咳嗽并采取有效的咳嗽方式进行排痰,保持呼吸道的通畅,促进病变的愈合。对重症患者做好监护,教育家属及时发现病情变化,并及时向医师报告。

2.生活指导

指导患者生活要有规律,注意休息,劳逸结合,应增加营养物质的摄入。提倡健康的生活方式,重视口腔护理,在晨起、饭后、体位引流后、晚睡前要漱口、刷牙,防止污染分泌物误吸入下呼吸道。鼓励平日多饮水,戒烟、酒。保持环境整洁、舒适,维持适宜的室温与湿度,注意保暖,避免受凉。

3.用药指导

抗生素治疗非常重要,但需要时间较长,为防止病情反复,应遵从治疗计划。指导患者及家属根据医嘱服药,向患者讲解抗生素等药物的用药疗程、方法、不良反应,发现异常及时向医师报告。

4.加强易感人群护理

对意识障碍、慢性病、长期卧床者,应注意指导家属协助患者经常变换体位、翻身、拍背促进痰液排出,疑有异物吸入时要及时清除。有感染征象时应及时就诊。

五、护理评价

患者体温平稳,呼吸系统症状消失,营养改善,无并发症发生或发生后及时得到处理。

(王 灵)

第八节 肺 结 核

肺结核是由结核分枝杆菌感染引起的肺部慢性传染性疾病。排菌患者为重要传染源,病原菌通过呼吸道传播感染,当机体抵抗力降低时发病。可累及全身多个脏器,以肺部感染最为常见。发病以青壮年居多,男性多于女性。结核病为全球流行的传染病之一,为传染疾病的主要死因,在我国仍属于需要高度重视的公共卫生问题。

一、病因及发病机制

(一)结核菌

肺炎致病菌为结核分枝杆菌,又称抗酸杆菌。可分为人型、牛型、非洲型和鼠型 4 类,引起人类感染的为人型结核分枝杆菌,少数为牛型菌感染。结核菌抵抗力强,在阴湿处能生存 5 个月以上,但在烈日暴晒下 2 小时,5%～12%甲酚(来苏水)接触 2～12 小时,70%乙醇接触 2 分钟,或煮沸 1 分钟,即被杀死。该病原菌有较强的耐药性,最简单灭菌方法是将痰吐在纸上直接焚烧。

(二)感染途径

肺结核通过呼吸道传染,患者随地吐痰,痰液干燥后随尘埃飞扬;病原菌也可通过飞沫传播,免疫力低下者吸入传染源喷出的带菌飞沫可发病。少数患者可经饮用未消毒的带菌牛奶引起消化道传染。其他感染途径少见。

(三)人体反应性

机体对入侵结核菌的反应有两种。

1.免疫力

机体对结核菌的免疫力分非特异性和特异性免疫力两种。后者通过接种卡介苗或感染结核菌后获得免疫力。机体免疫力强可不发病或病情较轻,免疫力低下者易感染发病,或引发原病灶重新发病。

2.变态反应

结核菌入侵4～8周后,机体针对致病菌及其代谢产物所发生的变态反应,属Ⅳ型(迟发型)变态反应。

(四)结核感染及肺结核的发生发展

1.原发性结核

初次感染结核,病菌毒力强、机体抵抗力弱,病原菌在体内存活并大量繁殖引起局部炎性病变,称原发病灶。可经淋巴引起血行播散。

2.继发性结核

原发病灶遗留的结核分枝杆菌重新活动引起结核病,属内源性感染;由结核分枝杆菌再次感染而发病,由于机体具备特异性免疫力,一般不引起局部淋巴结肿大和全身播散,但可导致空洞形成和干酪性坏死。

(五)临床类型

1.Ⅰ型肺结核(原发性肺结核)

Ⅰ型肺结核多发生于儿童或边远山区、农村初次进入城市的成人。初次感染肺结核即发病,以上叶底部、中叶或下叶上部多见,X线典型征象为哑铃型阴影。通常病灶逐渐自行吸收或钙化。

2.Ⅱ型肺结核(血行播散型肺结核)

Ⅱ型肺结核分急性、慢性或亚急性血行播散型肺结核。成人多见,结核病灶破溃,致病菌短时间内大量进入血液循环可引起肺内广泛播散引起急性病征,X线显示肺内病灶细如粟米、均匀散布于两肺。若机体免疫力强,少量致病菌经血分批侵入肺部,形成亚急性或慢性血行性播散型肺结核。

3.Ⅲ型肺结核(浸润型肺结核)

Ⅲ型肺结核包括干酪性肺炎和结核球两种特殊类型。以成人多见,抵抗力降低时,原发病灶重新活动,引起渗出和细胞浸润,是最常见的继发性肺结核。病灶多位于上肺野,X线显示渗出和浸润征象,可有不同程度的干酪样病变和空洞形成。

4.Ⅳ型肺结核(慢性纤维空洞型肺结核)

Ⅳ型肺结核为各种原因使肺结核迁延不愈,症状起伏所致,属于肺结核晚期,痰中常有结核菌,为结核病的重要传染源。X线显示单或双侧肺有厚壁空洞,伴明显胸膜肥厚。由于肺组织纤维收缩,肺门向上牵拉,肺纹理呈垂柳状阴影,纵隔向患侧移位,健侧呈代偿性肺气肿。

5.Ⅴ型肺结核(结核性胸膜炎)

Ⅴ型肺结核多见于青少年,结核菌累及胸膜引起渗出性胸膜炎。X线显示病变部位均匀致密阴影,可随体位变换而改变。

二、临床表现

（一）症状与体征

1.全身症状

起病缓慢，病程长。常有午后低热、面颊潮红、乏力、食欲缺乏、体重减轻、盗汗等结核毒性症状。当肺部病灶急剧进展播散时，可出现持续高热。妇女可有月经失调、结节性红斑。

2.呼吸系统症状

干咳或有少量黏液痰。继发感染时，痰呈黏液性或脓性。痰中偶有干酪样物，约1/3患者有痰血或不同程度咯血。少数患者可出现大量咯血。胸痛、干酪样肺炎或大量胸腔积液者，可有发绀和渐进性呼吸困难。病灶范围大而表浅者可有实变体征，叩诊呈浊音。大量胸腔积液局部叩诊浊音或实音。锁骨上下及肩胛间区可闻及湿啰音。慢性纤维空洞型肺结核及胸膜增厚者可有胸廓内陷，肋间变窄，气管偏移等。

（二）并发症

可并发自发性气胸、脓气胸、支气管扩张、慢性肺源性心脏病等。

三、辅助检查

（一）血常规检查

活动性肺结核有轻度白细胞计数升高，红细胞沉降率增快，急性粟粒型肺结核时白细胞计数可减少，有时出现类白血病反应的血象。

（二）结核菌检查

痰中查到结核菌是确诊肺结核的主要依据。涂片抗酸染色镜检快捷方便，痰菌量较少可用集菌法。痰培养、聚合酶链反应（PCR）检查更为敏感。痰菌检查阳性，提示病灶为开放性有传染性。

（三）影像学检查

胸部 X 线检查可早期发现肺结核。常见肺结核 X 线检查表现有纤维钙化的硬结病灶者呈高密度、边缘清晰的斑点、条索或结节；浸润性病灶则呈现出低密度、边缘模糊的云雾状阴影；X 线征象呈现出较高密度、浓淡不一，有环形边界的透光空洞者，提示干酪样病灶。胸部 CT 检查可发现微小、隐蔽性病变。

（四）结核菌素（简称结素）试验

用于测定人体是否感染过结核菌。常用 PPD 试验，方法为取 0.1 mL 纯结素（5 U）稀释液，常规消毒后于左前臂屈侧中、上 1/3 交界处行皮内注射，48～72 小时后观察皮肤硬结的直径，<5 mm 为阴性，5～9 mm 为弱阳性，10～19 mm 为阳性反应，超过 20 mm 或局部发生水疱与坏死者为强阳性反应。

我国城镇居民的结核感染率高，5 U 阳性表示已有结核感染，若 1 U 皮试强阳性提示体内有活动性结核病灶。成人结素试验阳性表示曾感染过结核菌或接种过卡介苗，并不一定患病，反之，则提示未感染过结核菌，或感染初期机体变态反应尚未建立。机体免疫功能低下或受抑制，可显示结素试验阴性。

（五）其他检查

纤维支气管镜检查对诊断有重要价值。

（六）诊治结果的描述和记录

描述内容包括肺结核类型、病变范围、痰菌检查、治疗史等。

1.肺结核类型的记录

血行播散型肺结核应注明"急性"或"慢性"；继发性肺结核应注明"浸润型"或"纤维空洞"。

2.病变范围的描述

按左、右侧，以第2肋和第4肋下缘内侧端为分界线又分为上、中、下肺野。

3.痰菌检查结果的描记

分别用"（－）"或"（＋）"描述；痰涂片、痰集菌和痰培养检查分别用"涂""集""培"表示，患者无痰或未查痰，应注明"无痰"或"未查"。

4.治疗史的描记

可分为"初治""复治"。初治指未开始抗结核治疗；正进行标准化疗疗程未满；不规则化疗未满1个月者。复治则指初治失败；规则满疗程用药后痰菌复阳性；不规范化疗超过1个月；慢性排菌者。

以上条件符合其中任何1条即为初治或复治。

5.并发症或手术情况描述

并发症如"自发性气胸、肺不张"等；并存病如"糖尿病"等以及手术情况。

描述举例：右侧浸润型肺结核涂（＋），初治，支气管扩张、糖尿病。

四、诊断要点

根据患者症状体征和病史，结合体格检查、痰结核菌检查及胸部X线检查结果可做出诊断。确诊后应进一步明确肺结核是否处于活动期，有无排菌等，以确定是否属于传染源。

（1）经确定为活动性病变必须给予治疗。活动性病变胸片可显示有中心溶解和空洞或播散病灶。无活动性肺结核胸片显示钙化、硬结或纤维化，痰检查不排菌，无肺结核症状。

（2）肺结核的转归的综合判断。①进展期：新发现的活动性病变；病变较前增多、恶化；新出现空洞或空洞增大；痰菌转阳性。凡有其中任何1条，即属进展期。②好转期：病变较前吸收好转；空洞缩小或闭合；痰菌减少或转阴。凡具备其中1条，即为好转期。③稳定期：病变无活动性，空洞关闭，痰菌连续6个月均为阴性者（每月至少查1次），若有空洞存在者，则痰菌连续阴性1年以上。

五、治疗要点

治疗原则为监督患者全程化疗，加强支持疗法，根治病灶，达痊愈目的。

（一）抗结核化疗

化疗对疾病控制起关键作用，凡为活动性肺结核患者均需化疗。

1.化疗原则

治疗强调早期、规律、全程、联合和适量用药，即肺结核一经确诊立即给予化疗，根据病情及药物特点，联合使用两种以上的药物，以增强疗效，减少耐药性的产生。严格遵医嘱按时按量用药，指导患者执行治疗方案，途中无遗漏或间断，坚持完成规定疗程，以达彻底杀菌和减少疾病复发的目的。

2.常规用药

见表 4-1。

表 4-1　常用抗结核药物剂量、不良反应和注意事项

药名	每天剂量(g)	间歇疗法(g/d)	主要不良反应	注意事项
异烟肼 (H,INH)	0.3 空腹顿服	0.6~0.8 2~3 次/周	周围神经炎、偶有肝功能损害、精神异常、皮疹、发热	避免与抗酸药同服,注意消化道反应,肢体远端感觉及精神状态,定期查肝功能
利福平 (R,REP)	0.45~0.6 空腹顿服	0.6~0.9 2~3 次/周	肝、肾功能损害、胃肠不适、腹泻	体液及分泌物呈橘黄色,监测肝脏毒性及变态反应,会加速口服避孕药、茶碱等药物的排泄,降低药效
链霉素 (S,SM)	0.75~1.0 一次肌内注射	0.75~1.0 2 次/周	听神经损害,眩晕、听力减退、口唇麻木、发热、肝功能损害、痛风	进行听力检查,了解有无平衡失调及听力改变,了解尿常规及肾功能变化
吡嗪酰胺 (Z,PZA)	1.5~2.0 顿服	2~3 2~3 次/周	可引起发热、黄疸、肝功能损害、痛风	警惕肝脏毒性,注意关节疼痛、皮疹反应,定期监测 ALT 及血清尿酸,避免日光过度照射
乙胺丁醇 (E,EMB)	0.75~1.0 顿服	1.5~2.0 3 次/周	视神经炎	检查视觉灵敏度和颜色的鉴别力
对氨基水杨酸钠 (P,PAS)	8~12 分 3 次饭后服	10~12 3 次/周	胃肠道反应,变态反应,肝功能损害	定期查肝功能,监测不良反应的症状和体征

3.化疗方法

两阶段化疗法。开始 1~3 个月为强化阶段,联合应用 2 种或 2 种以上的抗生素,迅速控制病情,至痰菌检查阴性或病灶吸收好转后,维持治疗或称巩固期治疗,疗程为 9~15 个月。

(1)间歇疗法:有规律用药,每周 2~3 次,由于用药后结核菌生长受抑制,当致病菌重新生长繁殖时再度高剂量用药,使病菌最终被消灭。此法与每天给药效果相同,其优点在于可减少用药的次数,节约经费,减少药物毒性作用。一般主张在巩固期采用。

(2)顿服:即一次性将全天药物剂量全部服用,使血药浓度维持相对高峰,效果优于分次口服。

4.化疗方案

应根据病情轻重、痰菌检查和细菌耐药情况,结合药源供应和个人经济条件等,选择化疗方案。分长程和短程化疗。

(1)长程化疗为联合应用异烟肼、链霉素及对氨基水杨酸钠,疗程为 12~18 个月。常用方案为 2HSP/10HP、2HSE/16H₃E₃,即前 2 个月为强化阶段,后 10 个月为巩固阶段,H_3E_3 表示间歇用药,每周 3 次。其中英文字母为各种药物外文缩写,数字为用药疗程"月",下标数字代表每周用药的次数。

(2)短程化疗总疗程为 6~9 个月,联合应用 2 个或 2 个以上的杀菌剂。常用方案有 2SHR/4HR、2HRZ/4HR、2HRZ/4H₃R₃ 等,短程化疗与标准化疗相比,患者容易接受和执行,因而已在全球推广。

（二）对症治疗

1.毒性症状

轻度结核毒性症状会在有效治疗1～3周消退,重症者可酌情加用肾上腺糖皮质激素对症治疗。

2.胸腔积液

胸腔积液过多引起呼吸困难者,可行胸腔穿刺抽液,每次抽液量不超过1 L,抽液速度不宜过快,操作中患者出现头晕、心悸、四肢发凉等胸膜反应时,应立即停止操作,让患者平卧,密切观察血压变化,必要时皮下注射肾上腺素,防止休克。

（三）手术治疗

肺结核以内科治疗为主,手术适用于合理化疗无效,多重耐药的厚壁空洞、大块干酪灶、支气管胸膜瘘和大咯血非手术治疗无效者。

六、护理评估

（一）健康史

患者既往健康状况,有无结核病史,了解患病及治疗经过,有无接受正规治疗,有无传染源接触史,有无接受卡介苗注射,有无长期使用激素或免疫抑制药,居住环境如何,日常活动与休息、饮食情况等。

（二）身体状况

测量生命体征,了解全身有无盗汗、乏力、午后低热及消瘦等中毒症状,有无咳嗽、咳痰、呼吸困难及咯血,咯血量的大小等。

（三）心理及社会因素

了解患者及家属对疾病的认知及态度,有无心理障碍,经济状况如何,家庭支持程度如何,需要何种干预。

（四）实验室及其他检查

痰培养结果,X线胸片及血常规检查是否异常。

七、护理诊断及合作性问题

（一）知识缺乏

缺乏疾病预防及化疗方面的知识。

（二）营养失调

低于机体需要量与长期低热消耗增多及摄入不足有关。

（三）活动无耐力

活动无耐力与长期低热、咳嗽,体重逐渐下降有关。

（四）社交孤立

社交孤立与呼吸道隔离沟通受限及健康状况改变有关。

八、护理目标

(1)加强相关知识宣教,提高患者及家属对疾病的认知、治疗依从性增加。

(2)患者体重增加,恢复基础水平,清蛋白、血红蛋白值在正常范围内。

(3)进行适当的户外活动,无气促疲乏感。

(4)能描述新的应对行为所带来的积极效果,能尽快恢复健康与人沟通和交流。

九、护理措施

(一)一般护理

室内保持良好的空气流通。肺结核活动期,有咯血、高热等重症者,应卧床休息,症状轻者适当增加户外活动,保证充足的睡眠,做到劳逸结合。盗汗者及时擦汗和更衣,避免受凉。

(二)饮食护理

供给高热量、高蛋白、高维生素、富含钙质饮食,促进机体康复。成人每天蛋白质为 1.5～2.0 g/kg,以优质蛋白为主。适量补充矿物质和水分,如铁、钾、钠和水分。注意饮食调配,患者不需忌口,食物应多样化,荤素搭配、色、香、味俱全,刺激患者食欲。患者在化疗期间尤其注意营养的补充。每周测量体重 1 次。

(三)用药护理

本病疗程长,短期化疗不少于 10 个月。应提供药物治疗知识,强调早期、联合、适量、规律、全程化疗的重要性,告知耐药产生与加重经济负担等不合理用药的后果,使患者理解规范治疗的重要意义,提高用药的依从性。督促患者按时按量用药,告知并密切观察药物疗效及药物不良反应,如有胃肠不适、眩晕、耳鸣、巩膜黄染等症状时,应及时与医师沟通,不可擅自停药。

(四)咯血的护理

患者大咯血出现窒息征象时,立即协助其取头低足高位,头偏一侧,快速清除气道和口咽部血块,及时解除呼吸道阻塞。必要时气管插管、气管切开或气管镜直视下吸出血凝块。

(五)消毒隔离

痰涂片阳性的肺结核患者住院治疗期间须进行呼吸道隔离,要求病室光线充足,通风良好,定时进行空气消毒。患者衣被要经常清洗,被褥、书籍在烈日下暴晒 6 小时以上。餐具要专用,经煮沸或消毒液浸泡消毒,剩下饭菜应煮沸后弃掉。注意个人卫生,打喷嚏时应用纸巾遮掩口鼻,纸巾焚烧处理;不要随地吐痰,痰液吐在有盖容器中,患者的排泄物、分泌物应消毒后排放。减少探视,避免患者与健康人频繁接触,探视者应戴口罩。患者外出应戴口罩,口罩要每天煮沸清洗。医护人员与患者接触可戴呼吸面罩、接触患者应穿隔离衣、戴手套。处置前、后应洗手。传染性消失应及时解除隔离措施。

(六)心理护理

结核病是慢性传染病,病程长,恢复慢,在工作、生活等方面对患者乃至整个家庭产生不良影响,患者情绪变化呈多样性,护士及家属应主动了解患者的心理状态,应给予良好的心理支持,督促患者按要求用药,告知不规则用药的后果,使患者树立战胜疾病的信心,安心休息,积极配合治疗。一般情况下,痰涂片阴性和经有效抗结核治疗 4 周以上,无传染性或仅有极低传染性者,鼓励患者回归家庭和社会,以消除隔离感。

十、护理评价

(1)患者治疗的依从性是否提高,能否自觉按时按量服药。

(2)营养状况如何,饮食摄入量是否充足,体重有无改变。

(3)日常活动耐受水平是否有改变。

（4）是否有孤独感，与周围环境的关系如何。

十一、健康教育

（1）加强疾病传播知识的宣教，普及新生儿接种卡介苗制度，疾病的高危人群应定期到医院体检或进行相应预防性处理。

（2）培养良好的卫生习惯，不随地吐痰和凌空打喷嚏，同桌共餐应使用公筷。

（3）注意营养，忌烟酒，避免疲劳，增强体质，预防呼吸道感染。

（4）处于传染活动期的患者，应进行隔离治疗。

（5）全程督导结核患者坚持化疗，避免复发，定期复查肝功能和胸片。

（王　娟）

第五章

消化内科护理

第一节 胃 痛

　　胃痛,又称胃脘痛,是由外感邪气、内伤情志、饮食劳倦、脏腑功能失调等导致气机郁滞,胃失所养,以胃脘部近心窝处疼痛为主要临床表现的病证。胃痛往往兼见胃脘部痞满、胀闷、嗳气、吐酸、纳呆、腹胀、胁胀等症,常反复发作,久治难愈,甚至可见吐血、黑便、呕吐、猝腹痛等。

　　西医学中的急、慢性胃炎,消化性溃疡,胃痉挛,胃癌,胃下垂,胃神经症及部分肝胆胰疾病见有胃脘部疼痛者,可参考本病证辨证施护。

一、病因病机

　　胃痛的发生与外邪犯胃、饮食伤胃、情志失调和脾胃虚弱等因素有关。

（一）外感

　　寒、热、湿诸邪,内客于胃,其中以寒邪为多见,致使寒凝气滞,胃失通降,而致胃脘作痛。

（二）饮食不节

　　暴饮暴食,或用伤胃药物,均可伐伤胃气,致使气机升降失调而作胃痛。恣食辛辣肥甘致中焦湿热蕴生,耗损胃阴,胃失濡养而疼痛。

（三）忧思恼怒

　　肝郁气滞,肝失疏泄,横犯脾胃,致肝胃不和或肝脾不和,胃失和降而成胃痛。

（四）素体脾胃虚弱,或劳倦太过

　　失血过多,或久病不愈,损伤脾胃,均可致脾阳不足,中焦虚寒,致使胃失温养而痛。

二、辨证施护

（一）寒邪客胃

1.症状

　　胃痛暴作,畏寒喜暖,得温则痛减,遇寒则痛剧,口不渴,喜热饮,舌淡,苔薄白,脉弦紧。

2.调护原则

　　散寒止痛。

3.调护措施

（1）用药护理：轻症可用局部温熨，较重者以良附丸加减。汤药宜热服。

（2）饮食护理：饮食宜清淡、温热、易消化为原则；可多热饮生姜红糖汤，或温黄酒1杯，顿服。日常可选用姜、葱、胡椒、芥末、大蒜作调料，可常用大枣胡椒汤、高良姜粥。忌食生冷和油腻之品。

（3）生活起居护理：慎起居，防外感；室温宜温暖，及时增添衣被。可用热水袋热敷上腹部，或用狗皮兜等保护胃部。胃脘痛急性发作时应卧床休息。

（4）病情观察：仔细观察患者疼痛的部位、性质、发作时间、伴发症状及诱发因素，如与饮食、情志、气候、环境的关系等。

（5）情志护理：注意保持患者心情舒畅，劝慰患者树立战胜疾病的信心，消除紧张和恐惧心理。

（6）适宜技术：针灸，针刺中脘、内关、胃俞、足三里穴，用泻法；或艾灸中脘、足三里等。推拿，按摩中脘、气海、梁门、天枢、足三里、胃俞穴。

（二）饮食停滞

1.症状

胃脘疼痛，脘腹胀满，嗳腐吞酸，或吐不消化食物，吐后痛减，或大便不爽，苔厚腻，脉滑。

2.调护原则

消食导滞。

3.调护措施

（1）用药护理：选用山楂丸或保和丸。为保持大便通畅，用番泻叶泡水代茶饮，或大黄粉3～5g冲服。

（2）饮食护理：控制饮食，痛剧时暂禁食，待疼痛缓解后，再进流质或半流质素食；宜食用宽中理气消食之品如山楂粥或萝卜、麦芽煎汤饮用；或用莱菔子10g，入粳米适量煮粥服用。禁忌肥甘厚味及辛辣食物，忌酒。

（3）生活起居护理：生活起居有规律，勿暴饮暴食。可试用探吐法以涌吐宿食。

（4）病情观察：仔细观察患者疼痛的部位、性质、发作时间、伴发症状及诱发因素，如与饮食、情志、气候、环境的关系等。观察呕吐物和大便的颜色、性状。

（5）情志护理：避免忧思焦虑情绪，保持心情舒畅。

（6）适宜技术：针灸，针刺中脘、内关、足三里、内庭、公孙穴，强刺激不留针，每天2次。推拿，按摩中脘、气海、梁门、天枢、足三里、胃俞穴，顺时针方向摩腹。

（三）肝气犯胃

1.症状

胃脘胀闷，攻撑作痛，脘痛连胁，嗳气频繁，大便不畅，喜长叹息，每因情志因素而痛作或痛甚，苔多薄白，脉沉弦。

2.调护原则

疏肝理气，和胃止痛。

3.调护措施

（1）用药护理：方用柴胡疏肝散加减，汤药宜温服。疼痛持续不减，可服沉香粉、延胡粉各1g，以理气止痛。

(2)饮食护理:宜清淡,多食萝卜、柑橘等行气解郁之品,忌食土豆、红薯、南瓜等壅阻气机的食品。

(3)生活起居护理:室内宜凉爽通风,环境宜清静。痛剧时卧床休息,缓解时适当参加活动,如太极拳、气功等。

(4)病情观察:仔细观察患者疼痛的部位、性质、发作时间、伴发症状及诱发因素,如与饮食、情志、气候、环境的关系等。观察患者的精神状态。

(5)情志护理:调摄精神,疏导情绪,怡情放怀,气机通畅。

(6)适宜技术:针灸,针刺中脘、内关、合谷、足三里、期门、太冲穴,用泻法。推拿,按摩中脘、气海、足三里、胃俞、期门、章门穴。

(四)肝胃郁热

1.症状

胃脘灼痛,痛势急迫,烦躁易怒,口苦口干,小便色黄,大便不畅,舌红,苔黄,脉弦或数。

2.调护原则

疏肝泄热和胃。

3.调护措施

(1)用药护理:方用化肝煎加减以疏肝泄热和胃,胃痛甚时,可服玄胡粉、黄连粉各 1 g,温水送服。

(2)饮食护理:少食多餐,宜食疏肝泄热之品,如绿豆汤、荷叶粥、菊花晶等;晨起饮温盐水一杯以清胃泄热,也可用苦瓜青果炖猪肚或加味栀子粥。忌辛辣烟酒、烤熏甜腻之食物。

(3)生活起居护理:保持病室整洁、舒适凉爽,空气流通,适当做内养功等放松活动。

(4)病情观察:仔细观察患者疼痛的部位、性质、发作时间、伴发症状及诱发因素,如与饮食、情志、气候、环境的关系等。

(5)情志护理:避免不良精神刺激,保持心情愉快,积极配合治疗。

(6)适宜技术:针灸,针刺中脘、内关、合谷穴止痛。推拿,按摩中脘、内关、合谷穴。

(五)瘀血停滞

1.症状

胃脘疼痛,且多为刺痛,痛有定处而拒按,或见吐血、便黑,舌质紫黯,脉涩。

2.调护原则

活血化瘀。

3.调护措施

(1)用药护理:可选用失笑散和丹参饮加减以活血化瘀,痛如针刺时,可给服三七、元胡粉各1.5 g。有出血者,加服白及粉 1.5 g,温开水或藕汁调服。

(2)饮食护理:饮食宜细软,宜食行气活血之品,如山楂、果茶等;忌用粗糙、硬固、煎炸之品。

(3)生活起居护理:环境安静,注意保暖。卧床休养,避免过劳。

(4)病情观察:出现呕吐或黑便及时报告医师,配合处理。

(5)情志护理:安慰患者,消除紧张情绪,树立信心。

(6)适宜技术:针灸,针刺双侧足三里,留针 15 分钟。推拿,按摩中脘、气海、天枢、足三里、肝俞、脾俞、胃俞穴。

（六）脾胃虚寒

1.症状

胃痛隐隐,喜暖喜按,空腹痛甚,得食痛减,泛吐清水,神疲纳差,甚则手足不温,大便溏薄,舌淡苔白,脉虚弱或迟缓。

2.调护原则

温中健脾。

3.调护措施

(1)用药护理:方用黄芪建中汤加减以温中健脾,和胃止痛;汤药宜热服,服药后宜进热粥、热饮,以助药力。或以干姜、砂仁各 10 g,水煎服。

(2)饮食护理:饮食宜温热,可食用牛奶、鸡蛋、鸡、羊肉、大枣等温中健脾之品。可用吴茱萸粥:吴茱萸 3 g 研末,粳米 100 g 煮粥,等米熟放吴茱萸末,并加入生姜少许服食。忌生冷、寒凉之品。

(3)生活起居护理:病室宜向阳,室温偏高而温暖;注意避风寒,多着衣被,可用热水袋热敷上腹部。

(4)病情观察:观察患者面色、体温及精神状态。

(5)情志护理:安慰患者,消除紧张情绪,树立信心。

(6)适宜技术:针灸,针刺中脘、内关、足三里、脾俞、章门、胃俞穴,用补法;或艾灸中脘、内关、足三里等穴。推拿,按摩中脘、气海、天枢、足三里、脾俞、胃俞、命门穴;或用小茴香、食盐、葱白炒热后,布包熨痛处。

（七）胃阴亏虚

1.症状

胃痛隐隐,口燥咽干,五心烦热,大便干结,舌红、少津,脉细数。

2.调护原则

养阴益胃。

3.调护措施

(1)用药护理:一贯煎合芍药甘草汤加减以养阴益胃。或百合 30 g,元胡 15 g,水煎服。

(2)饮食护理:饮食宜清淡,可食用益胃生津之品,如梨、藕、荸荠、甘蔗、柚、菠萝、百合、杨梅、柿子、牛奶、甲鱼等。忌辛辣、煎炸食物及浓茶、咖啡等。多饮水或果汁,也可麦冬煎汤代茶饮。

(3)生活起居护理:病室宜向阴,保持凉爽湿润、整洁安静;卧床休息,减少活动;不宜用热敷或药熨等温热疗法。

(4)病情观察:仔细观察患者疼痛的部位、性质、发作时间、伴发症状及诱发因素,如与饮食、情志、气候、环境的关系等。

(5)情志护理:帮助患者消除紧张,恐惧等不良情绪的影响,使其保持乐观情绪。

(6)适宜技术:针灸,针刺中脘、内关、足三里、脾俞、胃俞穴,用补法。推拿,按摩中脘、气海、天枢、足三里、脾俞、胃俞。

三、健康教育

(1)进行疾病知识宣教,积极预防胃痛的发生。指导患者加强锻炼,增强体质,避免劳累。

(2)养成良好的饮食习惯,注意饮食卫生,忌暴饮暴食,勿过冷或过热,少食油腻生冷之物,戒烟酒。

（3）指导患者保持情绪稳定，避免忧思恼怒等不良情绪诱发和加重疼痛。

（4）查明引起胃痛的原因，积极治疗原发病证。若反复发作，迁延不愈，应定期做有关检查，以及时了解病情的发展变化。

（贾　斌）

第二节　痢　疾

一、概述

痢疾是以腹痛，里急后重，大便次数增多，痢下赤白脓血为主症的病证。是夏秋季常见的肠道传染病。病因有外感时疫邪毒和内伤饮食两方面。细菌性痢疾、阿米巴痢疾以及溃疡性结肠炎、放射性结肠炎、细菌性食物中毒等出现类似本节所述症状者，可参照本病护理。

二、辨证论治

（一）湿热痢

腹痛，里急后重，下痢赤白脓血，赤多白少或纯下赤冻，肛门灼热，小便短赤，或发热恶寒，头痛身楚，口渴发热。舌红苔黄腻，脉滑数。治以清热解毒，调气行血。

（二）疫毒痢

起病急骤，壮热，恶呕便频，痢下鲜紫脓血，腹痛剧烈，口渴，头痛，后重感特著，甚者神昏惊厥。舌红绛苔黄燥，脉滑数或微欲绝。治以清热凉血解毒。

（三）寒湿痢

腹痛拘急，痢下赤白黏冻，白多赤少，里急后重，脘闷，口淡，饮食乏味，头身困重。舌淡苔白腻，脉濡缓。治以温中燥湿，调气和血。

（四）阴虚痢

下痢赤白，日久不愈，或下鲜血，脐下灼痛，虚坐努责，食少，心烦，口干口渴。舌红绛少津少苔，脉细数。治以养阴清肠化湿。

（五）虚寒痢

下痢稀薄，带有白冻，甚则滑脱不禁，腹部隐痛，排便不爽，喜按喜温，久痢不愈，食少神疲，四肢不温。舌淡苔白滑，脉沉细而弱。治以温补脾肾，收涩固脱。

（六）休息痢

下痢时发时止，常因饮食不当、受凉、劳累而发，发时便频，夹有赤白黏冻，腹胀食少，倦怠嗜卧。舌淡苔腻，脉濡软虚数。治以温中清肠，调气化滞。

三、病情观察要点

（一）腹痛、里急后重

观察发作的时间、性质、部位、程度、与体位的关系、缓解的方法及伴随症状。

（1）新病年少，形体壮实，腹痛拒按，里急后重便后减轻者多为实证；久病年长，形体虚弱，腹痛绵绵，痛而喜按，里急后重便后不减或虚坐努责者为虚证。

（2）湿热痢腹痛阵作；疫毒痢腹痛剧烈；寒湿痢腹部胀痛；阴虚痢为脐腹灼痛，或虚坐努责；虚寒痢常为腹部隐痛，腹痛绵绵。

（二）肛门灼痛

肛门灼痛与湿热下注、肛周炎症、分泌物刺激有关。

（三）大便次数及性状改变

注意观察大便与腹痛的关系，大便的次数、性质、量、气味、颜色、有无脓血黏冻。

（1）痢下白冻或白多赤少者，多为湿重于热，邪在气分，其病清浅；若纯白冻清稀者，为寒湿伤于气分；白而滑脱者属虚寒。

（2）痢下赤冻，或赤多白少，多为热重于湿，热伤血分，其病较深；若痢下纯鲜血者，为热毒炽盛，迫血妄行。

（3）痢下赤白相杂，多为湿热夹滞。

（4）痢下色黄而深，其气臭秽者为热；色黄而浅，不甚臭秽者为寒。

（5）痢下紫黑色、黯褐色者为血瘀；痢下色紫黯而便质清稀为阳虚。

（6）痢下焦黑，浓厚臭秽者为火。

（7）痢下五色相杂为湿热疫毒。

（四）发热

观察发热程度及伴随症状。

（1）湿热痢若兼有表证则恶寒发热，头痛身楚，热盛灼津则口渴。

（2）疫毒痢热因毒发，故壮热。热盛伤津则口渴，热扰心神则烦躁，热扰于上则头痛。热入营分，高热神昏谵语者，为热毒内闭。

四、症状护理要点

（一）腹痛、里急后重

（1）腹痛时，可指压内关或合谷等穴位。

（2）疫毒痢者，腹痛剧烈，痢下次多，应暂禁食，遵医嘱静脉补液或按揉天枢、气海、关元、大肠俞等穴。

（3）寒湿痢者，腹部冷痛，注意保暖，给予热敷，或用白芥子、生姜各 10 g 共捣烂成膏敷脐部。

（4）虚寒痢者，腹痛绵绵，注意四肢保暖，可给予艾灸天枢、神阙等穴，或食用生姜、生蒜，以温中散寒。

（5）患者里急后重时，嘱患者排便不宜过度用力或久蹲，以免脱肛。

（二）肛门灼痛

（1）保持肛周皮肤清洁，便后用软纸擦肛门并且用温水清洗，如肛门周围有糜烂溃破，可遵医嘱外涂油膏治疗。

（2）肛门灼热、水肿时，可遵医嘱予中药熏洗。

（3）有脱肛者，清洁后用消毒纱布涂上红油膏或黄连软膏轻轻还纳。

（三）发热

（1）正确记录体温、脉搏呼吸、汗出情况。

（2）保持皮肤清洁，汗出后用毛巾擦拭，并及时更换湿衣被，保持床铺清洁干燥。

（3）协助高热患者做好口腔护理，饭前饭后用银花甘草液、氯已定、生理盐水等漱口，口唇干裂可涂保湿唇膏或油剂。

（4）保证足够液体量，鼓励患者多饮温开水、淡糖盐水，可用麦冬、清竹叶、灯心草等泡水代茶饮或遵医嘱静脉补液。

（5）高热无汗时，可遵医嘱行物理降温或给予中西药退热，或给予背部刮痧以辅助治疗。观察退热情况，防止抽搐、神昏等险证。

五、饮食护理要点

饮食以清淡、细软、少渣、易消化的流质或半流质为主，鼓励患者多饮温开水或淡盐水，每天总液量为 3 000 mL 左右。不宜饮用牛奶，忌食生冷、辛辣、油腻、硬固、煎炸之品，忌豆类、薯类等产气食品。

（一）湿热痢

宜食清热解毒之品，如铁苋菜、地锦草、马齿苋、西瓜、苹果等。

食疗方：蒜泥马齿苋、薏米粥、陈茗粥（陈茶叶、大米）。

（二）疫毒痢

宜食清热凉血解毒之品，如鲜芦根煎汤代茶饮，痢下次多，应暂禁食。

食疗方：鲫鱼汤。

（三）寒湿痢

宜食温中燥湿，调气和血之品，如粳米、鲈鱼、大枣等。

食疗方：薏米莲子粥、大蒜炖肚条、肉桂粥。

（四）阴虚痢

宜食养阴清肠化湿之品，如黑木耳、茯苓、枸杞子、桑椹、龙眼肉、薏苡仁、莲子及大枣等。

食疗方：绿茶蜜饮、绿豆汤、石榴皮煮粥（石榴皮、粳米）。

（五）虚寒痢

宜食温补脾肾，收涩固脱之品，如山药、莲子、胡桃肉、白扁豆、薏苡仁、生姜、生蒜等。

食疗方：姜汤、桃花粥、豆蔻粥（肉豆蔻、生姜、粳米）。

（六）休息痢

宜食温中清肠，调气化滞之品，如粳米、南瓜、香菇、黄花菜等。

食疗方：参枣米饭、山药饼。

六、中药使用护理要点

（一）口服中药

口服中药时，应与西药间隔 30 分钟左右。

1.中药汤剂

宜饭前服用。若有恶心，服用前可以在舌上滴少许生姜汁。

2.香连浓缩丸（片）

不宜与阿托品、咖啡因等同用，否则会增加生物碱的毒性；忌油腻、生冷之品，禁烟、酒。

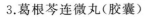

3.葛根芩连微丸(胶囊)

泄泻腹部凉痛者忌服。

4.芩连片

泄泻腹部凉痛者忌服。不宜与乳酶生、双歧杆菌三联活菌胶囊同服。

（二）中药注射剂

中药注射剂应单独使用，与西药注射剂合用时须前后用生理盐水做间隔液。

穿心莲注射剂：不宜与氟罗沙星、左氧氟沙星、乳酸环丙沙星、妥布霉素、红霉素、阿米卡星、维生素 B_6 等同用。

（三）外用中药

观察局部皮肤有无不良反应。

1.保留灌肠

给药前排空二便，取右侧卧位，臀部抬高 10 cm，液面距肛门不超过 30 cm，肛管插入 15 cm 左右，药液温度 39～41 ℃，量 50～100 mL，徐徐灌入，灌完后取平卧位，再取左侧卧位，保留 60 mm 以上，保留至次晨疗效更佳。

2.中药贴敷

神阙穴，1 次/天，每次贴敷 3～4 小时。注意观察局部皮肤有无发红、瘙痒，或水疱等症状，并及时通知医师。告知患者切忌搔抓，以防止感染。

七、健康宣教

（一）用药

慢性患者应坚持治疗，在医师指导下合理用药。

（二）饮食

不宜过食生冷，不吃变质食物。在痢疾流行季节可以适量食用生蒜瓣，或用马齿苋、绿豆煎汤饮用以预防感染。

（三）运动

宜卧床静养，不可过度活动。指导久病体虚的患者循序渐进地锻炼身体，增强抗病能力和促进康复。

（四）生活起居

注意个人卫生，养成饭前、便后洗手习惯，预防疾病发生和传播。加强水饮食卫生管理，避免外出用餐，防止病从口入。久病初愈，正气虚弱，注意生活起居有节，劳逸结合。

（五）情志

开展多种形式的文娱活动，以丰富生活内容，怡情悦志。

（六）定期复诊

遵医嘱定期复诊，若出现大便次数及性状的改变、腹痛、里急后重等症状时，应及时就医。

（贾　斌）

第 六 章

心血管内科护理

第一节 心 绞 痛

一、稳定型心绞痛

稳定型心绞痛是在冠状动脉狭窄的基础上,冠状动脉供血不足引起的心肌急剧的、暂时的缺血缺氧综合征。临床特点为阵发性胸骨后或心前区压榨性疼痛,常发生于劳力性心肌负荷增加时,持续数分钟,休息或用硝酸酯制剂后消失,其临床表现在1～3个月内相对稳定。

（一）病因与发病机制

最常见的病因为冠状动脉粥样硬化。其他病因最常见为重度主动脉瓣狭窄或关闭不全,肥厚型心肌病、先天性冠状动脉畸形等亦可是本病病因。

心肌能量的产生依赖大量的氧气供应。心肌对氧的依赖性最强,耗氧量为 $9\ mL/(min \cdot 100\ g)$,高居人体其他器官之首。生理条件下,心肌细胞从冠状动脉血中摄取氧的能力也最强,可摄取血氧含量的65％～75％,接近于最大摄取量,因此,当心肌需氧量增加时,心肌细胞很难再从血液中摄取更多的氧,而只能依靠增加冠状动脉血流储备来满足心肌需氧量的增加。正常情况下,冠状循环储备能力很强,如剧烈体力活动时,冠状动脉扩张可使其血流量增加到静息时的6～7倍,即使在缺氧状态下,也能使血流量增加4～5倍。然而在病理条件下(如冠状动脉狭窄),冠状循环储备能力下降,冠状动脉供血与心肌需血之间就会发生矛盾,即冠状动脉血流量不能满足心肌的代谢需要,此时就会引起心肌缺血缺氧,诱发心绞痛。

动脉粥样硬化斑块导致冠状动脉狭窄,冠状动脉扩张性减弱,血流量减少。当冠状动脉管腔狭窄＜50％时,心肌血供基本不受影响,即血液供应尚能满足心肌平时的需要,则无心肌缺血症状,各种心脏负荷试验也无阳性表现。然而当至少一支主要冠状动脉管腔狭窄＞75％时,静息时尚可代偿,但当心脏负荷突然增加(如劳累、激动、左心衰竭等)时,则心肌氧耗量增加,而病变的冠状动脉不能充分扩张以供应足够的血液和氧气,即可引起心绞痛发作。此种心肌缺血为"需氧增加性心肌缺血",而且粥样硬化斑块稳定,冠状动脉对心肌的供血量相对比较恒定。这是大多数稳定型心绞痛的发病机制。

疼痛产生的原因:直接原因可能是在缺血缺氧的情况下,心肌内积聚过多的代谢产物如乳酸、丙酮酸、磷酸等酸性物质或类激肽多肽类物质,刺激心脏内自主神经的传入纤维末梢,经胸

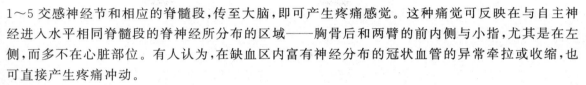

1～5交感神经节和相应的脊髓段,传至大脑,即可产生疼痛感觉。这种痛觉可反映在与自主神经进入水平相同脊髓段的脊神经所分布的区域——胸骨后和两臂的前内侧与小指,尤其是在左侧,而多不在心脏部位。有人认为,在缺血区内富有神经分布的冠状血管的异常牵拉或收缩,也可直接产生疼痛冲动。

(二)病理生理和病理解剖

患者在心绞痛发作之前,常有血压升高、心率增快、肺动脉压和肺毛细血管压升高的变化,反映心脏和肺的顺应性降低。发作时可有左心室收缩力和收缩速度降低、射血速度减慢、左心室收缩压下降、心搏量和心排血量降低、左心室舒张末期压和血容量增加等左心室收缩和舒张功能障碍的病理生理变化。左心室壁可呈收缩不协调或部分心室壁有收缩减弱的现象。

粥样硬化可累及冠状动脉任何一支,其中以左前降支受累最为多见,病变也最为严重,其次是右冠状动脉、左回旋支和左主干。血管近端的病变较远端为重,主支病变较分支为重。粥样硬化斑块多分部在分支血管开口处,且常为偏心性,呈新月形。

冠状动脉造影显示,稳定型心绞痛患者中,有1支、2支或3支冠状动脉腔径减少>70%者各占25%左右,左主干狭窄占5%～10%,无明显狭窄者约占15%;而在不稳定型心绞痛患者中,单支血管病变约占10%,2支血管病变占20%,3支血管病变占40%,左主干病变约占20%,无明显血管梗阻者占10%,而且病变常呈高度狭窄、偏心性狭窄、表面毛糙或充盈缺损等。冠状动脉造影未发现异常的心绞痛患者,可能是因为冠状动脉痉挛、冠状动脉内血栓自发性溶解、微循环灌注障碍或造影检查时未识别,也可能与血红蛋白与氧的离解异常、交感神经过度活动、儿茶酚胺分泌过多或心肌代谢异常等有关。

(三)临床表现

1.症状

心绞痛以发作性胸痛为主要临床表现,疼痛的特点为以下几点。

(1)部位:典型心绞痛的部位是在胸骨体上中段之后或左前胸,范围有手掌大小甚至横贯前胸,界限不很清楚;可以放射到颈部、咽部、颌部、上腹部、肩背部、左臂及左手指,也可以放射至其他部位。非典型者可以表现在胸部以外的其他部位如上腹部、咽部、颈部等。疼痛每次发作的部位往往是相似的。

(2)性质:常呈紧缩感、绞榨感、压迫感、烧灼感、胸闷或窒息感、沉重感,有的只表现为胸部不适、乏力或气短,主观感觉个体差异较大,但一般不会是针刺样疼痛。疼痛发作时,患者往往被迫停止原来的活动,直至症状缓解。

(3)持续时间:疼痛呈阵发性发作,持续数分钟,一般不会超过10分钟,也不会转瞬即逝或持续数小时。疼痛可数天或数周发作一次,亦可1天内发作多次。

(4)诱因:疼痛常由体力劳动(如快步行走、爬坡等)或情绪激动(如愤怒、焦急、过度兴奋等)所诱发,饱食、寒冷、吸烟、贫血、心动过速和休克等亦可诱发。疼痛多发生于劳力或激动当时而不在其之后。典型的心绞痛常在相似的条件下发生,但有时同样的劳力只在早晨而不在下午引起心绞痛,可能与晨间疼痛阈值较低有关。

(5)缓解方式:一般停止诱发活动后疼痛即可缓解,舌下含硝酸甘油也能在2～5分钟内(很少超过5分钟)使之缓解。

2.体征

体检常无明显异常。心绞痛发作时可有心率增快、血压升高、焦虑、出汗等;有时可闻及第四心音、第三心音或奔马律,心尖部收缩期杂音(系乳头肌缺血性功能失调引起二尖瓣关闭不全所致),第二心音逆分裂;偶闻双肺底湿啰音。

3.分级

参照加拿大心血管学会(CCS)分级标准,将稳定型心绞痛严重程度分为4级。

Ⅰ级:一般体力活动如行走和上楼等不引起心绞痛,但紧张、剧烈或持续用力可引起心绞痛发作。

Ⅱ级:日常体力活动稍受限制,快步行走或上楼、登高、饭后行走或上楼、寒冷或风中行走、情绪激动等可发作心绞痛,或仅在睡醒后数小时内发作,在正常情况下以一般速度平地步行200 m以上或登一层以上的楼梯受限。

Ⅲ级:日常体力活动明显受限,在正常情况下以一般速度平地步行100～200 m或登一层楼梯时可发作心绞痛。

Ⅳ级:轻微活动或休息时即可出现心绞痛症状。

(四)辅助检查

1.实验室检查

基本检查包括空腹血糖(必要时查糖耐量试验)、血脂和血红蛋白等;胸痛较明显者需查心肌坏死标志物;冠状动脉造影前还需查尿常规、肝肾功能、电解质、肝炎相关抗原、人类免疫缺陷病毒(HIV)及梅毒血清试验等;必要时检查甲状腺功能。

2.心电图检查

(1)静息心电图:约半数心绞痛患者的心电图在正常范围。可有陈旧性心肌梗死或非特异性ST-T改变,有时出现房室或束支传导阻滞或室性、房性期前收缩等心律失常。不常见的隐匿性的心电图表现为U波倒置。与既往心电图进行比较,可提高心电图的诊断准确率。

(2)心绞痛发作时心电图:95%的患者于心绞痛时出现暂时的缺血性ST段移位。因心内膜下心肌更容易发生缺血,故常见反映心内膜下心肌缺血的导联ST段压低>0.1 mV,发作缓解后恢复;有时出现T波倒置。平时有T波持续倒置者,心绞痛发作时可变为直立(称为"假性正常化")。T波改变反映心肌缺血的特异性不如ST段,但与平时心电图比较则有助于诊断。

(3)心电图负荷试验:运动负荷试验最为常用,运动可增加心脏负荷以激发心肌缺血。运动方式主要有分级踏板或蹬车。

(4)心电图连续监测:常用方法是让患者佩带慢速转动的记录装置,以两个双极胸导联(现可同步12导联)连续记录并自动分析24小时心电图(动态心电图),然后在显示屏上快速回放并进行人机对话选段记录,最后打印综合报告。动态心电图可发现ST-T改变和各种心律失常,出现时间可与患者的活动情况和症状相对照。胸痛发作时心电图显示缺血性ST-T改变有助于心绞痛的诊断。

3.超声心动图

超声心动图可以观察心腔大小、心脏结构、室壁厚度和心肌功能状态,根据室壁运动异常,可判断心肌缺血和陈旧性梗死区域。稳定型心绞痛患者的静息超声心动图大都无异常表现,负荷超声心动图有助于识别心肌缺血的范围和程度。

4.血管内超声和冠状动脉内多普勒血流描记

血管内超声是近年来应用于临床的一种高分辨率检查手段,可作为冠状动脉造影更进一步的确诊手段。

5.多层螺旋 X 线计算机断层显像

多层螺旋 X 线计算机断层显像可进行冠状动脉三维重建,能较好应用于冠心病的诊断。

(五)内科治疗

1.一般治疗

心绞痛发作时立刻休息,症状一般在停止活动后即可消除。平时应尽量避免各种诱发因素如过度体力活动、情绪激动、饱餐、便秘等。调节饮食,特别是进食不宜过饱,避免油腻饮食,忌烟酒。调整日常生活与工作量;减轻精神负担;治疗高血压、糖尿病、贫血、甲状腺功能亢进等相关疾病。

2.硝酸酯类药物

该类药物可扩张冠状动脉、降低血流阻力、增加冠状循环血流量;同时能扩张周围血管,减少静脉回流,降低心室容量、心腔内压力、心排血量和血压,降低心脏前后负荷和心肌需氧量,从而缓解心绞痛。患有青光眼、颅内压增高、低血压者不宜应用本类药物。

硝酸甘油:心绞痛发作时应用,0.3~0.6 mg 舌下含化,可迅速被唾液溶解而吸收,1~2 分钟开始起效,作用持续约 30 分钟。对约 92％的患者有效,其中 76％在 3 分钟内见效。

3.β 受体阻滞剂(美托洛尔)

阻断拟交感胺类的刺激作用,减慢心率、降低血压,减弱心肌收缩力和降低心肌氧耗量,从而缓解心绞痛发作。

4.钙通道阻滞剂(盐酸地尔硫䓬片、硝苯地平)

本类药物能抑制 Ca^{2+} 进入细胞和心肌细胞兴奋-收缩耦联中 Ca^{2+} 的作用,因而可抑制心肌收缩,减少心肌氧耗;扩张冠状动脉,解除冠状动脉痉挛,改善心肌供血。

5.抗血小板药物

若无特殊禁忌,所有患者均应服用阿司匹林。

6.调脂药物

调脂药物在治疗冠状动脉粥样硬化中起重要作用,他汀类制剂可使动脉粥样硬化斑块消退,并可改善血管内皮细胞功能。

7.代谢类药物

曲美他嗪通过调节心肌能源底物,抑制脂肪酸氧化,促进葡萄糖氧化,优化心肌能量代谢,能改善心肌缺血及左心室功能,缓解心绞痛,而不影响血流动力学。

8.中医中药治疗

目前以"活血化瘀"法(常用丹参、红花、川芎、蒲黄、郁金、丹参滴丸或脑心通等)"芳香温通"法(常用苏合香丸、苏冰滴丸、宽胸丸或保心丸等)以及"祛痰通络"法(如通心络)最为常用。此外,针刺或穴位按摩治疗也可能有一定疗效。

二、不稳定型心绞痛

不稳定型心绞痛是指稳定型劳力性心绞痛以外的缺血性胸痛,包括初发型劳力性心绞痛、恶化型劳力性心绞痛以及各型自发性心绞痛。不稳定型心绞痛通常认为是介于稳定型心绞痛与急性心肌梗死之间的一种临床状态。

(一)病因与发病机制

与稳定型劳力性心绞痛的差别在于当冠状动脉粥样硬化斑块不稳定时,易发生斑块破裂或出血、血小板聚集或血栓形成或冠状动脉痉挛致冠状动脉内张力增加,均可使心肌的血氧供应突然减少,心肌代谢产物清除障碍,引起心绞痛发作。此种心肌缺血为"供氧减少性心肌缺血",是引起大多数不稳定型心绞痛的原因。虽然这种心绞痛也可因劳力负荷增加而诱发,但劳力终止后胸痛并不能缓解。

(二)临床表现

1.症状

不稳定型心绞痛的胸痛部位和性质与稳定型心绞痛相似,但通常程度更重,持续时间较长,患者偶尔从睡眠中痛醒。以下线索有助于不稳定型心绞痛的诊断。

(1)诱发心绞痛的体力活动阈值突然或持久地降低。

(2)心绞痛发生的频率、严重程度和持续时间增加或延长。

(3)出现静息性或夜间性心绞痛。

(4)胸痛放射至附近或新的部位。

(5)发作时伴有新的相关特征,如出汗、恶心、呕吐、心悸或呼吸困难等。

(6)原来能使疼痛缓解的方式只能暂时或不完全性地使疼痛缓解。

2.体征

体征可有一过性第三心音或第四心音,重症者可有肺部啰音或原有啰音增加、心动过缓或心动过速,或因二尖瓣反流引起的收缩期杂音。若疼痛发作期间发生急性充血性心力衰竭和低血压提示预后较差。

3.分级

依据心绞痛严重程度将不稳定型心绞痛分为 3 级。

Ⅰ级:初发性、严重性或加剧性心绞痛,指心绞痛发生在就诊前 2 个月内,无静息时疼痛,每天发作3 次或以上,或稳定型心绞痛的心绞痛发作更频繁或更严重,持续时间更长,或诱发体力活动的阈值降低。

Ⅱ级:静息型亚急性心绞痛,指就诊前 1 个月内发生过 1 次或多次静息型心绞痛,但近 48 小时内无发作。

Ⅲ级:静息型急性心绞痛,指在 48 小时内有 1 次或多次静息型心绞痛发作。

(三)内科治疗

不稳定型心绞痛是严重的、具有潜在危险性的疾病,随时可能发展为急性心肌梗死,因此应引起高度重视。对疼痛发作频繁或持续不缓解以及高危患者应立即住院治疗。

1.一般治疗

(1)急性期宜卧床休息,消除心理负担,保持环境安静,必要时给予小剂量镇静剂和抗焦虑药物。

(2)有呼吸困难、发绀者应给氧吸入,维持血氧饱和度达到 90% 以上。

(3)积极诊治可能引起心肌耗氧量增加的疾病,如感染、发热、急性胃肠道功能紊乱、甲状腺功能亢进、贫血、心律失常和原有心力衰竭的加重等。

(4)必要时应重复检测心肌坏死标志物,以排除急性心肌梗死。

2.硝酸酯类制剂

在发病最初 24 小时的治疗中,静脉内应用硝酸甘油有利于较恒定地控制心肌缺血发作;对已用硝酸酯药物和β受体阻滞剂等作为标准治疗的患者,静脉应用硝酸甘油能减少心绞痛的发

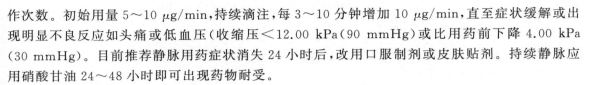

作次数。初始用量 5～10 μg/min，持续滴注，每 3～10 分钟增加 10 μg/min，直至症状缓解或出现明显不良反应如头痛或低血压（收缩压＜12.00 kPa（90 mmHg）或比用药前下降 4.00 kPa（30 mmHg）。目前推荐静脉用药症状消失 24 小时后，改用口服制剂或皮肤贴剂。持续静脉应用硝酸甘油 24～48 小时即可出现药物耐受。

3.β 受体阻滞剂

可用于所有无禁忌证的不稳定型心绞痛患者，并应及早开始应用，口服剂量要个体化，使患者安静时心率 50～70 次/分钟。

4.钙通道阻滞剂

钙通道阻滞剂能有效地减轻心绞痛症状，尤其用于治疗变异型心绞痛疗效最好。

5.抗凝制剂（肝素和低分子肝素）

静脉注射肝素治疗不稳定型心绞痛是有效的，推荐剂量为先给予肝素 80 U/kg 静脉注射，然后以 18 U/(kg·h) 的速度静脉滴注维持，治疗过程中需注意开始用药或调整剂量后 6 小时测定部分激活凝血酶时间（APTT），并调整用量，使 APTT 控制在 45～70 秒。低分子肝素与普通肝素相比，可以只根据体重调节皮下用量，而不需要实验室监测；疗效肯定，使用方便。

6.抗血小板制剂

（1）阿司匹林类制剂：阻断血小板聚集，防止血栓形成，抑制血管痉挛。阿司匹林可降低不稳定型心绞痛患者的病死率和急性心肌梗死的发生率，除了短期效应外，长期服用也是有益的。用量为每天 75～325 mg。小剂量阿司匹林的胃肠道不良反应并不常见，对该药过敏、活动性消化性溃疡、局部出血和出血体质者则不宜应用。

（2）二磷酸腺苷（ADP）受体拮抗剂：氯吡格雷是新一代血小板 ADP 受体抑制剂，可抑制血小板内 Ca^{2+} 活性，抑制血小板之间纤维蛋白原桥的形成，防止血小板聚集，作用强于阿司匹林，既可单用于阿司匹林不能耐受者，也可与阿司匹林联合应用。常用剂量为每天 75 mg，必要时先给予负荷量 300 mg，2 小时后达有效血药浓度。本药不良反应小，作用快，不需要复查血象。

7.血管紧张素转换酶（ACE）抑制剂

冠心病患者均能从 ACE 抑制剂治疗中获益，合并糖尿病、心力衰竭或左心室收缩功能不全的高危患者应该使用 ACE 抑制剂。临床常用制剂有卡托普利、依那普利。

8.调脂制剂

他汀类药物能有效降低胆固醇和低密度脂蛋白胆固醇（LDL-C），并因此降低心血管事件；同时他汀类还有延缓斑块进展、稳定斑块和抗炎等有益作用。常用他汀制剂有洛伐他汀、辛伐他汀。在应用他汀类药物时，应严密监测转氨酶及肌酸激酶等生化指标，及时发现药物可能引起的肝脏损害和疾病。

三、心绞痛的护理

（一）一般护理

1.休息与活动

保持适当的体力活动，以不引起心绞痛为度，一般不需卧床休息。但心绞痛发作时立即停止活动，卧床休息，协助患者取舒适体位；不稳定型心绞痛者，应卧床休息。缓解期可逐渐增加活动量，应尽量避免各种诱发因素如过度体力活动、情绪激动、饱餐等，冬天注意保暖。

2.饮食

饮食原则为低盐、低脂、低胆固醇、高维生素、易消化饮食。宣传饮食保健的重要性,进食不宜过饱,保持大便通畅、戒烟酒、肥胖者控制体重。

(二)对症护理及病情观察护理

1.缓解疼痛

心绞痛发作时指导患者停止活动,卧床休息;立即舌下含服硝酸甘油,必要时静脉滴注;吸氧;疼痛严重者给予哌替啶 50～100 mg 肌内注射;护士观察胸痛的部位、性质、程度、持续时间,严密监测血压、心率、心律、脉搏及心电图变化并嘱患者避免引起心绞痛的诱发因素。

2.防止发生急性心肌梗死

指导患者避免心肌梗死的诱发因素,观察心肌梗死的先兆,如心绞痛发作频繁且加重、休息及含服硝酸甘油不能缓解及有无心律失常等。

3.积极去除危险因素

治疗高血压、高血脂、糖尿病等与冠心病有关的疾病。定期复查心电图、血糖、血脂。

(三)用药观察与护理

注意药物疗效及不良反应。心绞痛发作给予硝酸甘油舌下含服后 1～2 分钟起作用,若服药后 3～5 分钟仍不缓解,可再服 1 片。不良反应有头晕、头胀痛、头部跳动感、面红、心悸等,偶有血压下降,因此第 1 次用药患者宜平卧片刻,必要时吸氧。对于心绞痛发作频繁或含服硝酸甘油效果差的患者应警惕心肌梗死的发生,遵医嘱静脉滴注硝酸甘油,监测血压及心率变化及心电图的变化。静脉滴注硝酸酯类掌握好用药浓度和输液速度,并嘱患者及家属切不可擅自行调节滴速,以免造成低血压。部分患者用药后可出现面部潮红、头部胀痛、头昏、心动过速、心悸等不适,应告诉患者是由于药物导致血管扩张造成的,以解除其顾虑。第一次用药时,患者宜平卧片刻。β 受体阻滞剂有减慢心率的不良反应,二度或以上房室传导阻滞者不宜应用。

(四)心理护理

心绞痛发作时患者常感到焦虑,而焦虑能增强交感神经兴奋性,增加心肌需氧量,加重心绞痛,因此心绞痛发作时专人守护消除紧张、焦虑、恐惧情绪,避免各种诱发因素;指导患者正确使用心绞痛发作期及预防心绞痛的药物;若心绞痛发作较以往频繁、程度加重、用硝酸甘油无效,应立即来医院就诊,警惕急性心肌梗死发生。

(五)出院指导

(1)合理安排休息与活动,活动应循序渐进,以不引起心绞痛为原则。避免重体力劳动、精神过度紧张的工作或过度劳累。

(2)指导患者遵医嘱正确用药,学会观察药物的作用和不良反应。

(3)教会心绞痛时的自救护理:立即就地休息,含服随身携带的硝酸甘油,可重复应用;若心绞痛频繁发作或持续不缓解及时到医院就诊。

(4)防止心绞痛再发作应避免各种诱发因素如过度体力活动、情绪激动、饱餐、便秘等,并积极减少危险因素如戒烟,选择低盐、低脂低胆固醇、高维生素、易消化饮食,维持理想体重;治疗高血压、高血脂、糖尿病等与冠心病有关的疾病。

(彭　菊)

第二节 心 肌 梗 死

心肌梗死包括急性心肌梗死和陈旧性心肌梗死,主要是指心肌的缺血性坏死。其中,急性心肌梗死(AMI)是指在冠状动脉病变的基础上,发生冠状动脉血供急剧的减少或中断,使相应的心肌发生严重、持久的急性缺血而导致的心肌坏死,属冠心病的严重类型。

一、病因与发病机制

基本病因主要是冠状动脉粥样硬化造成一支或多支冠状动脉狭窄,导致心肌血供不足,且侧支循环未充分建立。在此基础上,一旦发生粥样斑块破裂等突发情况,就会造成冠状动脉阻塞,使心肌血供急剧减少或中断,若急性缺血严重而持久达1小时以上,即可发生心肌坏死。大量研究证明,绝大多数心肌梗死的发生,是由不稳定粥样斑块的破溃、出血和管腔内血栓形成所致冠状动脉闭塞;少数是由于粥样斑块内或其下出血,或血管持续痉挛;偶为冠状动脉栓塞、炎症或先天性畸形,或主动脉夹层累及冠状动脉开口等造成。

促使粥样斑块破裂出血及血栓形成的诱因有以下几点。

(1)日间6时至12时交感神经活动增加,机体应激反应性增强,心肌收缩力增强,心率和血压升高,冠状动脉张力增加,易致冠状动脉痉挛。

(2)在饱餐特别是进食大量脂肪后,血脂增高,血黏稠度增高,易致血流缓慢,血小板聚集。

(3)重体力活动、情绪过分激动、血压急剧上升或用力大便时,致左心室负荷突然明显加重。

(4)休克、脱水、出血、外科手术或严重心律失常,导致心排血量和冠状动脉灌流量骤减。

(5)夜间睡眠时迷走神经张力增高,冠状动脉容易发生痉挛。

(6)介入治疗或外科手术操作时损伤冠状动脉。

心肌梗死可发生在频发心绞痛的患者,也可发生于原无症状者。心肌梗死后继发的严重心律失常、休克或心力衰竭,均可使冠状动脉灌流量进一步降低,心肌坏死范围扩大。

二、病理生理和病理解剖

(一)左心室功能障碍

冠状动脉发生向前血流中断,阻塞部位以下的心肌丧失收缩能力,无法完成收缩功能,并可依次出现4种异常收缩形式:①运动同步失调,即相邻心肌节段收缩时相不一致。②收缩减弱,即心肌缩短幅度减小。③无收缩,即心肌不运动。④反常收缩,即矛盾运动,表现为梗死区心肌于收缩期膨出。

残余正常心肌在早期出现代偿性收缩增强,但多因矛盾运动而为无效做功。梗死发生后2周内,梗死区的过度运动减弱,收缩功能可有某种程度的恢复(尤其是梗死部位有再灌注使心肌顿抑减轻时)。如果心肌缺血损伤的范围太大,左心室泵功能受到严重损害,则心搏量、心排血量、血压和等容收缩期峰值降低,收缩末期容积增加。在梗死后的数周时间里,左心室舒张末期容积增加,舒张压开始下降而趋于正常。

（二）心室重构

心肌梗死发生后,左心室腔大小、形态和厚度发生改变,这些改变称为心室重构。重构是左心室扩张和残余非梗死心肌肥厚等因素的综合结果,重构过程反过来影响左心室功能及患者的预后。除了梗死范围以外,影响左心室扩张的重要因素还有左心室负荷状态和梗死相关动脉的通畅程度。左心室压力升高可导致室壁张力增加和梗死扩展,而通畅的梗死区相关动脉可加快瘢痕形成和梗死区组织的修复,减少梗死扩展和心室扩大。

1.梗死扩展

梗死扩展指梗死心肌节段随后发生的面积扩大,而梗死心肌量不增加。导致梗死扩展的原因有:①心肌束之间的滑动,致使单位容积内心肌细胞减少。②正常心肌细胞碎裂。③坏死区内组织丧失。梗死扩展的特征为梗死区不成比例的变薄和扩张,形成牢固的纤维化瘢痕。梗死扩展的程度与梗死前室壁厚度有关,即原有的心肌肥大可防止或减轻心室壁变薄。心尖部是心室最薄的部位,也是最容易受到梗死扩展损伤的区域。

2.心室扩大

心室存活部分的扩大也与重构有重要关联。心室重构在梗死发生后立即开始,并持续数月甚至数年。在大面积梗死的情况下,为维持心搏量,有功能的心肌增加了额外负荷,可发生代偿性肥厚,但最终也会受损,导致心室的进一步扩张和心脏整体功能的障碍,最后发生心力衰竭。心室扩大还可造成心肌除极和复极异常,易导致致命性心律失常。心室扩大的程度与心肌梗死范围、梗死相关动脉开放迟早以及心室非梗死区局部肾素-血管紧张素系统的激活程度有关。

（三）心肌梗死形成过程

几乎所有的心肌梗死都是在冠状动脉粥样硬化的基础上发生血栓形成所致。在冠状动脉闭塞后20～30分钟,其所供血心肌即有少量坏死;1～2小时后绝大部分心肌呈凝固性坏死,心肌间质充血、水肿,伴大量炎性细胞浸润。之后,坏死的心肌纤维逐渐溶解,形成肌溶灶,并逐渐形成肉芽组织;坏死组织1～2周后开始吸收,并逐渐纤维化,并于6～8周形成瘢痕愈合,称为陈旧性或愈合性心肌梗死。瘢痕大者可逐渐向外膨出形成室壁瘤。病变可波及心包产生反应性心包炎,也可波及心内膜形成附壁血栓。在心腔压力的作用下,坏死的心壁还可发生破裂。心肌梗死灶分为3型。

1.透壁性心肌梗死

此型最常见,心肌坏死累及心室壁的全层或接近全层,病灶较大,直径在2.5 cm以上,常见于冠状动脉完全闭塞者,心电图上有ST段抬高并大都出现异常Q波,因此又叫"Q波性心肌梗死"或"ST段抬高性心肌梗死"。

2.非透壁性心肌梗死

此型的心肌坏死累及心内膜下和(或)中层心肌,但没有波及整个心室壁到外膜,梗死灶分布常较广泛,严重者可累及左心室壁4个面的心内膜下心肌,常见于冠状动脉严重狭窄但未完全闭塞者,心电图表现为ST段压低,一般无异常Q波,又称"非Q波心肌梗死"或"心内膜下心肌梗死"。

3.灶性心肌梗死

心肌梗死范围较小,呈灶性分布于心室壁内,心电图无ST段抬高和异常Q波,临床常易漏诊而为尸检发现,血肌钙蛋白的测定有助于微型心肌梗死的判断。

三、临床表现

急性心肌梗死的临床表现与梗死的范围、部位和侧支循环形成等密切相关。

(一)先兆

半数以上患者在发病前数天有乏力、胸部不适以及活动时心悸、气急、烦躁、心绞痛等前驱症状,其中以新发心绞痛(初发型心绞痛)或原有心绞痛加重(恶化型心绞痛)最为突出;心绞痛发作较以往频繁、剧烈、持续时间长、硝酸甘油疗效差、诱发因素不明显;心电图示 ST 段一过性明显抬高(变异性心绞痛)或压低,T 波倒置或增高(假性正常化)。此时应警惕近期内发生心肌梗死的可能。发现先兆,及时住院处理,可使部分患者避免发生心肌梗死。

(二)症状

1.疼痛

疼痛是最先出现的症状,多发生于清晨,疼痛发生的部位和性质常类似于心绞痛,但多无明显诱因,且常发生于静息或睡眠时,疼痛程度较重,范围较广,持续时间较长(可达数小时或数天),休息和含硝酸甘油多不能缓解。患者常烦躁不安、出汗、恐惧或有濒死感。少数患者(多为糖尿病或老年患者)无疼痛,或一开始即表现为休克或急性心力衰竭。部分患者疼痛位于上腹部,易被误认为胃穿孔或急性胰腺炎等急腹症;部分患者疼痛放射至下颌、颈部或背部上方,易被误认为牙痛或骨关节痛。另有少数患者在整个急性病程中无任何明显症状,而被以后体检或尸检发现曾患过心肌梗死。

2.全身症状

全身症状主要有发热、心动过速、白细胞计数增高和血沉增快等,系由坏死物质吸收所致。发热一般于疼痛发生后 24~48 小时出现,程度与梗死范围常呈正相关,体温一般在 38 ℃左右,很少超过39 ℃,持续 1 周左右。

3.胃肠道症状

约 1/3 的患者在疼痛剧烈时伴有频繁的恶心、呕吐和上腹胀痛,与迷走神经受坏死心肌刺激和心排血量降低致组织灌注不足等有关;肠胀气亦不少见,重症者可发生呃逆(以下壁心肌梗死多见)。

4.心律失常

心律失常见于 75%~95%的患者,多发生于起病 1~2 周内,而以 24 小时内最为多见,可伴乏力、头晕、晕厥等症状。心律失常以室性心律失常最多见,尤其是室性期前收缩。若室性期前收缩呈频发(>5 次/分钟)、成对、成串(连发≥3 个)、多源性出现或落在前一心搏的易损期(R 在 T 上)时,常为心室颤动的先兆。房室传导阻滞和束支传导阻滞也较多见,多见于下壁心肌梗死。室上性心律失常则较少,多发生在心力衰竭患者中。前壁心肌梗死易发生室性心律失常,若前壁心肌梗死并发房室传导阻滞或右束支传导阻滞,表明梗死范围广泛,病情严重。

5.低血压和休克

疼痛时血压下降常见,未必是休克,但如疼痛缓解后收缩压仍低于 10.67 kPa(80 mmHg),且伴有烦躁不安、面色苍白、皮肤湿冷、脉细而快、大汗淋漓、尿量减少(<20 mL/h)、神志迟钝甚至昏厥者,则为休克表现。休克多在起病后数小时至 1 周内发生,见于约 20%的急性心肌梗死患者。休克主要是由心肌广泛(40%以上)坏死、心排血量急剧下降所致,也与神经反射引起的周围血管扩张或血容量不足等因素有关。休克一般持续数小时至数天,可反复出现,严重者可在数

小时内致死。

6.心力衰竭

心力衰竭主要是急性左心衰竭,可在起病最初几天内发生或在疼痛、休克好转阶段出现,系梗死后心脏舒缩力明显减弱或收缩不协调所致,发生率为 32%～48%。表现为呼吸困难、咳嗽、发绀、烦躁等,严重者可发生肺水肿,随后出现颈静脉怒张、肝大、水肿等右心衰竭表现。右心室梗死者可一开始即出现右心衰竭表现,伴血压下降。

(三)体征

1.心脏体征

心脏浊音界可有轻至中度增大,心率多增快,少数也可减慢,心尖处和胸骨左缘之间扪及迟缓的收缩期膨出,是由心室壁反常运动所致,可持续几天至几周;心尖区有时可扪及额外的收缩期前的向外冲动,伴有听诊时的第四心音(即房性或收缩期前奔马律),系左心室顺应性减弱使左心室舒张末期压力升高所致。第一、二心音多减弱,可出现第四心音(房性)奔马律,少数有第三心音(室性)奔马律。占 10%～20% 的患者在发病第 2～3 小时出现心包摩擦音,系反应性纤维蛋白性心包炎所致。乳头肌功能障碍或断裂引起二尖瓣关闭不全时,心尖区可出现粗糙的收缩期杂音或伴收缩中晚期喀喇音。发生室间隔穿孔者,胸骨左下缘出现响亮的收缩期杂音,常伴震颤。右心室梗死较重者可出现颈静脉怒张,深吸气时更为明显。

2.血压

除发病极早期可出现一过性血压升高外,几乎所有患者在病程中都会有血压降低。起病前有高血压者,血压可降至正常;起病前无高血压者,血压可降至正常以下,且可能不再恢复到发病前的水平。

3.其他

另外可有与心律失常、休克或心力衰竭有关的其他体征。

四、辅助检查

(一)心电图检查

心电图常有进行性改变,对急性心肌梗死的诊断、定位、定范围、估计病情演变和预后都有帮助。

1.特征性改变

(1)急性 ST 段抬高性心肌梗死(STEMI):在面向梗死区的导联上出现下列特征性改变。①宽而深的 Q 波(病理性 Q 波)。②ST 段呈弓背向上型抬高。③T 波倒置,往往宽而深,两肢对称。在背向心肌梗死区的导联上则出现相反的改变,即 R 波增高、ST 段压低和 T 波直立并增高。

(2)急性非 ST 段抬高性心肌梗死(NSTEMI):①不出现病理性 Q 波。②ST 段压低≥0.1 mV,但 aVR(有时还有 V_1)导联 ST 段抬高。③对称性 T 波倒置。

2.动态性改变

(1)STEMI。①超急性期改变:起病数小时内,可无异常,或出现异常高大、两肢不对称的 T 波。②急性期改变:数小时后,ST 段明显抬高呈弓背向上,与直立的 T 波相连形成单向曲线;数小时到 2 天内出现病理性 Q 波,同时 R 波降低,Q 波在 3～4 天内稳定不变,以后 70%～80% 者永久存在。③亚急性期改变:如未进行治疗干预,ST 段抬高持续数天至 2 周左右并逐渐回到基

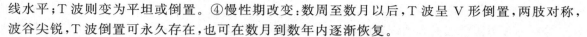

线水平;T 波则变为平坦或倒置。④慢性期改变:数周至数月以后,T 波呈 V 形倒置,两肢对称,波谷尖锐,T 波倒置可永久存在,也可在数月到数年内逐渐恢复。

(2)NSTEMI:ST 段普遍压低(除 aVR 或 V₁ 导联外)或轻度抬高,继而 T 波倒置,但始终不出现Q 波,但相应导联的 R 波电压进行性降低。ST-T 改变可持续数天、数周或数月。

3.定位和定范围

STEMI 的定位和定范围可根据出现特征性改变的心电图导联数来判断(表 6-1)。

表 6-1　急性 ST 段抬高性心肌梗死的心电图定位诊断

导联	前间壁	前壁	前侧壁	广泛前壁	下壁①	高侧壁②	正后壁③
V₁	+	+		+			-
V₂	+	+		+			-
V₃	+	+		+			
V₄		+		+			
V₅		±	+	+			
V₆		±	+	±			
V₇			+				+
V₈							+
V₉							±
aVR							
aVL			+	±	-	+	
aVF			…	…	+	-	
I			+	±		+	
II			…	…	+	-	
III			…	…	+	-	

注:①即膈面。右心室心肌梗死不易从心电图得到诊断,但 CR4 或 V4R 导联的 ST 段抬高,可作为下壁心肌梗死扩展到右心室的诊断参考指标。②在 V₅、V₆、V₇ 导联高 1~2 肋处可能有正面改变。③在 V₁、V₂、V₃ 导联 R 波增高。同理,在前侧壁梗死时,V₇、V₈ 导联的 R 波也增高。"+"为正面改变,表示典型 ST 段上抬、Q 波及 T 波变化;"-"为反面改变,表示与上述相反的变化;"±"为可能有正面改变;"…"为可能有反面改变

(二)超声心动图

超声心动图可以根据室壁运动异常判断心肌缺血和梗死区域,并可将负荷状态下室壁运动异常分为运动减弱、运动消失、矛盾运动及室壁瘤。该技术有助于除外主动脉夹层,评估心脏整体和局部功能、乳头肌功能和室间隔穿孔的发生等。

(三)放射性核素检查

1.放射性核素扫描

利用坏死心肌细胞中的钙离子能结合放射性锝(Tc)焦磷酸盐或坏死心肌细胞的肌凝蛋白可与其特异性抗体结合的特点,静脉注射^{99m}Tc-焦磷酸盐或^{111}In-抗肌凝蛋白单克隆抗体进行"热点"扫描或照相;或利用坏死心肌血供断绝和瘢痕组织中无血管以致^{201}Tl(铊)或^{99m}Tc-MIBI 不能进入细胞的特点,静脉注射这些放射性核素进行"冷点"扫描或照相,均可显示心肌梗死的部位和范围。前者主要用于急性期,后者主要用于慢性期。

2.放射性核素心腔造影

静脉内注射焦磷酸亚锡被细胞吸附后,再注射^{99m}Tc即可使红细胞或清蛋白被标记上放射性核素,得到心腔内血池显影,可显示室壁局部运动障碍和室壁瘤,测定左心室射血分数,判断心室功能。

3.正电子发射计算机断层扫描

利用发射正电子的核素示踪剂如^{18}F、^{11}C、^{12}N等进行心肌显像,既可判断心肌血流灌注,也可了解心肌的代谢情况,准确评估心肌的存活状态。

(四)实验室检查

针对急性心肌梗死可做如下实验室检查。

1.一般实验室检查

起病24~48小时后,白细胞计数可增至$(10~20)×10^9$/L,中性粒细胞数增多至75%~90%,嗜酸性粒细胞数减少或消失;血沉加快;C反应蛋白(CRP)增高。这些炎症反应可持续1~3周。起病数小时至2天血中游离脂肪酸增高,明显增高者易发生严重室性心律失常。血糖可应激性增高,糖耐量可下降,2~3周后恢复。

2.血心肌坏死标志物增高

(1)肌红蛋白:起病后2小时内升高,12小时内达高峰,24~48小时内恢复正常。

(2)肌钙蛋白I(cTnI)或T(cTnT):均于起病3~4小时后升高,其中cTnI于11~24小时达高峰,7~10天降至正常;cTnT于24~48小时达高峰,10~14天降至正常。

(3)肌酸激酶同工酶(CK-MB):起病后4小时内增高,16~24小时达高峰,3~4天恢复正常。

对心肌坏死标志物的测定应进行综合评价,如肌红蛋白在急性心肌梗死后出现最早,也十分敏感,但特异性不强;cTnT和cTnI出现稍延迟,敏感性强,特异性高,在症状出现后6小时内测定为阴性者,则6小时后应再复查,其缺点是持续时间可长达10~14天,对在此期间出现胸痛者,不利于判断是否为出现新的梗死;CK-MB虽不如cTn敏感,但对急性心肌梗死早期(起病<4小时)诊断有较重要价值,其增高程度能较准确地反映梗死范围,其高峰出现时间是否提前有助于判断溶栓治疗是否成功。

以往沿用多年的急性心肌梗死心肌酶谱测定,包括肌酸激酶(CK)、天门冬氨酸氨基转移酶(AST)和乳酸脱氢酶(LDH),其特异性及敏感性均远不如上述心肌坏死标志物高,但仍有一定的参考价值。三者在急性心肌梗死发病后6~10小时开始升高,分别于12小时、24小时和2~3天内达高峰,并分别于3~4天、3~6天和1~2周内回降至正常。

五、治疗

急性心肌梗死是临床最急危重症之一,"时间就是心肌,心肌就是生命"。因此必须争分夺秒地进行抢救和治疗。

(一)内科治疗

强调及早发现,及早住院,并加强住院前的就地处理。

治疗原则:尽快恢复心肌血液再灌注,挽救濒死心肌,防止梗死范围扩大,缩小心肌缺血范围,保护和维持心脏功能;及时处理严重心律失常、泵衰竭和各种并发症,防止猝死,使患者不但能渡过急性期,且康复后还能保存尽可能多的有功能心肌。

1.监护和一般治疗

(1)休息:急性期宜卧床休息,保持环境安静,减少探视,防止不良刺激,解除焦虑,以减轻心脏负担。

(2)吸氧:吸氧特别用于休克或泵衰竭患者,对一般患者也有利于防止心律失常、改善心肌缺血和缓解疼痛。通常在发病早期给予持续鼻导管或面罩吸氧 2～3 天,氧流量为 3～5 L/min。病情严重者根据氧分压处理。

(3)监测:在冠心病监护室对患者心电、血压和呼吸进行监测,同时观察其神志、出入量和末梢循环,对严重泵衰竭者还需监测肺毛细血管压和静脉压。除颤仪应随时处于备用状态。

2.解除疼痛

选用下列药物尽快解除疼痛。

(1)哌替啶 50～100 mg 肌内注射,必要时 1～2 小时后再注射一次,以后每 4～6 小时可重复应用;吗啡 5～10 mg 稀释后静脉注射,每次 2～3 mL。注意对呼吸功能的抑制。

(2)疼痛较轻者,可用可待因或罂粟碱 0.03～0.06 g 肌内注射或口服,或再试用硝酸甘油 0.3～0.6 mg 或硝酸异山梨酯 5～10 mg 舌下含化或静脉滴注,注意可引起心率增快和血压下降。

3.心肌再灌注治疗

起病后应尽早并最迟在 12 小时内实施心肌再灌注治疗(如到达医院后 30 分钟内开始溶栓或 90 分钟内开始介入治疗),可使闭塞的冠状动脉再通,心肌得到再灌注,濒临坏死的心肌可能得以存活或使坏死范围缩小,可防止或减轻梗死后心肌重塑,改善患者预后,是一种积极的治疗措施。

(1)溶栓疗法:即通过溶解血管中的新鲜血栓而使血管再通,具有简便、经济、易操作等优点,早期应用可改善症状,降低病死率。对无条件施行或估计不能及时(接诊后 90 分钟之内)实施急症介入治疗的急性 STEMI 患者,应在接诊后 30 分钟内行溶栓治疗。

适应证:①发病 12 小时以内,心电图至少两个相邻导联 ST 段抬高(胸导联≥0.2 mV,肢导联≥0.1 mV),或新出现或推测新出现的左束支传导阻滞,患者年龄＜75 岁。②发病 12 小时以内且 12 导联心电图符合正后壁的 STEMI 患者。③急性 STEMI 发病时间已超过 12 小时但在 24 小时之内者,若仍有进行性缺血性胸痛或广泛 ST 段抬高,仍应给予溶栓治疗。④对年龄＞75 岁但 ST 段明显性抬高的急性心肌梗死患者,经慎重权衡利弊后仍可考虑溶栓治疗,但用药剂量宜减少。

绝对禁忌证:①出血性脑卒中史,或 3 个月(不包括 3 小时)内有缺血性脑卒中者。②脑血管结构异常(如动静脉畸形)患者。③颅内恶性肿瘤(原发或转移)患者。④可疑主动脉夹层患者。⑤活动性出血或出血体质者(月经者除外)。⑥3 个月内有严重头面部闭合性创伤患者。

相对禁忌证:①慢性、严重高血压病史血压控制不良,或目前血压≥24.00/14.67 kPa (180/110 mmHg)者。②3 个月之前有缺血性脑卒中、痴呆或已知的其他颅内病变者。③3 周内有创伤或大手术史,或较长时间(＞10 分钟)的心肺复苏史者。④近 2～4 周有内脏出血者。⑤有不能压迫的血管穿刺处。⑥妊娠。⑦活动性消化性溃疡。⑧目前正在使用治疗剂量的抗凝药或已知有出血倾向者。⑨5 天前用过链激酶或对该药有过敏史而计划再使用该药者。

溶栓药物的应用:纤维蛋白溶酶激活剂可激活血栓中纤维蛋白溶酶原,使其转变为纤维蛋白溶酶而溶解冠状动脉内血栓。国内常用的溶栓药物有以下几种。①尿激酶(UK):150 万～

200万U(或2.2万U/kg)溶于100 mL注射盐水中,于30~60分钟内静脉滴入。溶栓结束后继续用普通肝素或低分子肝素3~5天。②链激酶(SK)或重组链激酶(rSK):150万U在30~60分钟内静脉滴入,注意可出现寒战、发热等变态反应。③重组组织型纤维蛋白溶酶原激活剂(rt-PA):阿替普酶,全量100 mg在90分钟内静脉给予,具体用法:先于2分钟内静脉注射15 mg,继而在30分钟内静脉滴注50 mg,之后于60分钟内再滴注35 mg;国内有报道半量给药法也能奏效,即总量50 mg,先静脉注射8 mg,再将剩余的42 mg于90分钟内静脉滴入。瑞替普酶,10 MU于2分钟以上静脉注射,30分钟后重复上述剂量。注意用rt-PA前先静脉注射负荷剂量普通肝素60 U/kg,随后静脉注射12 U/kg,调整APTT在50~70秒,连用3~5天。

溶栓再通直接判断指标:即根据冠状动脉造影显示的血流情况,采用TIMI分级标准,将冠状动脉血流分为4级。①TIMI 0级:梗死相关血管完全闭塞,远端无造影剂通过;②TIMT 1级:少量造影剂通过冠状动脉闭塞处,但远端血管不显影;③TIMI 2级:梗死相关血管完全显影,但与正常血管相比血流缓慢;④TIMI 3级:梗死相关血管完全显影,且血流正常。

溶栓再通间接判断指标:即临床判断标准。具备下列2项或以上者视为再通(但②和③组合除外):①心电图抬高的ST段于用药开始后2小时内回降>50%。②胸痛于用药开始后2小时内基本消失。③用药开始后2小时内出现再灌注性心律失常,如各种快速、缓慢性心律失常,最常见为一过性非阵发性室性心动过速。④血清CK-MB酶峰值提前至12~14小时内出现,cTn峰值提前至12小时内。

(2)紧急主动脉-冠状动脉旁路移植术。

4.消除心律失常

心律失常必须及时消除,以免演变为严重心律失常甚至猝死。

(1)室性心律失常。频发室性期前收缩或室性心动过速,立即用以下药物。①利多卡因:50~100 mg稀释后静脉注射,每5~10分钟重复一次,直至期前收缩消失或用药总量达300 mg,继以1~3 mg/min维持静脉滴注。稳定后可用美西律维持口服。②胺碘酮:首剂75~150 mg(负荷量≤5 mg/kg)生理盐水20 mL稀释,10分钟内静脉注射,有效后继以0.5~1 mg/min维持静脉滴注,总量<1 200 mg/d,必要时2~3天后改为口服,负荷量600~800 mg/d,7天后改为维持量100~400 mg/d。③索他洛尔:首剂1~1.5 mg/kg葡萄糖20 mL稀释,15分钟内静脉注入,必要时重复1.5 mg/kg一次,后可改用口服,每天160~640 mg。

室性心动过速药物疗效不满意时,尤其是发生持续多形性室性心动过速或心室颤动时,应尽快采用同步或非同步直流电除颤或复律。

(2)缓慢性心律失常:对缓慢性窦性心律失常,可用阿托品0.5~1 mg反复肌内或静脉注射;若同时伴有低血压,可用异丙肾上腺素;药物无效或不良反应明显时可应用临时心脏起搏治疗。

对房室传导阻滞出现下列情况时,宜安置临时心脏起搏器:①二度Ⅱ型或三度房室传导阻滞伴QRS波增宽者。②二度或三度房室传导阻滞出现过心室停搏者。③三度房室传导阻滞心室率<50次/分钟,伴有明显低血压或心力衰竭药物治疗效果差者。④二度或三度房室传导阻滞合并频发室性心律失常或伴有血流动力学障碍者。

(3)室上性快速心律失常:可选用β受体阻滞剂、洋地黄类制剂(起病24小时后)、维拉帕米、胺碘酮等,药物治疗不能控制时,也可考虑用同步直流电转复。

5.控制休克

(1)补充血容量:估计有血容量不足,或中心静脉压和肺动脉楔压(PCWP)低者,用低分子右旋糖酐或 5%~10%葡萄糖静脉滴注,补液后如中心静脉压上升至 1.78 kPa(13.26 mmHg)以上或 PCWP＞2.40 kPa(18 mmHg)时,则应停止扩容。右心室梗死时,中心静脉压的升高未必是补充血容量的禁忌。

(2)应用升压药:若补充血容量后血压仍不升,且 PCWP 和心排血量正常时,提示周围血管张力不足,可用多巴胺起始剂量 4.32~7.2 mg/(kg·d)静脉滴注,或去甲肾上腺素 2~8 μg/min 静脉滴注,亦可选用多巴酚丁胺,起始剂量 4.32~14.4 mg/(kg·d)静脉滴注。

(3)应用血管扩张剂:若经上述处理血压仍不上升,且 PCWP 增高,心排血量低或周围血管明显收缩以致四肢厥冷并有发绀时,可用硝普钠静脉滴注,15 μg/min 开始,每 5 分钟逐渐增量,至 PCWP 降至 2.00~2.40 kPa(15~18 mmHg);或硝酸甘油 10~20 μg/min 开始,每 5~10 分钟增加 5~10 μg/min,直至左心室充盈压下降。

(4)其他治疗:措施包括纠正酸中毒、避免脑缺血、保护肾功能以及必要时应用洋地黄制剂等。为了降低心源性休克导致的死亡率,主张有条件的医院用主动脉内气囊反搏(IABP)治疗。

6.治疗心力衰竭

治疗心力衰竭主要是治疗急性左心衰竭,以应用吗啡(或哌替啶)和利尿剂为主,亦可选用血管扩张剂减轻左心室负荷,或用多巴酚丁胺 240 mg/(kg·d)静脉滴注,或用短效血管紧张素转换酶抑制剂。由于最早期出现的心力衰竭主要是坏死心肌间质充血和水肿引起的顺应性下降所致,而左心室舒张末期容量尚不增大,因此在梗死发生后 24 小时内应尽量避免使用洋地黄制剂。右心室梗死患者慎用利尿剂。

7.其他治疗

下列治疗方法可能有助于挽救濒死心肌,防止梗死扩大,缩小缺血范围,加快愈合,但有些治疗方法尚未完全成熟或疗效尚存争议,因此可根据患者具体情况选用。

(1)血管紧张素转换酶抑制剂和血管紧张素 II 受体阻滞剂:若无禁忌证且收缩压＞13.33 kPa(100 mmHg)[或较前下降不超过 4.00 kPa(30 mmHg)]者,可在起病早期从低剂量开始应用血管紧张素转换酶抑制剂,有助于改善恢复期心肌重塑,降低心力衰竭发生率和病死率,尤其适用于前壁心肌梗死伴肺充血或 LVEF＜40%的患者。常用制剂有卡托普利起始6.25 mg,然后 12.5~25 mg,每天 2 次;依那普利 2.5 mg,每天 2 次;雷米普利 5~10 mg,每天1 次;福辛普利 10 mg,每天 1 次。不能耐受血管紧张素转换酶抑制剂者,可选用血管紧张素 II受体阻滞剂,如氯沙坦、缬沙坦或坎地沙坦等。

(2)抗凝和抗血小板治疗:在梗死范围较广、复发性梗死或有梗死先兆者可考虑应用。其药物治疗包括:①继续应用阿司匹林。②应用肝素或低分子量肝素,维持凝血时间在正常的两倍左右(试管法 20~30 分钟,APTT 法 60~80 秒,ACT 法 300 秒左右)。③氯吡格雷 75 mg,每天1 次,维持应用,必要时先给予 300 mg 负荷量。④血小板糖蛋白 IIb/IIIa 受体阻滞剂:可选择用于血栓形成的高危患者尤其接受 PCI 的高危患者。有出血、出血倾向或出血既往史、严重肝肾功能不全、活动性消化溃疡、血压过高、新近手术而伤口未愈者,应慎用或禁用。

(3)调脂治疗:3-羟基-3-甲基戊二酰辅酶 A(HMG-CoA)还原酶抑制剂可以稳定粥样斑块,改善内皮细胞功能,建议及早应用。如辛伐他汀每天 20~40 mg,普伐他汀每天 10~40 mg,氟伐他汀每天 40~80 mg,阿托伐他汀每天 10~80 mg,或瑞舒伐他汀每天 5~20 mg。

(4)极化液:氯化钾 1.5 g、胰岛素 8~10 U 加入 10%葡萄糖液 500 mL 中静脉滴注,每天 1~2 次,7~14 天为一疗程。极化液可促进心肌摄取和代谢葡萄糖,使钾离子进入细胞内,恢复细胞

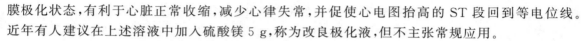

膜极化状态,有利于心脏正常收缩,减少心律失常,并促使心电图抬高的 ST 段回到等电位线。近年有人建议在上述溶液中加入硫酸镁 5 g,称为改良极化液,但不主张常规应用。

8.右心室梗死的处理

治疗措施与左心室梗死略有不同。右心室心肌梗死引起右心衰竭伴低血压而无左心衰竭表现时,宜扩张血容量治疗。在血流动力学监测下静脉补液,直到低血压得到纠治或肺毛细血管压达 2.00~2.40 kPa(15~18 mmHg);如输液 1~2 L 后低血压未能纠正,可用正性肌力药物如多巴酚丁胺。不宜用利尿药。伴有房室传导阻滞者可予以临时心脏起搏治疗。

9.急性非 ST 段抬高性心肌梗死的处理

无 ST 段抬高的急性心肌梗死住院期病死率较低,但再梗死率、心绞痛再发生率和远期病死率则较高。低危组患者(无并发症、血流动力稳定、不伴反复胸痛)以阿司匹林和肝素尤其是低分子量肝素治疗为主;中危组(伴持续或反复胸痛,心电图无变化或 ST 段压低 1 mV 左右)和高危组(并发心源性休克、肺水肿或持续低血压)患者则以介入治疗为首选。

10.并发症处理

并发栓塞时,用溶栓和(或)抗凝疗法。室壁瘤如影响心功能或引起严重心律失常,宜手术切除或同时做冠状动脉旁路移植手术。心脏破裂和乳头肌功能严重失调可考虑手术治疗,但手术死亡率高。心肌梗死后综合征可用糖皮质激素或阿司匹林、吲哚美辛等治疗。

11.恢复期的处理

如病情稳定,体力增进,可考虑出院。主张出院前做症状限制性运动负荷心电图、放射性核素和(或)超声显像检查,若显示心肌缺血或心功能较差,宜行冠状动脉造影检查,以决定是否进一步处理。提倡恢复期进行康复治疗,逐步进行适当的体育锻炼,有利于体力和工作能力的提高。如每天 1 次或每周至少 4 次进行≥30 分钟的运动(步行、慢跑、踏车或其他有氧运动),并辅以日常活动的增加(如工作间歇步行、园艺和家务等)。经 2~4 个月的体力活动锻炼后,酌情恢复部分或轻体力工作;部分患者可恢复全天工作,但应避免过重体力劳动或精神过度紧张。

(二)介入治疗

PCI 是目前公认的首选的最安全有效的恢复心肌再灌注的治疗手段,因此具备实施介入治疗条件的医院,应尽早对急性心肌梗死患者实施急症介入治疗。

1.直接 PCI

直接 PCI 即不行溶栓治疗,直接实施 PCI。适应证:①ST 段抬高或新出现左束支传导阻滞(影响 ST 段分析)的心肌梗死。②ST 段抬高性心肌梗死并发心源性休克。③适合再灌注治疗而有溶栓禁忌证。④非 ST 段抬高性心肌梗死,梗死相关动脉严重狭窄,血流<TIMI 2 级。

注意事项:①发病 12 小时以上一般不宜施行急症 PCI。②不宜对非梗死相关的动脉施行急症 PCI。③急症 PCI 要由有经验者实施,以避免延误治疗时机和出现不良后果。④对心源性休克者宜先行主动脉内气囊反搏治疗,并待血压稳定后再实施 PCI。

2.补救性 PCI

补救性 PCI 即溶栓治疗后闭塞冠状动脉未再通,再补行 PCI 治疗。溶栓治疗后仍有明显胸痛,抬高的 ST 段无明显降低者,应尽快进行冠状动脉造影,如显示 TIMI 血流 0~2 级,说明相关动脉未再通,宜立即施行 PCI。

3.溶栓治疗再通者的 PCI

溶栓治疗成功的患者,如无缺血复发表现,可在 7~10 天后行冠状动脉造影,如残留的狭窄

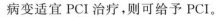

病变适宜 PCI 治疗,则可给予 PCI。

（三）外科治疗

急性心肌梗死的外科冠状动脉旁路移植手术主要用于:①介入治疗失败或溶栓治疗无效且有手术指征者。②冠状动脉造影显示高危病变(如左主干病变)者。③心肌梗死后合并室壁瘤、室间隔穿孔或乳头肌功能不全所致严重二尖瓣反流者。④非 Q 波性心肌梗死内科治疗效果不佳者。

六、护理

（一）一般护理

1.休息与活动

急性期宜卧床休息,保持环境安静,减少探视,防止不良刺激,解除焦虑,以减轻心脏负担。一般主张急性期卧床休息 12～24 小时,对有并发症者,可视病情适当延长卧床休息时间。若无再发心肌缺血、心力衰竭或严重心律失常等并发症,24 小时内应鼓励患者在床上行肢体活动,第 3 天可在病房内走动,第 4～5 天逐步增加活动,直至每天 3 次步行 100～150 m,以不感到疲劳为限,防止静脉血栓形成。

2.饮食

第 1 天应给予清淡流质饮食,随后半流质饮食,2～3 天后软食,选择低盐、低脂低胆固醇、高维生素、易消化饮食,少食多餐,不宜过饱。要给予必需的热量和营养。伴心功能不全者应适当限制钠盐。

3.常规使用缓泻剂

预防便秘,防止大便用力引起心脏缺血缺氧甚至猝死。

4.注意劳逸结合

当病程进入康复期后可适当进行康复锻炼,锻炼过程中应注意观察有否胸痛、呼吸困难、脉搏增快,甚至心律、血压及心电图的改变,一旦出现应停止活动,并及时就诊。

（二）对症护理及病情观察护理

（1）在冠心病监护室进行心电图、血压、呼吸、神志、出入量、末梢循环的监测,及时发现心律失常、休克、心力衰竭等并发症的早期症状。备好各种急救药品和设备。

（2）疼痛可加重心肌缺血缺氧,使梗死面积扩大,应及早采取有效的止疼措施,给予吸氧,静脉滴注硝酸甘油,严重者可选用吗啡等。

（3）对于有适应证的患者,应配合医师积极做好各项准备工作,进行溶栓疗法和急诊 PTCA,此举可以使闭塞的冠状动脉再通,心肌得到再灌注,是解除疼痛最根本的方法,近年来已在临床推广应用。

（4）积极治疗高血压、高脂血症、糖尿病等疾病。

（5）避免各种诱发因素,如紧张、劳累、情绪激动、便秘、感染等。

（6）并发症的观察及护理:①观察心律失常的发生,急性期患者持续心电监护,观察患者有无晕厥等表现,评估有无电解质紊乱的征象。②防止发生左心衰竭,严密观察患者有无咳嗽、咳痰及呼吸困难表现;避免一切可能加重心脏负担的因素,如饱餐、用力排便等;注意控制液体入量及速度。③休克的观察,监测生命体征及意识状况,如患者血压下降、表情淡漠、心率增快、四肢湿冷应及时通知医师并按休克处理。④观察心电图动态变化,注意室壁瘤的发生。⑤观察肢体活动情况,注意有无下肢静脉血栓的形成和栓塞表现。

（三）用药观察与护理

按医嘱服药,随身常备硝酸甘油等扩张冠状动脉的药物,并定期复查、随访。尿激酶等溶栓药主要的不良反应是引起组织或器官出血,使用前应详细询问患者有无出血病史、近期有无出血倾向或潜在的的出血危险。用药时应守护在患者身边,严格调节滴速,严密观察心电图情况,备除颤器于患者床旁,用药后注意观察溶栓效果及出血情况,及时配合医师处理。

（四）心理护理

在配合医师抢救患者的同时,做好患者及家属的解释安慰工作,关心体贴患者,重视其感受,并有针对性的进行疏导及帮助。保持环境安静,避免不良刺激加重患者心理负担,帮助患者树立战胜疾病的信心。

（五）出院指导

1.运动

患者应根据自身情况逐渐增加活动量,出院后 3 个月内恢复日常生活,选择适合自己的有规则的运动项目,避免剧烈运动,防止疲劳。

2.饮食

选择低盐、低脂低胆固醇、高维生素饮食,避免过饱,戒烟限酒,保持理想体重。

3.避免诱发因素

避免紧张、劳累、情绪激动、便秘、感染等。积极治疗高血压、高脂血症、糖尿病等疾病。

4.用药指导

坚持按医嘱服药,注意药物不良反应,定期复查。

（彭　菊）

第三节　原发性高血压

原发性高血压是以血压升高为主要临床表现但原因不明的综合征,通常简称为高血压。高血压是导致充血性心力衰竭、卒中、冠心病、肾衰竭、夹层动脉瘤的发病率和病死率升高的主要危险性因素之一,严重影响人们的健康和生活质量,是最常见的疾病,防治高血压非常必要。

一、血压分类和定义

目前,我国采用国际上统一的血压分类和标准,将 18 岁以上成人的血压按不同水平分类（表 6-2）,高血压定义为收缩压≥18.67 kPa(140 mmHg)和(或)舒张压≥12.00 kPa(90 mmHg),根据血压升高水平,又进一步将高血压分为 1、2、3 级。

表 6-2　血压的定义和分类（WHO/ISH,1999 年）

类别	收缩压（mmHg）		舒张压（mmHg）
理想血压	<120	和	<80
正常血压	<130	和	<85

续表

类别	收缩压(mmHg)		舒张压(mmHg)
正常高值	130～139	或	85～89
高血压			
1级(轻度)	140～159	或	90～99
亚组:临界高血压	140～149	或	90～94
2级(中毒)	160～179	或	100～109
3级(重度)	≥180	或	≥110
单纯收缩期高血压	≥140	和	<90
亚组:临界收缩期高血压	140～149	和	<90

注:当患者的收缩压和舒张压分属不同分类时,应当用较高的分类

二、病因

(一)遗传

高血压具有明显的家族性,父母均为高血压者其子女患高血压的概率明显高于父母均无高血压者的概率。约60%高血压患者可询问到有高血压家族史。

(二)饮食

膳食中钠盐摄入量与人群血压水平和高血压病患病率呈正相关。摄盐越多,血压水平和患病率越高,钾摄入量与血压呈负相关,限制钠补充钾可使高血压患者血压降低。钾的降压作用可能是通过促进排钠而减少细胞外液容量。有研究表明膳食中钙不足可使血压升高。大量研究显示高蛋白质摄入、饮食中饱和脂肪酸或饱和脂肪酸/不饱和脂肪酸比值较高、饮酒量过多都属于升压因素。

(三)精神

城市脑力劳动者高血压患病率超过体力劳动者,从事精神紧张度高的职业者发生高血压的可能性较大,长期生活在噪声环境中听力敏感性减退者患高血压也较多。高血压患者经休息后往往症状和血压可获得一定改善。

(四)肥胖

超重或肥胖是血压升高的重要危险因素。一般采用体重指数(BMI),即体重(kg)/身高(m)^2(以20～24为正常范围)。血压与BMI呈明显正相关。肥胖的类型与高血压发生关系密切,向心性肥胖者容易发生高血压,表现为腰围往往大于臀围。

(五)其他

服避孕药妇女容易出现血压升高。一般在终止服用避孕药后3～6个月血压常恢复正常。阻塞性睡眠呼吸暂停综合征(OSAS)是指睡眠期间反复发作性呼吸暂停。OSAS常伴有重度打鼾,患此病的患者常有高血压。

三、发病机制

原发性高血压的发病机制至今还没有一个完整统一的认识。目前认为高血压的发病机制集中在以下几个方面。

（一）交感神经系统活性亢进

已知反复的精神刺激与过度紧张可以引起高血压。长期处于应激状态如从事驾驶员、飞行员等职业者高血压患病率明显增高。当大脑皮质兴奋与抑制过程失调时，交感神经和副交感神经之间的平衡失调，交感神经兴奋性增加，其末梢释放去甲肾上腺素、肾上腺素、多巴胺、血管升压素等儿茶酚胺类物质增多，从而引起阻力小动脉收缩增强使血压升高。

（二）肾素-血管紧张素-醛固酮系统（RAAS）激活

肾小球旁细胞分泌的肾素，激活从肝脏产生的血管紧张素原转化为血管紧张素Ⅰ，然后再经肺循环中的血管紧张素转换酶（ACE）的作用转化为血管紧张素Ⅱ。血管紧张素Ⅱ作用于血管紧张素Ⅱ受体，有如下作用：①直接使小动脉平滑肌收缩，外周阻力增加。②刺激肾上腺皮质球状带，使醛固酮分泌增加，致使肾小管远端集合管的钠重吸收加强，导致水钠潴留。③交感神经冲动发放增加使去甲肾上腺素分泌增加。以上作用均可使血压升高。近年来发现血管壁、心脏、脑、肾脏及肾上腺中也有 RAAS 的各种组成成分。局部 RAAS 各成分对心脏、血管平滑肌的作用，可能在高血压发生和发展中有更大影响，占有十分重要的地位。

（三）其他

细胞膜离子转运异常可使血管收缩反应性增强和平滑肌细胞增生与肥大，血管阻力增高；肾脏潴留过量摄入的钠盐，使体液容量增大，机体为避免心排出量增高使组织过度灌注，全身阻力小动脉收缩增强，导致外周血管阻力增高；胰岛素抵抗所致的高胰岛素血症可使电解质代谢发生障碍，还使血管对体内升压物质反应性增强，血液中儿茶酚胺水平增加，血管张力增高，从而使血压升高。

四、病理生理和病理解剖

高血压病的早期表现为全身细小动脉的间歇性痉挛，仅有主动脉壁轻度增厚，全身细小动脉和脏器无明显的器质性改变，患者多无明显症状。如病变持续，可导致许多脏器受累，最重要的是心、脑、肾组织的病变。

（一）心脏

心脏主要表现为左心室肥厚和扩大，病变晚期可导致心力衰竭。这种由高血压引起的心脏病称为高血压性心脏病。长期高血压还可引起冠状动脉粥样硬化。

（二）脑

由于脑细小动脉的长期硬化和痉挛，使动脉壁缺血、缺氧而通透性增高，容易形成微小动脉瘤，当血压突然升高时，微小动脉瘤破裂，从而发生脑出血。高血压可促使脑动脉发生粥样硬化，导致脑血栓形成。

（三）肾脏

细小动脉硬化引起的缺血使肾小球缺血、变性、坏死，继而纤维化及玻璃样变，并累及相应的肾小管，使之萎缩、消失，间质出现纤维化。因残存的肾单位越来越少，最终导致肾衰竭。

五、临床表现

（一）症状

大多数患者早期症状不明显，常见症状有头痛、头晕、耳鸣、眼花、乏力、心悸，还有的表现为失眠、健忘、注意力不集中、情绪易波动或发怒等。经常在体检或其他疾病就医检查时发现血压升高。血压升高常与情绪激动、精神紧张、体力活动有关,休息或去除诱因血压可下降。

（二）体征

血压受昼夜、气候、情绪、环境等因素影响波动较大。一般清晨起床活动后血压迅速升高,夜间血压较低;冬季血压较高,夏季血压较低;情绪不稳定时血压高;在医院或诊所血压明显增高,在家或医院外的环境中血压低。体检时可听到主动脉瓣区第二心音亢进、收缩期杂音,长期高血压时有心尖冲动明显增强,搏动范围扩大以及心尖冲动左移体征,提示左心室增大。

（三）恶性或急进性高血压

患者发病急骤,舒张压多持续在 17.33～18.67 kPa（130～140 mmHg）或更高。常有头痛、视力模糊或失明,视网膜可发生出血、渗出及视盘水肿,肾脏损害突出,持续蛋白尿、血尿及管型尿,病情进展迅速,如不及时治疗,易出现严重的脑、心、肾损害,发生脑血管意外、心力衰竭和尿毒症,最后多因尿毒症而死亡,但也可死于脑血管意外或心力衰竭。

六、并发症

（一）高血压危象

在情绪激动、精神紧张、过度劳累、寒冷等诱因作用下,小动脉发生强烈痉挛,血压突然急剧升高,收缩压可达 34.66 kPa（260 mmHg）、舒张压可达 16.00 kPa（120 mmHg）以上,影响重要脏器血液供应而出现危急症状。在高血压的早、中、晚期均可发生。患者出现头痛、恶心、呕吐、烦躁、心悸、出汗、视力模糊等征象,伴有椎-基底动脉、视网膜动脉、冠状动脉等累及的缺血表现。

（二）高血压脑病

高血压脑病发生在重症高血压患者,是指血压突然或短期内明显升高,由于过高的血压干扰了脑血管的自身调节机制,脑组织血流灌注过多造成脑水肿。出现中枢神经功能障碍征象。临床表现为弥漫性严重头痛、呕吐、烦躁、意识模糊、精神错乱、局灶性或全身抽搐,甚至昏迷。

（三）主动脉夹层

主动脉夹层指主动脉腔内的血液通过内膜的破口进入主动脉壁中层而形成的血肿,夹层分离突然发生时多数患者突感胸部疼痛,向胸前及背部放射,随夹层涉及范围而可以延至腹部、下肢及颈部。疼痛剧烈难以忍受,起病后即达高峰,呈刀割或撕裂样。突发剧烈的胸痛常误诊为急性心肌梗死。高血压是导致本病的重要因素。患者因剧痛而有休克外貌,焦虑不安、大汗淋漓、面色苍白、心率加速,从而使血压升高。

（四）其他

其他并发症可并发急性左心衰竭、急性冠脉综合征、脑出血、脑血栓形成、腔隙性脑梗死、慢性肾衰竭等。

七、辅助检查

（一）测量血压

定期测量血压是早期诊断高血压和评估严重程度的主要方法,采用经验证合格的水银柱或电子血压计,测量安静休息坐位时上臂肱动脉处血压,必要时还应测量平卧位和站立位血压。但须在未服用降压药物情况下的不同时间测量 3 次血压,才能确诊。对偶有血压超出正常值者,需定期重复测量后确诊。通常在医疗单位或家中随机测血压的方式不能可靠地反映血压的波动和在休息、日常活动状态下的情况。近年来,24 小时动态血压监测已逐渐应用于临床及高血压的防治工作上。一般监测的时间为 24 小时,测压时间间隔为 15~30 分钟,可较为客观和敏感地反映患者的实际血压水平,可了解血压的昼夜变化节律性和变异性,估计靶器官损害与预后,比随机测血压更为准确。动态血压监测的参考标准正常值为 24 小时低于 17.33/10.67 kPa(130/80 mmHg),白天低于 18.00/11.33 kPa(135/85 mmHg),夜间低于 16.67/10.00 kPa(125/75 mmHg)。正常血压波动夜间 2~3 时处于血压最低,清晨迅速上升,上午 6~10 时和下午 16~18 时出现两个高峰,尔后缓慢下降。高血压患者的动态血压曲线也类似,但波动幅度较正常血压时大。

（二）体格检查

除常规检查外还有身高,体重,双上肢血压,颈动脉及上下肢动脉搏动情况,颈、腹部血管有无杂音,腹主动脉搏动,肾增大,眼底等的情况。

（三）尿液检查

通过肉眼观察尿的颜色、透明度、有无血尿;测比重、pH、糖和蛋白含量,并做镜下检验。尿比重降低(<1.010)提示肾小管浓缩功能障碍。正常尿液 pH 为 5~7,原发性醛固酮增多症尿呈酸性。

（四）血生化检查

空腹血糖、血钾、肌酐、尿素氮、尿酸、胆固醇、甘油三酯、低密度脂蛋白、高密度脂蛋白等。

（五）超声心动图检查

超声心动图能更为可靠地诊断左心室肥厚,测定计算所得的左心室重量指数(LVMI),是一项反映左心室肥厚及其程度的较为准确的指标,与病理解剖的相关性和符合率好。超声心动图还可评价高血压患者的心功能,包括左心室射血分数、收缩功能、舒张功能。

（六）眼底检查

眼底检查可见血管纤曲,颜色苍白,反光增强,动脉变细,视网膜渗出、出血、视盘水肿等。眼底改变可反映高血压的严重程度,分为 4 级:①Ⅰ级,动脉出现轻度硬化、狭窄、痉挛、变细;②Ⅱ级,视网膜动脉中度硬化、狭窄,出现动脉交叉压迫,静脉阻塞;③Ⅲ级,动脉中度以上狭窄伴局部收缩,视网膜有棉絮状渗出、出血和水肿;④Ⅳ级,出血或渗出物伴视盘水肿。高血压眼底改变与病情的严重程度和预后密切相关。

（七）胸透或胸片、心电图检查

胸透或胸片、心电图检查对诊断高血压及评估预后都有帮助。

八、治疗

（一）目的

治疗目的是通过降压治疗使高血压患者的血压达标,以期最大限度地降低心脑血管发病和死亡的总危险。

（二）降压目标值

一般高血压人群降压目标值<18.67/12.00 kPa(140/90 mmHg);高血压高危患者(糖尿病及肾病)降压目标值<17.33/10.67 kPa(130/80 mmHg);老年收缩期性高血压的降压目标值为收缩压 18.67~20.00 kPa(140~150 mmHg),舒张压<12.00 kPa(90 mmHg)但不低于 8.67~9.33 kPa(65~70 mmHg),舒张压降得过低可能抵消收缩压下降得到的好处。

（三）非药物治疗

非药物治疗主要是改善生活方式,改善生活方式对降低血压和心脑血管危险的作用已得到

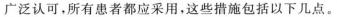

广泛认可,所有患者都应采用,这些措施包括以下几点。

1.戒烟

吸烟所致的危害是使高血压并发症如心肌梗死、脑卒中和猝死的危险性明显增加,加重脂质代谢紊乱,降低胰岛素敏感性,降低内皮细胞依赖性血管扩张效应,并降低或抵消降压治疗的疗效。戒烟对心脑血管的良好益处,任何年龄组均可显示。

2.减轻体重

超重10%以上的高血压患者体重减少5 kg,血压便有明显降低,体重减轻亦可增加降压药物疗效,对改善糖尿病、胰岛素抵抗、高脂血症和左心室肥厚等均有益。

3.减少过多的乙醇摄入

戒酒和减少饮酒可使血压明显降低,适量饮酒仍有明显加压反应者应戒酒。

4.适当运动

适当运动有利于改善胰岛素抵抗和减轻体重,提高心血管调节能力,稳定血压水平。较好的运动方式是低或中等强度的运动,可根据年龄及身体状况选择,中老年高血压患者可选择步行、慢跑、上楼梯、骑车等,一般每周3～5次,每次30～60分钟。运动强度可采用心率监测法,运动时心率不应超过最大心率(180或170次/分钟)的60%～85%。

5.减少钠盐的摄入量、补充钙和钾盐

膳食中约大部分钠盐来自烹调用盐和各种腌制品,所以应减少烹调用盐及腌制品的食用,每人每天食盐量摄入应少于2.4 g(相当于氯化钠6 g)。通过食用含钾丰富的水果如香蕉、橘子和蔬菜如油菜、香菇、大枣等,增加钾的摄入。喝牛奶补充钙的摄入。

6.多食含维生素丰富的食物

多吃水果和蔬菜,减少食物中饱和脂肪酸的含量和脂肪总量。

7.减轻精神压力,保持心理平衡

长期精神压力和情绪忧郁是降压治疗效果欠佳的重要原因,亦可导致高血压。应对患者做耐心的劝导和心理疏导,鼓励其参加社交活动、户外活动等。

(四)降压药物治疗对象

高血压2级或以上患者≥21.33/13.33 kPa(160/100 mmHg);高血压合并糖尿病、心、脑、肾靶器官损害患者;血压持续升高6个月以上,改善生活方式后血压仍未获得有效控制者。从心血管危险分层的角度,高危和极高危患者应立即开始使用降压药物强化治疗。中危和低危患者则先继续监测血压和其他危险因素,之后再根据血压状况决定是否开始药物治疗。

(五)降压药物治疗

1.降压药物分类

现有的降压药种类很多,目前常用降压药物可归纳为以下几大类(表6-3):利尿剂、β受体阻滞剂、钙通道阻滞剂、血管紧张素转换酶抑制剂和血管紧张素Ⅱ受体阻滞剂、α受体阻滞剂。

表6-3 常用降压药物名称、剂量及用法

药物种类	药名	剂量	用法(每天)
利尿剂	氢氯噻嗪	12.5～25 mg	1～3次
	呋塞米	20 mg	1～2次
	螺内酯	20 mg	1～3次

药物种类	药名	剂量	用法(每天)
β受体阻滞剂	美托洛尔	12.5～50 mg	2次
	阿替洛尔	12.5～25 mg	1～2次
钙通道阻滞剂	硝苯地平控释片	30 mg	1次
	地尔硫䓬缓释片	90～180 mg	1次
血管紧张素转换酶抑制剂	卡托普利	25～50 mg	2～3次
	依那普利	5～10 mg	1～2次
血管紧张素Ⅱ受体阻滞剂	缬沙坦	80～160 mg	1次
	伊贝沙坦	150 mg	1次
α受体阻滞剂	哌唑嗪	0.5～3 mg	2～3次
	特拉唑嗪	1～8 mg	1次

2.联合用药

临床实际使用降压药时,由于患者心血管危险因素状况、并发症、靶器官损害、降压疗效、药物费用以及不良反应等,都可能影响降压药的具体选择。任何药物在长期治疗中均难以完全避免其不良反应,联合用药可使不同的药物互相取长补短,有可能减轻或抵消某些不良反应。联合用药可减少单一药物剂量,提高患者的耐受性和依从性。现在认为,2级高血压≥21.33/13.33 kPa(160/100 mmHg)患者在开始时就可以采用两种降压药物联合治疗,有利于血压在相对较短的时间内达到目标值。比较合理的两种降压药联合治疗方案是利尿药与β受体阻滞剂;利尿药与ACEI或血管紧张素受体拮抗剂(ARB);二氢吡啶类钙通道阻滞剂与β受体阻滞剂;钙通道阻滞剂与ACEI或ARB,α阻滞剂和β阻滞剂。必要时也可用其他组合,包括中枢作用药如α₂受体激动剂、咪哒唑啉受体调节剂,以及ACEI与ARB;国内研制了多种复方制剂,如复方降压片、降压0号等,以当时常用的利舍平、双肼屈嗪(血压达静)、氢氯噻嗪为主要成分,因其有一定降压效果,服药方便且价格低廉而广泛使用。

(六)高血压急症的治疗

高血压急症是指短时期内血压重度升高,收缩压>26.66 kPa(200 mmHg)和(或)舒张压>17.33 kPa(130 mmHg),伴有重要器官组织如大动脉、心脏、脑、肾脏、眼底的严重功能障碍或不可逆性损害。需要做紧急处理。

1.迅速降压

(1)硝普钠:同时直接扩张动脉和静脉,降低前、后负荷。开始时以50 mg/500 mL浓度每分钟10～25 μg速率静脉滴注,即刻发挥降压作用。使用硝普钠必须密切观察血压,避光静脉滴注,根据血压水平仔细调节滴注速度,硝普钠可用于各种高血压急症。一般使用不超过7天,长期或大剂量使用应注意可能发生氰化物中毒。

(2)硝酸甘油:选择性扩张冠状动脉与大动脉和扩张静脉。开始时以每分钟5～10 μg速度静脉点滴,然后根据血压情况增加滴注速度至每分钟20～50 μg。降压起效快,停药后作用消失亦快。硝酸甘油主要用于急性冠脉综合征或急性心力衰竭时的高血压急症。不良反应有头痛、心动过速、面部潮红等。

(3)地尔硫䓬:非二氢吡啶类钙通道阻滞剂,降压同时具有控制快速性室上性心律失常和改

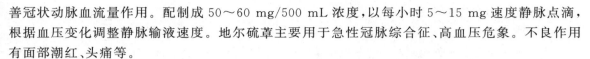

善冠状动脉血流量作用。配制成 50～60 mg/500 mL 浓度,以每小时 5～15 mg 速度静脉点滴,根据血压变化调整静脉输液速度。地尔硫䓬主要用于急性冠脉综合征、高血压危象。不良作用有面部潮红、头痛等。

(4)酚妥拉明:配制成 10～30 mg/500 mL 浓度缓慢静脉滴注,主要用于嗜铬细胞瘤高血压危象。

(5)其他药物:对血压明显增高,但症状不严重者,可舌下含用硝苯地平 10 mg,或口服卡托普利12.5～25.0 mg,哌唑嗪 1～2 mg 等。降压不宜过快过低。血压控制后,需口服降压药物,或继续注射降压药物以维持疗效。

2.制止抽搐

可用地西泮 10～20 mg 静脉注射,苯巴比妥 0.1～0.2 g 肌内注射。亦可予 25％硫酸镁溶液 10 mL 深部肌内注射,或以 5％葡萄糖溶液 20 mL 稀释后缓慢静脉注射。

3.脱水、排钠、降低颅内压

(1)呋塞米 20～40 mg 或依他尼酸钠 25～50 mg,加入 50％葡萄糖溶液 20～40 mL 中,静脉注射。

(2)20％甘露醇或 25％山梨醇静脉快速滴注,半小时内滴完。

4.其他并发症的治疗

对主动脉夹层分离,应采取积极的降压治疗,诊断确定后,宜施行外科手术治疗。

九、护理

(一)一般护理

1.休息

早期高血压患者可参加工作,但不要过度疲劳,坚持适当的锻炼,如骑自行车、跑步、做体操及打太极拳等。要有充足的睡眠,保持心情舒畅,避免精神紧张和情绪激动,消除恐惧、焦虑、悲观等不良情绪。晚期血压持续增高,伴有心、肾、脑病时应卧床休息。关心体贴患者,使其精神愉快,鼓励患者树立战胜疾病的信心。

2.饮食

饮食方面应给低盐、低脂肪、低热量饮食,以减轻体重。因为摄入总热量太大超过消耗量,多余的热量转化为脂肪,身体就会发胖,体重增加,提高血液循环的要求,必定提高血压。鼓励患者多食水果、蔬菜、戒烟、控制饮酒、咖啡、浓茶等刺激性饮料。少吃胆固醇含量多的食物,对服用排钾利尿剂的患者应注意补充含钾高的食物如蘑菇、香蕉、橘子等。肥胖者应限制热能摄入,控制体重在理想范围之内。

3.病房环境

病房环境应整洁、安静、舒适、安全。

(二)对症护理及病情观察护理

1.剧烈头痛

当出现剧烈头痛伴恶心、呕吐,常系血压突然升高、高血压脑病,应立即让患者卧床休息,并测量血压及脉搏、心率、心律,积极协助医师采取降压措施。

2.呼吸困难、发绀

呼吸困难、发绀系高血压引起的左心衰竭所致,应立即给予舒适的半卧位,及时给予氧气吸入。按医嘱应用洋地黄治疗。

3.心悸

严密观察脉搏、心率、心律变化并做好记录。安静休息,严禁下床,并安慰患者消除紧张情绪。

4.水肿

晚期高血压伴心肾衰竭时可出现水肿。护理中注意严格记录出入量,限制钠盐和水分摄入。严格卧床休息,注意皮肤护理,严防压疮发生。

5.昏迷、瘫痪

昏迷、瘫痪系晚期高血压引起脑血管意外所引起。应注意安全护理,防止患者坠床、窒息、肢体烫伤等。

6.病情观察护理

对血压持续增高的患者,应每天测量血压2～3次,并做好记录,必要时测立、坐、卧位血压,掌握血压变化规律。如血压波动过大,要警惕脑出血的发生。如在血压急剧增高的同时,出现头痛、视物模糊、恶心、呕吐、抽搐等症状,应考虑高血压脑病的发生。如出现端坐呼吸、喘憋、发绀、咳粉红色泡沫痰等,应考虑急性左心衰竭的发生。出现上述各种表现时均应立即送医院进行紧急救治。另外,在变换体位时也应动作缓慢,以免发生意外。有些降压药可引起水钠潴留。因此,需每天测体重,准确记录出入量,观察水肿情况,注意保持出入量的平衡。

(三)用药观察与护理

1.用药原则

终身用药,缓慢降压,从小剂量开始逐步增加剂量,即使血压降至理想水平后,也应服用维持量,老年患者服药期间改变体位要缓慢,以免发生意外,合理联合用药。

2.药物不良反应观察

使用噻嗪类和祥利尿剂时应注意血钾、血钠的变化;用β受体阻滞剂应注意其抑制心肌收缩力、心动过缓、房室传导时间延长、支气管痉挛、低血糖、血脂升高的不良反应;钙通道阻滞剂硝苯地平的不良反应有头痛、面红、下肢水肿、心动过速;血管紧张素转换酶抑制剂可有头晕、乏力、咳嗽、肾功能损害等不良反应。

(四)心理护理

患者多表现有易激动、焦虑及抑郁等心理特点,而精神紧张、情绪激动、不良刺激等因素均与高血压密切相关。因此,对待患者应耐心、亲切、和蔼、周到。根据患者特点,有针对性地进行心理疏导。同时,让患者了解控制血压的重要性,帮助患者训练自我控制的能力,参与自身治疗护理方案的制定和实施,指导患者坚持长期的饮食、药物、运动治疗,将血压控制在接近正常的水平,以减少对靶器官的进一步损害,定期复查。

十、出院指导

(一)饮食调节指导

强调高血压患者要以低盐、低脂肪、低热量、低胆固醇饮食为宜;少吃或不吃含饱和脂肪的动物脂肪,多食含维生素的食物,多摄入富含钾、钙的食物,食盐量应控制在3～5 g/d,严重高血压病患者的食盐量控制在1～2 g/d。饮食要定量、均衡、不暴饮暴食;同时适当地减轻体重,有利于降压。戒烟和控制酒量。

（二）休息和锻炼指导

高血压患者的休息和活动应根据患者的体质、病情适当调节,病重体弱者,应以休息为主。随着病情好转,血压稳定,每天适当从事一些工作、学习、劳动将有益身心健康;还可以增加一些适宜的体能锻炼,如散步、慢跑、打太极拳、体操等有氧活动。患者应在运动前了解自己的身体状况,以此来决定自己的运动种类、强度、频度和持续时间。注意规律生活,保证充足的休息和睡眠,对于睡眠差、易醒、早醒者,可在睡前饮热牛奶 200 mL,或用 40～50 ℃温水泡足 30 分钟,或选择自己喜爱的放松精神情绪的音乐协助入睡。总之,要注意劳逸结合,养成良好的生活习惯。

（三）心理健康指导

高血压病的发病机制是除躯体因素外,心理因素占主导地位,强烈的焦虑、紧张、愤怒以及压抑常为高血压病的诱发因素,因此教会患者自我调节和自我控制能力是关键。护士要鼓励患者保持豁达、开朗愉快的心境和稳定的情绪,培养广泛的爱好和兴趣。同时指导家属为患者创造良好的生活氛围,避免引起患者情绪紧张、激动和悲哀等不良刺激。

（四）血压监测指导

建议患者自行购买血压计,随时监测血压。指导患者和家属正确测量血压的方法,监测血压、做好记录,复诊时对医师加减药物剂量会有很好的参考依据。

（五）用药指导

由于高血压是一种慢性病,需要长期的、终身的服药治疗,而这种治疗要患者自己或家属配合进行,所以患者及家属要了解服用的药物种类及用药剂量、用药方法、药物的不良反应、服用药物的最佳时间,以便发挥药物的最佳效果和减少不良反应。出现不良反应,要及时报告主诊医师,以便调整药物及采取必要的处理措施。切不可血压降下来就停药,血压上升又服药,血压反复波动,对健康极为不利。由于这类患者大多是年纪较大,容易遗忘服药,可建议患者在家中醒目之处做标记,以起到提示作用。对血压明显升高多年的患者,血压不宜下降过快,因为患者往往不能适应,并可导致心、脑、肾血液的供应不足而引起脑血管意外,如使用可引起明显直立性低血压药物时,应向患者说明平卧起立或坐位起立时,动作要缓慢,以免血压突然下降,出现晕厥而发生意外。

（六）按时就医

服完药出现血压升高或过低;血压波动大;出现眼花、头晕、恶心呕吐、视物不清、偏瘫、失语、意识障碍、呼吸困难、肢体乏力等情况时立即到医院就医。如病情危重,可求助 120 急救中心。

（彭　菊）

第四节　继发性高血压

继发性高血压是指继发于其他疾病或原因的高血压,也称为症状性高血压,只占人群高血压的 5％～10％。血压升高仅是这些疾病的一个临床表现。继发性高血压的临床表现、并发症和后果与原发性高血压相似。继发性高血压的原发病可以治愈,而原发病治愈之后高血压症状也随之消失,而延误诊治又可产生各种严重并发症,故需及时早期诊断,早期治疗继发性高血压是非常重要的。继发性高血压的主要病因有以下几点。

（1）肾脏病变：如急慢性肾小球肾炎、慢性肾盂肾炎、肾动脉狭窄、糖尿病性肾炎、先天遗传性肾病、红斑狼疮、多囊肾及肾积水等。

（2）大血管病变：如肾动脉粥样硬化、肾动脉痉挛、肾动脉先天性异常、动脉瘤等大血管畸形（先天性主动脉缩窄）、多发性大动脉炎等。

（3）妊娠高血压综合征：多发生于妊娠晚期，严重时要终止妊娠。

（4）内分泌性病变：如嗜铬细胞瘤、原发性醛固酮增多症、皮质醇增多症等。

（5）脑部疾患：如脑瘤、脑部创伤、颅内压升高等。

（6）药源性因素：如长期口服避孕药、器官移植长期应用激素等。

下面叙述常见的继发性高血压。

一、肾实质性高血压

（一）病理生理

发生高血压主要和肾脏病变导致钠水排泄障碍、产生高血容量状态及肾脏病变可能促使肾性升压物质分泌增加有关。

（二）临床表现

1.急性肾小球肾炎

急性肾小球肾炎多见于青少年，有急性起病及链球菌感染史，有发热、血尿、水肿史。

2.慢性肾小球肾炎

慢性肾小球肾炎与原发性高血压伴肾功能损害者区别不明显，但有反复水肿史、贫血、血浆蛋白低、蛋白尿出现早而血压升高相对轻，眼底病变不明显。

3.糖尿病肾病

无论是胰岛素依赖性型糖尿病或是非胰岛素依赖性型，均可发生肾损害而有高血压，肾小球硬化。肾小球毛细血管增厚为主要的病理改变。早期肾功能正常，仅有微量清蛋白尿，血压也可能正常，伴随病情发展，出现明显蛋白尿及肾功能不全而诱发血压升高。

4.慢性肾盂肾炎

患者既往有急性尿感染病史，出现尿急、尿痛、尿频症状，尿常规可见白细胞，尿细菌培养阳性，一般肾盂肾炎不引起血压升高，当肾功能损害程度重时，可以出现高血压症状，肾衰竭。

（三）治疗

同原发性高血压及相关疾病治疗。

二、肾动脉狭窄性高血压

（一）病理生理

发生高血压主要是肾动脉主干及分支狭窄，造成肾实质缺血，及肾素-血管紧张素-醛固酮系统、激肽释放酶-激肽-前列腺素系统的升压、降压作用失衡，即可出现高血压症状。在我国由于肾动脉狭窄引起的高血压病患者中，大动脉炎占70%，纤维肌性发育不良占20%、动脉粥样硬化仅占5%。可为单侧或双侧性。

（二）临床表现

患者多为中青年女性，多无高血压家族史；高血压的病程短，进展快，多呈恶性高血压表现；一般降压治疗反应差，本病多有舒张压中、重度升高，腹部及腰部可闻及血管性杂音，眼底呈缺血性改变。大剂量断层静脉肾盂造影,放射性核素肾图有助于诊断,肾动脉造影可明确诊断。

（三）治疗

治疗手段包括手术、经皮肾动脉成形术和药物治疗。手术治疗包括血流重建术、肾移植术、肾切除术。经皮穿刺肾动脉成形术是治疗肾动脉狭窄的主要方法,其成功率达 80％～90％;创伤小,疗效好,为首选治疗方法。使用降压药物时,选药原则同原发性高血压。但对一般降压药物反应不佳。ACEI 有降压效果,但可能使肾小球滤过率进一步降低,使肾功能不全恶化。钙通道阻滞剂有降压作用,并不明显影响肾功能。

三、嗜铬细胞瘤

（一）病理生理

嗜铬细胞瘤是肾上腺髓质或交感神经节等内皮组织嗜铬细胞的肿瘤的通称。最早发现的肿瘤在肾上腺,后来在交感神经元组织中也发现了具有相同生物特性的肿瘤。肾上腺部位的嗜铬细胞瘤产生肾上腺素和去甲肾上腺素,二者通过兴奋细胞膜的肾上腺素能 α 和 β 受体而发生效能,从而引起血压升高以及其他心血管和代谢改变。

（二）临床表现

血压波动明显,阵发性血压增高伴心动过速、头痛、出汗、面色苍白等症状,严重时可有心律失常、心绞痛、急性心力衰竭、脑卒中等。发作时间一般为数分钟至数小时,多为诱发因素引起,如体位改变、情绪波动、触摸肿瘤部位等。对一般降压药物无效,或高血压伴血糖升高,代谢亢进等表现者应疑及本病。在血压增高期测定血与尿中儿茶酚胺及其代谢产物香草基杏仁酸（VMA）测定有助于诊断,酚苄明试验（10 mg 每天 3 次）,3 天内血压降至正常,对诊断有价值。B 超、CT、MRT 检查可发现并确定肿瘤的部位及形态,大多数嗜铬细胞瘤为良性,可做手术切除,效果好,约 10％嗜铬细胞瘤为恶性,肿瘤切除后可有多处转移灶。

（三）治疗

手术治疗为首选的治疗方法。只有临床上确诊为恶性嗜铬细胞瘤已转移,或患者不能耐受手术时,才行内科治疗。

四、原发性醛固酮增多症

（一）病理生理

肾上腺皮质增生或肿瘤分泌过多醛固酮所致。过量分泌的醛固酮通过其钠水潴留效应导致高血压。钠水潴留使细胞外液容量明显增加,故心排量增多引起血压升高。最初,高血压是容量依赖性的,血压升高与钾丢失同时存在。随着病程延长,长期细胞内钠浓度升高和细胞内低钾直接导致血管平滑肌收缩,使外周血管阻力升高,逐渐出现阻力性高血压。

（二）临床表现

临床上以长期高血压伴顽固的低钾血症为特征,可有肌无力、周期性瘫痪、烦渴、多尿、室性期前收缩及其他室性心律失常,心电图可有明显 U 波、Q-T 间期延长等表现。血压多为轻、中度增高。实验室检查有低钾血症、高钠血症、代谢性碱中毒,血浆肾素活性降低,尿醛固酮排泄增多等。螺内酯试验阳性,具有诊断价值。

（三）治疗

大多数原发性醛固酮增多症是由单一肾上腺皮质腺瘤所致,手术切除是最好的治疗方法,术前应控制血压,纠正低钾。药物治疗,尤其适用于肾上腺皮质增生引起的特发性醛固酮增多症,可做肾上腺大部切除术,但效果差、一般需用药物治疗。常用药物有螺内酯、钙通道阻滞剂、糖皮质激素等。

五、皮质醇增多症

（一）病理生理

肾上腺皮质肿瘤或增生分泌糖皮质激素过多所致,又称为库欣综合征,为促肾上腺皮质激素（ACTH）过多或肾上腺病变所致。此外,长期大量应用糖皮质激素治疗某种病可引起医源性类库欣综合征;患者本身垂体肾上腺皮质受到抑制、功能减退,一旦停药或遭受应激,可发生肾上腺功能低下。

（二）临床表现

除高血压外,尚有向心性肥胖,满月脸,多毛,皮肤细薄而有紫纹,血糖增高等特征性表现。实验室检查 24 小时尿中 17-羟皮质类固醇或 17-酮皮质类固醇增多、地塞米松抑制试验及促肾上腺皮质激素兴奋试验阳性有助于诊断。颅内蝶鞍 X 线检查,肾上腺 CT 放射性碘化胆固醇肾上腺扫描可用于病变定位诊断。

（三）治疗

皮质醇增多症病因复杂,治疗方法也各不相同。已知的病因有垂体性库欣病、肾上腺瘤、肾上腺癌、不依赖于 ACTH 双侧肾上腺增生、异位 ACTH 综合征等。治疗方法涉及手术、放射治疗及药物治疗。

六、主动脉缩窄

（一）病理生理

多数为先天性血管畸形,少数为多发性大动脉炎所引起高血压。

（二）临床表现

上肢血压增高,而下肢血压不高或降低,呈上肢血压高于下肢的反常现象,腹主动脉、股动脉及其他下肢动脉搏动减弱或不能触及,右肩胛间区、腋部可有侧支循环动脉的搏动和杂音或腹部听诊有血管杂音。检查胸部 X 线摄影可显示左心室扩大迹象,主动脉造影可明确诊断。

（三）治疗

对缓解期慢性期患者考虑外科手术治疗,急性期的可应用甲氨蝶呤和糖皮质激素,要密切监测血压,另外抗血栓应用阿司匹林对症治疗,应用扩血管及降压药。

七、妊娠高血压疾病

妊娠高血压疾病(旧称妊高征),平均发病率为 9.2%,是造成母婴围生期发病和死亡的重要原因之一。

（一）病理生理

妊娠高血压疾病基本病变为全身小动脉痉挛,导致全身脏器血流不畅,微循环供血不足,组织缺血缺氧,血管痉挛和血压升高导致血管内皮功能紊乱和损害,前列腺素合成减少,血栓素产生增多。结果血小板和纤维蛋白原等物质通过损伤处沉积在血管内皮下,进一步使管腔狭窄,加重组织缺血、缺氧,又刺激血管收缩,使周围循环阻力增大,血压进一步升高。

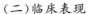

（二）临床表现

妊娠高血压疾病常于妊娠 20 周后开始发病,以血压升高、蛋白尿及水肿为特征。表现为体重增加过多,每周增加＞0.5 kg,经休息水肿不消退,后出现高血压。病情继续发展出现先兆子痫、子痫。重度妊娠高血压疾病血管病变明显,可导致重要脏器损害,出现严重并发症。妊娠高血压疾病时血细胞比容＜35％,血小板计数＜100×10⁹/L(10 万/mm³),呈进行性下降,白/球比例倒置;重度妊娠高血压疾病可出现溶血。妊娠高血压疾病主要应与慢性高血压或肾脏病合并妊娠相鉴别。

（三）治疗

1.一般治疗

注意休息,轻症无须住院,中、重度患者应入院治疗。保证足够睡眠及思想放松。休息、睡眠时取左侧卧位,少食盐及刺激性食物,戒酒。保证能量供应及足够蛋白质;对于中、重度患者每 4 小时测一次血压,密切注意血压变化。

2.药物治疗

轻度患者适当服用镇静药物,如地西泮、苯巴比妥等,以保证休息。一般不用降压药物和解痉药。中度患者,硫酸镁是首选解痉药,硫酸镁血浓度治疗量为 2～3 mmol/L,＞3.5 mmol/L时膝腱反射消失,＞7.5 mmol/L 时可出现心跳呼吸停止。由于硫酸镁的中毒量和治疗量很接近,因此使用时应严防中毒。妊娠高血压疾病当血压＞22.00/15.07 kPa(165/113 mmHg)时,可能引起孕产妇脑血管意外、视网膜剥脱、胎盘灌流减少和胎盘早剥等。因此降压治疗是重要措施之一。应避免血压下降过快、过低而影响胎盘灌流导致胎儿缺血缺氧。对重度妊娠高血压疾病的心力衰竭伴水肿,可疑早期急性肾衰竭、子痫和脑水肿者,可应用快速利尿剂和 20％甘露醇脱水降颅压。

3.扩容治疗

重度妊娠高血压疾病时因小动脉痉挛导致血容量相对不足,因此扩容应在解痉治疗的基础上进行。

八、护理措施及出院指导

参阅原发性高血压有关护理部分。

（彭 菊）

第五节 急性心力衰竭

急性心力衰竭是指因急性心脏病变引起心排血量急剧降低而导致的组织器官灌注不足和急性淤血综合征。临床上以急性左心衰竭较为常见,主要表现为肺水肿或心源性休克,是严重的急危重症,抢救是否及时合理与患者预后密切相关。急性右心衰竭即急性肺源性心脏病,主要由大面积肺梗死所致。

一、病因与发病机制

使心排血量急剧降低和肺静脉压突然升高的心脏结构或功能性突发异常,均可导致急性左心衰竭。

(一)急性弥漫性心肌损害

急性弥漫性心肌损害引起心肌收缩力急剧下降,如急性广泛心肌梗死、急性重症心肌炎等。

(二)急性机械性阻塞

急性机械性阻塞引起心脏压力负荷突然加重,排血受阻,如严重的心瓣膜狭窄、心室流出道梗阻、心房内血栓或黏液瘤嵌顿、动脉主干或大分支栓塞等。

(三)急性心脏容量负荷加重

如外伤、急性心肌梗死或感染性心内膜炎等引起的心瓣膜损害穿孔、腱索断裂致瓣膜急性反流、心室乳头肌功能不全、间隔穿孔,主动脉窦动脉瘤破裂入心腔,以及静脉输血或输液过多或过快等。

(四)急性心室舒张受限

如急性大量心包积液或积血、快速异位心律等。

(五)严重的心律失常

严重的心律失常使心脏暂停排血或排血量明显减少,如心室颤动和其他严重的室性心律失常、心室暂停、明显的心动过缓等。

上述原因导致心排血量急剧减少,左室舒张末期压迅速升高,肺静脉回流不畅,肺静脉压快速升高,肺毛细血管压随之升高,使血管内液体渗入到肺间质和肺泡内,形成急性肺水肿。肺水肿早期,可因交感神经激活使血压升高,但随着病情的持续进展,血管反应性减弱,血压将逐步下降。

二、临床表现

根据心排血功能减退的程度、速度、持续时间以及代偿程度的不同,急性心力衰竭可表现为晕厥、休克、急性肺水肿和心搏骤停。主要为急性肺水肿,表现为突发严重的呼吸困难,呼吸频率常达 30～40 次/分钟,患者强迫坐位,面色灰白,发绀,大汗,烦躁,同时频繁咳嗽,咳粉红色泡沫状痰,极重者可因脑缺氧而致神志模糊。发病开始可有一过性血压升高,病情如不缓解,血压则持续下降直至休克;两肺满布湿性啰音和哮鸣音,心率快,心尖部第一心音减弱,可同时伴有舒张早期第三心音奔马律,肺动脉瓣第二心音亢进。

三、治疗

急性左心衰竭病情危急,其高度呼吸困难和缺氧是致命性威胁,必须尽快使之缓解。

(一)体位

患者取坐位或半卧位,两腿下垂,以减少静脉回流,降低心脏前负荷。

(二)吸氧

立即高流量鼻导管给氧,对病情特别严重者应采用面罩呼吸机持续加压给氧,以增加肺泡内压,加强气体交换并对抗组织液向肺泡内渗透。在吸氧的同时使用抗泡沫剂,可使肺泡内泡沫消失,增加气体交换面积。一般可用 20％～30％乙醇置于氧气滤瓶中随氧气吸入,若患者不能耐受,可降低乙醇浓度或间断给予。

（三）镇静

吗啡 3～5 mg 稀释后缓慢静脉注射,必要时每隔 15 分钟重复一次,共 2～3 次。吗啡既可迅速扩张体静脉,减少回心血量,降低左心房压力和心脏前负荷,又可减少躁动和呼吸困难,降低周围小血管阻力,减轻心脏后负荷,增加心排血量。但对老年患者尤其伴有阻塞性肺病、低血压或休克等患者,吗啡易致呼吸抑制,应慎用或禁用,需要时可酌减剂量或改为肌内注射或改用哌替啶。

（四）快速利尿

呋塞米 20～40 mg 于 2 分钟内静脉注射,10 分钟内可起效,15～30 分钟尿量开始增多,60 分钟药效达高峰,作用持续 3～4 小时,4 小时后可重复一次。除利尿作用外,本药还有静脉扩张作用,有利于肺水肿的缓解。

（五）血管扩张剂

1.硝普钠

动、静脉血管扩张剂,尤其用于高血压性心脏病引起的肺水肿,静脉用药后 2～5 分钟起效。一般初始剂量为 0.5 μg/min 静脉滴注,然后根据血压调整用量,一般每 5 分钟增加 5～10 μg/min,直至症状缓解或使收缩压维持在 13.33 kPa(100 mmHg)左右。注意在调整用药剂量的最初阶段,更要密切观察血压变化,以免血压发生极端变化。对原有高血压者,血压降低幅度(绝对值)以不超过 4.00 kPa(30 mmHg)为度。硝普钠含有氰化物,长期连续用药可致氰化物中毒,一般要求连续用药不宜超过 7 天。

2.硝酸甘油

硝酸甘油可扩张小静脉,降低回心血量,使左心室舒张期末压及肺血管压降低,大剂量还可扩张小动脉而具有降压作用。可先试用舌下含服,也可直接以 10 μg/min 开始静脉滴注,然后每 5～10 分钟增加 5～10 μg/min,直至症状缓解或血压达到上述水平。

（六）其他辅助治疗

1.氨茶碱

氨茶碱可解除支气管痉挛,并有一定的正性肌力、扩血管和利尿作用,对缓解症状起辅助作用。

2.洋地黄制剂

洋地黄制剂最适合用于室上性快速性心律失常引起的肺水肿。毛花苷 C 首剂 0.4～0.8 mg,稀释后静脉注射,2 小时后可酌情再给予 0.2～0.4 mg;地高辛 0.5～0.75 mg,稀释后静脉注射。注意洋地黄类药物对二尖瓣狭窄所致肺水肿无效,但对伴有心房颤动并快速心室率者,洋地黄可减慢心室率,有利于肺水肿的缓解。

3.α_1 受体阻滞剂

α_1 受体阻滞剂以扩张小动脉为主。酚妥拉明以 0.1～1 mg/min 开始静脉滴注,根据血压每 5～10 分钟调整一次剂量,最大剂量可增至 1.5～2 mg/min,注意监测血压。本药可引起心动过速,目前已较少应用。乌拉地尔 25 mg 静脉注射,如血压无明显降低,可重复用药,然后以 0.4～2 mg/min 的速度静脉滴注,并根据血压调整滴速。

4.低血压患者

伴有低血压者,宜先用多巴酚丁胺 2.88～14.4 mg/(kg·d)保持收缩压在 13.33 kPa

(100 mmHg)以上,再用扩血管药物。

5.静脉穿刺

放血 300~500 mL,尤用于血容量负荷过重所致的肺水肿。

6.重症患者

重症患者应采用漂浮导管行床边血流动力学监测,以参考动脉血压及肺毛细血管压的变化调整用药。

7.其他

急性症状缓解后,应着手解除诱因和治疗基本病因。

四、护理

(1)立即协助患者取坐位,双腿下垂,减少回心血量而减轻肺水肿。

(2)高流量氧气吸入 6~8 L/min,并通过 20%~30%的乙醇湿化,使肺泡内泡沫的表面张力降低而破裂,改善肺泡通气。吸氧时间不宜过长,以免引起乙醇中毒。

(3)严密观察病情变化,注意观察患者的生命体征,判断呼吸困难的程度,观察咳痰的情况、痰的性质和量,肺内啰音的变化,定时给患者叩背,协助患者咳嗽、排痰、保持呼吸道通畅。

(4)迅速建立静脉通道,遵医嘱正确使用药物,观察药物不良反应。使用利尿剂应严格记录尿量;使用血管扩张剂要注意输液速度和血压变化,防止低血压发生。硝普钠要现用现配,避光静脉滴注,防止低血压;洋地黄制剂静脉使用时要注意稀释,速度缓慢、均匀,并注意心率变化。

(5)注意监测尿量、血气分析结果、心电图的变化,对于安置气囊漂浮导管的患者应监测各项指标的变化。

(6)急性心功能不全患者常因严重呼吸困难而烦躁不安,当发生焦虑或恐惧时,应多陪伴患者,向其解释检查和治疗的目的,告诉患者医护人员正在积极采取措施,不适症状会逐渐控制。严重躁动的患者可遵医嘱给予吗啡镇静。

(任焕新)

第六节 慢性心力衰竭

慢性心力衰竭也称慢性充血性心力衰竭,是大多数心血管疾病的最终归宿,也是最主要的死亡原因。在西方国家心力衰竭的基础心脏病构成以高血压、冠心病为主,我国过去以心瓣膜病为主,但近年来高血压、冠心病所占比例呈明显上升趋势。

一、病因

(一)基本病因

几乎所有的心脏或大血管疾病最终均可引起心力衰竭。心力衰竭反映心脏的泵血功能发生障碍,即心肌的舒缩功能不全。引起心力衰竭的最常见病因是心肌本身的病变,也可以是心脏负荷过重,或是心脏舒张受限,或上述因素并存。

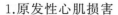

1.原发性心肌损害

（1）缺血性心肌损害：心肌缺血和心肌梗死是引起心力衰竭最常见原因之一。

（2）心肌炎和心肌病：心肌炎症、变性或坏死（如风湿性或病毒性心肌炎、白喉性心肌坏死等）以及各种类型的心肌病和结缔组织病心肌损害等，均可引起节段性或弥漫性心肌损害，导致心肌舒缩功能障碍，其中以病毒性心肌炎和原发性扩张型心肌病最为常见。

（3）心肌代谢障碍性疾病：可见于原发心肌病变如冠心病、肺心病等所致的心肌能量代谢障碍，也可见于继发性代谢障碍如糖尿病心肌病、高原病、休克、严重贫血，以及少见的维生素 B_1 缺乏和心肌淀粉样变性等。

2.心脏负荷过重

（1）压力负荷过重：压力负荷即后负荷，是指心脏在收缩时所承受的阻抗负荷。引起左、右心室压力负荷过重的常见疾病包括高血压、主动脉流出道受阻（如主动脉瓣狭窄、主动脉狭窄、梗阻性肥厚型心肌病）以及肺动脉血流受阻（如肺动脉高压、肺动脉瓣狭窄、肺动脉狭窄、阻塞性肺病、肺栓塞）等。

为了克服增高的射血阻力，保证射血量，心室肌早期会发生代偿性肥厚；而持久的负荷过重，会导致心肌发生结构和功能改变，心脏功能代偿失调，最终导致心力衰竭。

（2）容量负荷过重：容量负荷即前负荷，是指心脏在舒张期所承受的容量负荷。容量负荷过重见于以下情况：①心脏瓣膜关闭不全，引起血液反流，加重受血心腔负担，如主动脉瓣、二尖瓣、肺动脉瓣或三尖瓣的关闭不全。②先天性分流性心血管病，包括左向右或右向左分流，如房间隔缺损、室间隔缺损、动脉导管未闭和动-静脉瘘等，可加重供血心腔负担。③伴有全身血容量增多或循环血量增多的疾病，如慢性或严重贫血、甲状腺功能亢进、脚气性心脏病等。

在容量负荷增加早期，心室腔代偿性扩大，心肌收缩功能尚能维持正常，但超过一定限度后，心肌结构和功能将发生改变，即出现心功能失代偿，最终导致心力衰竭。

3.心脏舒张受限

心脏舒张受限见于二尖瓣狭窄、心包缩窄、心脏压塞和原发性限制型心肌病等，可引起心室充盈受限，回心血量下降，导致肺循环或体循环充血。

（二）诱因

心力衰竭往往由一些增加心脏负荷的因素所诱发。常见诱发因素有以下几点。

1.感染

呼吸道感染最常见，其他感染如风湿活动、感染性心内膜炎、泌尿系感染和各种变态反应性炎症等，也可诱发心力衰竭。感染可直接造成心肌损害，也可因其所致发热、代谢亢进和窦性心动过速等增加心脏负荷。

2.心律失常

各种类型的快速性心律失常可导致心排血量下降，增加心肌耗氧量，诱发或加重心肌缺血，其中心房颤动是器质性心脏病最常见的心律失常之一，也是心力衰竭最重要的诱发因素。严重的缓慢性心律失常可直接降低心排血量，诱发心力衰竭。

3.血容量增加

如饮食过度，摄入钠盐过多，输入液体过快，短期内输入液体过多等，均可诱发心力衰竭。

4.过度体力活动或情绪激动

体力活动、情绪激动和气候变化等，可增加心脏负荷，诱发心力衰竭。

5.贫血或出血

慢性贫血可致心排血量和心脏负荷增加,同时血红蛋白摄氧量减少,使心肌缺血缺氧甚至坏死,可导致贫血性心脏病。大量出血使血容量减少,回心血量和心排血量降低,并使心肌供血量减少和反射性心率加快,心肌耗氧量增加,导致心肌缺血缺氧,诱发心力衰竭。

6.其他因素

(1)妊娠和分娩。

(2)肺栓塞。

(3)治疗方法不当,如洋地黄过量或不足,不恰当停用降血压药等。

(4)原有心脏病变加重或并发其他疾病,如心肌缺血进展为心肌梗死、风湿性心瓣膜病风湿活动合并甲状腺功能亢进等。

二、病理解剖和病理生理

慢性心力衰竭的病理解剖改变包括以下几种。①心脏改变:如心肌肥厚和心腔扩大等。②器官充血性改变:包括肺循环和体循环充血。③血栓形成:包括心房和心室附壁血栓、动脉或静脉血栓形成及器官梗死。心腔内附壁血栓是心力衰竭较特异的病理改变,常见于左、右心耳和左心室心尖部;左侧心腔附壁血栓脱落,可引起体循环动脉的栓塞,栓塞部位多见于腹主动脉分支和主动脉分叉处,可导致脑、肾、四肢、脾和肠系膜等梗死。静脉血栓形成大都由于长期卧床、血流迟缓引起,多见于下肢静脉,可导致肺栓塞和肺梗死。

心力衰竭时的病理生理改变十分复杂,当心肌舒缩功能发生障碍时,最根本的问题是出现心排血量下降和血流动力学障碍。此时机体可通过多种代偿机制使心功能在一定时期内维持相对正常,但这些代偿机制的作用有限,且过度代偿均有其负性效应,各种代偿机制相互作用,还会衍生出更多反应,因此,最终会发生心功能失代偿,出现心力衰竭。

(一)代偿机制

1.Frank-Starling 机制

正常情况下,心搏量或心排血量与其前负荷(即回心血量)的大小成正比,即增加心脏的前负荷,可使回心血量增多,心室舒张末期容积增加,从而在一定程度上增加心排血量,提高心脏做功,维持心脏功能。但前负荷的增加,同时意味着心室扩张和舒张末期压升高,于是心房压和静脉压也升高,当后者高达一定程度时,就会出现肺静脉或腔静脉系统的充血。因此,前负荷不足或增加过度,均可导致心搏量的减少。对左心室而言,使其心搏量达峰值的舒张末期压为2.00~2.40 kPa(15~18 mmHg)。

2.心肌肥厚

心肌肥厚常常是心脏后负荷增高时的主要代偿机制。心肌肥厚可增强心肌收缩力,克服后负荷阻力,使心排血量在相当长的时间内维持正常,患者可无心功能不全的症状。但肥厚的心肌顺应性差,舒张功能降低,心室舒张末期压升高,客观上已存在心功能障碍。心肌肥厚时,心肌细胞数并不增多,而是以心肌纤维增多为主,细胞核及作为供能物质的线粒体也增大、增多,但增大程度和速度均落后于心肌纤维的增多,故整体上表现为心肌能源的不足,最终会导致心肌细胞死亡。

3.神经体液的改变

当心排血量不足、心腔压力升高时,机体全面启动神经体液调节机制进行代偿。

（1）交感-肾上腺素能系统（SAS）活性增强：心力衰竭时心搏量和血压降低，通过动脉压力感受器反射性激活 SAS，使肾上腺儿茶酚胺分泌增多，产生一系列改变。①去甲肾上腺素作用于心肌细胞 β_1 肾上腺素能受体，增强心肌收缩力并提高心率，在一定程度上增加心排血量。②交感神经兴奋可使外周血管收缩，增加回心血量和提高动脉压，以保证重要脏器的血液供应。然而，交感神经张力的持续和过度增高，其一增加心脏后负荷，加快心率，增加心肌耗氧量；其二引起心脏 β 受体下调，使其介导的腺苷酸环化酶活性降低，并激活肾素-血管紧张素-醛固酮系统；其三去甲肾上腺素对心肌细胞有直接的毒性作用，可促使心肌细胞凋亡，参与心脏重构。③交感活性升高，使肾灌注压下降，刺激肾素释放，激活肾素-血管紧张素系统（RAS）。④兴奋心脏 α_1 和 β 受体，促进心肌细胞生长。

（2）肾素-血管紧张素-醛固酮系统（RAAS）活性增强：心排血量降低，肾血流量随之减少，RAAS 因此被激活。RAAS 激活后，一方面可使心肌收缩力增强，周围血管收缩，以维持血压，调节血液再分配，保证心、脑等重要脏器的血液供应；另一方面，醛固酮分泌增加，使钠、水潴留，增加总血容量和心脏前负荷，维持心排血量，改善心功能。但血容量的过度增加会加重心力衰竭。

（二）心肌损害和心室重构

原发性心肌损害和心脏负荷过重使心脏功能受损，导致上述心室扩大或心室肥厚等各种组织结构性变化，这一病理过程称为心室重构。心室重构包括心肌细胞、细胞外基质、胶原纤维网等一系列改变，临床表现为心肌重量和心室容量的增加，以及心室形态的改变（横径增加呈球形）。大量研究表明，心力衰竭发生和发展的基本机制是心室重构。由于基础心脏病的性质和进展速度不同，各种代偿机制复杂多样，心室扩大及肥厚的程度与心功能状态并不平行，如有些患者心脏扩大或肥厚已十分明显，但临床上可无心力衰竭表现。如果基础心脏病病因不能解除，即使没有新的心肌损害，但随着时间的推移，心室重构自身过程仍可不断发展，最终必然会出现心力衰竭。在心力衰竭发生过程中，除各种代偿机制的负面影响外，心肌细胞的能量供应相对或绝对不足，以及能量利用障碍导致心肌细胞坏死和纤维化，也是一个重要的因素。心肌细胞的减少使心肌整体收缩力下降，纤维化的增加又使心室的顺应性下降，重构更趋明显，心力衰竭更加严重。

（三）舒张功能不全

心脏舒张功能不全可分为两种，一种是主动舒张功能障碍，多因心肌细胞能量供应不足，Ca^{2+} 不能及时被肌浆网摄回和泵出胞外所致，如冠心病有明显心肌缺血时，在出现收缩功能障碍前即可出现舒张功能障碍；另一种是由心室肌的顺应性减退及充盈障碍所致，主要见于心室肥厚如高血压和肥厚性心肌病时，这一类病变可明显影响心室的充盈，当左心室舒张末期压过高时，肺循环出现高压和淤血，即舒张性心功能不全，此时心肌的收缩功能尚可保持较好，心排血量也可无明显降低，这种情况多见高血压和冠心病。但需要指出的是，当容量负荷增加、心室扩大时，心室的顺应性是增加的，此时即使有心室肥厚也不致出现此类舒张性心功能不全。

三、临床表现

临床上左心衰竭最为常见，单纯右心衰竭较少见。全心衰竭可由左心衰竭后继发右心衰竭而致，但更多见于严重广泛心肌病变而同时波及左心和右心者。

（一）左心衰竭

左心衰竭以肺循环淤血及心排血量降低为主要表现。

1.症状

（1）呼吸困难：是左心衰竭最主要的症状。①劳力性呼吸困难是左心衰竭最早出现的症状，是指劳力导致的呼吸困难。因为运动可使回心血量增加，左心房压力升高，从而加重肺淤血。引起呼吸困难的运动量随心力衰竭程度的加重而降低。②端坐呼吸：当肺淤血达到一定程度时，患者便不能平卧，而被迫坐位或半卧位呼吸。因平卧时回心血量增多且膈肌上抬，使呼吸更为困难，患者必须呈高枕卧位、半卧位甚至端坐位，方可使憋气减轻。③夜间阵发性呼吸困难又称"心源性哮喘"，是左心室衰竭早期的典型表现，患者表现为在入睡后突然因憋气、窒息或恐惧感而惊醒，并被迫迅速采取坐位，以期缓解喘憋症状。发作时可伴有呼吸深快，重者可有肺部哮鸣音。发生机制主要是平卧使血液重新分配，肺血量增加。夜间迷走神经张力增加、小支气管收缩、膈肌上抬和肺活量减少等也是促发因素。④急性肺水肿是"心源性哮喘"的进一步发展，是左心衰竭所致呼吸困难最严重的表现形式。

（2）咳嗽、咳痰、咯血：咳嗽、咳痰是肺泡和支气管黏膜淤血所致，开始常发生于夜间，以白色浆液性泡沫状痰为特点，偶可见痰中带血丝，坐位或立位可使咳嗽减轻。长期慢性淤血性肺静脉压力升高，可促发肺循环与支气管血液循环之间形成侧支，并在支气管黏膜下形成扩张的血管床，这种血管很容易破裂而引起大咯血。

（3）乏力、疲倦、头晕、心慌：这些症状是由心排血量不足致器官、组织灌注不足，以及代偿性心率加快所致。

（4）陈-施呼吸：见于严重心力衰竭患者，示预后不良。表现为呼吸有节律地由暂停逐渐加快、加深，再逐渐减慢、变浅，直至呼吸暂停，0.5～1分钟再呼吸，如此周而复始。发生机制为心力衰竭致脑部缺血缺氧，呼吸中枢敏感性降低，呼吸减弱，二氧化碳潴留；待二氧化碳潴留到一定量时兴奋呼吸中枢，使呼吸加快加深，排出二氧化碳；随着二氧化碳的排出，呼吸中枢又逐渐转入抑制状态，呼吸又减弱直至暂停。严重脑缺氧者，还可伴有嗜睡、烦躁和神智错乱等。

（5）泌尿系统症状：严重的左心衰竭使血液进行再分配时，首先是肾血流量的明显减少，患者可出现少尿。长期慢性肾血流量减少，可有肾功能不全的相应症状。

2.体征

除原有心脏病体征外，还可有以下体征。

（1）一般体征：重症者可出现发绀、黄疸、颧部潮红，以及脉快、脉压减小、收缩压降低等；外周血管收缩，可表现为四肢末梢苍白、发冷和指趾发绀等。

（2）心脏体征：慢性左心衰竭者，一般均有心脏扩大（单纯舒张性左心衰竭除外），肺动脉瓣区第二心音亢进，心尖区可闻及收缩期杂音和舒张期奔马律，可出现交替脉。

（3）肺部体征：肺底部湿啰音是左心衰竭肺部的主要和早期体征，是由肺毛细血管压增高使液体渗出到肺泡所致。随着病情由轻到重，湿啰音可从局限于肺底部逐渐扩展，直至全肺。此种湿啰音有别于炎症性啰音而成"移动性"，即啰音较多出现在卧位时朝下一侧的胸部。间质性肺水肿时，肺部无干湿啰音，仅有呼吸音降低。约25％的患者出现胸腔积液。

（二）右心衰竭

右心衰竭以体静脉淤血为主要表现。

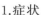

1.症状

(1)消化道症状:为右心衰竭最常见症状,包括腹胀、食欲减退、恶心、呕吐、便秘和上腹隐痛以及右上腹不适、肝区疼痛等,系胃肠道和肝脏淤血所致。

(2)劳力性呼吸困难:无论是继发于左心衰竭的右心衰竭,还是分流性先天性心脏病或肺部疾患所致的单纯性右心衰竭,均可出现不同程度的呼吸困难。

(3)泌尿系症状:肾淤血可引起肾功能减退,白天尿少,夜尿增多。

2.体征

除原有心脏病体征外,还可有以下体征。

(1)颈静脉征:颈静脉搏动增强、充盈、怒张是右心衰竭时的早期征象,为静脉压增高所致,常以右侧颈静脉较明显。表现为半卧位或坐位时在锁骨上方见颈外静脉充盈,或充盈最高点距胸骨角水平 10 cm 以上。肝-颈静脉反流征可呈阳性。

(2)肝大、压痛和腹水:是右心衰竭较早出现和最重要的体征之一。肝脏因淤血肿大常伴压痛,持续慢性右心衰竭可导致心源性肝硬化,晚期可出现黄疸、肝功能损害和大量腹水。

(3)水肿:发生于颈静脉充盈和肝大之后。体静脉压力升高使皮肤等软组织出现水肿,其特征为最先出现于身体最低垂的部位如踝部或骶部,并随病情的加重逐渐向上进展,直至延及全身;水肿发展缓慢,常为对称性和可压陷性。

(4)胸腔和心包积液:由体静脉压力增高所致,因胸膜静脉有一部分回流到肺静脉,故胸腔积液更多见于全心衰竭,以双侧多见,如为单侧则以右侧更为多见,这可能与右膈下肝淤血有关。有时出现少量心包积液,但不会引起心脏压塞。

(5)心脏体征:可因右心室明显扩大而出现相对性三尖瓣关闭不全的反流性杂音,有时在心前区听到舒张早期奔马律。

(三)全心衰竭

左心衰竭可继发右心衰竭而形成全心衰竭。当右心衰竭出现之后,右心排血量减少,此时由左心衰竭引起的阵发性呼吸困难等肺淤血症状反而有所减轻。扩张型心肌病等表现为左、右心同时衰竭者,肺淤血症状往往不很严重,左心衰竭的主要表现是心排血量减少的相关症状和体征。

(四)舒张性心力衰竭

舒张性心力衰竭是指在心室收缩功能正常的情况下,心室松弛性和顺应性降低使心室充盈量减少和充盈压升高,导致肺循环和体循环淤血的综合征。研究表明,20%～40%的心力衰竭患者左心室收缩功能正常(除外心瓣膜病)而存在心室舒张功能受损,并引起症状,其余为收缩性心力衰竭合并不同程度的舒张性心力衰竭,且后者往往早于前者出现。舒张性心力衰竭的临床表现可从无症状、运动耐力下降到气促、肺水肿。多普勒超声心动图可用于诊断舒张性心力衰竭。

(五)心功能的判断和分级

对心力衰竭患者进行心功能分级,可大体上反映病情的严重程度,有助于治疗措施的选择、劳动能力的评定以及患者预后的判断。

NYHA 分级即 1978 年美国纽约心脏病学会(NYHA)提出的分级方案,该分级方法简便易行,几十年来为临床医师所习用。主要是根据患者的自觉症状将心功能分为 4 级。

Ⅰ级:患有心脏病,但体力活动不受限,日常活动不引起过度乏力、心悸、呼吸困难或心绞痛等症状。

Ⅱ级:患有心脏病,体力活动轻度受限,休息时无症状,但日常活动可出现上述症状。也称Ⅰ度或轻度心力衰竭。

Ⅲ级:患有心脏病,体力活动明显受限,轻于日常的活动即可引起上述症状。也称Ⅱ度或中度心力衰竭。

Ⅳ级:患有心脏病,不能从事任何体力活动,休息状态下也可出现心力衰竭症状,并在任何体力活动后加重。也称Ⅲ度或重度心力衰竭。

四、辅助检查

(一)常规检查

1.末梢血液检查

检查结果可有贫血、白细胞计数增加及核左移等。

2.尿常规检查

检查结果可有蛋白尿、管型尿等。

3.水电解质检查

检查结果可有低钾血症、低钠血症和代谢性酸中毒等。

4.肝肾功能检查

检查结果可有肝功能异常和血尿素氮、肌酐水平升高等。

(二)超声心动图检查

该检查比 X 线能更准确地提供心包、各心腔大小变化、心瓣膜结构及心功能等情况。

1.收缩功能

射血分数(EF)可以反映心室的收缩功能,以心室收缩末及舒张末的容量差值来计算 EF 值,虽不够精确,但方便实用。正常左心室射血分数(LVEF)值>50%,运动时至少增加 5%。

2.舒张功能

超声多普勒是临床上最实用的判断心室舒张功能的方法。若心动周期中舒张早期心室充盈速度最大值为 E 峰,舒张晚期(心房收缩期)心室充盈最大值为 A 峰,则 E/A 值可反映心室舒张功能。正常人 E/A 值≥1.2,中青年应更大。心室舒张功能不全时,E 峰下降,A 峰增高,则 E/A 值降低。如同时记录心音图还可测定心室等容舒张期时间(C-D 值),该指标可反映心室的主动舒张功能。

(三)X 线检查

1.心脏扩大

心影的大小及外形不仅为心脏病的病因诊断提供重要的参考资料,还可根据心脏扩大的程度和动态改变间接地反映心脏功能状态。

2.肺淤血

肺淤血的有无及其程度直接反映心功能状态。早期肺静脉压升高时,主要表现为肺静脉扩张,肺门血管影增强,上肺血管影增多,甚至多于下肺。当肺静脉压力超过 3.33~4.00 kPa(25~30 mmHg)时,出现间质性肺水肿,肺野模糊,在肺野外侧还可出现水平线状影 Kerley B 线,提示肺小叶间隔内积液,是慢性肺淤血的特征性表现,严重者可出现胸腔积液。急性肺泡性肺水肿时肺门呈蝴蝶状,肺野可见大片融合阴影。

（四）放射性核素心室造影及核素心肌灌注显像

核素心室造影可准确测定左心室容量、LVEF及室壁运动情况；核素心肌灌注显像可诊断心肌缺血和心肌梗死，对鉴别扩张型心肌病和缺血性心肌病有一定帮助。

（五）心-肺吸氧运动试验

本试验仅适用于慢性稳定性心力衰竭患者。在运动状态下测定患者对运动的耐受量，更能说明心脏的功能状态。由于运动时肌肉的耗氧量增高，故所需心排血量也相应地增加。正常人耗氧量每增加 $100 \ mL/(min \cdot m^2)$，心排血量需增加 $600 \ mL/(min \cdot m^2)$。当患者的心排血量不能满足运动的需要时，肌肉组织就需要从流经自身的单位容积的血液中摄取更多的氧，结果使动-静脉血氧差值增大。此时当氧供应绝对不足时，就会出现无氧代谢，乳酸增加，呼气中二氧化碳含量增加。

1.最大耗氧量

该试验中的最大耗氧量（VO_{2max}）是指即使运动量继续增加，耗氧量也不再增加（已达峰值）时的氧耗量，表明此时心排血量已不能按需要继续增加。心功能正常时，$VO_{2max} > 20 \ mL/(min \cdot kg)$，轻至中度心功能受损时为 $16 \sim 20 \ mL/(min \cdot kg)$，中至重度损害时为 $10 \sim 15 \ mL/(min \cdot kg)$，极重度损害时低于 $10 \ mL/(min \cdot kg)$。

2.无氧阈值

无氧阈值即呼气中二氧化碳的增长超过了氧耗量的增长，标志着无氧代谢的出现。通常用开始出现两者增加不成比例时的氧耗量作为代表值，此值愈低，说明心功能愈差。

（六）有创性血流动力学检查

床边漂浮导管仍然是常用的心功能有创检查方法。方法为经静脉插管直至肺小动脉，测定各部位的压力及血液含氧量，再计算心脏指数（CI）及肺小动脉楔压（PCWP），可直接反映左心功能。正常值：$CI > 2.5 \ L/(min \cdot m^2)$，$PCWP < 12 \ mmHg$。

五、治疗

（一）治疗原则和目的

慢性心力衰竭的短期治疗如纠正血流动力学异常、缓解症状等，并不能降低患者病死率和改善长期预后。因此，治疗心力衰竭必须从长计议，采取综合措施，包括治疗病因，调节心力衰竭代偿机制，以及减少其负面效应如拮抗神经体液因子的过分激活等，既要改善症状，又要达到下列目的：①提高运动耐量，改善生活质量。②阻止或延缓心室重构，防止心肌损害进一步加重。③延长寿命，降低病死率。

（二）治疗方法

1.病因治疗

（1）治疗基本病因：大多数心力衰竭的病因都有针对性治疗方法，如控制高血压、改善冠心病心肌缺血、手术治疗心瓣膜病以及纠治先天畸形等。但病因治疗的最大障碍是发现和治疗太晚，很多患者常满足于短期治疗缓解症状而拖延时日，最终发展为严重的心力衰竭而失去良好的治疗时机。

（2）消除诱因：最常见诱因为感染，特别是呼吸道感染，应积极选用适当的抗生素治疗；对于发热持续1周以上者应警惕感染性心内膜炎的可能。心律失常特别是心房颤动是诱发心力衰竭的常见原因，对于心室率很快的心房颤动，如不能及时复律则应尽快控制心室率。潜在的甲状腺功能亢进、贫血等也可能是心力衰竭加重的原因,应注意诊断和纠正。

2.一般治疗

(1)休息和镇静:包括控制体力和心理活动,必要时可给予镇静剂以保障休息,但对严重心力衰竭患者应慎用镇静剂。休息可以减轻心脏负荷,减慢心率,增加冠状动脉供血,有利于改善心功能。但长期卧床易形成下肢静脉血栓,甚至导致肺栓塞,同时也使消化吸收功能减弱,肌肉萎缩。

(2)控制钠盐摄入:心力衰竭患者体内钠水潴留,血容量增加,因此减少钠盐的摄入,有利于减轻水肿等症状,并降低心脏负荷,改善心功能。但应注意应用强效排钠利尿剂时,过分限盐会导致低钠血症。

3.药物治疗

(1)利尿剂的应用:利尿剂是治疗慢性心力衰竭的基本药物,对有液体潴留证据或原有液体潴留的所有心力衰竭患者,均应给予利尿剂。利尿剂可通过排钠排水减轻心脏容量负荷,改善心功能,对缓解淤血症状和减轻水肿有十分明显的效果。常用利尿剂的作用和剂量见表6-4。

表6-4 常用利尿剂的作用和剂量

种类	作用于肾脏位置	每天剂量(mg)
排钾类		
氢氯噻嗪(双克)	远曲小管	25～100,口服
呋塞米(速尿)	Henle祥上升支	20～100,口服、静脉注射
保钾类		
螺内酯(安体通舒)	集合管醛固酮拮抗剂	25～100,口服
氨苯蝶啶	集合管	100～300,口服
阿米洛利	集合管	5～10,口服

(2)血管紧张素转换酶抑制剂的应用:血管紧张素转换酶(ACE)抑制剂是治疗慢性心力衰竭的基本药物,可用于所有左心功能不全者。其主要作用机制是抑制RAS系统,包括循环RAS和心脏组织中的RAS,从而具有扩张血管、抑制交感神经活性以及改善和延缓心室重构等作用;同时,ACE抑制剂还可抑制缓激肽降解,使具有血管扩张作用的前列腺素生成增多,并有抗组织增生作用。ACE抑制剂也可以明显改善其远期预后,降低病死率。因此,及早(如在心功能代偿期)开始应用ACE抑制剂进行干预,是慢性心力衰竭药物治疗的重要进展。ACE抑制剂种类很多,临床常用ACE抑制剂有卡托普利、依那普利等。

(3)增加心排出量的药物包括以下几种。①洋地黄制剂:通过抑制心肌细胞膜上的Na^+-K^+-ATP酶,使细胞内Na^+浓度升高,K^+浓度降低;同时Na^+与Ca^{2+}进行交换,又使细胞内Ca^{2+}浓度升高,从而使心肌收缩力增强,增加心脏每搏血量,从而使心脏收缩末期残余血量减少,舒张末期压力下降,有利于缓解各器官淤血,尿量增加。一般治疗剂量下,洋地黄可抑制心脏传导系统,对房室交界区的抑制最为明显,可以减慢窦性心律,减慢心房扑动或颤动时的心室率;但大剂量时可提高心房、交界区及心室的自律性,当血钾过低时,更易发生各种快速性心律失常。常用制剂地高辛是一种安全、有效、使用方便、价格低廉的心力衰竭辅助用药。本制剂0.25 mg/d,适用于中度心力衰竭的维持治疗,但对70岁以上或肾功能不良患者宜减量。毛花苷C(西地兰)为静脉注射用制剂,适用于急性心力衰竭或慢性心力衰竭加重时,特别适用于心力衰竭伴快速心房颤动者。注射后 10 分钟起效,1~2 小时达高峰。每次用量 0.2~0.4 mg,稀释后静脉注射。②非洋地黄类正性肌力药物:多巴胺和多巴酚丁胺只能短期静脉应用;米力农对改善心力衰竭的症状效果肯定,但大型前瞻性研究和其他相关研究均证明,长期应用该类药物治疗重症慢性心力衰竭,其死亡率较不用者更高。

(4)β 受体阻滞剂的应用:β 受体阻滞剂可对抗心力衰竭代偿机制中的"交感神经活性增强"这一重要环节,对心肌产生保护作用,可明显提高其运动耐量,降低死亡率。β 受体阻滞应该用于 NYHA 心功能Ⅱ级或Ⅲ级、LVEF<40% 且病情稳定的所有慢性收缩性心力衰竭患者,但应在 ACE 抑制剂和利尿剂的基础上应用;同时,因其具有负性肌力作用,用药时仍应十分慎重。一般宜待病情稳定后,从小量开始用起,然后根据治疗反应每隔 2~4 周增加一次剂量,直达最大耐受量,并适量长期维持。症状改善常在用药后 2~3 个月出现。长期应用时避免突然停药。临床常用制剂有:①选择性 β_1 受体阻滞剂,无血管扩张作用,如美托洛尔初始剂量 12.5 mg/d,比索洛尔初始剂量 1.25 mg/d。②非选择性 β 受体阻滞剂,如卡维地洛属第三代 β 受体阻滞剂,可全面阻滞 α_1、β_1 和 β_2 受体,同时具有扩血管作用,初始剂量 3.125 mg,2 次/天。β 受体阻滞剂的禁忌证为支气管痉挛性疾病、心动过缓以及二度或二度以上房室传导阻滞(安装心脏起搏器者除外)。

(5)血管扩张剂的应用:心力衰竭时,由于各种代偿机制的作用,使周围循环阻力增加,心脏的前负荷也增大。扩血管治疗,可以减轻心脏前、后负荷,改善心力衰竭症状。因此心力衰竭时,可考虑应用小静脉扩张剂如硝酸异山梨酯、阻断 α_1 受体的小动脉扩张剂如肼屈嗪以及均衡扩张小动脉和小静脉制剂如硝普钠等静脉滴注。

六、预防

(一)防止初始心肌损伤

冠状动脉性疾病和高血压已逐渐成为心力衰竭的主要病因,积极控制高血压、高血糖、高血脂和戒烟等,可减少发生心力衰竭的危险性;同时,积极控制 A 组 β 溶血性链球菌感染,预防风湿热和瓣膜性心脏病,以及戒除酗酒,防止乙醇中毒性心肌病等,亦是防止心肌损伤的重要措施。

(二)防止心肌进一步损伤

急性心肌梗死再灌注治疗,可以有效再灌注缺血心肌节段,防止缺血性损伤,降低病死率和发生心力衰竭的危险性。对于近期心肌梗死恢复者,应用神经内分泌拮抗剂(如 ACE 抑制剂或 β 受体阻滞剂),可降低再梗死或死亡的危险性,特别是对于心肌梗死伴有心力衰竭时。对于急性心肌梗死无心力衰竭患者,应用阿司匹林可降低再梗死危险,有利于防止心力衰竭的发生。

(三)防止心肌损伤后恶化

众多临床试验已经证实,对已有左心功能不全者,不论是否伴有症状,应用 ACE 抑制剂均可降低其发展为严重心力衰竭的危险性。

七、护理

(一)一般护理

1.休息与活动

休息是减轻心脏负荷的重要方法,包括体力的休息、精神的放松和充足的睡眠。应根据患者心功能分级及患者基本状况决定活动量。

Ⅰ级：不限制一般的体力活动，积极参加体育锻炼，但要避免剧烈运动和重体力劳动。

Ⅱ级：适当限制体力活动，增加午休，强调下午多休息，可不影响轻体力工作和家务劳动。

Ⅲ级：严格限制一般的体力活动，每天有充分的休息时间，但日常生活可以自理或在他人协助下自理。

Ⅳ级：绝对卧床休息，生活由他人照顾。可在床上做肢体被动运动，轻微的屈伸运动和翻身，逐步过渡到坐或下床活动。鼓励患者不要延长卧床时间，当病情好转后，应尽早做适量的活动，因为长期卧床易导致血栓形成、肺栓塞、便秘、虚弱、直立性低血压的发生。

2.饮食

饮食给予低盐、低脂、低热量、高蛋白、高维生素、清淡易消化的饮食，少食多餐。

(1)限制食盐及含钠食物：Ⅰ度心力衰竭患者每天钠摄入量应限制在 2 g(相当于氯化钠 5 g)左右，Ⅱ度心力衰竭患者每天钠摄入量应限制在 1 g(相当于氯化钠 2.5 g)左右，Ⅲ度心力衰竭患者每天钠摄入量应限制在 0.4 g(相当于氯化钠 1 g)左右。但应注意在用强效利尿剂时，可放宽限制，以防发生电解质紊乱。

(2)限制饮水量，高度水肿或伴有腹水者，应限制饮水量，24 小时饮水量一般不超过 800 mL，应尽量安排在白天间歇饮水，避免大量饮水，以免增加心脏负担。

3.排便的护理

指导患者养成按时排便的习惯，预防便秘。排便时切忌过度用力，以免增加心脏负担，诱发严重心律失常。

(二)对症护理及病情观察护理

1.呼吸困难

(1)休息与体位：让患者取半卧位或端坐卧位安静休息，鼓励患者多翻身、咳嗽，尽量做缓慢的深呼吸。

(2)吸氧：根据缺氧程度及病情选择氧流量。

(3)遵医嘱给予强心、利尿、扩血管药物，注意观察药物作用及不良反应，如血管扩张剂可致头痛及血压下降等；血管紧张素转换酶抑制剂的不良反应有直立性低血压、咳嗽等。

(4)病情观察：应观察呼吸困难的程度、发绀情况、肺部啰音的变化、血气分析和血氧饱和度等，以判断药物疗效和病情进展。

2.水肿

(1)观察水肿的消长程度，每天测量体重，准确记录出入液量并适当控制液体摄入量。

(2)限制钠盐摄入，每天食盐摄入量少于 5 g，服利尿剂者可适当放宽。限制含钠高的食品、饮料和调味品如发酵面食、腌制品、味精、糖果、番茄酱、啤酒、汽水等。

(3)加强皮肤护理，协助患者经常更换体位，嘱患者穿质地柔软的衣服，经常按摩骨隆突处，预防压疮的发生。

(4)遵医嘱正确使用利尿剂，密切观察其不良反应，主要为水、电解质紊乱。利尿剂的应用时间选择早晨或日间为宜，避免夜间排尿过频而影响患者的休息。

(三)用药观察与护理

1.利尿剂

电解质紊乱是利尿剂最易出现的不良反应，应随时注意观察。氢氯噻嗪类排钾利尿剂，作用于肾远曲小管，抑制 Na^+ 的重吸收，并可通过 Na^+-K^+ 交换机制降低 K^+ 的吸收易出现低钾血症,应监测血钾浓度,给予含钾丰富的食物,遵医嘱及时补钾;氨苯蝶啶:直接作用于肾远曲小管远端,排钠保钾,利尿作用不强,常与排钾利尿剂合用,起保钾作用。出现高钾血症时,遵医嘱停用保钾利尿剂,嘱患者禁食含钾高的食物,严密观察心电监护变化,必要时予胰岛素等紧急降钾处理。

2.血管紧张素转换酶抑制剂

ACE抑制剂的不良反应有低血压、肾功能一过性恶化、高钾血症、干咳、血管神经性水肿以及少见的皮疹、味觉异常等。对无尿性肾衰竭、妊娠哺乳期妇女和对该类药物过敏者禁止应用,双侧肾动脉狭窄、血肌酐水平明显升高($>225~\mu$mol/L)、高钾血症(>5.5 mmol/L)、低血压(收缩压<90 mmHg)或不能耐受本药者也不宜应用本类药物。

3.洋地黄类药物

洋地黄类药物可以加强心肌收缩力,减慢心率,从而改善心功能不全患者的血流动力学变化。其用药安全范围小,易发生中毒反应。

(1)严格按医嘱给药,教会患者服地高辛时应自测脉搏,如脉搏<60次/分钟或节律不规则应暂停服药并告诉医师;毛花苷C或毒毛花苷K静脉给药时须稀释后缓慢静脉注射,并同时监测心率、心律及心电图变化。

(2)密切观察洋地黄中毒表现。①心律失常:洋地黄中毒最重要的反应是出现各种类型的心律失常,是由心肌兴奋性过强和传导系统传导阻滞所致,最常见者为室性期前收缩(多表现为二联律)、非阵发性交界区心动过速、房性期前收缩、心房颤动以及房室传导阻滞;快速房性心律失常伴房室传导阻滞是洋地黄中毒的特征性表现。洋地黄可引起心电图ST-T改变,但不能据此诊断为洋地黄中毒。②消化道症状:食欲减退、恶心、呕吐等(需与心力衰竭本身或其他药物所引起的胃肠道反应相鉴别)。③神经系统症状:头痛、头昏、忧郁、嗜睡、精神改变等。④视觉改变:视力模糊、黄视、绿视等。测定血药浓度有助于洋地黄中毒的诊断。

(3)洋地黄中毒的处理:①发生中毒后应立即停用洋地黄药物及排钾利尿剂。②单发室性期前收缩、一度房室传导阻滞等在停药后常自行消失。③对于快速性心律失常患者,若血钾浓度低则静脉补钾,如血钾不低可用利多卡因或苯妥英钠;有传导阻滞及缓慢性心律失常者,可用阿托品0.5~1 mg皮下或静脉注射,需要时安置临时心脏起搏器。

4.β受体阻滞剂

必须从极小剂量开始逐渐加大剂量,每次剂量增加的时间梯度不宜短于5~7天,同时严密监测血压、体重、脉搏及心率变化,防止出现传导阻滞和心力衰竭加重。

5.血管扩张剂

(1)硝普钠:用药过程中,要严密监测血压,根据血压调节滴速,一般剂量0.72~4.32 mg/(kg·d),连续用药不超过7天,嘱患者不要自行调节滴速,体位改变时动作宜缓慢,防止直立性低血压发生;注意避光,现配现用,液体配制后无论是否用完需6~8小时更换;长期用药者,应监测血氰化物浓度,防止氰化物中毒,临床用药过程中发现老年人易出现精神方面的症状,应注意观察。

(2)硝酸甘油:用药过程中可出现头胀、头痛、面色潮红、心率加快等不良反应,改变体位时易出现直立性低血压。用药时从小剂量开始,严格控制输液速度,做好宣教工作,以取得配合。

(四)心理护理

(1)护士自身应具备良好的心理素质,沉着、冷静,用积极乐观的态度影响患者及家属,使患者增强战胜疾病的信心。

（2）建立良好的护患关系，关心体贴患者，简要解释使用监测设备的必要性及作用，得到患者的充分信任。

（3）对患者及家属进行适时的健康指导，强调严格遵医嘱服药、不随意增减或撤换药物的重要性，如出现中毒反应，应立即就诊。

（五）出院指导

1.活动指导

患有慢性心力衰竭的患者，往往过分依赖药物治疗，而忽略运动保健。指导患者合理休息与活动，活动应循序渐进，活动量以不出现心悸、气急为原则。适应一段时间后再逐渐缓慢增加活动量。病情好转，可到室外活动。漫步、体操、太极拳、气功等都是适宜的保健方法。如活动不引起胸闷、气喘，表明活动量适度，以后根据各人的不同情况，逐渐增加活动时间。但必须以轻体力、小活动量、长期坚持为原则。

2.饮食指导

坚持合理饮食，进食低盐、低脂、低热量、高蛋白、高维生素、清淡易消化的饮食。适当限制钠盐的摄入，可减轻体液的潴留，减轻心脏负担。一般钠盐（食盐、酱油、黄酱、咸菜等）可限制到每天 5 g 以下，病情严重者限制在每天不超过 3 g。但服用强力利尿剂的患者钠盐的限制不必过严；在严格限制钠摄入时，一般可不必严格限制水分，液体摄入量以每天 1.5～2 L 为宜，但重症心力衰竭的患者应严格限制钠盐及水的摄入。少量多餐，避免过饱。

3.疾病知识指导

给患者讲解心力衰竭最常见的诱因有呼吸道感染、过重的体力劳动、心律失常、情绪激动、饮食不当等。因此一定要注意预防感冒，防止受凉，根据气温变化随时增减衣服；保持乐观情绪平时根据心功能情况适当参加体育锻炼，避免过度劳累。

4.用药指导

告诉患者及家属强心药、利尿剂等药物的名称、服用方法、剂量、不良反应及注意事项。定期复查，如有不适，及时复诊。

（任焕新）

第七章

神经内科护理

第一节 脑 卒 中

脑卒中又称中风或脑血管意外,是一组以急性起病、局灶性或弥漫性脑功能缺失为共同特征的脑血管病,通常指包括脑出血、脑梗死、蛛网膜下腔出血。脑卒中主要由于血管壁异常、血栓、栓塞以及血管破裂等所造成的神经功能障碍性疾病。我国脑卒中呈现高发病率、高复发率、高致残率、高死亡率的特点。据世界卫生组织调查结果显示,我国脑卒中发病率高于世界平均水平。世界卫生组织 MONICA 研究表明,我国的脑卒中发生率正以每年 8.7% 的速率上升。我国居民第三次死因调查报告显示,脑血管病已成为国民第一位的死因。我国脑卒中的死亡率高于欧美国家 4~5 倍,是日本的 3.5 倍,甚至高于泰国、印度等发展中国家。MONICA 研究也表明,脑卒中病死率为 20%~30%。世界卫生组织对中国脑卒中死亡的人数进行了预测,如果死亡率维持不变,到 2030 年,我国每年将有近 400 万人口死于脑卒中。如果死亡率增长 1%,到 2030 年,我国每年将有近 600 万人口死于脑卒中,我国现幸存脑卒中患者近 700 万,其中致残率高达 75%,约有 450 万患者不同程度丧失劳动能力或生活不能自理。脑卒中复发率超过 30%,5 年内再次发生率达 54%。

一、脑出血的护理评估

脑出血(intra cerebral hemorrhage,ICH)是指原发于脑内动脉、静脉和毛细血管的病变出血,以动脉出血为多见,血液在脑实质内积聚形成脑内血肿。脑内出血临床病理过程与出血量和部位有关。小量出血时,血液仅渗透在神经纤维之间,对脑组织破坏较少;出血量较大时,血液在脑组织内积聚形成血肿,血肿的占位效应压迫周围脑组织,撕裂神经纤维间的横静脉使血肿进一步增大,血液成分特别是凝血酶、细胞因子 IL-1、TNF-α、血红蛋白的溶出等致使血肿周围的脑组织可在数小时内形成明显脑水肿、缺血和点状的微出血,血肿进一步扩大,导致邻近组织受压移位以至形成脑疝。脑内血肿和脑水肿可向内压迫脑室使之移位,向下压迫丘脑、下丘脑,引起严重的自主神经功能失调症状。幕上血肿时,中脑受压的危险性很大;小脑血肿时,延髓易于受下疝的小脑扁桃体压迫。脑内血肿可破入脑室或蛛网膜下腔,形成继发性脑室出血和继发性蛛网膜下腔出血。

(一)病因分析

高血压动脉硬化是自发性脑出血的主要病因,高血压患者约有 1/3 的机会发生脑出血,而

93.91%脑出血患者中有高血压病史。其他还包括脑淀粉样血管病、动脉瘤、动脉-静脉畸形、动脉炎、血液病等。

（二）临床观察

高血压性脑出血以50岁左右高血压患者发病最多。由于与高血压的密切关系以致在年轻高血压患者中，个别甚至仅30余岁也可发生。脑出血虽然在休息或睡眠中也会发生，但通常是在白天情绪激动、过度用力等体力或脑力活动紧张时即刻发病。除有头昏、头痛、工作效率差、鼻出血等高血压症状外，平时身体一般情况常无特殊。脑出血发生前常无预感。极个别患者在出血前数小时或数天诉有瞬时或短暂意识模糊、手脚动作不便或说话含糊不清等脑部症状。高血压性脑出血常突然发生，起病急骤，往往在数分钟到数小时内病情发展到高峰（图7-1）。

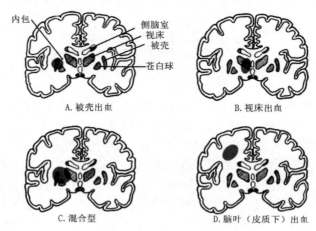

图 7-1　高血压性脑出血

1.壳核出血

大脑基底节为最常见的出血部位，约占脑出血的60%。由于损伤到内囊故称为内囊出血。除具有脑出血的一般症状外，内囊出血的患者常有头和眼转向出血病灶侧，呈"凝视病灶"状和"三偏"症状，即偏瘫、偏身感觉障碍和偏盲。

（1）偏瘫：出血病灶对侧的肢体偏瘫，瘫痪侧鼻唇沟较浅，呼气时瘫侧面颊鼓起较高。瘫痪肢体由弛缓性瘫痪逐渐转为痉挛性瘫痪，上肢呈屈曲内收，下肢强直，腱反射转为亢进，可出现踝阵挛，病理反射阳性，呈典型上运动神经元性偏瘫。

（2）偏身感觉障碍：出血灶对侧偏身感觉减退，用针刺激肢体、面部时无反应或反应较另一侧迟钝。

（3）偏盲：在患者意识状态能配合检查时还可发现病灶对侧同向偏盲，主要是由于经过内囊的视放射受累所致。

另外，主侧大脑半球出血可伴有失语症，脑出血患者亦可发生顶叶综合征，如体象障碍（偏瘫无知症、幻多肢、错觉性肢体移位等）、结构性失用症、地理定向障碍等。记忆力、分析理解、计算等智能活动往往在脑出血后明显减退。

2.脑桥出血

常突然起病，出现剧烈头痛、头晕、眼花、坠地、呕吐、复视、讷吃、吞咽困难、一侧面部发麻等症状。起病初意识可部分保留，但常在数分钟内进入深度昏迷。出血往往先自一侧脑桥开始，表现为交叉性瘫痪,即出血侧面部瘫痪和对侧上下肢弛缓性瘫痪。头和两眼转向非出血侧,呈"凝视瘫肢"状。脑桥出血常迅速波及两侧,出现两侧面部和肢体均瘫痪,肢瘫大多呈弛缓性。少数呈痉挛性或呈去脑强直。双侧病理反射呈阳性。头和两眼位置回到正中,两侧瞳孔极度缩小。这种"针尖样"瞳孔见于1/3的脑桥出血患者,为特征性症状,系由于脑桥内交感神经纤维受损所致。脑桥出血常阻断下丘脑对体温的正常调节而使体温急剧上升,呈持续高热状态。由于脑干呼吸中枢的影响常出现不规则呼吸,可于早期就出现呼吸困难。脑桥出血后,如两侧瞳孔散大、对光反射消失、呼吸不规则、脉搏和血压失调、体温不断上升或突然下降,则提示病情危重。

3.小脑出血

小脑出血多发生在一侧小脑半球,可导致急性颅内压增高,脑干受压,甚至发生枕大孔疝。起病急骤,少数病情凶险异常,可即刻出现神志深度昏迷,短时间内呼吸停止;多数患者于起病时神志清楚,常诉一侧后枕部剧烈头痛和眩晕,呕吐频繁,发音含糊;瞳孔往往缩小,两眼球向病变对侧同向凝视,病变侧肢体动作共济失调,但瘫痪可不明显,可有脑神经麻痹症状、颈项强直等。病情逐渐加重,意识渐趋模糊或昏迷,呼吸不规则。

4.脑室出血

脑室出血(intraventricular hemorrhage,IVH)多由于大脑基底节处出血后破入到侧脑室,以致血液充满整个脑室和蛛网膜下腔系统。小脑出血和脑桥出血也可破入到第四脑室,这种情况极其严重。意识往往在1～2小时内陷入深度昏迷,出现四肢抽搐发作或四肢瘫痪。双侧病理反射呈阳性。四肢常呈弛缓性瘫痪,所有腱反射均引不出,可阵发出现强直性痉挛或去脑强直状态。呕吐咖啡色残渣样液体,高热、多汗和瞳孔极度缩小,呼吸深沉带有鼾声,后转为浅速和不规则。

(三)辅助检查

1.CT检查

CT检查可显示血肿部位、大小、形态,是否破入脑室,血肿周围有无低密度水肿带及占位效应、脑组织移位等。24小时内出血灶表现为高密度,边界清楚(图7-2)。48小时以后,出血灶高密度影周围出现低密度水肿带。

2.数字减影血管造影(DSA)

脑血管DSA对颅内动脉瘤、脑血管畸形等的诊断均有重要价值(图7-3)。颈内动脉造影正位像可见大脑前、中动脉间距在正常范围,豆纹动脉外移(黑箭头)。

3.MRI

MRI具有比CT更高的组织分辨率,且可直接多方位成像,无颅骨伪影干扰,又具有血管流空效应等特点,使对脑血管疾病的显示率及诊断准确性,比CT更胜一筹。CT能诊断的脑血管疾病,MRI均能做到;而对发生于脑干、颞叶和小脑等的血管性疾病,MRI比CT更佳;对脑出血、脑梗死的演变过程,MRI比CT显示更完整;对CT较难判断的脑血管畸形、烟雾病等,MRI比CT更敏感。

4.TCD

多普勒超声检查最基本的参数为血流速度与频谱形态。血流速度增加可表示高血流量、动脉痉挛或动脉狭窄;血流速度减慢则可能是动脉近端狭窄或循环远端阻力增高的结果。

(四)内科治疗

(1)静脉补液:静脉给予生理盐水或乳酸Ringer溶液静点,维持正常的血容量。

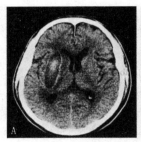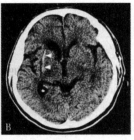

图 7-2　壳核外囊型脑出血的演变 CT

脑出血发病 40 天后 CT 平扫(图 7-2A)显示右侧壳核外囊区有一个卵圆形低密度病灶,其中心密度略高,同侧侧脑室较对侧略小;2.5 个月后复查 CT(图 7-2B)平扫可见原病灶部位呈裂隙状低密度,为后遗脑软化灶,并行伴有条状血肿壁纤维化高密度(白箭头),同侧侧脑室扩大

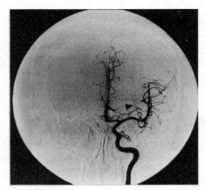

图 7-3　内囊出血 DSA

(2)控制血糖:既往有糖尿病病史和血糖>200 mg/L 应给予胰岛素。低血糖者最好给予 10%~20%葡萄糖静脉输液,或静脉推注 50%葡萄糖溶液纠正。

(3)血压的管理:有高血压病史的患者,血压水平应控制在平均动脉压(MAP)17.33 kPa(130 mmHg)以下。颅内压(ICP)监测增高的患者,脑灌注压(CPP)[CPP=(MAP-ICP)]应保持>9.33 kPa(70 mmHg)。刚手术后的患者应避免平均动脉压>14.67 kPa(110 mmHg)。心力衰竭、心肌缺血或动脉内膜剥脱,血压>26.66/14.67 kPa(200/110 mmHg)者,应控制平均动脉压在 17.33 kPa(130 mmHg)以下。

(4)控制体温:体温>38.5 ℃的患者及细菌感染者,给予退烧药及早期使用抗生素。

(5)维持体液平衡。

(6)禁用抗血小板和抗凝治疗。

(7)降颅压治疗:甘露醇(0.25~0.5 g/kg 静脉滴注),每隔 6 小时给 1 次。通常每天的最大量是 2 g/kg。

(8)纠正凝血异常:常用药物如华法林、鱼精蛋白、6-氨基己酸、凝血因子Ⅷ和新鲜血小板。

(五)手术治疗

1.开颅血肿清除术

对基底节区出血和皮层下出血,传统手术为开颅血肿清除。壳核出血一般经颞叶中回切开入路。1972 年 Suzuki 提倡经侧裂入路,以减少颞叶损害。对脑室积血较多可经额叶前角或经

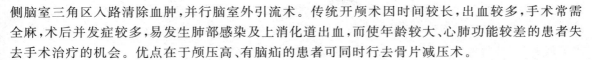

侧脑室三角区入路清除血肿,并行脑室外引流术。传统开颅术因时间较长,出血较多,手术常需全麻,术后并发症较多,易发生肺部感染及上消化道出血,而使年龄较大、心肺功能较差的患者失去手术治疗的机会。优点在于颅压高、有脑疝的患者可同时行去骨片减压术。

2.颅骨开窗血肿清除术

用于壳核出血、皮层下出血及小脑出血。壳核出血在患侧颞部做一向前的弧形皮肤切口,分开颞肌,颅骨钻孔后扩大骨窗至 3 cm×3 cm 大小,星形剪开脑膜,手术宜在显微镜下进行,既可减小皮层切开以及脑组织切除的范围,还能窥清出血点。在颞中回做 1.5 cm 皮层切开,用窄脑压板轻轻牵开脑组织,见血肿后用吸引器小心吸除血块,其内侧壁为内囊方向不易出血,应避免压迫或电灼,而血肿底部外侧常见豆纹动脉出血点,用银夹夹闭或用双极电凝止血,其余地方出血常为静脉渗血,用吸收性明胶海绵片压迫即可止血。小脑出血如血肿不大,无扁桃体疝也可在患侧枕外粗隆水平下 2 cm,正中旁开 3 cm 为中心做皮肤切口,钻颅后咬除枕鳞部成 3 cm 直径骨窗即可清除小脑出血。该手术方法简单、快捷、失血较少,在局麻下也可完成,所以术后意识恢复较快、并发症特别是肺部感染相对减少,即使高龄、一般情况差的患者也可承受该手术。

3.钻颅血肿穿刺引流术

多采用 CT 引导下立体定向穿刺加引流术。现主要有 3 种方法:以 CT 示血肿中心为靶点,局麻下颅骨钻孔行血肿穿刺,首次抽吸量一般达血肿量的 1/3～1/2,然后注入尿激酶 6 000 U,6～12 小时后再次穿刺及注药,或同时置入硅胶引流管作引流,以避免反复穿刺而损伤脑组织。Niizuma 用此方法治疗除脑干外的其他各部位出血 175 例,半年后随访优良率达 86%,死亡率11%。优点在于操作简单、安全、局麻下能完成,同时应用尿激酶可较全清除血肿,高龄或危重患者均可采用,但在出血早期因血肿无液化效果不好。

4.锥颅血肿碎吸引流术

以 CT 示血肿中心为靶点,局麻下行锥颅血肿穿刺,置入带螺旋绞丝的穿刺针于血肿中心,在负压吸引下将血块粉碎吸出,根据吸除量及 CT 复查结果,血肿清除量平均可达 70%。此法简单易行,在急诊室和病床旁均可施行,高龄及危重患者也可应用。但有碎吸过度损伤脑组织及再出血危险,一般吸出量达血肿量 50%～70% 即应终止手术。

5.微创穿刺冲洗尿激酶引流术

是带锥颅、穿刺、冲洗引流为一体的穿刺管,将其置入血肿中心后用含尿激酶、肝素的生理盐水每天冲洗 1 次,现已有许多医院应用。

6.脑室外引流术

单纯脑室出血和脑内出血破入脑室无开颅指征者,可行脑室外引流术。一般行双额部钻孔引流,1980 年 Suzuki 提出在双侧眶上缘、中线旁开 3 cm 处分别钻孔,置管行外引流,因放入引流管与侧脑室体部大致平行,可引流出后角积血。也有人主张双侧置管,一管作冲洗另一管用于引流,或注入尿激酶加速血块的溶解。

7.脑内镜辅助血肿清除术

颅骨钻孔或小骨窗借助脑镜在直视下清除血肿,其对脑组织的创伤小,清除血肿后可以从不同角度窥清血肿壁。

二、蛛网膜下腔出血的护理评估

颅内血管破裂后血液流入蛛网膜下腔时,称为蛛网膜下腔出血(subarachnoid hemorrhage,

SAH）。自发性蛛网膜下腔出血可由多种病因所致，临床表现为急骤起病的剧烈头痛、呕吐、意识障碍、脑膜刺激征和血性脑脊液，占脑卒中的 10%～15%。其中半数以上是先天性颅内动脉瘤破裂所致，其余是由各种其他的病因所造成的。

（一）病因分析

引起蛛网膜下腔出血的病因很多，在 SAH 的病因中以动脉瘤破裂占多数，达 76%，动-静脉畸形占 6%～9%，动-静脉畸形合并动脉瘤占 2.7%～22.8%。较常见的为：①颅内动脉瘤及动静脉畸形的破裂。②高血压、动脉硬化引起的动脉破裂。③血液病，如白血病、血友病、恶性贫血等。④颅内肿瘤，原发者有胶质瘤、脑膜瘤等；转移者有支气管性肺癌等。⑤血管性变态反应，如多发性结节性动脉炎系统性红斑狼疮等。⑥脑与脑膜炎症，包括化脓性、细菌性、病毒性、结核性等。⑦抗凝治疗的并发症。⑧脑血管闭塞性疾病引起出血性脑梗死。脑底异常血管网病（moyamoya）常以蛛网膜下腔出血为主要表现。⑨颅内静脉的血栓形成。⑩妊娠并发症。

（二）临床观察

蛛网膜下腔出血任何年龄均可发病，以青壮年多见，最常见的表现为颅内压增高症状、意识障碍、脑膜刺激征、脑神经损伤症状、肢体活动障碍或癫痫等。

1.出血前症状及诱因

部分患者于数天或数周前出现头痛、头昏、动眼神经麻痹或颈强直等先驱症状，又称前兆渗漏。其产生与动脉瘤扩大压迫邻近结构有关（图 7-4）。只有 1/3 患者是在活动状态下发病，如解大小便、弯腰、举重、咳嗽、生气等。

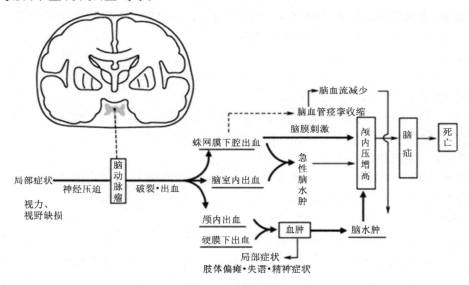

图 7-4　动脉瘤破裂

2.出血后观察

由于脑血管突然破裂，起病多很急骤。患者突感头部劈裂样剧痛，分布于前额、后枕或整个头部，并可延及颈、肩、背、腰及两腿部。伴有面色苍白、全身出冷汗、恶心呕吐。半数以上的患者出现不同程度的意识障碍。轻者有短暂的神志模糊，重者则昏迷逐渐加深。有的患者意识始终清醒，但表现为淡漠、嗜睡，并有畏光、胆小、怕响、拒动，有的患者出现谵妄、木僵、定向及记忆障碍、幻觉及其他精神症状。有的患者伴有部分性或全身性癫痫发作。起病初期，患者血压上升，

1～2天后逐渐恢复至原有水平,脉搏明显加快,有时节律不齐,呼吸无明显改变。起病24小时后可逐渐出现发热、脉搏不稳、血压波动、多汗、皮肤黏膜充血、腹胀等。重症患者立即陷入深昏迷,伴有去大脑强直发作及脑疝形成,可很快导致死亡。老年患者临床表现常不典型,头痛多不明显,而精神症状和意识障碍则较多见。

3.护理查体

颈项强直明显,克尼格征及布鲁辛斯基征阳性。往往发病1～2天内出现,是蛛网膜下腔出血最常见的体征。眼底检查可见视盘周围、视网膜前的玻璃体下出血。

(三)辅助检查

1.CT检查

利用血液浓缩区判定动脉瘤的部位。急性期(1周内)多数可见脑沟、脑池或外侧裂中有高密度影。在蛛网膜下腔高密度区中出现局部特高密度影者,可能为破裂的动脉瘤。脑表面出现局部团块影像者,可能为脑血管畸形。

2.DSA检查

脑血管DSA是确定颅内动脉瘤、脑血管畸形等的"金标准"。一般选在发病后3天内或3周后。

3.脑脊液检查

脑脊液压力一般均增高,多为均匀一致血性。

4.血液检查

监测血糖、血脂等化验检查。

5.MRI检查

急性期不宜显示病变,亚急性期T_1加权像上蛛网膜下腔呈高信号,MRI对超过1周的蛛网膜下腔出血有重要价值。

三、脑梗死的护理评估

(一)疾病概述

脑梗死是指局部脑组织(包括神经细胞、胶质细胞和血管)由于血液供应缺乏而发生的坏死。引起脑梗死的根本原因是供应脑部血液的颅外或颅内动脉中发生闭塞性病变而未能获得及时、充分的侧支循环,使局部脑组织的代谢需要与可能得到的血液供应之间发生超过一定限度的供不应求现象所致。

血液供应障碍的原因,有以下3个方面。

1.血管病变

最重要而常见的血管病变是动脉粥样硬化和在此基础上发生的血栓形成。其次是高血压病伴发的脑小动脉硬化。其他还有血管发育异常,如先天性动脉瘤和脑血管畸形可发生血栓形成,或出血后导致邻近区域的血供障碍、脉管炎,如感染性的风湿热、结核病和国内已极罕见的梅毒等所致的动脉内膜炎等。

2.血液成分改变

血管病变处内膜粗糙,使血液中的血小板易于附着、积聚以及释放更多的五羟色胺等化学物质;血液成分中脂蛋白、胆固醇、纤维蛋白原等含量的增高,可使血液黏度增高和红细胞表面负电荷降低,致血流速度减慢;以及血液病如白血病、红细胞增多症、严重贫血等和各种影响血液凝固性增高的因素均使血栓形成易于发生。

3.血流速度改变

脑血流量的调节受到多种因素的影响。血压的改变是影响局部血流量的重要因素。当平均动脉压低于 9.3 kPa(70 mmHg)和高于 24 kPa(180 mmHg)时,由于血管本身存在的病变,血管狭窄,自动调节功能失调,局部脑组织的血供即将发生障碍。

一些全身性疾病如高血压、糖尿病等可加速或加重脑动脉粥样硬化,亦与脑梗死的发生密切相关。通常临床上诊断为脑梗死或脑血栓形成的患者中,大多数是动脉粥样硬化血栓形成性脑梗死,简称为动脉硬化性脑梗死。

此外,导致脑梗死的另一类重要病因是脑动脉的栓塞即脑动脉栓塞性脑梗死,简称为脑栓塞。脑栓塞患者供应脑部的血管本身多无病变,绝大多数的栓子来源于心脏。

(二)动脉硬化性脑梗死的护理评估

动脉粥样硬化血栓形成性脑梗死,简称动脉硬化性脑梗死,是供应脑部的动脉系统中的粥样硬化和血栓形成使动脉管腔狭窄、闭塞,导致急性脑供血不足所引起的局部脑组织坏死,临床上常表现为偏瘫、失语等突然发生的局灶性神经功能缺失。

1.病因分析

动脉硬化性脑梗死的基本病因是动脉粥样硬化,最常见的伴发病是高血压,两者之间虽无直接的病因联系,但高血压常使动脉粥样硬化的发展加速、加重。动脉粥样硬化是可以发生在全身各处动脉管壁的非炎症性病变。其发病原因与脂质代谢障碍和内分泌改变有关,确切原因尚未阐明。

脑动脉的粥样硬化和全身各处的动脉粥样硬化相同,主要改变是动脉内膜深层的脂肪变性和胆固醇沉积,形成粥样硬化斑块及各种继发病变,使管腔狭窄甚至闭塞。管腔狭窄需达80%~90%方才影响脑血流量。硬化斑块本身并不引起症状。如病变逐渐发展,则内膜分裂、内膜下出血(动脉本身的营养血管破裂所致)和形成内膜溃疡。内膜溃疡处易发生血栓形成,使管腔进一步变狭窄或闭塞;硬化斑块内容物或血栓的碎屑可脱入血流形成栓子。

2.临床观察

脑动脉粥样硬化性发展,较同样程度的冠状动脉粥样硬化一般在年龄方面晚 10 年。60 岁以后动脉硬化性脑梗死发病率增高。男性较女性稍多。高脂肪饮食者血胆固醇高而高密度脂蛋白胆固醇偏低时,易有动脉粥样硬化形成。在高血压、糖尿病、吸烟、红细胞增多症患者中,均有较高发病率。

动脉硬化性脑梗死占卒中的 60%~80%。本病起病较其他脑卒中稍慢些,常在数分钟到数小时、半天,甚至一两天达到高峰。数天到 1 周内逐渐加重到高峰极为少见。不少患者在睡眠中发生。约占小半数的患者以往经历过短暂脑缺血发作。

起病时患者可有轻度头痛,可能由于侧支循环血管代偿性扩张所致。头痛常以缺血侧头部为主,有时可伴眼球后部疼痛。动脉硬化性脑梗死发生偏瘫时意识常很清楚。如果起病时即有意识不清,要考虑椎-基底动脉系统脑梗死。大脑半球较大区域梗死、缺血、水肿可影响间脑和脑干的功能,而在起病后不久出现意识障碍。

脑的局灶损害症状主要根据受累血管的分布而定。如颈动脉系统动脉硬化性脑梗死的临床表现主要为病变对侧肢体瘫痪或感觉障碍;主侧半球病变常伴不同程度的失语、非主侧半球病变伴偏瘫无知症,患者的两眼向病灶侧凝视。如病灶侧单眼失明伴对侧肢体运动或感觉障碍,为颈内动脉病变无疑。颈内动脉狭窄或闭塞可使整个大脑半球缺血造成严重症状,也可仅表现轻微症状。这种变异极大的病情取决于前、后交通动脉,眼动脉,脑浅表动脉等侧支循环的代偿功能状况。如瘫痪和感觉障碍限于面部和上肢,以大脑中动脉供应区缺血的可能性为大。大脑前动脉的脑梗死可引起对侧的下肢瘫痪,但由于大脑前交通动脉的侧支循环供应,这种瘫痪亦可不发生。大脑后动脉供应大脑半球后部、丘脑及上脑干,脑梗死可出现对侧同向偏盲,如病变在主侧半球时除皮质感觉障碍外还可出现失语、失读、失写、失认和顶叶综合征。椎-基底动脉系统动脉硬化性脑梗死主要表现为眩晕、眼球震颤、复视、同向偏盲、皮质性失明、眼肌麻痹、发音不清、吞咽困难、肢体共济失调、交叉性瘫痪或感觉障碍、四肢瘫痪。可有后枕部头痛和程度不等的意识障碍。

3.辅助检查

(1)血生化、血流变学检查、心电图等。

(2)CT 检查:早期多正常,24~48 小时后出现低密度灶(图 7-5)。

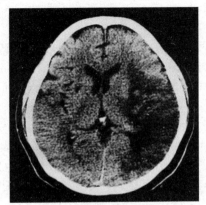

图 7-5 CT 左侧颞顶叶大片状低密度梗死灶

(3)MRI:急性脑梗死及伴发的脑水肿,在 T_1 加权像上均为低信号,T_2 加权像上均为高信号,如伴出血,T_1 加权像上可见高信号区(图 7-6)。

(4)TCD 和颈动脉超声检查:发现有血管高度狭窄或局部血流异常。

(5)脑脊液检查脑脊液多正常。

4.防治

患动脉粥样硬化者应摄取低脂饮食,多吃蔬菜和植物油,少吃胆固醇含量丰富的食物和动物内脏、蛋黄和动物油等。如伴有高血压、糖尿病等,应重视对该病的治疗。注意防止可能引起血压骤降的情况,如降压药物过量、严重腹泻、大出血等。生活要有规律。注意劳逸结合、避免身心过度疲劳。经常进行适当的保健体操,加强心血管的应激能力。对已有短暂性脑缺血发作者,应积极治疗。这是防止发生动脉硬化性脑梗死的重要环节。

(三)脑栓塞的护理评估

由于异常的物体(固体、液体、气体)沿血液循环进入脑动脉或供应脑的颈部动脉,造成血流阻塞而产生脑梗死,称为脑栓塞,亦属于缺血性卒中。脑栓塞占卒中发病率的 10%~15%。2/3 患者的复发均发生在第一次发病后的 1 年之内。

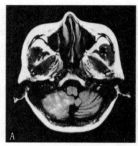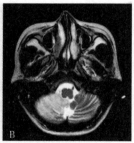

图 7-6　小脑出血性梗死

小脑出血性梗死发病 4 天 MRI 平扫横断 T_1 加权像（A）可见右侧小脑
半球脑沟消失,内部混杂有斑点状高信号;T_2 加权像（B）显示右侧小脑
半球为均匀高信号

1.病因分析

脑栓塞的栓子来源可分为心源性、非心源性、来源不明性三大类。

2.临床观察

脑栓塞的起病年龄不一。因多数与心脏病尤其是风湿性心脏病有关,所以发病年龄以中青年居多。起病急骤,大多数并无任何前驱症状。起病后常于数秒钟或很短时间内症状发展到高峰。个别患者可在数天内呈阶梯式进行性恶化,系由反复栓塞所致,脑栓塞可仅发生在单一动脉,也可广泛多发,因而临床表现不一。除颈内动脉栓塞外患者一般并不昏迷。一部分患者可在起病时有短暂的意识模糊、头痛或抽搐。神经系统局灶症状突然发生,并限于一个动脉支的分布区。约 4/5 栓塞发生在脑底动脉环前半部的分布区,因而临床表现为面瘫、上肢单瘫、偏瘫、失语、局灶性抽搐等颈内动脉-大脑中动脉系统病变的表现。偏瘫也以面部和上肢为重,下肢较轻。感觉和视觉可能有轻度影响。但一般不明显。抽搐大多数为局限性,如为全身性大发作,则提示梗死范围广泛,病情较重。1/5 的脑栓塞发生在脑底部动脉环的后半部的分布区,可出现眩晕、复视、共济失调、交叉性瘫痪等椎-基底动脉系统病变的表现。

3.辅助检查

(1)血生化、血流变学检查等。

(2)CT 检查:一般于 24～48 小时后出现低密度灶。病程中如低密度区中有高密度影,则提示为出血性梗死。

(3)颈动脉和主动脉超声检查可发现有不稳定斑块。

(4)TCD 栓子检测可发现脑血流中有过量的栓子存在。

(5)脑脊液检查:感染性梗死者脑脊液中的白细胞增加,出血性梗死者可见红细胞。脂肪栓塞时,可见脂肪球。

(6)心电图:有心房颤动。必要时做超声心动。

4.治疗

防治心脏病是防治脑栓塞的一个重要环节。一旦发生脑栓塞,其治疗原则上与动脉硬化性脑梗死相同。患者应取左侧卧位。右旋糖酐、扩血管药物、激素均有一定作用。由于风湿性二尖瓣病变等心源性脑栓塞的充血性梗死区极易出血,故抗凝治疗必须慎用。

四、短暂性脑缺血发作的护理评估

短暂性脑缺血发作(transient ischemic attacks,TIA)是颈内动脉系统或椎-基底动脉系统的短暂性血液供应不足,表现为突然发作的局限性神经功能缺失,在数秒钟、数分钟及数小时,最长不超过 24 小时完全恢复,而不留任何症状和体征,常反复发作。该定义是在 20 世纪 50 年代提出来的。随着临床脑卒中的研究,尤其是缺血性卒中起病早期溶栓治疗的应用,国内外有关 TIA 的时限提出争议。最近美国 TIA 工作组推荐的定义为 TIA 是由于局部脑组织或者视网膜缺血,引起短暂的神经功能异常发作,典型的临床症状持续不超过 1 小时,没有临床急性梗死的证据。一旦出现持续的临床症状或者临床症状虽很短,但是已经出现典型的影像学异常就应该诊断为脑梗死而不是 TIA。

(一)病因分析

引起 TIA 动脉粥样硬化是最主要的原因。主动脉弓、颈总动脉和颅内大血管动脉粥样斑块脱落,是引起动脉至动脉微栓塞最常见的原因。余详见脑出血。

(二)临床观察

TIA 发作好发于中年以后,50～70 岁多见,男性多于女性。起病突然,历时短暂,症状和体征出现后迅速达高峰,持续时间为数秒至数分钟、数小时,24 小时内完全恢复正常而无后遗症。各个患者的局灶性神经功能缺失症状常按一定的血管支配区而反复刻板地出现,多则一天数次,少则数周、数月甚至数年才发作 1 次,椎-基底动脉系统 TIA 发作较频繁。根据受累的血管不同,临床上将 TIA 分为两大类:颈内动脉系和椎-基底动脉系 TIA。

1.颈内动脉系统 TIA

症状多样,以大脑中动脉支配区 TIA 最常见。常见的症状可有患侧上肢和(或)下肢无力、麻木、感觉减退或消失,亦可有失语、失读、失算、书写障碍,偏盲较少见,瘫痪通常以上肢和面部较重。短暂的单眼失明是颈内动脉分支眼动脉缺血的特征性症状,为颈内动脉系统 TIA 所特有。如果发作性偏瘫伴有瘫痪对侧的短暂单眼失明或视觉障碍,则临床上可诊断为失明侧颈内动脉短暂性脑缺血发作。上述症状可单独或合并出现。

2.椎-基底动脉系统 TIA

有时仅表现为头昏、眼花、走路不稳等含糊症状而难以诊断,局灶性症状以眩晕为最常见,一般不伴有明显的耳鸣。若有脑干、小脑受累的症状如复视、构音障碍、吞咽困难、交叉性或双侧肢体瘫痪等感觉障碍、共济失调,则诊断较为明确,大脑后动脉供血不足可表现为皮质性盲和视野缺损。倾倒发作为椎-基底动脉系 TIA 所特有,患者突然双下肢失去张力而跌倒在地,而无可觉察的意识障碍,患者可即刻站起,此乃双侧脑干网状结构缺血所致。枕后部头痛、猝倒,特别是在急剧转动头部或上肢运动后发作,上述症状均提示椎-基底动脉系供血不足并有颈椎病、锁骨下动脉盗血征等存在的可能。

3.共同症状

症状既可见于颈内动脉系统,亦可见于椎-基底动脉系统。这些症状包括构音困难、同向偏盲等。发作时单独表现为眩晕(伴或不伴恶心、呕吐)、构音困难、吞咽困难、复视者,最好不要轻易诊断为 TIA,应结合其他临床检查寻找确切的病因。上述两种以上症状合并出现,或交叉性麻痹伴运动、感觉、视觉障碍及共济失调,即可诊断为椎-基底动脉系统 TIA 发作。

4.发作时间

TIA 的时限短暂,持续 15 分钟以下,一般不超过 30 分钟,少数也可达 12～24 小时。

（三）辅助检查

1.CT 和 MRI 检查

多数无阳性发现。恢复几天后，MRI 可有缺血改变。

2.TCD 检查

了解有无血管狭窄及动脉硬化程度。VBI 患者早期发现脑血流量异常。

3.单光子发射计算机断层扫描

单光子发射计算机断层扫描（singlephoton emission computed tomography，SPECT）脑血流灌注显像可显示血流灌注降低区。发作和缓解期均可发现异常。

4.其他

血生化检查血液成分或流变学检查等。

（四）临床治疗

1.抗血小板聚集治疗

阿司匹林是治疗 TIA 首选的抗血小板药物。对服用阿司匹林仍有 TIA 发作者，可改用噻氯匹定或氯吡格雷。

2.抗凝治疗

肝素或低分子肝素。

3.危险因素的干预

控制高血压、糖尿病；治疗冠状动脉性疾病和心律不齐、充血性心力衰竭、瓣膜性心脏病；控制高脂血症；停用口服避孕药；终止吸烟；减少饮酒；适量运动。

4.外科治疗

对于颈动脉狭窄达 70％以上的患者可做颈动脉内膜剥脱术。颅内动脉狭窄的血管内支架治疗正受到重视，但对 TIA 预防效果正在评估中。

五、脑卒中的常见护理问题

（一）意识障碍

患者出现昏迷，说明患者病情危重，而正确判断患者意识状态，给予适当的护理，则可以防止不可逆的脑损伤。

（二）气道阻塞

分泌物及胃内容物的吸入造成气道阻塞或通气不足可引起低氧血症及高碳酸血症，导致心肺功能的不稳定，缺氧加重脑组织损伤。

（三）肢体麻痹或畸形

大脑半球受损时，对侧肢体的运动与感觉功能便发生了障碍，再加上脑血管疾病初期，肌肉呈现张力迟缓的现象，紧接着会发生肌肉张力痉挛，若发病初期未给予适当的良肢位摆放，则肢体关节会有僵硬、挛缩的现象，将导致肢体麻痹或畸形。

（四）语言沟通障碍

左侧大脑半球受损时，因语言中枢的受损部位不同而产生感觉性失语、表达性失语或两者兼有，因而与患者间会发生语言沟通障碍的问题。

（五）吞咽障碍

因口唇、颊肌、舌及软腭等肌肉的瘫痪，食物团块经口腔向咽部及食管入口部移动困难，食管入口部收缩肌不能松弛,食管入口处开大不全等阻碍食物团块进入食管,导致食物易逆流入鼻腔及误入气管。吞咽障碍可致营养摄入不足。

（六）恐惧、绝望、焦虑

脑卒中患者在卒中突然发生后处于急性心理应激状态,由于生理的、社会的、经济的多种因素,可引起患者一系列心理变化:害怕病治不好而恐惧;对疾病的治疗无信心,自己会成为一个残疾的人而绝望;来自对工作、家庭等的忧虑,担心自己并不会好,成为家庭和社会的负担。

（七）知觉刺激不足

由于中枢神经的受损,在神经传导上,可能在感觉刺激传入时会发生障碍,以致知觉刺激无法传达感受,尤其是感觉性失语症的患者,会失去语言讯息的刺激感受。此外,患者由于一侧肢体麻痹,因此所感受的触觉刺激也减少,常造成知觉刺激不足。

（八）并发症

1.神经源性肺水肿

脑卒中引起下丘脑功能紊乱,中枢交感神经兴奋,释放大量儿茶酚胺,使周围血管收缩,血液从高阻的体循环向低阻的肺循环转移,肺血容量增加,肺毛细血管压力升高而诱发肺水肿;中枢神经系统的损伤导致体内血管活性物质大量释放,使肺毛细血管内皮和肺泡上皮通透性增高,肺毛细血管流体静压增高,致使动-静脉分流,加重左心负担,出现左心功能衰竭而加重肺部淤血;颅内高压引起的频繁呕吐,患者昏迷状态下误吸入酸性胃液,可使肺组织发生急性损伤,引起急性肺水肿。由于脑卒中,呼吸中枢处于抑制状态,支气管敏感部位的神经反应性及敏感性降低,咳嗽能力下降,不能有效排出过多的分泌物而流入肺内造成肺部感染。平卧、床头角度过低增加向食管反流及分泌物逆流入呼吸道的机会。

2.发热

体温升高的原因包括体内产热增加、散热减少和下丘脑体温调节中枢功能异常。脑卒中患者发热的原因可分为感染性和非感染性。

3.压疮

由于脑卒中患者发生肢体瘫痪或长期卧床而容易发生压疮,临床又叫压迫性溃疡。它是脑卒中患者的严重并发症之一。

4.应激性溃疡

脑卒中患者常因颅内压增高,下丘脑及脑干受损而引起上消化道应激性溃疡出血。多在发病后 7~15 天,也有发病后数小时就发生大量呕血而致患者死亡者。

5.肾功能损害

由于脑损伤使肾血管收缩,肾血流减少,造成肾皮质损伤,肾小管坏死;另外脑损伤神经体液调节紊乱直接影响肾功能;脑损伤神经体液调节紊乱,心肺功能障碍,造成肾缺血、缺氧;脑损伤神经内分泌调节功能紊乱,肾素-血管紧张素分泌增加,肾缺血加重。加之使用脱水药,肾血管和肾小管的细胞膜通透性改变,易出现肾缺血、坏死。

6.便失禁

脑卒中引起上运动神经元或皮质损害,可出现粪嵌塞伴溢出性便失禁。长期粪嵌塞,直肠膨胀感消失和外括约肌收缩无力导致粪块外溢;昏迷、吞咽困难等原因导致营养不良及低蛋白血症,肠道黏膜水肿,容易发生腹泻。

7.便秘

便秘是由于排便反射被破坏、长期卧床、脱水治疗、摄食减少、排便动力不足、焦虑及抑郁所致。

8.尿失禁

脑卒中可直接导致高反射性膀胱或 48 小时内低张力性膀胱;当皮质排尿中枢损伤,不能接收和发出排尿信息,出现不择时间和地点的排尿,表现为尿失禁。由于脑桥水平以上的中枢抑制解除,膀胱表现为高反射性,或者脑休克导致膀胱表现为低反射性,引起膀胱-骶髓反射弧的自主控制功能丧失,导致尿失禁;长期卧床导致耻骨尾骨肌和尿道括约肌松弛,使患者在没有尿意的情况下尿液流出。

9.下肢深静脉血栓

下肢深静脉血栓(deepvein thrombosis,DVT)是指血液在下肢深静脉系统的不正常凝结若未得到及时诊治可导致下肢深静脉致残性功能障碍。有资料显示卧床 2 周的发病率明显高于卧床 3 天的患者。严重者血栓脱落可继发致命性肺栓塞(pulmonary embolism,PE)。

六、脑卒中的护理目标

(1)抢救患者生命,保证气道通畅。

(2)摄取足够营养。

(3)预防并发症。

(4)帮助患者达到自我照顾。

(5)指导患者及家属共同参与。

(6)稳定患者的健康和保健。

(7)帮助患者达到期望。

七、脑卒中的护理措施

(一)脑卒中的院前救护

发生脑卒中要启动急救医疗服务体系,使患者得到快速救治,并能在关键的时间窗内获得有益的治疗。脑卒中处理的要点可记忆为 7“D”:检诊(Detection)、派送(Dispatch)、转运(Delivery)、收入急诊(Door)、资料(Data)、决策(Decision)、药物(Drug)。前 3 个“D”是基本生命支持阶段,后 4 个“D”是进入医院脑卒中救护急诊绿色通道流程。在脑卒中紧急救护中护理人员起着重要的作用。

1.分诊护士职责

(1)鉴别下列症状、体征为脑血管常见症状,需分诊至神经内科:①身体一侧或双侧,上肢、下肢或面部出现无力、麻木或瘫痪。②单眼或双眼突发视物模糊,或视力下降,或视物成双。③言语表达困难或理解困难。④头晕目眩、失去平衡,或任何意外摔倒,或步态不稳。⑤头痛(通常是严重且突然发作)或头痛的方式意外改变。

(2)出现下列危及生命的情况时,迅速通知神经内科医师,并将患者护送至抢救室:①意识障碍。②呼吸、循环障碍。③脑疝。

(3)对极危重患者监测生命体征:意识、瞳孔、血压、呼吸、脉搏。

2.责任护士职责

(1)生命体征监测。

(2)开辟静脉通道,留置套管针。

(3)采集血标本:血常规、血生化(血糖、电解质、肝肾功能)、凝血四项。

(4)行心电图(ECG)检查。

(5)静脉输注第一瓶液体:生理盐水或林格液。

3.护理员职责

(1)对佩戴绿色通道卡片者,一对一地负责患者。

(2)运送患者行头颅CT检查。

(3)对无家属陪同者,必要时送血、尿标本。

(二)院中护理

1.观察病情变化,防止颅内压增高

(1)患者急性期要绝对卧床休息,避免不必要的搬动,保持环境安静。出血性卒中患者应将床头抬高30°,缺血性卒中患者可平卧。意识障碍者头偏向一侧,如呼吸道有分泌物应立即协助吸出。

(2)评估颅内压变化,密切观察患者生命体征、意识和瞳孔等变化,评估患者吞咽、感觉、语言和运动等情况。

(3)了解患者思想情况,防止过度兴奋、情绪激动。对癫痫、偏瘫和有精神症状的患者,应加用床档或适当约束,防止坠床发生意外。感觉障碍者,保暖时注意防止烫伤。患者应避免用力咳嗽、用力排便等,保持大便通畅。

(4)若有发热,应设法控制患者的体温。

2.评估吞咽情况,给予营养支持

(1)暂禁食:首先评价患者吞咽和胃肠功能情况,如是否有呕吐、腹胀、排便异常、未排气及肠鸣音异常、应激性溃疡出血量在100 mL以上者,必要时应暂禁食。

(2)观察脱水状态:很多患者往往会出现相对脱水状态,脱水所致血细胞比容和血液黏稠度增加,血液明显减少,使动脉血压降低。护理者可通过观察颈静脉搏动的强或弱、周围静脉的充盈度和末梢体温来判断患者是否出现脱水状态。

(3)营养支持:在补充营养时,应尽量避免静脉内输液,以免增加缺血性脑水肿的蓄积作用,最好的方法是鼻饲法。多数吞咽困难患者需要2周左右的营养支持。有误吸危险的患者,则需将管道末端置于十二指肠。有消化道出血的患者应暂停鼻饲,可改用胃肠外营养。经口腔进食的患者,要给予高蛋白、高维生素、低盐、低脂、富有纤维素的饮食,还可多吃含碘的食物。

(4)给予鼻饲喂养预防误吸护理:评估胃管的深度和胃潴留量。鼻饲前查看管道在鼻腔外端的长度,嘱患者张口查看鼻饲管是否盘卷在口中。用注射器注入10 mL空气,同时在腹部听诊,可听到气过水声;或鼻饲管中抽吸胃内容物,表明鼻饲管在胃内。无肠鸣音或胃潴留量过100~150 mL应停止鼻饲。抬高床头30°呈半卧位减少反流,通常每天喂入总量以2 000~2 500 mL为宜,天气炎热或患者发热和出汗多时可适当增加。可喂入流质饮食,如牛奶、米汤、菜汁、西瓜水、橘子水等,药品要研成粉末。在鼻饲前后和注药前后,应冲洗管道,以预防管道堵塞。对于鼻饲患者,要注意固定好鼻饲管。躁动患者的手要适当地加以约束。

(5)喂食注意:对面肌麻痹的患者,喂食时应将食物送至口腔健侧近舌根处。进食时宜采用半卧位、颈部向前屈的姿势,这样既可以利用重力使食物容易吞咽,又可减少误吸。每口食物量要从少量开始,逐步增加,寻找合适的"一口量"。进食速度应适当放慢,出现食物残留口腔、咽部而不能完全吞咽情况时,应停止喂食并让患者重复多次吞咽动作或配合给予一些流质来促进残留食物吞入。

3.心脏损害的护理

心脏损害是脑卒中引起的循环系统并发症之一,大都在发病1周左右发生,如心电图显示心肌缺血、心律不齐和心力衰竭等,故护理者应经常观察心电图变化。在患者应用脱水剂时,应注意尿量和血容量,避免脱水造成血液浓缩或入量太多加重心脏负担。

4.应激性溃疡的护理

应注意患者的呕吐物和大便的性状,鼻饲患者于每天喂食前应先抽取胃液观察,同时定期检查胃中潜血及酸碱度。腹胀者应注意肠鸣音是否正常。

5.泌尿系统并发症的护理

对排尿困难的患者,尽可能避免导尿,可用诱导或按摩膀胱区的方法以助患者排尿。患者由于限制活动,处于某些妨碍排尿的位置;也可能是由于失语不能表达所致。护理者应细心观察,主动询问,定时给患者便器,在可能情况下尽量取直立姿势解除排尿困难。

(1)尿失禁的男患者可用阴茎套连接引流尿袋,每天清洁会阴部,以保持会阴部清洁舒适。

(2)女性尿失禁患者,留置导尿管虽然影响患者情绪,但在急性期内短期的应用是必要的,因为它明显增加了患者的舒适感并减少了压疮发生的机会。

(3)留置导尿管期间要每天进行会阴部护理。密闭式集尿系统除因阻塞需要冲洗外,集合系统的接头不可轻易打开。应定时查尿常规,必要时做尿培养。

6.压疮的护理

可因感染引起骨髓炎、化脓性关节炎、蜂窝织炎,甚至迅速通过表浅组织引起败血症等,这些并发症往往严重威胁患者的生命。

(1)压疮好发部位:多在受压和缺乏脂肪组织保护、无肌肉包裹或肌层较薄的骨骼隆突处,如枕骨粗隆、耳廓、肩胛部、肘部、脊椎体隆突处、髋部、骶尾部、膝关节的内外侧、内外踝、足跟部等处。

(2)压疮的预防措施。①压疮的预防要求做到"七勤":勤翻身、勤擦洗、勤按摩、勤换洗、勤整理、勤检查、勤交代。定时变换体位,1~2小时翻身1次。如皮肤干燥且有脱屑者,可涂少量润滑剂,以免干裂出血。另外还应监测患者的清蛋白指标。②患者如有大、小便失禁,呕吐及出汗等情况,应及时擦洗干净,保持干燥,及时更换衣服、床单,褥子应柔软、干燥、平整。③对肢体瘫痪的卧床患者,配备气垫床以达到对患者整体减压的目的,气垫床使用时注意根据患者的体重调节气垫床充其量。骨骼隆突易受压处,放置海绵垫或棉圈、软枕、气圈等,以防受压水肿、肥胖者不宜用气圈,以软垫更好,或软枕置于腿下,并抬高肢体,变换体位,更为重要。可疑压疮部位使用减压贴保护。④护理患者时动作要轻柔,不可拖拽患者,以防止关节牵拉、脱位或周围组织损伤。翻身后要仔细观察受压部位的皮肤情况,有无将要发生压疮的迹象,如皮肤呈暗红色。检查鼻管、尿管、输液管等是否脱出、折曲或压在身下。取放便盆时,动作更轻巧,防止损伤皮肤。

7.下肢深静脉血栓的护理

长期卧床者,首先在护理中应帮助他们减少形成静脉血栓的因素,例如抬高下肢20°~30°,下肢远端高于近端,尽量避免膝下垫枕,过度屈髋,影响静脉回流。另外,肢体瘫痪者增加患肢活动量,并督促患者在床上主动屈伸下肢作跖屈和背屈运动,内、外翻运动,足踝的"环转"运动;被动按摩下肢腿部比目鱼肌和腓肠肌,下肢应用弹力长袜,以防止血液滞留在下肢。还应减少在下肢输血、输液,并注意观察患肢皮温、皮色,倾听患者疼痛主诉,因为下肢深静脉是静脉血栓形成的好发部位,鼓励患者深呼吸及咳嗽和早期下床活动。

8.发热的护理

急性脑卒中患者常伴有发热,主要原因为感染性发热、中枢性发热、吸收热和脱水热。

(1)感染性发热:多在急性脑卒中后数天开始,体温逐渐升高,常不规则,伴有呼吸、心率增快,白细胞总数升高。应做细菌培养,应用有效抗生素治疗。

(2)中枢性发热:是病变侵犯了下丘脑,患者的体温调节中枢失去调节功能,导致发热。主要表现两种情况:其一是持续性高热,发病数小时后体温升高至39~40 ℃,持续不退,躯干和肢体近端大血管处皮肤灼热,四肢远端厥冷,肤色灰暗,静脉塌陷等,患者表现深昏迷、去大脑强直(一种病理性体征)、阵挛性或强直性抽搐、无汗、肢体发凉,患者常在1~2天内死亡。其二是持续性低热,患者表现为昏迷、阵发性大汗、血压不稳定、呼吸不规则、血糖升高、瞳孔大小多变,体温多在37~38 ℃。对中枢性发热主要是对病因进行治疗,同时给予物理降温,如乙醇擦浴、头置冰袋或冰帽等。但应注意缺血性脑卒中患者禁用物理降温法,可行人工冬眠。

物理降温。①乙醇、温水擦浴:可通过在皮肤上蒸发,吸收而带走机体大量的热;②冰袋降温:冰袋可放置在前额或体表大血管处(如颈部、腋下、腹股沟、窝等处);③冰水灌肠:要保留30分钟后再排出,便后30分钟测量体温。

人工冬眠疗法:分冬眠Ⅰ号和冬眠Ⅱ号,应用人工冬眠疗法可降低组织代谢,减少氧的消耗,并增强脑组织对创伤和缺氧的耐受力,减轻脑水肿和降低颅内压,改善脑缺氧,有利于损伤后的脑细胞功能恢复。

人工冬眠注意事项:①用药前应测量体温、脉搏、呼吸和血压。②注入冬眠药半小时内不宜翻身和搬动患者,防止直立性低血压。③用药半小时后,患者进入冬眠状态,方可行物理降温,因镇静降温作用较强。④冬眠期间,应严密观察生命体征变化及神经系统的变化,如有异常及时报告医师处理。冬眠期间每2小时测量生命体征1次,并详细记录,警惕颅内血肿引起脑疝。结束冬眠仍应每4小时测体温1次,保持观察体温的连贯性。⑤冬眠期间应加强基础护理,防止并发症发生。⑥减少输液量,并注意水、电解质和酸碱平衡。⑦停止冬眠药物和物理降温时,首先停止物理降温,然后逐渐停用冬眠药,以免引起寒战或体温升高,如有体温不升者要适当保暖,增加盖被和热水袋保温。

(3)吸收热:是脑出血或蛛网膜下腔出血时,红细胞分解后吸收而引起反应热。常在患者发病后3~10天发生,体温多在37.5 ℃左右。吸收热一般不需特殊处理,但要观察记录出入量并加强生活护理。

(4)脱水热:是由于应用脱水剂或补水不足,使血浆渗透压明显升高,脑组织严重脱水,脑细胞和体温调节中枢受损导致发热。患者表现体温升高,意识模糊,皮肤黏膜干燥,尿少或比重高,血清钠升高,血细胞比容增高。治疗给予补水或静脉输入5%葡萄糖,待缺水症状消失后,根据情况补充电解质。

(三)介入治疗的护理

神经介入治疗是指在X线下,经血管途径借助导引器械(针、导管、导丝)递送特殊材料进入中枢神经系统的血管病变部位,如各种颅内动脉瘤、颅内动静脉畸形、颈动脉狭窄、颈动脉海绵窦瘘、颅内血管狭窄及其他脑血管病。治疗技术分为血管成形术（血管狭窄的球囊扩张、支架植入）、血管栓塞术（固体材料栓塞术、液体材料栓塞术、可脱球囊栓塞术、弹簧圈栓塞术等）、血管内药物灌注（超选择性溶栓、超选择性化疗、局部止血）。广义的神经介入治疗还包括经皮椎间盘穿刺髓核抽吸术、经皮穿刺椎体成形术、微创穿刺电刺激等，以及在影像仪器定位下进行和神经功能治疗有关的各种穿刺、活检技术等。相比常规开颅手术的优点是血管内治疗技术具有创伤小，恢复快，疗效好的特点（图7-7）。

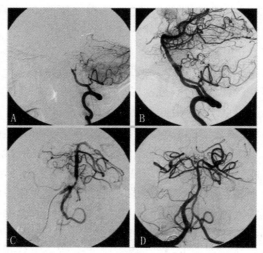

图 7-7　神经介入治疗

A.大脑后动脉栓塞；B.大脑后动脉栓塞溶栓治疗后；C.大脑
基底动脉不全栓塞；D.大脑基底动脉栓塞溶栓治疗后

1.治疗前护理

（1）遵医嘱查血、尿、便常规，血型及生化，凝血四项和出凝血时间等。

（2）准备好物品：注射泵，监护仪器，药品如甘露醇、天普乐新等。

（3）建立可靠的静脉通路（套管针），尽量减少患者的穿刺，防止出血及瘀斑。

（4）须手术者术前手术区域备皮，沐浴，更衣。遵医嘱局麻4～6小时、全麻9～12小时前，需禁食、水、药。遵医嘱给予留置导尿。监测生命体征，遵医嘱给术前药。

（5）心理护理：术前了解患者思想动态，减轻心理负担，创造安静的修养环境，使患者得到充分休息。

2.治疗中护理（1）密切观察给药时间及患者的病情变化，遵医嘱调节好给药的速度及浓度，并做好详细记录，以利于了解病情。

（2）注意血压的变化，溶栓过程中每15分钟测量1次，如出现异常应及时处理。

（3）患者如在溶栓过程中出现烦躁、意识障碍加重、瞳孔异常等生命体征的改变，并伴有鼻出血和四肢肌力瘫痪加重等各种异常反应时，应及时通知医师停止溶栓。

（4）患者如在用药过程中出现寒战、高热等不良反应时，应停止溶栓。

（5）护理者应准确、熟练地遵医嘱给药。

3.治疗后护理

（1）神经系统监测：严密观察病情变化，如意识、瞳孔、生命体征、感觉、运动、语言等。特别是

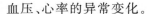

血压、心率的异常变化。

（2）行腹股沟穿刺者穿刺区加压包扎制动 24 小时,观察有无出血及血肿。避免增加腹压动作,咳嗽时用手压迫穿刺部位,防止出血。观察穿刺肢体皮肤的色泽、温度,15 分钟测量 1 次足背动脉搏动共 2 小时。保持动脉鞘通畅,防止脱落。鼓励患者多饮水,增加血容量,促进造影剂的排泄。

（3）注意观察四肢的肌力,防止血栓再形成而引起的偏瘫、偏身感觉障碍。

（4）24 小时监测出凝血时间、凝血酶原时间、纤维蛋白原,防止血栓再形成。

（5）应用抗凝药前做出、凝血功能以及肝、肾功能测定。用肝素初期应每小时测定出、凝血时间,稳定后可适当延长。注意观察穿刺处、切口是否渗血过多或有无新的渗血,有无皮肤、黏膜、消化道、泌尿道出血,反复检查大便潜血及尿中有无红细胞。

（6）用肝素时主要观察 APTT,为正常的 1.5～2.5 倍;用法华林时主要监测 AT,应降至正常的 20％～50％。注意观察药物的其他不良反应,肝素注意有无过敏如荨麻疹、哮喘、发热、鼻炎等;注意华法林有无皮肤坏死、无脱发、皮疹、恶心、腹泻等不良反应。

（7）使用速避凝皮下注射时应选择距肚脐 4.5～5 cm 处的皮下脂肪环行注射,并捏起局部垂直刺入,拔出后应按压片刻。注射前针头排气时要避免肝素挂在针头外面,造成皮下组织微小血管出血。

（8）术后遵医嘱行颈动脉超声,观察支架的位置及血流情况。

（四）其他护理措施

1.患者早期康复训练,提高患者的生活质量

（1）早期康复的内容有:①保持良好的肢体位置。②体位变换。③关节的被动活动。④预防吸入性肺炎。⑤床上移动训练。⑥床上动作训练。⑦起坐训练。⑧坐位平衡训练。⑨日常生活活动能力训练。⑩移动训练等。

（2）早期康复的时间:康复治疗开始的时间应为患者生命体征稳定,神经病学症状不再发展后 48 小时。有人认为,康复应从急性期开始,只要不妨碍治疗,康复训练越早,功能恢复的可能性越大,预后就越好。脑卒中后,只要不影响抢救,马上就可以康复治疗、保持良肢位、体位变换和适宜的肢体被动活动等,而主动训练则应在患者神志清醒、生命体征平稳且精神症状不再进展后 48 小时开始。由于 SAH 近期再发的可能性很大,故对未手术的患者,应观察 1 个月左右再谨慎地开始康复训练。

（3）影响脑卒中预后和康复的主要因素:①不利因素。影响脑卒中预后和康复的不利因素有发病至开始训练的时间较长;病灶较大;以前发生过脑血管意外;年龄较大;严重的持续性弛缓性瘫痪;严重的感觉障碍或失认症;二便障碍;完全失语;严重认知障碍或痴呆;抑郁症状明显;以往有全身性疾病,尤其是心脏病;缺乏家庭支持。②有利因素。对脑卒中患者预后和康复的有利因素有发病至开始训练的时间较短;病灶较小;年轻;轻偏瘫或纯运动性偏瘫;无感觉障碍或失认症;反射迅速恢复;随意运动有所恢复;能控制小便;无言语困难;认知功能完好或损害甚少;无抑郁症状;无明显复发性疾病;家庭支持。

（4）早期的康复治疗和训练:正确的床上卧位关系到康复预后的好坏。为预防并发症,应使患者肢体置于良好体位,即良肢位。这样既可使患者感觉舒适,又可使肢体处于功能位置,预防压疮和肢体挛缩,为进一步康复训练创造条件。

保持抗痉挛体位:其目的是预防或减轻以后易出现的痉挛模式。取仰卧位时,头枕枕头,不

要有过伸、过屈和侧屈。患肩垫起防止肩后缩,患侧上肢伸展、稍外展,前臂旋后,拇指指向外方。患髋垫起以防止后缩,患腿股外侧垫枕头以防止大腿外旋。本体位是护理上最容易采取的体位,但容易引起紧张性迷路反射及紧张性颈反射所致的异常反射活动,为"应避免的体位"。"推荐体位"是侧卧位:取健侧侧卧位时,头用枕头支撑,不让向后扭转;躯干大致垂直,患侧肩胛带充分前伸,肩屈曲 90°～130°,肘和腕伸展,上肢置于前面的枕头上;患侧髋、膝屈曲似踏出一步置于身体前面的枕头上,足不要悬空。取患侧侧卧位时,头部用枕头舒适地支撑,躯干稍后仰,后方垫枕头,避免患肩被直接压于身体下,患侧肩胛带充分前伸,肩屈曲 90°～130°,患肘伸展,前臂旋后,手自然地呈背屈位;患髋伸展,膝轻度屈曲;健肢上肢置于体上或稍后方,健腿屈曲置于前面的枕头上,注意足底不放任何支撑物,手不握任何物品(图 7-8)。

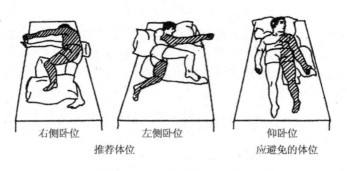

右侧卧位　　　　左侧卧位　　　　仰卧位

推荐体位　　　　　　　　　应避免的体位

图 7-8　抗痉挛体位

体位变换:主要目的是预防压疮和肺感染,另外由于仰卧位强化伸肌优势,健侧侧卧位强化患侧屈肌优势,患侧侧卧位强化患侧伸肌优势,不断变换体位可使肢体的伸屈肌张力达到平衡,预防痉挛模式出现。一般每 60～120 分钟变换体位一次。

关节被动运动:主要是为了预防关节活动受限(挛缩),另外可能有促进肢体血液循环和增加感觉输入的作用。先从健侧开始,然后参照健侧关节活动范围进行患侧运动。一般按从肢体近端到肢体远端的顺序进行,动作要轻柔缓慢。重点进行肩关节外旋、外展和屈曲,肘关节伸展,腕和手指伸展,髋关节外展和伸展,膝关节伸展,足背屈和外翻。在急性期每天做两次,每次每个关节做 3～5 遍,以后视肌张力情况确定被动运动次数,肌张力越高被动关节运动次数应越多。较长时间卧床者尤其要注意做此项活动。

2.心理护理措施

(1)护理者对患者要热情关心,多与患者交流,在病情允许的情况下,鼓励患者做自己力所能及的事情,减少过多、过细的照顾,给予患者心理上战胜疾病的信念。

(2)注意发挥药物的生理效应,在患病急性期要及时向患者通报疾病好转的消息,减少患者过分的担心和不必要、不准确的对自身疾病的猜疑等。

(3)鼓励患者参与治疗护理计划,教育患者重建生活、学习和工作内容,开始新的生活,使患者能早日回归家庭、回归社会。

3.语言沟通障碍的护理

(1)评估:失语的性质、理解能力,记录患者能表达的基本语言。观察患者手势、表情等,及时满足患者需要。向护理者/患者解释语言锻炼的目的、方法,促进语言功能恢复。如鼓励讲话、不耻笑患者,消除其羞怯心理,为患者提供练习机会。

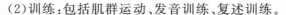

　　(2)训练:包括肌群运动、发音训练、复述训练。

　　肌群运动:指进行唇、舌、齿、软腭、咽、喉与颌部肌群运动,包括缩唇、叩齿、卷舌、上下跳举舌、弹舌、鼓腮、吹气-叹气、咳嗽-清嗓子等活动。

　　发音训练:先练习易发或能够发的音,由无意义的词→有意义的词→短语→句子。举例:你→你好→你住院→你配合医师治疗。发单音后训练发复音,教患者先做吹的动作然后发 p 音。

　　复述训练:复述单字和词汇。命名训练让患者说出常用物品的名称。①词句训练与会话训练:给患者一个字音,让其组成各种词汇造句并与其会话交流。②听觉言语刺激训练:听语指图、指物、指字,并接触实物叫出物名。方法如下。a.手势法:与患者共同约定手势意图,如上竖拇指表示大便,下竖拇指表示小便;张口是吃饭,手掌上、下翻动是翻身。手摸前额表示头痛,手在腹部移动表示腹部不适。除偏瘫或双侧肢体瘫者和听力或听理解力障碍患者不能应用外,其他失语均可应用。b.实物图片法:利用一些实物图片,进行简单的思想交流以满足生理需要,解决实际困难。利用常用物品如茶杯、便器、碗、人头像、病床等,反复教患者使用。如茶杯表示要喝水,人头像表示头痛,病床表示翻身。此种方法最适合于听力障碍的交流。c.文字书写法:适用于文化素质高,无机械书写障碍和视空间书写障碍的患者,在认识疾病的特点后,医护人员、护理者有什么要求,可用文字表达,根据病情和需要进行卫生知识宣教。

　　(3)沟通:包括对理解能力有缺陷的患者(感受性失语)的沟通、对表达能力有缺陷的患者(运动性失语)的沟通。

　　对理解能力有缺陷的患者(感觉性失语)的沟通:①交谈时减少外来的干扰。②若患者不注意,他将难以了解对方说了些什么,所以需将患者精神分散的情形减至最低。③自患者视野中除去不必要的东西,关掉收音机或电视。④一次只有一人对患者说话。⑤若患者精神分散,则重复叫患者的名字或拍其肩膀,走进其视野,使其注意。

　　对表达能力有缺陷的患者(运动性失语)的沟通:①用简短的"是""不是"的问题让患者回答。②说话的时候缓慢,并给予患者充分的时间以回答问题。③设法了解患者的某些需要,主动询问他们是否需要哪一件东西。④若患者所说的话,我们听不懂,则应加以猜测并予以澄清。⑤让患者说有关熟悉的事物,例如家人的名字、工作的性质,则患者较易表达。⑥可教导患者用手势或用手指出其需要或身体的不适。⑦利用所有的互动方式刺激患者说话。⑧患者若对说出物体的名称有困难,则先对患者说一遍,例如,先对患者说出"水"这个字,然后写下"水",给患者看,让患者跟着念或拿实物给患者看。

　　4.控制危险因素,建立良好生活方式

　　(1)了解脑卒中的危险因素:包括不可改变的危险因素、明确且可以改变的危险因素、明确且潜在可改变的危险因素和较少证据的危险因素。

　　不可改变的危险因素。①年龄:是主要的危险因素,脑卒中发病随年龄的升高而增高,55 岁以上后每增加 10 年卒中危险加倍,60~65 岁后急剧增加,发病率和死亡率分别是 60 岁以前的2~5 倍。②性别:一般男性高于女性。③家族史:脑卒中家族史是易发生卒中的一个因素。父母双方直系亲属发生卒中或心脏病时年龄<60 岁即为有家族史。④种族:不同种族的卒中发病率不同,可能与遗传因素有关。社会因素如生活方式和环境,也可能起一部分作用。非洲裔的发病率大于亚洲裔。我国北方各少数民族卒中率水平高于南方。⑤出生低体重:出生体重<2 500 g者发生卒中的概率高于出生体重≥4 000 g 者两倍以上(中间出生体重者有明显的线性趋势)。

明确且可以改变的危险因素如下。①高血压：是脑卒中的主要危险因素，大量研究资料表明，90％脑卒中归因于高血压，70％～80％的脑卒中患者都患有高血压，无论是缺血还是出血性脑卒中都与高血压密切相关。在有效控制高血压后，脑卒中的发病率和病死率随之下降。②吸烟：是缺血性脑卒中独立的危险因素，长期吸烟者发生卒中的危险性是不吸烟者的 6 倍。戒烟者发生卒中的危险性可减少 50％。吸烟会促进狭窄动脉的血栓形成，加重动脉粥样硬化，可使不明原因卒中的发生风险提高将近 3 倍。③心房纤颤：是发生缺血性脑卒中重要的危险因素，随年龄的增长，心房纤颤患者血栓栓塞性脑卒中的发生率迅速增长。心房颤动可使缺血性脑卒中的年发病率增加 0.5％～12％。其他血管危险因素调整后单独心房颤动可以增加卒中的风险 3～4 倍。④冠心病：心肌梗死后卒中危险性为每年 1％～2％。心肌梗死后 1 个月内脑卒中危险性最高可达 31％。有冠心病史患者的脑卒中危险性增加 2～2.2 倍。⑤高脂血症：总胆固醇每升高 1 mmol/L，脑卒中发生率就会增加 25％。⑥无症状颈动脉狭窄：50％～99％的无症状性颈动脉狭窄者脑卒中的年发病率在 1％～3.4％。⑦TIA/卒中史：TIA 是早期脑卒中的危险因素，高达 10％的未经治疗的缺血性脑卒中患者将在 1 个月内发生再次脑卒中。高达 15％的未经治疗的缺血性脑卒中患者将在 1 年内发生再次脑卒中。高达 40％的未经治疗的缺血性脑卒中患者将在 5 年内发生再次脑卒中。⑧镰状细胞病：5％～25％镰状细胞性贫血患者有发生 TIA/脑卒中的风险。

明确且潜在可改变的危险因素如下。①糖尿病：是缺血性脑卒中独立的危险因素，2 型糖尿病患者发生卒中的危险性增加 2 倍。②高同型半胱氨酸血症：血浆同型半胱氨酸每升高 5 μmol/L，脑卒中风险增高 1.5 倍。

较少证据的危险因素：肥胖、过度饮酒、凝血异常、缺乏体育锻炼、口服避孕药、激素替代治疗和口服替代治疗、呼吸暂停综合征。

（2）脑卒中危险因素干预建议如下。①控制高血压：定时测量血压，合理服用降压药，全面评估缺血性事件的病因后，高血压的治疗应以收缩压低于 18.67 kPa（140 mmHg），舒张压低于 12.00 kPa（90 mmHg）为目标。对于患有糖尿病的患者，建议血压＜17.33/11.33 kPa（130/85 mmHg）。降压不能过快，选用平稳降压的降压药，降压药要长期规律服用；降压药最好在早晨起床后立即服用，不要在睡前服用。②冠状动脉疾病、心律失常、充血性心力衰竭及心脏瓣膜病应给予治疗。③严格戒烟：采取咨询专家、烟碱替代治疗及正规的戒烟计划等戒烟措施。④禁止酗酒，建议正规的戒酒计划。轻到中度的乙醇摄入（1～2 杯）可减少卒中的发生率。饮酒者男性每天饮酒的乙醇含量不应超过 20～30 g（相当于葡萄酒 100～150 mL；啤酒 250～500 mL；白酒 25～50 mL；果酒 200 mL），女性不应超过 15～20 g。⑤治疗高脂血症：限制食物中的胆固醇量；减少饱和脂肪酸，增加多烯脂肪酸；适当增加食物中的混合碳水化合物、降低总热量，假如血脂维持较高水平（LDL＞130 mg/dL），建议应用降脂药物。治疗的目标应使 LDL＜100 mg/dL。⑥控制糖尿病：监测血糖，空腹血糖应＜7 mmol/L，可通过控制饮食、口服降糖药物或使用胰岛素控制高血糖。⑦控制体重：适度锻炼，维持理想体重，成年人每周至少进行3～4 次适度的体育锻炼活动，每次活动的时间不少于 30 分钟。运动后感觉自我良好，且保持理想体重，则表明运动量和运动方式合适。⑧合理膳食：根据卫健委发布的中国居民膳食指南及平衡膳食宝塔，建议每天食物以谷薯类及豆类为主，辅以蔬菜和水果，适当进食蛋类、鱼虾类、畜禽肉类及奶类，少食菜用油和盐。

（3）注意卒中先兆，及时就诊：卒中虽然多为突然发病，但有些脑卒中在发病前有先兆，生活中要多加注意,如发现一侧手脚麻木、无力、全身疲倦;头痛、头昏、颈部不适;恶心、剧烈呕吐;视力模糊;口眼歪斜要立即到医院就诊。

(李 慧)

第二节 帕 金 森 病

帕金森病由 James Parkinson(1817 年)首先描述,旧称震颤麻痹,是发生于中年以上的中枢神经系统慢性进行性变性疾病,病因至今不明。多缓慢起病,逐渐加重。其病变主要在黑质和纹状体。其他疾病累及锥体外系统也可引起同样的临床表现者,则称为震颤麻痹综合征或帕金森综合征。65 岁以上人群患病率为 1 000/10 万,随年龄增高,男性稍多于女性。

一、临床表现

(一)震颤

肢体和头面部不自主抖动,这种抖动在精神紧张时和安静时尤为明显,病情严重时抖动呈持续性,只有在睡眠后消失。

(二)肌肉僵直,肌张力增高

表现手指伸直,掌指关节屈曲,拇指内收,腕关节伸直,头前倾,躯干俯屈,髋关节和膝关节屈曲等特殊姿势。

(三)运动障碍

运动减少,动作缓慢,写字越写越小,精细动作不能完成,开步困难,慌张步态,走路前冲,呈碎步,面部缺乏表情。

(四)其他症状

多汗、便秘,油脂脸,直立性低血压,精神抑郁症状等,部分患者伴有智力减退。

二、体格检查

(一)震颤

检查可发现静止性、姿势性震颤,手部可有搓丸样动作。

(二)肌强直

患肢肌张力增高,可因均匀的阻力而出现"铅管样强直",如伴有震颤则似齿轮样转动,称为"齿轮样强直"。四肢躯干颈部和面部肌肉受累出现僵直,患者出现特殊姿态。

(三)运动障碍

平衡反射、姿势反射和翻正反射等障碍以及肌强直导致的一系列运动障碍,写字过小症以及慌张步态等。

(四)自主神经系统体征

仅限于震颤一侧的大量出汗和皮脂腺分泌增加等体征,食管、胃及小肠的功能障碍导致吞咽困难和食管反流,以及顽固性便秘等。

三、辅助检查

（一）MRI

唯一的改变为在 T_2 相上呈低信号的红核和黑质网状带间的间隔变窄。

（二）正电子发射计算机断层扫描（PET）

可检出纹状体摄取功能下降，其中又以壳核明显，尾状核相对较轻，即使症状仅见于单侧的患者也可查出双侧纹状体摄功能降低。尚无明确症状的患者，PET 若检出纹状体的摄取功能轻度下降或处于正常下界，以后均发病。

四、诊断

（一）诊断思维

（1）帕金森病实验室检查及影像学检查多无特殊异常，临床诊断主要依赖发病年龄、典型临床症状及治疗性诊断（即应用左旋多巴有效）。

（2）帕金森病诊断明确后，还须进行帕金森评分量表评分及分级，来评判帕金森病的严重程度并指导下步治疗。

（二）鉴别诊断

1.脑炎后帕金森综合征

通常所说的昏睡性脑炎所致帕金森综合征，已近 70 年未见报道，因此该脑炎所致脑炎后帕金森综合征也随之消失。近年报道病毒性脑炎患者可有帕金森样症状，但本病有明显感染症状，可伴有颅神经麻痹、肢体瘫痪、抽搐、昏迷等神经系统损害的症状，脑脊液可有细胞数轻中度增高、蛋白增高、糖降低等。病情缓解后其帕金森样症状随之缓解，可与帕金森病鉴别。

2.肝豆状核变性

隐性遗传性疾病、约 1/3 有家族史，青少年发病、可有肢体肌张力增高、震颤、面具样脸、扭转痉挛等锥体外系症状。具有肝脏损害，角膜 K-F 环及血清铜蓝蛋白降低等特征性表现，可与帕金森病鉴别。

3.特发性震颤

特发性震颤属显性遗传病，表现为头、下颌、肢体不自主震颤，震颤频率可高可低，高频率者甚似甲状腺功能亢进，低频者甚似帕金森震颤。本病无运动减少、肌张力增高及姿势反射障碍，并于饮酒后消失，普萘洛尔治疗有效等，可与原发性帕金森病鉴别。

4.进行性核上性麻痹

本病也多发于中老年，临床症状可有肌强直、震颤等锥体外系症状。但本病有突出的眼球凝视障碍、肌强直以躯干为重、肢体肌肉受累轻而较好的保持了肢体的灵活性、颈部伸肌张力增高致颈项过伸与帕金森病颈项屈曲显然不同，均可与帕金森病鉴别。

5.Shy-Drager 综合征

临床常有锥体外系症状，但因有突出的自主神经症状，如晕厥、直立性低血压、性功能及膀胱功能障碍，左旋多巴制剂治疗无效等，可与帕金森病鉴别。

6.药物性帕金森综合征

过量服用利血平、氯丙嗪、氟哌啶醇及其他抗抑郁药物均可引起锥体外系症状，因有明显的服药史，并于停药后减轻可资鉴别。

7.良性震颤

良性震颤指没有脑器质性病变的生理性震颤(肉眼不易觉察)和功能性震颤。功能性震颤包括以下几点。①生理性震颤加强(肉眼可见):多呈姿势性震颤,与肾上腺素能的调节反应增强有关;也见于某些内分泌疾病,如嗜铬细胞瘤、低血糖、甲状腺功能亢进;②可卡因和乙醇中毒以及一些药物的不良反应;癔症性震颤,多有心因性诱因,分散注意力可缓解震颤;③其他:情绪紧张时和做精细动作时出现的震颤。良性震颤临床上无肌强直、运动减少和姿势异常等帕金森病的特征性表现。

五、治疗

(一)一般治疗

因本病的临床表现为震颤、强直、运动障碍、便秘和生活不能自理,故家属及医务人员应鼓励PD早期患者多做主动运动,尽量继续工作,培养业余爱好,多吃蔬菜水果或蜂蜜,防止摔跤,避免刺激性食物和烟酒。对晚期卧床患者,应勤翻身,多在床上做被动运动,以防发生关节固定、压疮及坠积性肺炎。

(二)药物治疗

PD宜首选内科治疗,多数患者可通过内科药物治疗缓解症状。

各种药物治疗虽能使患者的症状在一定时期内获得一定程度的好转,但皆不能阻止本病的自然发展。药物治疗必须长期坚持,而长期服药则药效减退和不良反应难以避免。虽然有相当一部分患者通过药物治疗可获得症状改善,但即使目前认为效果较好的左旋多巴或复方多巴(美多芭及信尼麦),也有 15% 左右患者根本无效。用于治疗本病的药物种类繁多,现今最常用者仍为抗胆碱能药和多巴胺替代疗法。

1.抗胆碱能药物

该类药物最早用于 Parkinson 病的治疗,常用者为苯海索 2 mg,每天 3 次口服,可酌情增加;东莨菪碱 0.2 mg,每天 3~4 次口服;苯甲托品 2~4 mg,每天 1~3 次口服等。因苯甲托品对周围副交感神经的阻滞作用,不良反应多,应用越来越少。

2.多巴胺替代疗法

此类药物主要补充多巴胺的不足,使乙酰胆碱-多巴胺系统重获平衡而改善症状。最早使用的是左旋多巴,但其可刺激外周多巴胺受体,引起多方面的外周不良反应,如恶心、呕吐、厌食等消化道症状和血压降低、心律失常等心血管症状。目前不主张单用左旋多巴治疗,用它与苄丝肼或甲基多巴肼的复合制剂。常用的药物有美多芭、息宁或帕金宁。

(1)美多芭:是左旋多巴和苄丝肼 4∶1 配方的混合剂。对病变早期的患者,开始剂量可用62.5 mg,日服 3 次。如患者开始治疗时症状明显,则开始剂量可为 125 mg,每天 3 次;如效果不满意,可在第 2 周每天增加 125 mg,第 3 周每天再增加 125 mg。如果患者的情况仍不满意,则应每隔 1 周每天再增加 125 mg。如果美多芭的日剂量>1 000 mg,需再增加剂量只能每月增加1 次。该药明显减少了左旋多巴的外周不良反应,但却不能改善其中枢不良反应。

(2)息宁:是左旋多巴和甲基多巴肼 10∶1 的复合物,开始剂量可用 125 mg,日服 2 次,以后根据病情逐渐加量。其加药的原则和上述美多芭的加药原则是一致的。帕金宁是左旋多巴和甲基多巴肼 10∶1 的复合物的控释片,它可使左旋多巴血浓度更稳定并达 4~6 小时,有利于减少左旋多巴的剂末现象、开始现象和剂量高峰多动现象。但是,控释片也有一些缺陷,如起效慢,并且由于

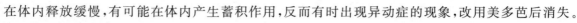

在体内释放缓慢,有可能在体内产生蓄积作用,反而有时出现异动症的现象,改用美多芭后消失。

3.多巴胺受体激动剂

多巴胺受体激动剂能直接激动多巴胺能神经细胞突触受体,刺激多巴胺释放。

(1)溴隐亭:最常用,对震颤疗效好,对运动减少和强直均不及左旋多巴,常用剂量维持量为每天15~40 mg。

(2)协良行:患者使用时应逐步增加剂量,以达到不出现或少出现不良反应的目的。一般来讲,增加到每天 0.3 mg 是比较理想的剂量,但对于个别早期的患者,可能并不需要增加到这个剂量,那么可以在医师认为合适的剂量长期服用而不再增加。如果效果不理想,还可以根据病情的需要及对药物的耐受情况,每隔 5 天增加 0.025 mg 或 0.05 mg。

(3)泰舒达:使用剂量是每天 100~200 mg。可以从小剂量每天 50 mg 开始,可逐渐增加剂量。在帕金森病的早期,可以单独使用泰舒达治疗帕金森病,剂量最大可增加至每天 150 mg。如果和左旋多巴合并使用,剂量可以维持在每天 50~150 mg。一般每使用 250 mg 左旋多巴,可考虑合并使用泰舒达 50 mg 左右。

(三)外科手术治疗

1.立体定向手术治疗

立体定向手术包括脑内核团毁损、慢性电刺激和神经组织移植。

(1)脑内核团毁损如下。①第一次手术适应证:长期服药治疗无效或药物治疗不良反应严重者;疾病进行性缓慢发展已超过 3 年以上;年龄在 70 岁以下;工作能力和生活能力受到明显限制(按 Hoehn 和 Yahr 分级为Ⅱ~Ⅳ级);术后短期复发,同侧靶点再手术。②第二次对侧靶点毁损手术适应证:第一次手术效果好,术后震颤僵直基本消失,无任何并发症者;手术近期疗效满意并保持在 12 个月以上;年龄在 70 岁以下;两次手术间隔时间要 1 年;目前无明显自主神经功能紊乱症状或严重精神症状,病情仍维持在Ⅱ~Ⅳ级。

禁忌证:症状很轻,仍在工作者;年老体弱;出现严重关节挛缩或有明显精神障碍;严重的心、肝、肾功能不全,高血压脑动脉硬化者或有其他手术禁忌者。

(2)脑深部慢性电刺激(DBS):目前 DBS 最常用的神经核团为丘脑腹中间核(VIM),丘脑底核(STN)和苍白球腹后部(PVP)。

慢性刺激术控制震颤的效果优于丘脑腹外侧核毁损术,后者发生并发症也常影响手术的成功。通过改变刺激参数可减少不必要的不良反应,远期疗效可靠。该法尚可用于非帕金森性震颤,如多发硬化和创伤后震颤。

丘脑底核(STN)也是刺激术时选用的靶点。有学者(1994 年)报道应用此方法观察治疗一例运动不能的 PD 患者。靶点定位方法为脑室造影,并参照立体定向脑图谱,同时根据慢性电极刺激和电生理记录进行调整。发现神经元活动自发增多的区域位于 AC-PC 平面下 2~4 mm,AC-PC 线中点旁 10 mm。对该处进行 130 Hz 刺激,可立即缓解运动不能症状(主要在对侧肢体),但不诱发半身舞蹈症等运动障碍。上述观察表明,对 STN 进行慢性电刺激可用于治疗运动严重障碍的 PD 患者。

2.脑细胞移植和基因治疗

帕金森病脑细胞移植术和基因治疗已在动物实验上取得很大成功,但最近临床研究显示,胚胎脑移植只能轻微改善 60 岁以下患者的症状,并且 50% 的患者在手术后出现不随意运动的不良反应,因此,目前此手术还不宜普遍采用。基因治疗还停留在实验阶段。

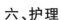

六、护理

(一)护理评估

1.健康史评估

(1)询问患者职业,农民的发病率较高,主要是他们与杀虫剂、除草剂接触有关。

(2)评估患者家族中有无患此病的人,PD与家族遗传有关,患者的家族发病率为7.5%～94.5%。

(3)评估患者居住、生活、工作的环境,农业环境中神经毒物(杀虫剂、除草剂),工业环境中暴露重金属等是PD的重要危险因素。

2.临床观察评估

帕金森病常为50岁以上的中老年人发病,发病年龄平均为55岁,男性稍多,起病缓慢,进行性发展,首发症状多为动作不灵活与震颤,随着病程的发展,可逐渐出现下列症状和体征。

(1)震颤:常为首发症状,多由一侧上肢远端(手指)开始,逐渐扩展到同侧下肢及对侧肢体,下颌、口唇、舌及头部通常最后受累,典型表现是静止性震颤,拇指与屈曲的食指间呈"搓丸样"动作,安静或休息时出现或明显,随意运动时减轻或停止,紧张时加剧,入睡后消失。

(2)肌强直:肌强直表现为屈肌和伸肌同时受累,被动运动关节时始终保持增高的阻力,类似弯曲软铅管的感觉,故称"铅管样强直";部分患者因伴有震颤,检查时可感到在均匀掌的阻力中出现断续停顿,如同转动齿轮感,称为"齿轮样强直",是由于肌强直与静止性震颤叠加所致。

(3)运动迟缓:表现为随意动作减少,包括行动困难和运动迟缓,并因肌张力增高,姿势反射障碍而表现一系列特征性运动症状,如起床、翻身、步行、方向变换等运动迟缓;面部表情肌活动减少,常常双眼凝视,瞬目运动减少,呈现"面具"脸;手指做精细动作如扣钮、系鞋带等困难;书写时字越写越小,呈现"写字过小征"。

(4)姿势步态异常:站立时呈屈曲体姿,步态障碍甚为突出,患者自坐位、卧位起立困难,迈步后即以极小的步伐向前冲去,越走越快,不能及时停步或转弯,称慌张步态。

(5)其他症状:反复轻敲眉弓上缘可诱发眨眼不止。口、咽、腭肌运动障碍,讲话缓慢,语音低沉、单调,流涎,严重时可有吞咽困难。还有顽固性便秘、直立性低血压等;睡眠障碍;部分患者疾病晚期可出现认知功能减退、抑郁和视幻觉等,但常不严重。

3.诊断性检查评估

(1)头颅CT:CT可显示脑部不同程度的脑萎缩表现。

(2)生化检测:采用高效液相色谱(HPLC)可检测到脑脊液和尿中HVA含量降低。

(3)基因检测:DNA印迹技术、PCR、DNA序列分析等在少数家族性PD患者可能会发现基因突变。

(4)功能显像检测:采用PET或SPECT与特定的放射性核素检测,可发现PD患者脑内DAT功能明显降低,且疾病早期即可发现,D_2型DA受体(D_2R)活性在疾病早期超敏、后期低敏,以及DA递质合成减少,对PD的早期诊断、鉴别诊断及病情进展监测均有一定的价值。

(二)护理问题

1.运动障碍

帕金森病患者由于其基底核或黑质发生病变,以致负责运动的锥体外束发生功能障碍,患者运动的随意肌失去了协调与控制,产生运动障碍并随之带来一定的意外伤害。

(1)跌倒:震颤、关节僵硬、动作迟缓,协调功能障碍常是患者摔倒的原因。

(2)误吸:舌头、唇、颈部肌肉和眼睑亦有明显的震颤及吞咽困难。

2.营养摄取不足

患者常因手、头不自主的震颤,进食时动作太慢,常常无法独立吃完一顿饭,以致未能摄取日常所需热量,因此,约有70%的患者有体重减轻的现象。

3.便秘

由于药物的不良反应、缺乏运动、胃肠道中缺乏唾液(因吞咽能力丧失,唾液由口角流出),液体摄入不足及肛门括约肌无力,所以大多数患者有便秘。

4.尿潴留

吞咽功能障碍以致水分摄取不足,贮存在膀胱的尿液不足200～300 mL则不会有排尿的冲动感;排尿括约肌无力引起尿潴留。

5.精神障碍

疾病使患者协调功能不良、顺口角流唾液,而且又无法进行日常生活的活动,因此患者会有心情抑郁、产生敌意、罪恶感或无助感等情绪反应。由于外观的改变,有些患者还会发生因自我形象的改变而造成与社会隔离的问题。

(三)护理目标

(1)患者未发生跌倒或跌倒次数减少。

(2)患者有足够的营养;患者进食水时不发生呛咳。

(3)患者排便能维持正常。

(4)患者能维持部分自我照顾的能力。

(5)患者及家属的焦虑症状减轻。

(四)护理措施

1.安全护理

(1)安全配备:由于患者行动不便,在病房楼梯两旁、楼道、门把附近的墙上,增设沙发或木制的扶手,以增加患者开、关门的安全性;配置牢固且高度适中的座厕、沙发或椅。以利于患者坐下或站起,并在厕所、浴室增设可供扶持之物,使患者排便及穿脱衣服方便;应给患者配置助行器辅助设备;呼叫器置于患者床旁,日常生活用品放在患者伸手可及处。

(2)定时巡视:主动了解患者的需要,既要指导和鼓励患者增强自我照顾能力,做力所能及的事情,又要适当协助患者洗漱、进食、沐浴、如厕等。

(3)防止患者自伤:患者动作笨拙,常有失误,应谨防其进食时烫伤。端碗持筷困难者,尽量选择不易打碎的不锈钢餐具,避免使用玻璃和陶瓷制品。

2.饮食护理

(1)增加饮食中的热量、蛋白质的含量及容易咀嚼的食物;吃饭少量多餐。定时监测体重变化;在饮食中增加纤维与液体的摄取,以预防便秘。

(2)进食时,营造愉快的气氛,因患者吞咽困难及无法控制唾液,所以有的患者喜欢单独进食;应将食物事先切成小块或磨研,并给予粗大把手的叉子或汤匙,使患者易于把持;给患者充分的进食时间,若进食中食物冷却了,应予以温热。

(3)吞咽障碍严重者,吞咽可能极为困难,在进食或饮水时有呛咳的危险,而造成吸入性肺炎,故不要勉强进食,可改为鼻饲喂养。

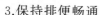

3.保持排便畅通

给患者摄取足够的营养与水分,并教导患者解便与排尿时,吸气后闭气,利用增加腹压的方法解便与排尿。另外,依患者的习惯,在进食后半小时应试着坐于马桶上排便。

4.运动护理

告之患者运动锻炼的目的在于防止和推迟关节僵直和肢体挛缩,与患者和家属共同制定锻炼计划,以克服运动障碍的不良影响。

(1)尽量参与各种形式的活动,如散步、太极拳、床边体操等。注意保持身体和各关节的活动强度与最大活动范围。

(2)对于已出现某些功能障碍或坐起已感到困难的患者,要有目的有计划地锻炼。告诉患者知难而退或由他人包办只会加速功能衰退。如患者感到坐立位变化有困难,应每天做完一般运动后,反复练习起坐动作。

(3)必须指导患者注意姿势,以预防畸形。应小心观察头与颈部是否有弯曲的倾向。正确姿势有助于头、颈直立。躺于床上时,不应垫枕头,且患者应定期俯卧。

(4)本病常使患者起步困难和步行时突然僵住,因此嘱患者步行时思想要放松。尽量跨大步伐;向前走时脚要抬高,双臂摆动,目视前方而不要注视地面;转弯时,不要碎步移动,否则会失去平衡;护士和家属在协助患者行走时,不要强行拖着患者走;当患者感到脚黏在地上时,可告诉患者先向后退一步,再往前走,这样会比直接向前容易。

(5)过度震颤者让他坐在有扶手的椅子上,手抓着椅臂,可以稍加控制震颤。

(6)晚期患者出现明显的运动障碍时。要帮助患者活动关节,按摩四肢肌肉,注意动作轻柔,勿给患者造成疼痛。

(7)鼓励患者尽量试着独立完成日常生活的活动,自己安排娱乐活动,培养兴趣。

(8)让患者穿轻便宽松的衣服,可减少流汗与活动的束缚。

5.合并抑郁症的护理

帕金森病患者的抑郁与帕金森疾病程度呈正相关,即患者的运动障碍愈重对其神经心理的影响愈严重。在护理患者时要教会患者一些心理调适技巧:重视自己的优点和成就;尽量维持过去的兴趣和爱好,积极参加文体活动,寻找业余爱好;向医师、护士及家人倾诉内心想法,疏泄郁闷,获得安慰和同情。

6.睡眠异常的护理

(1)创造良好的睡眠环境:建议患者要有舒适的睡眠环境,如室温和光线适宜;床褥不宜太软,以免翻身困难;为运动过缓和僵直较重的患者提供方便上下床的设施;卧室内放尿壶及便器,有利于患者夜间如厕等。避免在有限的睡眠时间内实施影响患者睡眠的医疗护理操作,必须进行的治疗和护理操作应穿插于患者的自然觉醒时,以减少被动觉醒次数。

(2)睡眠卫生教育:指导患者养成良好的睡眠习惯和方式,建立比较规律的活动和休息时间表。

(3)睡眠行为干预如下。①刺激控制疗法:只在有睡意时才上床;床及卧室只用于睡眠,不能在床上阅读、看电视或工作;若上床15～20分钟不能入睡,则应考虑换别的房间,仅在又有睡意时才上床(目的是重建卧室与睡眠间的关系);无论夜间睡多久,清晨应准时起床;白天不打瞌睡。②睡眠限制疗法:教导患者缩短在床上的时间及实际的睡眠时间,直到允许躺在床上的时间与期望维持的有效睡眠时间一样长。当睡眠效率超过90%时,允许增加15～20分钟卧床时间。睡眠效率低于80%,应减少15～20分钟卧床时间。睡眠效率80%～90%,则保持卧床时间不变。最终,通过周期性调整卧床时间直至达到适度的睡眠时间。③依据睡眠障碍的不同类型和药物的半衰期遵医嘱有的放矢地选择镇静催眠药物。并主动告知患者及家属使用镇静催眠药的原则,即最小剂量、间断、短期用药,注意停药反弹、规律停药等。

7.治疗指导

药物不良反应的观察如下。

(1)遵医嘱准时给药,预防或减少"开关"现象、剂末现象、异动症的发生。

(2)药物治疗初起可出现胃肠不适,表现为恶心、呕吐等,有些患者可出现幻觉。但这些不良反应可以通过逐步增加剂量或降低剂量的办法得到克服。特别值得指出的是,有一部分患者过分担心药物的不良反应,表现为尽量推迟使用治疗帕金森病的药物,或过分地减少药物的服用量,这不仅对疾病的症状改善没有好处,长期如此将导致患者的心、肺、消化系统等出现严重问题。

(3)精神症状:服用安坦、金刚烷胺药物后,患者易出现幻觉,当患者表述一些离谱事时,护士应考虑到是服药引起的幻觉,立即报告医师,遵医嘱给予停药或减药,以防其发生意外。

8.功能神经外科手术治疗护理

(1)手术方法:外科治疗方法目前主要有神经核团细胞毁损手术与脑深部电刺激器埋置手术两种方式。原理是为了抑制脑细胞的异常活动,达到改善症状的目的。

(2)手术适应证:诊断明确的原发性帕金森病患者都是手术治疗的适合人群,尤其是对左旋多巴(美多巴或息宁)长期服用以后疗效减退,出现了"开关"波动现象、异动症和"剂末"恶化效应的患者。

(3)手术并发症:因手术靶点的不同,会有不同的并发症。苍白球腹后部(PVP)切开术可能出现偏盲或视野缺损,丘脑腹外侧核(VIM)毁损术可出现感觉异常如嘴唇、指尖麻木等,丘脑底核(STN)毁损术可引起偏瘫。

(4)手术前护理如下。①术前教育:相关知识教育。②术前准备:术前一天头颅备皮;对术中术后应用的抗生素遵医嘱做好皮试;嘱患者晚12:00后开始禁食水药;嘱患者清洁个人卫生,并在术前晨起为患者换好干净衣服。③术前30分钟给予患者术前哌替啶25 mg肌内注射;并将一片美巴多备好交至接手术者以便术后备用。④患者离病房后为其备好麻醉床、无菌小巾、一次性吸痰管、心电监护。

(5)手术后护理如下。①交接患者:术中是否顺利、有无特殊情况发生、术后意识状态、伤口的引流情况等。②安置患者于麻醉床上,头枕于无菌小巾上,取平卧位,嘱患者卧床2天,减少活动,以防诱发颅内出血;嘱患者禁食、水、药6小时后逐渐改为流食、半流食、普通饮食。③术后治疗效果观察:原有症状改善情况并记录。④术后并发症的观察:术后患者会出现脑功能障碍、脑水肿、颅内感染、颅内出血等并发症。因此术后严密观察患者神志、瞳孔变化,有无高热、头疼、恶心、呕吐等症状;有无偏盲、视野变窄及感知觉异常;观察患者伤口有无出血及分泌物等。⑤心电监测、颅脑监测24小时,低流量吸氧6小时。

9.给予患者及家属心理的支持

对于心情抑郁的患者,应鼓励其说出对别人依赖感的感受。对于怀有敌意、罪恶感或无助感的患者,应给予帮助与支持,提供良好的照顾。寻找患者有兴趣的活动,鼓励患者参与。

10.健康教育

(1)指导术后服药(参见本节治疗中所述),针对手术的患者,要让患者认识到手术虽然改善运动障碍,但体内多巴胺缺乏客观存在,仍需继续服药。

(2)指导日常生活中的运动训练告知患者运动锻炼的目的在于防止和推迟关节僵直和肢体挛缩,与患者和家属共同制定锻炼计划,以克服运动障碍的不良影响。①关节活动度的训练:脊柱、肩、肘、腕、指、髋、膝、踝及趾等各部位都应进行活动度训练。对于脊柱,主要进行前屈后伸、左右侧屈及旋转运动。②肌力训练:上肢可进行哑铃操或徒手训练;下肢股四头肌的力量和膝关节控制能力密切相关,可进行蹲马步或反复起坐练习;腰背肌可进行仰卧位的桥式运动或俯卧位的燕式运动;腹肌力量较差行仰卧起坐训练。③姿势转换训练:必须指导患者注意姿势,以预防畸形。应小心观察头与颈部是否有弯曲的倾向。正确姿势有助于头、颈直立。躺于床上时,不应垫枕头,且患者应定期俯卧,注意翻身、卧位转为坐位、坐位转为站位训练。④重心转移和平衡训练:训练坐位平衡时可让患者重心在两臀间交替转移,也可训练重心的前后移动;训练站立平衡时双足分开 5～10 cm,让患者从前后方或侧方取物,待稳定后便可突然施加推或拉外力,最好能诱发患者完成迈步反射。⑤步行步态训练:对于下肢起步困难者,最初可用脚踢患者的足跟部向前,用膝盖推挤患者腘窝使之迈出第一步,以后可在患者足前地上放一矮小障碍物,提醒患者迈过时方能起步。抬腿低可进行抬高腿练习,步距短的患者行走时予以提醒;步频快则应给予节律提示。对于上下肢动作不协调的患者,一开始嘱患者做一些站立相的两臂摆动,幅度可较大;还可站于患者身后,两人左、右手分别共握一根体操棒,然后喊口令一起往前走,手的摆动频率由治疗师通过体操棒传给患者。⑥让患者穿轻便宽松的衣服,可减少流汗与活动的束缚。

(李　慧)

第三节　病毒性脑膜炎

病毒性脑膜炎是病毒侵犯脑膜引起的中枢神经系统感染性疾病。病毒性脑膜炎病原复杂,可引起该病的病毒有 100 多种,常见病毒有脊髓灰质炎病毒、柯萨奇病毒、麻疹病毒、单纯疱疹病毒、巨细胞病毒等。本病以夏秋季为高发季节,多急性起病。临床表现病毒感染的全身中毒症状如发热、腹泻、头痛、恶心、呕吐和颈强直等脑膜刺激征。不同的病毒所致病情轻重不等,轻者可自行缓解,预后良好,重者可引起严重的神经受损,颅内压增高,甚至导致死亡,或留有严重的后遗症。本病是一种自限性疾病,主要是对症治疗、支持治疗和防止并发症,一般采取退热、降低颅压、抗病毒、止痛、抗癫痫等。

一、发病机制

引起脑膜炎的病毒经胃肠道(肠道病毒)、呼吸道(流行性腮腺炎病毒、肠道病毒和腺病毒等)、皮肤(虫媒病毒、单纯疱疹病毒)、结合膜(某些肠道病毒)及泌尿生殖系统进入机体。

病毒感染机体后是否进入中枢神经系统取决于病毒的性质、病毒寄生的部位、及机体对病毒的免疫反应。病毒在侵入部位和局部淋巴结内复制后,于第一次或第二次病毒血症时经血行播散至中枢神经系统及其以外的组织。一般多在中枢神经系统以外部位经多次复制后,在第二次病毒血症时由血源性途径到达中枢神经系统。也可沿神经进入,病毒进入机体后,经过初级复制侵入局部周围神经,然后沿周围神经轴索向中枢侵入。如脊髓灰质炎病毒、带状疱疹病毒、单纯疱疹病毒均可沿轴索直接侵入。

病毒性脑膜炎引起神经系统损伤主要是由于:①病毒对神经的直接侵袭;②机体对病毒抗原的免疫反应;剧烈的炎症反应可导致脱髓鞘病变及血管和血管周围的损伤,而血管病变又影响脑循环加重脑组织损伤。

二、临床表现

病毒性脑膜炎是病毒性中枢神经系统感染的常见疾病,各种病毒性脑膜炎的临床表现大致相同。一般急性起病,主要表现为发热、头痛、呕吐及脑膜刺激征。

典型病例呈突然起病,几小时内病情发展为高峰,表现为额部或眼眶后剧烈疼痛,并出现发热,体温可达 38~40 ℃,此外,常伴有周身不适、颈痛、肌痛、眼睛运动时疼痛,畏光、恶心及呕吐等病毒感染造成的非特异性全身症状和体征。症状的严重程度随年龄增长而增加,婴幼儿可有发热、易激惹及淡漠。神经系统体检时常发现颈项强直,Kernig 征和 Brudzinski 征可有可无,其他阳性体征少见。当出现昏迷、病理反射或局灶性神经症状和体征时,提示病变已累及脑实质。病毒性脑膜炎一般呈良性,病程 2~3 周,也可短至几天。少数患者可出现持续数周的头晕、疲乏、头痛及肌痛等不适症状,个别患者可持续数年。

病毒性脑膜炎中枢神经系统以外的表现常提示与所感染的病毒种类有关,不同病毒感染可出现各自特异的表现。某些肠道病毒感染时可出现皮疹,多与发热同时出现,柯萨奇 A 组病毒感染时有局部或多处斑丘疹,也可伴发疱疹性咽峡炎及腮腺炎。柯萨奇 B 组病毒感染可引起心肌炎及流行性肌痛。ECHO 病毒感染的皮疹可表现为斑丘疹,也可为瘀点状,分布于面部、躯干,也可涉及四肢包括手掌及足底部。疱疹病毒感染时出现皮肤或生殖道疱疹,生殖道疱疹多出现在单纯疱疹脑膜炎(HM)起病时,也可在起病前出现,或者不出现于脑膜炎病程中。带状疱疹脑膜炎一般在出疹后 7~10 天内起病,也可在起病一周后才出疹。腮腺炎病毒脑膜炎可同时或先后出现腮腺肿大和胰腺炎、睾丸炎。EB 病毒感染可引起全身淋巴结肿大、黄疸及末梢血象中单核细胞增多、异型淋巴细胞达 10% 以上。

三、实验室及辅助检查

(一)血和脑脊液检查

周围血象白细胞计数一般正常,可有轻度升高或降低,分类多无明显变化,在 EB 病毒感染时单核细胞增多,可达 60% 以上,其中异型淋巴细胞超过 10%。腮腺炎病毒感染时可出现血、尿淀粉酶增高。

脑脊液检查对临床诊断病毒性脑膜炎十分重要。病毒性脑膜炎时脑脊液透明,压力正常或轻度升高,白细胞数增加,一般$(10\sim1\ 000)\times10^6$/L 不等,很少超过 $1\ 000\times10^6$/L,分类以淋巴细胞为主,患病初期则多以中性粒细胞为主,几小时后转为以淋巴细胞为主。肠道病毒感染时细胞计数多符合此特点,但在腮腺炎病毒感染时白细胞计数多高于此值,有时可达 $2\ 000\times10^6$/L。蛋白含量轻度至中度升高,常不超过 $1\ 500$ mg/L。糖和氯化物含量多为正常,但在腮腺炎、淋巴细胞脉络丛脑膜炎及疱疹病毒感染时可出现糖含量轻度降低。细菌和真菌涂片、培养均阴性。脑脊液上述改变多在 2 周内恢复正常。

（二）病毒学检查

1.病毒分离

可取血、尿、便、咽拭子、脑脊液及局部分泌物、疱疹液等进行组织细胞培养、鸡胚培养或动物接种，现在多使用组织细胞培养法分离病毒，先观察细胞病变，再用特异性抗血清进行鉴定。脑脊液中分离出病毒，是病毒性脑膜炎诊断的金标准。除虫媒病毒外，其他能引起脑膜炎的病毒（特别是肠道病毒和腮腺炎病毒）均可从脑脊液中发现。也有些病毒分离困难（如某些肠道病毒的特殊型、小 DNA 病毒），且病毒分离需时长，一般需做回顾性诊断。

2.血清学试验

由于病毒分离有一定困难，且不是每个实验室都具备病毒分离的条件，故临床也采用血清学试验检测病毒抗原及抗体。常用的检测方法有中和试验、补体结合试验、免疫荧光法、放射免疫法、酶联免疫吸附试验（ELISA）、间接血凝及血凝抑制试验。无论采用何种方法进行检测，恢复期比急性期血清抗体滴度有4倍升高即可诊断为近期感染。若仅有单份标本，出现特异性 IgM 抗体也可诊断为近期感染。血清学试验的特异性取决病毒的抗原性，应用提纯的病毒糖蛋白和多肽抗原可大大提高试验的特异性。肠道病毒因血清型较多，无共同抗原，若想确定或排除诊断，需要对 60 个血清型逐一鉴定，既费时又昂贵，不适于血清学试验。而血清学试验对虫媒病毒、疱疹病毒、腮腺炎病毒和淋巴细胞脉络丛脑膜炎病毒等则切实可行。

3.分子生物学方法

可采用核酸分子杂交、PCR 等方法对病毒抗原片断进行病原学诊断。尤其对病毒培养不成功、不易培养、血清中抗原量、不产生抗体的及血清学方法无法检测的病毒性疾病，应用分子生物学技术均可获得诊断。

（三）脑电图

主要表现为高幅慢波，多呈弥漫性分布，可有痫样放电波，对诊断有参考价值。当病情好转时，脑电图改变也逐渐恢复。

（四）影像学检查

病毒性脑膜炎是多数头颅 MRI 和 CT 无特异性改变，但当病情严重或累计脑实质时，可伴有影像学异常。头颅 MRI 检查因其分辨率更高，较 CT 更能准确显示各种病毒性脑炎病变的部位、性质和程度，如脑水肿、脑出血、脑软化及脱髓鞘病变等。磁共振弥散加权成像（DWI）对发现病毒性脑炎急性期的病灶较 T_1W_1 或 T_2W_2 敏感，能在早期发现病毒性脑炎的异常信号。一般主张病程 3～4 周后应复查一次头颅 MRI，对判断长远预后有帮助。

四、诊断与鉴别诊断

病毒性脑膜炎的诊断主要依靠临床表现及脑脊液化验检查，患者多急性起病，出现发热、头痛、恶心、呕吐、脑膜刺激征阳性及脑脊液的特点，本病诊断即可成立。特殊的病因诊断和病原体的确定有赖于实验室的病毒学检查。本病应与非病毒性无菌性脑膜炎、结核性脑膜炎、细菌性脑膜炎、真菌性脑膜炎、寄生虫性脑膜炎及蛛网膜下隙出血等相鉴别。

无菌性脑膜炎除病毒感染外可见于白塞病、系统性红斑狼疮，脑脓肿也可为癌性脑膜病如肺癌、白血病和淋巴瘤等的一种表现。本病还可由梅毒螺旋体、钩端螺旋体、Lyme 病、肺炎支原体、弓形虫和李斯特菌属等引起。所有无菌性脑膜炎脑脊液常规、生化都十分相似，无法从脑脊液检查上进行鉴别，但各病有其固有特征，亦不难鉴别。

区分细菌性脑膜炎与病毒性脑膜炎,脑脊液检查十分重要。典型的细菌性脑膜炎根据脑脊液细菌培养阳性,白细胞数明显增多,以中性粒细胞为主,糖降低而蛋白明显增高容易与病毒性脑膜炎相鉴别。病毒学检查和细菌培养对鉴别不典型病例、细菌性脑膜炎的早期及治疗不完全的细菌性脑膜炎十分必要,不但可用于确定诊断,而且是做出进一步治疗方案的依据。如果病毒分离有困难,等待血清学试验结果的时间又太长,可以考虑根据一些生化指标来进行快速鉴别诊断,这些指标包括肌酸磷酸激酶、乳酸、透明质酸、β 内啡肽、尿酸、免疫球蛋白、C 反应蛋白血清降钙素原及细胞因子(包括 TNF-α、SIL-2R、IL-18 与 IFN-γ)等。然而,这些指标都有很大的非特异性,故不能单纯依靠此类检查确诊,需根据病史、体检、脑脊液特点、病情变化及治疗反应等做出综合判断。

结核性脑膜炎一般病程较长,亚急性或慢性起病,多有结核病接触史,临床出现结核中毒症状,脑脊液中蛋白含量高于病毒性脑膜炎,多在 1000 mg/L 以上,糖和氯化物降低明显,容易与病毒性脑膜炎相鉴别。然而,一些不典型结核性脑膜炎,脑脊液改变类似病毒性脑膜炎,通过血清和脑脊液抗酸染色、PCR、细胞因子检测及基质金属蛋白酶 9(MMP9)等方法及治疗反应可确定诊断。

五、治疗

病毒性脑膜炎是一种良性、自限性疾病,多数在病后数天开始恢复,数周内完全恢复,无须特殊抗病毒制剂,大多数病毒引起的脑膜炎缺乏特异性治疗,主要针对病情改变给予相应营养支持及对症治疗。

(一)一般治疗

某些病毒感染缺乏特异性治疗手段,只能采取相应的对症处理,并注意纠正水、电解质紊乱,防止脑疝发生,预防其他脏器并发症及支持治疗。患者一般需卧床休息,多饮水。有明显颅内压增高征象时用 20% 甘露醇、复方甘油及利尿剂等脱水以减轻症状。高热者给予退热药或物理降温,控制惊厥。并对不同病毒感染时的各种伴随症状予以相应处置。肾上腺皮质激素仅在高热或病情较重时短期应用。

(二)抗病毒治疗

抗病毒治疗疗效尚未能肯定,仅在一定应用范围内取得满意效果。单纯疱疹病毒或水痘-带状疱疹病毒感染所致的脑膜炎,可使用无环鸟苷(阿昔洛韦)、丙氧鸟苷(更昔洛韦)、阿糖腺苷等治疗,其中无环鸟苷较常用,剂量为每天 20~30 mg/kg,分 3 次静脉滴注,疗程 10~14 天。甲型流感病毒可试用奥司他韦。其他抗病毒药物包括利巴韦林、干扰素及中药大蒜液及板蓝根等。

(三)抗生素治疗

仅在实验室检查难以得出明确的病毒性感染结论,又不能排除细菌性感染的情况下使用适当抗生素,同时密切观察病情进展,直到细菌性感染的诊断被排除。诊治初期获得脑脊液和血培养结果之前,若脑脊液中白细胞数超过 $2\,500 \times 10^6$/L,且分类中 80%~90% 以上为中性粒细胞,蛋白含量超过 2 500 mg/L,或糖含量很低,可考虑为细菌性脑膜炎,应给予适当抗生素治疗;若病情较重,而又不能从脑脊液检查结果来区分病毒性脑膜炎和细菌性脑膜炎时,应使用抗生素治疗,直到获得脑脊液和血培养结果;若病情较轻,相隔 12 小时内脑脊液复查分类转为淋巴细胞为主时,可考虑停用抗生素。不管做出何种决定,均应密切观察病情变化与疗效,及时调整治疗计划。

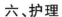

六、护理

（一）一般护理

（1）执行内科一般护理常规。

（2）保持病房安静整洁空气流通，有防蚊措施，光线不宜过强，减少探视避免不良刺激而诱发惊厥；做好口腔护理，提高患者的舒适度；定时协助更换体位，预防压疮。并给予生活照护。

（3）体温过高的护理：保持病室适宜温湿度，体温高于38.0℃患者应给予物理降温，如头部冷敷、头置冰袋、温水擦浴等，降温后30分钟复测体温。物理降温不佳时，遵嘱给予退热药，同时增加摄入量，鼓励患者多饮水，必要时遵医嘱静脉补充液体。保持口腔清洁并给予口腔护理。注意发热规律、特点及伴随症状，出现惊厥时及时处置，大汗时防止虚脱。高热呕吐者取头高卧位，头偏向一侧，以防呕吐物吸入造成窒息。

（4）呼吸道护理：保持呼吸道通畅，头偏向一侧，抽搐发作时，口内置舌垫，及时清理口鼻分泌物，并记录发作部位、顺序、表现、持续时间、发作频次、伴随症状等。

（二）饮食护理

保持充足水分，1 000～2 000 mL/d，给予高热量、清淡、易消化、富含维生素的饮食，少量多餐，减少腹胀，防止误吸，不能经口进食者及时给予鼻饲流质饮食，并做好留置胃管的护理。

（三）用药护理

遵医嘱正确给药，评估用药效果。

（1）颅内压高的患者要遵医嘱给脱水剂，注意监测尿量。常用的脱水剂有甘露醇、甘油果糖，使用20％甘露醇静脉滴注，脱水时要保证绝对快速输入，20％的甘露醇100～250 mL要在15～30分钟内滴完，注意防止药液外漏，并注意尿量、血电解质及肾功能的变化，尤其注意有无低钾血症发生，并及时作出对症处理。患者每天补液量可按尿量加500 mL计算。按时予脱水剂降颅压治疗，密切观察生命体征尤其是瞳孔变化，控制血压，防止发生脑疝，开通并保持静脉通路，一旦发生脑疝，立即静脉使用脱水剂降低颅压。备好气管切开包、脑室穿刺引流包、监护仪、呼吸机和抢救药物。

（2）发热患者应用抗生素首选头孢曲松、头孢他定等可透过血脑屏障的药物。

（3）抗病毒药：抗病毒治疗可缩短病程，这类药物中应首选阿昔洛韦一般每次剂量为5 mg/kg静脉滴入，1次/8小时，每次滴入时间＞1小时，连续给药7～10天。本药分子量小，容易通过血脑脊液屏障，但因本药成碱性，与其他药物混合容易引起pH值变化，加药时应尽量注意其配伍禁忌，注意用药前现配现用。不良反应有变态反应、恶心、呕吐、腹痛、下肢抽搐、舌及手足麻木感、肝功能异常、血清肌酐值升高，一般在减量或终止给药后缓解。

（4）癫痫发作的患者，遵医嘱及时给药，尽快控制发作并记录发作时的临床表现。有些抗癫痫药物对肝肾功能有损害，如苯巴比妥、苯妥英钠、丙戊酸钠等，按医嘱服药后观察患者有无药物不良反应，如有无恶心、呕吐、食欲下降、全身不适、无力、昏睡等，并定期监测肝肾功能。抗癫痫药物可加速维生素D的代谢，所以长期服用者应在医师的指导下补充维生素D和甲状腺素。癫痫持续状态治疗时，地西泮10～20 mg静脉注射，其速度不超过2 mg/min，或用100～200 mg溶于5％葡萄糖氯化钠500 mL中缓慢滴注，维持12小时。地西泮可抑制呼吸，注射时应注意有无呼吸抑制和血压下降情况，在给药的同时，必须保持呼吸道通畅，必要时给予吸痰或气管切开。

（四）并发症护理

1.惊厥或抽搐

严重者可有全身抽搐、强直性痉挛或强直性瘫痪。积极去除诱因，如降温、脱水等；保持呼吸道通畅，头偏向一侧，清理口腔分泌物；使用压舌板或开口器，防止舌咬伤；必要时约束，防止坠床；遵医嘱给予镇静解痉药物，如：地西泮、苯巴比妥、水合氯醛等。

（2）呼吸衰竭

参照其他相关章节，必要时给予呼吸机辅助呼吸。

（3）颅内压增高

观察患者瞳孔、意识、体温、呼吸、血压变化，遵医嘱正确使用脱水剂。

（五）病情观察

严密观察生命体征：血压升高、脉搏变慢、呼吸深慢，是颅内压增高的典型症状；观察瞳孔是否等大等圆，对光反应的灵敏度，意识障碍程度；观察有无剧烈头痛：头痛进行性加重，且伴恶心呕吐，应警惕脑疝的发生。如有病情变化，立即通知医师，遵嘱给予脱水药，并备好抢救物品、药品。准确记录 24 小时出入量，防止体液不足。

（六）安全指导

（1）将患者安排在安静的房间，避免外界刺激，避免引起患者情绪激动的一切因素。

（2）应随时注意有无癫痫发作，24 小时有陪护，无人陪伴不能单独沐浴或外出。

（3）患者床旁应备好发作时的抢救物品与药品，如压舌板、舌钳、氧气装置及抗癫痫药品等。

（4）癫痫发作时，家属要紧急呼叫医务人员。注意保护头部和四肢，摘下眼镜、义齿，解开衣领腰带。用缠有纱布的压舌板置于上下臼齿之间，避免舌咬伤。用手托住下颌，避免下颌关节脱位。抽搐时勿用力按压抽搐的肢体，避免骨折和脱臼。床旁有人保护，加床挡，防止坠床。

（5）对精神运动性发作的患者，注意保护，防自伤、伤人或走失。

（七）健康指导

（1）对清醒患者多给予交流，讲解有关知识，增强患者的信心和自理能力。

（2）向患者和（或）家属提供保护性护理及日常生活护理相关知识，提高患者生活质量。

（3）指导患者掌握肢体运动功能锻炼方法，注意肢体功能的训练，加强营养，以增强机体抵抗力。

（4）夏季注意防蚊灭蚊。

（5）如有继发癫痫者，指导其长期服用抗癫痫药，不能擅自减药或停药。

（6）出院后发现患者出现发热或伴有呕吐、抽搐等症状时，要及时送其至正规医院就医，以尽量减少后遗症发生。

七、预后

病毒性脑膜炎一般预后良好，于病后数天内病情开始恢复，多数于 1～2 周内完全恢复，伴有反射改变的肌痛、肌无力，可持续数周至数月，多在 1 年内恢复正常。脑脊液改变可持续 2 周或更长时间。一般不留有任何后遗症，仅在特殊人群（如婴儿、免疫缺陷患者）可留有语言、智力障碍，病变累及脑实质时可遗留一定神经体征。

（李　慧）

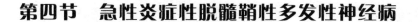

第四节　急性炎症性脱髓鞘性多发性神经病

急性炎症性脱髓鞘性多发性神经病又称吉兰-巴雷综合征,是以周围神经和神经根的脱髓鞘、小血管周围淋巴细胞及巨噬细胞的炎性反应为病理特点的自身免疫性疾病,是临床常见的也是多发的周围神经疾病。临床表现为:急性或亚急性发病,以四肢弛缓性瘫痪、脑脊液蛋白-细胞分离为特征,且呈进行性上升性对称性麻痹以及不同程度的感觉障碍,多数可完全恢复,少数严重者累及自主神经系统可引起致死性呼吸肌麻痹、心律失常,多发生于男性。临床主要采取病因治疗,包括血浆置换,应用免疫球蛋白、糖皮质激素、免疫抑制剂及调节剂等,同时对症治疗。发病率为(0.6~2.4)/10万,男性略多,白种人的发病率高于黑种人。

一、诊断要点

(1)任何年龄、任何季节均可发病。

(2)急性起病,进行性加重,多在2周左右达高峰。病前1~2周常有呼吸道感染、胃肠道感染症状,或疫苗接种病史。

(3)弛缓性肢体肌肉无力是AIDP的核心症状。多为对称性,从双下肢向上肢发展,数天内逐渐加重,少数病初呈非对称性;肌张力可正常或降低,腱反射降低或消失,而且经常在肌力仍保留较好的情况下,腱反射已明显降低或消失,无病理反射。部分患者可有不同程度的脑神经麻痹,以面部或延髓部肌肉无力常见。严重病例可累及肋间肌和膈肌致呼吸肌麻痹。

(4)部分患者伴有肢体感觉异常,常呈手套、袜套样分布;部分患者可有下肢酸痛,神经干压痛和牵拉痛。

(5)部分患者有自主神经损害,如皮肤潮红、出汗多、心动过速或过缓、严重心脏传导阻滞、直立性低血压等。

(6)多为单相病程,有自限性,一般进展到2~4周逐渐恢复,预后较好。

(7)实验室检查。①脑脊液检查:CSF蛋白-细胞分离为本病特征性表现之一,病后2~4周最为明显,但较少超过1.0 g/L;白细胞计数一般<$10×10^6$/L;部分患者可见寡克隆区带(oligo-clonal bands,OB)。②肌电图:提示远端运动神经传导潜伏期延长、传导速度减慢、F波异常、传导阻滞、异常波形离散等。③腓肠神经活检:可见炎性细胞浸润及神经脱髓鞘,轴索变性少见,可见再生神经丛(在确定诊断中一般不需要神经活检)。

出现以下表现一般不支持GBS诊断:①明显、持久的不对称性肢体肌无力。②以膀胱及直肠功能障碍为首发症状或持久的膀胱和直肠功能障碍。③脑脊液单核细胞数超过$50×10^6$/L。④脑脊液出现分叶核白细胞。⑤存在明确的感觉平面。

二、鉴别诊断

(一)低钾性周期性瘫痪

呈发作性四肢弛缓性瘫,无感觉障碍,脑神经、呼吸肌一般不受累。脑脊液检查正常,血清钾低,补钾治疗有效,可有反复发作。

（二）急性脊髓炎

发病前 1～2 周有发热病史，急性起病，呈脊髓横贯性损害，脑神经不受累。

（三）脊髓灰质炎

起病多有发热，肢体瘫痪常局限于一侧下肢，无感觉障碍。

三、治疗原则

（一）免疫球蛋白静脉注射（IVIg）

临床表明大剂量免疫球蛋白治疗 AIDP 有效，成人剂量 0.4 g/（kg·d），连用 5 天；少数患者在 1 个疗程后，病情仍然无好转或仍在进展，或恢复过程中再次加重者，可以延长治疗时间或增加 1 个疗程。免疫球蛋白过敏或先天性 IgA 缺乏的患者禁用。

（二）血浆交换（plasma exchange，PE）

急性重症患者可以选用，对起病 2 周内的患者使用效果更好，每周做 2～4 次，每次交换 40 mL/kg 体重。禁忌证包括严重感染、心功能不全和凝血功能障碍。

（三）肾上腺皮质激素应用

目前各家意见不一，近年来临床研究多认为皮质类固醇治疗 GBS 无明显疗效，但也不加重病情，糖皮质激素和 IVIg 联合治疗与单独应用 IVIg 治疗的效果也无明显差异，甚至比单独使用免疫球蛋白的效果差，因此国外的 GBS 指南均不推荐应用糖皮质激素治疗。但对无条件应用免疫球蛋白和血浆交换治疗的患者，可短期试用，甲泼尼龙 500 mg/d 或地塞米松 10 mg/d，5 天后减为半量，7～10 天为一疗程。

（四）神经营养剂

可给予维生素 B 族药物及神经妥乐平等。

（五）辅助呼吸

重症 GBS 患者可累及呼吸肌致呼吸衰竭，应密切观察患者的呼吸情况，观测的主要的指标有：碳酸过多（动脉二氧化碳分压＞48 mmHg），低氧血症（当患者呼吸自然空气时，动脉氧分压＜56 mmHg），肺活量＜15 mL/kg；次要的指标有：无效的咳嗽，吞咽功能受损，肺不张。当患者存在 1 个主要指标或 2 个次要指标时，即使没有呼吸困难，仍然需要机械通气。定时翻身拍背，及时抽吸呼吸道分泌物，保持呼吸道通畅，积极预防感染。

（六）对症治疗及预防并发症

重症患者需心电监护，观察心律变化及传导阻滞；延髓麻痹不能吞咽的患者，应尽早鼻饲，以免误吸入气管导致窒息；尿潴留可加压按摩下腹部，无效时可留置导尿管；应用抗生素预防和控制坠积性肺炎及尿路感染；重症卧床患者皮下注射低分子肝素和使用弹力袜，以预防深静脉血栓形成；对于感觉迟钝性的肌肉痛、根性痛、关节痛及脑膜炎性疼痛者，可使用阿片类、加巴喷丁、卡马西平缓解疼痛。

四、护理

（一）一般护理

（1）执行内科一般护理常规。

（2）做好患者安全评估及自理能力评估，保证患者安全，并给予生活照护。

（3）保持呼吸道通畅，有胸闷、气短、呼吸费力时，加大氧流量，协助患者取半坐位，鼓励患者

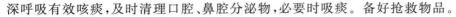

深呼吸有效咳痰,及时清理口腔、鼻腔分泌物,必要时吸痰。备好抢救物品。

(二)饮食指导

(1)在保证有足够热量供给的基础上,可给予患者高碳水化合物、高蛋白、高维生素B以及高纤维素的流质饮食,喂食速度要缓慢,以免呛咳。

(2)若患者吞咽困难,早期可给予鼻饲饮食,进食时及进食后30分钟抬高床头30°~45°,防止误吸。

(三)用药护理

(1)按医嘱正确给药。①血浆置换:可直接去除血浆中的致病因子,一般每次交换以40 mL/kg或1~1.5倍血浆容量计算,每周做2~4次。②应用免疫球蛋白:应用大剂量静脉滴注治疗急性病例,可获得与血浆置换治疗相接近的效果,而且安全。成人剂量0.4 g/(kg·d),连用5天。③糖皮质激素:甲泼尼龙0.5~1 g/d,静脉滴注,连续3天,之后口服甲泼尼龙片或泼尼松递减;或采用地塞米松10~20 mg/d,静脉滴注,连续5~7天,以后口服泼尼松递减。总疗程2周左右。

(2)应用免疫球蛋白应注意输注速度,观察有无输液反应。免疫球蛋白常导致发热面红,减慢输液速度可减轻症状。

(3)使用糖皮质激素时密切监测血压、血糖变化,遵医嘱给予补钾、补钙治疗。还有可能出现应激性溃疡导致消化道出血,应观察有无胃部疼痛不适和柏油样大便等,留置胃管的患者应定时回抽胃液,注意胃液的颜色、性质。

(4)某些镇静安眠类药物可产生呼吸抑制,不能轻易使用,以免掩盖或加重病情。

(四)并发症护理

(1)肺感染:严密观察呼吸困难的程度,确保呼吸道通畅。吸痰时要严格执行无菌操作,使用一次性吸痰管,操作前后洗手,防止医院感染。对已气管切开使用人工呼吸机的患者应采取保护性隔离。气管切开的伤口要定时换药,防止感染。气管内定时滴药,加强翻身拍背,促进痰液排出,预防发生肺不张及肺感染。减少探视。

(2)深静脉血栓形成:抬高下肢,使用抗栓泵或低分子肝素治疗,给予患者被动运动或穿弹力长袜等措施,监测双腿腿围及早发现血栓形成。

(3)患者出现面肌无力或双侧面瘫,暴露的角膜易于发生角膜炎,应进行防护性治疗。

(4)疾病早期可出现四肢或全身肌肉疼痛及皮肤痛觉过敏,可适当应用镇静药或抗抑郁药,短期试用大剂量激素可能有效。

(5)保持床单位清洁平整,定时翻身以防止压疮。肢体早期被动活动防止挛缩。瘫痪严重者注意肢体功能位,经常被动活动。肌力开始恢复后主动与被动活动相结合,进行按摩、针灸、理疗等神经功能康复治疗。

(6)尿潴留患者可行下腹部按摩,无效时可留置导尿管,预防尿路感染。便秘可做顺时针腹部按摩,遵医嘱给予缓泻剂和润肠剂。出现肠梗阻迹象时应立即禁食,给予肠动力药。

(五)病情观察

(1)密切观察患者的意识变化,及时评估呼吸及运动、感觉障碍情况。出现呼吸肌无力、呼吸困难、咳痰无力、烦躁不安及口唇发绀等缺氧症状应及时给予吸氧。必要时进行气管插管、气管切开,使用人工呼吸机辅助通气,加强气道管理。

(2)密切观察有无消化道出血、营养失调、压疮、下肢深静脉血栓形成、尿潴留、便秘等并发症发生,当患者出现胃部不适、腹痛、柏油样大便、肢体肿胀疼痛以及咳嗽、咳痰、发热等症状时应予重视。

(六)健康指导

(1)帮助患者及家属掌握疾病相关知识及自我护理方法;保持情绪稳定和健康心态。

(2)鼓励患者做肢体被动和主动活动,加强肢体功能锻炼和日常生活活动训练。运动锻炼过程中应有家属陪同,防止跌倒、受伤。

(3)注意营养均衡,增强体质和机体抵抗力,避免淋雨、受凉、疲劳和创伤等诱因。

(4)指导患者自我评估及监测病情,告知消化道出血、营养失调、压疮、下肢深静脉血栓形成的表现以及预防窒息的方法,当患者出现胃部不适、腹痛、柏油样大便、肢体肿胀疼痛以及咳嗽、咳痰、发热、外伤等情况时及时就诊。

（李　　慧）

第五节　脊髓压迫症

一、疾病概述

(一)概念和特点

脊髓压迫症是一组椎管内占位性病变引起的脊髓受压综合征,随着病变进展出现脊髓半切和横贯性损害及椎管梗阻,脊神经根和血管可不同程度受累。

(二)病因

脊髓是含水分丰富的柔软组织,对外来机械压力及缺血缺氧的耐受能力差,脊髓压迫症与机械压迫、血供障碍及占位病变直接浸润破坏有关。急性压迫型:多由急性硬膜外血肿、外伤后椎管内血肿、椎管内出血等引起,病变发展快,在较短时间内(1～3 天内)迅速压迫脊髓,使脊髓动脉血供减少,静脉回流受阻,受损区神经细胞、胶质细胞及神经轴突水肿、变性,若不能及时解除病因,可出现脊髓坏死。慢性压迫型:常由先天性脊柱畸形和椎管内良性肿瘤引起,病变发展速度较慢,可在一定的时间内不表现出相应的临床症状。发病后期出现失代偿症状,机械压迫表现为神经根脊髓半切或横贯性损害。

(三)临床表现

1.急性脊髓压迫症

发病及进展迅速,常于数小时至数天内脊髓功能完全丧失,多表现为脊髓横贯性损害,出现脊髓休克,病变以下呈弛缓性瘫,各种反射消失。

2.慢性脊髓压迫症

病情缓慢进展,早期症状体征可不明显。可分为 3 期。

(1)根痛期(神经根刺激期):出现神经根痛及脊膜刺激症状。晚间症状加重,白天减轻;咳嗽、排便和用力等加腹压动作可使疼痛加剧,改变体位也使症状减轻或加重。

(2)脊髓部分受压期:表现脊髓半切综合征,同侧损害节段以下上运动神经元性瘫痪,腱反射亢进、病理征阳性,同侧深感觉障碍及病变对侧损害节段以下痛温觉减退或丧失,而触觉良好,病变侧损害节段以下血管舒缩功能障碍。

（3）脊髓完全受压期：出现脊髓完全横贯性损害，表现的运动、感觉与自主神经功能障碍和急性脊髓炎一致。

（四）辅助检查

1.脑脊液检查

常规、生化检查及动力学变化对确定脊髓压迫症和程度很有价值。

2.影像学检查

脊柱 X 线平片、CT 及 MRI、脊髓造影等也可以确定病变的节段、性质及压迫程度。

（五）治疗原则

（1）早期诊断，及早手术，尽快去除病因。恶性肿瘤或转移瘤可酌情手术、放疗或化疗。

（2）急性脊髓压迫症需在 6 小时内减压，如硬脊膜外脓肿应紧急手术并给予足量抗生素，脊柱结核在根治术同时抗结核治疗。

（3）瘫痪肢体应积极进行康复治疗及功能训练，预防并发症。

二、护理评估

（一）一般评估

1.生命体征

患者因感染引起的体温升高和心率加快。疾病波及高段颈髓和延髓时，易致呼吸肌瘫痪，观察呼吸的频率和节律。延髓心血管中枢受影响时，患者心率和血压波动较大。

2.患者主诉

了解发病前数天或 1～2 周有无发热、全身不适或上呼吸道感染症状、促发脊髓炎的主要原因及诱因等。询问其首发症状和典型表现，肌无力的部位，感觉障碍的部位和性质，大小便失禁/潴留，有无长期卧床并发症。

（二）身体评估

1.头颈部

评估患者的意识状态和面容，患者的营养状态。面部表情是否淡漠、颜色是否正常，有无畸形、面肌抽动、眼睑水肿、眼球突出、眼球震颤、巩膜黄染、结膜充血。有无张口呼吸或鼻翼煽动，有无咳嗽无力。头颅大小、形状，注意有无头颅畸形。注意头颈部有无局部肿块或压痛；颈动脉搏动是否对称。有无头部活动受限、不自主活动及抬头无力。角膜反射、咽反射是否存在或消失，有无构音障碍或吞咽困难。脑膜刺激征是否阳性。

2.胸部

患者胸廓、脊柱有无畸形，有无呼吸困难。肺部感染者，可触及语音震颤。心脏及肺部叩诊和听诊是否异常，注意两侧对比。皮肤干燥和多汗的部位。感觉检查宜在环境安静、患者清醒配合的情况下进行，注意感觉障碍的部位、性质、范围、感觉变化的平面及双侧对称性等。

（1）浅感觉。①痛觉：用针尖轻刺皮肤，确定痛觉减退、消失或过敏区域。检查时应掌握刺激强度，可从无痛觉区向正常区检查，自上而下，两侧对比。②温度觉：以盛有冷水（5～10 ℃）和热水（40～45 ℃）的两试管，分别接触患者皮肤，询问其感觉。③触觉：以棉花、棉签轻触患者皮肤，询问其感觉。

（2）深感觉。①位置觉：嘱患者闭目，医者用手指从两侧轻轻夹住患者的手指或足趾，作伸屈动作,询问其被夹指、趾的名称和被扳动的方向。②震动觉:将音叉震动后,放在患者的骨突起部的皮肤上,询问其有无震动及震动持续时间。③实体感觉:嘱患者闭目,用手触摸分辨物体的大小、方圆、硬度。④两点分辨觉:以圆规的两个尖端,触及身体不同部位,测定患者分辨两点距离的能力。

3.腹部

患者腹部和膀胱区外形和膀胱区是否正常,触诊有无局部压痛、反跳痛,双侧感觉是否存在,是否对称,记录感觉变化的部位。腹壁反射、提睾反射是否存在和对称。两便失禁是否引起压疮。留置尿道者,观察尿道口有无脓性分泌物,尿液的性质。叩诊膀胱区,判断有无尿潴留。肠鸣音是否减弱或消失。

4.四肢

患者四肢外形,有无畸形,四肢肌力和肌张力。触诊患者的肌力和肌张力,肌张力增高或降低,肌张力异常的形式。感觉障碍的部位和性质,病理反射阳性。评估患者四肢腱反射的强弱。病理反射是否阳性。

根据肌力的情况,一般均将肌力分为以下 0~5 级,共 6 个级别。

0 级:完全瘫痪,测不到肌肉收缩。

1 级:仅测到肌肉收缩,但不能产生动作。

2 级:肢体能在床上平行移动,但不能抵抗自身重力,即不能抬离床面。

3 级:肢体可以克服地心吸收力,能抬离床面,但不能抵抗阻力。

4 级:肢体能做对抗外界阻力的运动,但不完全。

5 级:肌力正常。

(三)心理-社会评估

主要了解患者患病后的情绪反应,及其学习、工作与家庭生活等情况,家庭成员的支持程度,家庭经济能力和社会支持资源。

(四)辅助检查结果评估

(1)实验室检查急性期血常规可见白细胞升高,脑脊液白细胞增多,蛋白含量明显增高。

(2)磁共振检查(MRI):MRI 检查可在早期明确脊髓病变的性质、范围、程度。早期,脊髓病变段呈弥漫肿胀、增粗。后期,脊髓不再肿胀,少部分患者出现脊髓萎缩。

(五)常用药物治疗效果的评估

严格按医嘱用药,严禁骤然停药,否则会引发病情加重。急性期大剂量应用糖皮质激素,注意观察患者症状是否改善及其不良反应。长期大量应用糖皮质激素可引起物质代谢和水盐代谢紊乱,出现类肾上腺皮质功能亢进综合征,如浮肿、低血钾、高血压、糖尿病、皮肤变薄、满月脸、水牛背、向心性肥胖、多毛、痤疮、肌无力和肌萎缩等症状,一般不需格外治疗,停药后可自行消退。骨质疏松及椎骨压迫性骨折是各种年龄患者应用糖皮质激素治疗中严重的合并症。

三、主要护理诊断/问题

(一)躯体移动障碍

躯体移动障碍与脊髓病变有关。

(二)低效性呼吸型态

低效性呼吸型态与呼吸肌麻痹有关。

（三）尿潴留

尿潴留与膀胱自主神经功能障碍有关。

（四）生活自理缺陷

生活自理缺陷与肢体瘫痪有关。

（五）潜在并发症

压疮、坠积性肺炎、尿路感染。

四、护理措施

（一）病情观察

监测生命体征，应严密观察有无呼吸困难、心率加快、血压升高、体温升高，有无发绀、吞咽及言语障碍等。定期监测血生化指标。判断瘫痪和感觉平面有无上升，疾病有无进展或加重。

（二）一般护理

1.休息与活动

急性期特别是并发有心肌炎时应卧床休息。如有呼吸肌麻痹应取平卧位，头偏向一侧。恢复期可适当活动与休息相结合，但避免过度劳累。

2.吸氧

给予低流量吸氧。如出现呼吸无力、呼吸困难应及时通知医师，必要时给予气管插管或气管切开、呼吸机辅助呼吸。

（三）合理饮食

保证机体足够的营养，进食高蛋白、高热量、高维生素、易消化、含钾丰富（如橘子、香蕉等）的食物。吞咽困难进食呛咳者，应给予鼻饲，切勿勉强进食，以免引起吸入性肺炎及窒息。口腔护理一天两次，根据患者的情况选择合适的漱口液，可以自理的患者尽量鼓励患者自己洗漱。

（四）皮肤护理

大小便失禁、腹泻、发热、出汗、自主神经功能紊乱等都会使皮肤处于潮湿环境中，发生压疮的危险会增加，必须加强皮肤护理。对骨突或受压部位，如脚踝、足跟、骶尾部等部位常检查，加强营养；使用一些护理用品和用具，如给予气垫床、赛肤润、美皮康和海绵垫等；每 2 小时翻身、拍背 1 次。输液以健侧、上肢为原则，输液前认真观察准备输液肢体一侧的皮肤情况，输液后随时观察输液肢体局部及皮肤情况，以免液体外渗造成皮肤红肿；给予洗漱、浸泡时水温勿过热以免造成烫伤，冰袋降温时间勿过长引起冻伤。

（五）康复训练

在脊髓受损初期，就应与康复师根据患者情况制订康复计划，保持各关节的正常功能位，每次翻身后将肢体位置摆放正确，做关节的被动或主动运动。给予日常生活活动训练，使患者能自行穿脱衣服、进食、盥洗、大小便、淋浴及开关门窗、电灯、水龙头等，增进患者的自我照顾能力。

（六）排泄异常的护理

1.尿失禁患者

护理人员要根据给患者输液或饮水的时间，给予排便用品，协助其排便，同时在患者小腹部加压，增加膀胱内压，锻炼恢复自主排尿功能。

2.尿潴留患者

应给予留置导尿，根据入量（输液、饮水）时间，适时、规律地夹闭、开放尿管，以维持膀胱充

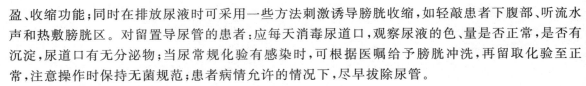

盈、收缩功能;同时在排放尿液时可采用一些方法刺激诱导膀胱收缩,如轻敲患者下腹部、听流水声和热敷膀胱区。对留置导尿管的患者:应每天消毒尿道口,观察尿液的色、量是否正常,是否有沉淀,尿道口有无分泌物;当尿常规化验有感染时,可根据医嘱给予膀胱冲洗,再留取化验至正常,注意操作时保持无菌规范;患者病情允许的情况下,尽早拔除尿管。

3.大便秘结的患者

应保持适当的高纤维饮食与水分的摄取。餐后胃肠蠕动增强,当患者有便意感时,指导并协助患者增加腹压来引发排便。每天固定时间进行排便训练,养成排便规律。必要时肛门塞入开塞露,无效时可给予不保留灌肠。

4.大便失禁的患者

选择易消化、吸收的高营养、低排泄的要素饮食,同时指导患者练习腹肌加压与肛门括约肌收缩,掌握进食后的排便时间规律,协助放置排便用品(便盆、尿垫);随时清洁排便后肛门周围皮肤。

(七)心理护理

患者均为突然发病且伴有肢体瘫痪、排泄异常等,严重影响其正常生活,加之对疾病知识、治疗效果不了解容易产生恐惧感。而且本病病程较长,患者可出现不同程度的情绪低落,对治疗和康复缺乏信心,护理人员应及时向患者介绍疾病相关知识,动员和指导家人和朋友在各个方面关心、支持、帮助患者,减轻其思想负担,去除紧张情绪,鼓励患者表达自己的感受,倾听患者的诉说。帮助患者做肢体活动,给予精神上的鼓励及生活支持,树立战胜疾病的信心。

(八)健康教育

(1)瘫痪肢体应早期作被动运动、按摩,以改善血液循环,促进瘫痪肢体的恢复。保持肢体的功能位置,预防足下垂及畸形。同时可配合物理治疗、针灸治疗。

(2)训练患者正确的咳嗽、咳痰方法,变换体位方法。

(3)提出治疗与护理的配合及要求,包括休息与活动、饮食、皮质类固醇激素的应用及其注意事项。

(4)增加营养,增强体质,预防感冒。

(5)带尿管出院者,应指导留置尿管的护理及膀胱功能的训练。

(6)长期卧床者,应每2小时翻身、拍背1次,预防压疮及坠积性肺炎。

(7)出现生命体征改变、肢体感觉障碍、潜在并发症及时就诊。

五、护理效果评估

(1)患者自觉症状(肌力增强、感觉障碍减退)逐渐好转,生活基本自理。

(2)患者大小便失禁,逐渐控制。

(3)患者无尿路感染。

(4)患者皮肤完好,无压疮。

(5)患者大小便潴留逐渐解除,大小便通畅。

(李 慧)

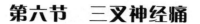

第六节 三叉神经痛

三叉神经痛是指三叉神经分布范围内反复发作短暂性剧烈疼痛,分为原发性及继发性两种。前者病因未明,可能是某些致病因素使三叉神经脱髓鞘而产生异位冲动或伪突触传递,近年来由于显微血管减压术的开展,多数认为主要原因是邻近血管压迫三叉神经根所致。继发性三叉神经痛常见原因有鼻咽癌颅底转移、中颅窝脑膜瘤、听神经瘤、半月节肿瘤、动脉瘤压迫、颅底骨折、脑膜炎、颅底蛛网膜炎、三叉神经节带状疱疹病毒感染等。

一、病因和发病机制

近年来由于显微血管减压术的开展,认为三叉神经痛的病因是邻近血管压迫了三叉神经根所致。绝大部分为小脑上动脉从三叉神经根的上方或内上方压迫了神经根,少数为小脑前下动脉从三叉神经根的下方压迫了神经根。血管对神经的压迫,使神经纤维挤压在一起,逐渐使其发生脱髓鞘改变,从而引起相邻纤维之间的短路现象,轻微的刺激即可形成一系列的冲动通过短路传人中枢,引起一阵阵剧烈的疼痛。

二、临床表现

多发生于 40 岁以上,女略多于男,多为单侧发病。突发闪电样、刀割样、钻顶样、烧灼样剧痛,严格限三叉神经感觉支配区内,伴有面部抽搐,又称"痛性抽搐",每次发作持续数秒钟至 1~2 分钟即骤然停止,间歇期无任何疼痛。在疲劳或紧张时发作较频。

三、治疗原则

三叉神经痛,无论原发性或继发性,在未明确病因或难以查出病因的情况下均可用药物治疗或封闭治疗,以缓解症状,倘若一旦确诊病因,应针对病因治疗,除非因高龄、身患严重疾患等因素难以接受者或病因去除治疗后仍疼痛发作,可继续采用药物治疗或封闭疗法。若服药不良反应大者亦可先选择封闭疗法。

四、治疗

（一）药物治疗

三叉神经痛的药物治疗,主要用于患者发病初期或症状较轻者。经过一段时间的药物治疗,部分患者可达到完全治愈或症状得到缓解,表现在发作程度减轻、发作次数减少。

目前应用最广泛的、最有效的药物是抗癫痫药。在用药方面应根据患者的具体情况进行具体分析,各药可单独使用,亦可互相联合应用。在采用药物治疗过程中,应特别注意各种药物不良反应,联合应用。在采用药物治疗过程中,应特别注意各种药物不良反应,进行必要的检测,以免发生不良反应。

1.痛痉宁

痛痉宁亦称卡马西平、痛可宁等。该药对三叉神经脊束核及丘脑中央内侧核部位的突触传导有明显的抑制作用。用药达到有效治疗量后多数患者于 24 小时内发作性疼痛即消失或明显减轻,文献报道,卡马西平可使 70％以上的患者完全止痛,20％患者疼痛缓解,此药需长期服用才能维持疗效,多数停药后疼痛再现。不少患者服药后疗效有时会逐渐下降,需加大剂量。此药不能根治三叉神经痛,复发者再次服用仍有效。

用法与用量:口服开始时一次 0.1～0.2 g,每天 1～2 次,然后逐天增加 0.1 g。每天最大剂量不超过1.6 g,取得疗效后,可逐天逐次地减量,维持在最小有效量。如最大剂量应用 2 周后疼痛仍不消失或减轻时,则应停止服用,改用其他药物或治疗方法。

不良反应有眩晕、嗜睡、步态不稳、恶心,数天后消失,偶有白细胞计数减少、皮疹,可停药。

2.苯妥英钠

苯妥英钠为一种抗癫痫药,在未开始应用卡马西平之前,该药曾被认为是治疗三叉神经痛的首选药物,本药疗效不如卡马西平,止痛效果不完全,长期使用止痛效果减弱,因此,目前已列为第二位选用药物。

本品主要通过增高周围神经对电刺激的兴奋阈值及抑制脑干三叉神经脊髓束的突触间传导而起作用。其疗效仅次于卡马西平,文献报道有效率为 88％～96％,但需长期用药,停药后易复发。

用法与用量:成人开始时每次 0.1 g,每天 3 次口服。如用药后疼痛不见缓解,可加大剂量到每天0.2 g,每天 3 次,但最大剂量不超过 0.8 g/d。取得疗效后再逐渐递减剂量,以最小量维持。肌内注射或静脉注射:一次 0.125～0.25 g,每天总量不超过 0.5 g。临用时用等渗盐水溶解后方可使用。

不良反应为长期服用该药或剂量过大,可出现头痛、头晕、嗜睡、共济失调以及神经性震颤等。一般减量或停药后可自行恢复。本品对胃有刺激性,易引起厌食、恶心、呕吐及上腹痛等症状。饭后服用可减轻上述症状。长期服用可出现黏膜溃疡,多见于口腔及生殖器,并可引起牙龈增生,同时服用钙盐及抗过敏药可减轻。苯妥英钠并可引起白细胞计数减少、视力减退等症状。大剂量静脉注射,可引起心肌收缩力减弱、血管扩张、血压下降,严重时可引起心脏传导阻滞,心脏骤停。

3.氯硝安定

本品为抗癫痫药物,对三叉神经痛也有一定疗效。服药 4～12 天,血浆药浓度达到稳定水平,为30～60 μg/mL。口服氯硝基安定后,30～60 分钟作用逐渐明显,维持 6～8 小时,一般在最初 2 周内可达最大效应,其效果次于卡马西平和苯妥英钠。

用法与用量:氯硝安定药效强,开始 1 mg/d,分 3 次服,即可产生治疗效果。而后每 3 天调整药量 0.5～1 mg,直至达到满意的治疗效果,至维持剂量为 3～12 mg/d。最大剂量为20 mg/d。

不良反应有嗜睡、行为障碍、共济失调、眩晕、言语不清、肌张力低下等,对肝肾功能也有一定的损害,有明显肝脏疾病的禁用。

4.山莨菪碱(654-2)

山莨菪碱为从我国特产茄科植物山莨菪中提取的一种生物碱,其作用与阿托品相似,可使平滑肌松弛,解除血管痉挛(尤其是微血管),同时具有镇痛作用。本药对治疗三叉神经痛有一定疗效,近期效果满意,据文献报道有效率为 76.1％～78.4％,止痛时间一般为 2～6 个月,个别达5年之久。

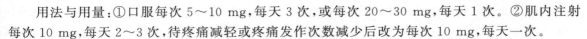

用法与用量:①口服每次 5～10 mg,每天 3 次,或每次 20～30 mg,每天 1 次。②肌内注射每次 10 mg,每天 2～3 次,待疼痛减轻或疼痛发作次数减少后改为每次 10 mg,每天一次。

不良反应有口干、面红、轻度扩瞳、排尿困难、视近物模糊及心率增快等反应。以上反应多在 1～3 小时内消失,长期用药不会蓄积中毒。有青光眼和心脏病患者忌用。

5.巴氯芬

巴氯芬化学名[β-(P-氯苯基)γ-氨基丁酸]是抑制性神经递质 γ 氨基丁酸的类似物,临床实验研究表明本品能缓解三叉神经痛。

用法:巴氯芬开始每次 10 mg,每天 3 次,隔天增加每天10 mg,直到治疗的第 2 周结束时,将用量递增至每天 60～80 mg。

每天平均维持量:单用者为 50～60 mg,与卡马西平或苯妥英钠合用者为 30～40 mg。文献报道,治疗三叉神经痛的近期疗效,巴氯芬与卡马西平几乎相同,但远期疗效不如卡马西平,巴氯芬与卡马西平或苯妥英钠均具有协同作用,且比卡马西平更安全,这一特点使巴氯芬在治疗三叉神经痛方面颇受欢迎。

6.麻黄碱

本品可以兴奋脑啡肽系统,因而具有镇痛作用,其镇痛程度为吗啡的 1/12～1/7。

用法:每次 30 mg,肌内注射,每天 2 次。甲状腺功能亢进、高血压、动脉硬化、心绞痛等患者禁用。

7.硫酸镁

本品在眶上孔或眶下孔注射可治疗三叉神经痛。

8.维生素 B_{12}

文献报道,用大剂量维生素 B_{12},对治疗三叉神经痛确有较好疗效。

方法:维生素 B_{12} 4 000 μg 加维生素 B_1 200 mg 加 2% 普鲁卡因 4 mL 对准扳机点作深浅上下左右四点式注药,对放射的始端做深层肌下进药,放射的终点做浅层四点式进药,药量可根据疼痛轻重适量进入。但由于药物作用扳机点可能变位,治疗时可酌情根据变位更换进药部位。

9.哌咪清(匹莫齐特)

文献报道,用其他药物治疗无效的顽固性三叉神经痛患者本品有效,且其疗效明显优于卡马西平。开始剂量为每天 4 mg,逐渐增加至每天 12～14 mg,分 2 次服用。不良反应以锥体外系反应较常见,亦可有口干、无力、失眠等。

10.维生素 B_1

在神经组织蛋白合成过程中起辅酶作用,参与胆碱代谢,其止痛效果差,只能作为辅助药物。用法与用量:①肌内注射 1 mg/d,每天 1 次,10 天后改为 2～3 次/周,持续 3 周为一个疗程。②三叉神经分支注射:根据疼痛部位可做眶上神经、眶下神经、上颌神经和下颌神经注射。剂量为每次 500～1 000 μg,每周 2～3 次。③穴位注射:每次 25～100 μg,每周 2～3 次。常用颊车、下关、四白及阿是穴等。

11.激素

原发性三叉神经痛和继发性三叉神经痛的病例,其病理改变在光镜和电镜下都表现为三叉神经后根有脱髓鞘改变。在临床治疗中发现,许多用卡马西平、苯妥英钠等治疗无效的患者,改用强的松、地塞米松等治疗有效。这种激素治疗的原理与治疗脱髓鞘疾病相同,利用激素的免疫抑制作用达到治疗三叉神经痛的目的。由于各学者报告的病例少,只是对一部分卡马西平、苯妥

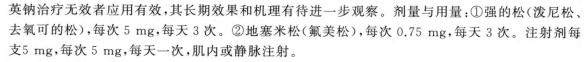

英钠治疗无效者应用有效,其长期效果和机理有待进一步观察。剂量与用量:①强的松(泼尼松、去氧可的松),每次 5 mg,每天 3 次。②地塞米松(氟美松),每次 0.75 mg,每天 3 次。注射剂每支5 mg,每次 5 mg,每天一次,肌内或静脉注射。

(二)神经封闭法

神经封闭法主要包括三叉神经半月节及其周围支酒精封闭术和半月节射频热凝法,其原理是通过酒精的化学作用或热凝的物理作用于三叉神经纤维,使其发生坏变,从而阻断神经传导达到止痛目的。

1.三叉神经酒精封闭法

封闭用酒精一般在浓度 80% 左右(因封闭前注入局麻,故常用 98% 浓度)。

(1)眶上神经封闭:适用于三叉神经第 1 支痛。方法为患者取坐或卧位,位于眶上缘中内1/3交界处触及切迹,皮肤消毒及局麻后,用短细针头自切迹刺入皮肤直达骨面,找到骨孔后刺入,待患者出现放射痛时,先注入 2% 利多卡因 0.5～1 mL,待眶上神经分布区针感消失,再缓慢注入酒精 0.5 mL 左右。

(2)眶下神经封闭:在眶下孔封闭三叉神经上颌支的眶下神经。适用于三叉神经第 2 支痛(主要疼痛局限在鼻旁、下眼睑、上唇等部位)。方法为患者取坐或卧位,位于距眶下缘约 1 cm,距鼻中线 3 cm,触及眶下孔,该孔走向与矢状面成 40°～45°角,长约 1 cm,故穿刺时针头由眶下孔做 40°～45°角向外上、后进针,深度不超过 1 cm,患者出现放射痛时,以下操作同眶上神经封闭。

(3)后上齿槽神经封闭:在上颌结节的后上齿槽孔处进行。适用于三叉神经第二支痛(痛区局限在上白齿及其外侧黏膜者)。方法为患者取坐或卧位,头转向健侧,穿刺点在颧弓下缘与齿槽嵴成角处,即相当于过眼眶外缘的垂线与颧骨下缘相交点,局部消毒后,先用左手指将附近皮肤向下前方拉紧,继之以4～5 cm长穿刺针自穿刺点稍向后上方刺入直达齿槽嵴的后侧骨面,然后紧贴骨面缓慢深入 2 cm 左右,即达后上齿槽孔处,先注入 2% 利多卡因,后再注入酒精。

(4)颏神经封闭:在下颌骨的颏孔处进行,适用于三叉神经第三支痛(主要局限在颏部、下唇)。方法为在下颌骨上、下缘间之中点相当于咬肌前缘和颏正中线之间中点找到颏孔,然后自后上方并与皮肤成45°角向前下进针刺入骨面,插入颏孔,以下操作同眶上神经封闭。

(5)上颌神经封闭:用于三叉神经第二支痛(痛区广泛及眶下神经封闭失效者)。上颌神经主干自圆孔穿出颅腔至翼腭窝。方法常用侧入法:穿刺点位于眼眶外缘至耳道间连线中点下方,穿刺针自该点垂直刺入深约 4 cm,触及翼突板,继之退针 2 cm 左右稍改向前方 15°角重新刺入,滑过翼板前缘,再深入 0.5 cm 即入翼腭窝内,患者有放射痛时,回抽无血后,先注入 2% 利多卡因,待上颌部感觉麻后,注入酒精 1 mL。

(6)下颌神经封闭:用于三叉神经第 3 支痛(痛区广泛及眶下神经封闭失效者)。下颌神经主干自卵圆孔穿出。方法常用侧入法,穿刺点同上颌神经穿刺点,垂直进针达翼突板后,退针 2 cm再改向上后方15°角进针,患者出现放射痛后,注药同上颌神经封闭。

(7)半月神经节封闭:用于三叉神经2、3支痛或1、2、3支痛。常用前入法:穿刺点在口角上方及外侧约 3 cm 处,自该点进针,方向后、上、内即正面看应对准向前直视的瞳孔,从侧面看朝颧弓中点,约进针 5 cm 处达颅底触及试探,当刺入卵圆孔时,患者即出现放射痛(下颌区),则再推进 0.5 cm,上颌部亦出现剧痛即确入半月节内。回抽无血、无脑脊液,先注入 2% 利多卡因 0.5 mL同侧面部麻木后,再缓慢注入酒精 0.5 mL。

以上酒精封闭法的治疗效果差异较大,短者数月,长者可达数年。复发者可重复封闭,但难以根治。

2.三叉神经半月节射频热凝法

该法首先由 Sweat(1974)提出,它通过穿刺半月节插入电极后用电刺激确定电极位置,从而有选择地用射频温控定量灶性破坏法,达到止痛目的。

(1)半月节穿刺:同半月节封闭术。

(2)电刺激:穿入成功后,插入电极通入 0.2～0.3 V,用 50～75 w/s 的方波电流,这时患者感觉有刺激区的蚁行感。

(3)射频温探破坏:电刺激准确定位后,打开射频发生器,产生射频电场,此时为进一步了解电极位置,可将温度控制在 42～44 ℃,这种电流可造成可逆性损伤并刺激产生疼痛,一旦电极位置无误,则可将温度增高,每次 5 ℃,增高至 60～80 ℃,每次 30～60 秒,在破坏第 1 支时,则稍缓慢加热并检查角膜反射。此方法有效率为 85% 左右,但仍复发而不能根治。

3.三叉神经痛的 γ 刀放射疗法

1991 年,有学者利用 MRI 定位像输入 HP-9000 计算机,使用 Gamma plan 进行定位和定量计算,选择三叉神经感觉根进脑干区为靶点照射,达到缓解症状目的,其疗效尚不明确。

五、护理

(一)护理评估

1.健康史评估

(1)原发性三叉神经痛是一种病因尚不明确的疾病。但三叉神经痛可继发于脑桥、小脑脚占位病变压迫三叉神经以及多发硬化等所致。因此,应询问患者是否患有多发硬化,检查有无占位性病变,每次面部疼痛有无诱因。

(2)评估患者年龄。此病多发生于中老年人。40 岁以上起病者占 70%～80%,女略多于男比例为3:1。

2.临床观察与评估

(1)评估疼痛的部位、性质、程度、时间。通常疼痛无预兆,大多数人单侧,开始和停止都很突然,间歇期可完全正常。发作表现为电击样、针刺样、刀割样或撕裂样的剧烈疼痛,每次数秒至2 分钟。疼痛以面颊、上下颌及舌部最为明显;口角、鼻翼、颊部和舌部为敏感区。轻触即可诱发,称为扳机点;当碰及触发点如洗脸、刷牙时疼痛发作。或当因咀嚼、呵欠和讲话等引起疼痛。以致患者不敢做这些动作。表现为面色憔悴、精神抑郁和情绪低落。

(2)严重者伴有面部肌肉的反复性抽搐、口角牵向患侧,称为痛性抽搐。并可伴有面部发红、皮温增高、结膜充血和流泪等。严重者可昼夜发作,夜不成眠或睡后痛醒。

(3)病程可呈周期性。每次发作期可为数天、数周或数月不等;缓解期亦可数天至数年不等。病程愈长,发作愈频繁愈重。神经系统检查一般无阳性体征。

(4)心理评估。使用焦虑量表评估患者的焦虑程度。

(二)患者问题

1.疼痛

主要由于三叉神经受损引起面颊、上下颌及舌疼痛。

2.焦虑

焦虑与疼痛反复、频繁发作有关。

（三）护理目标

（1）患者自感疼痛减轻或缓解。

（2）患者述舒适感增加,焦虑症状减轻。

（四）护理措施

1.治疗护理

（1）药物治疗:原发性三叉神经痛首选卡马西平治疗。其不良反应为头晕、嗜睡、口干、恶心、皮疹、再生障碍性贫血、肝功能损害、智力和体力衰弱等。护理者必须注意观察,每1~2个月复查肝功和血常规。偶有皮疹、肝功能损害和白细胞计数减少,需停药;也可按医师建议单独或联合使用苯妥英钠、氯硝西泮、巴氯芬、野木瓜等治疗。

（2）封闭治疗:三叉神经封闭是注射药物于三叉神经分支或三叉神经半月节上,阻断其传导,导致面部感觉丧失,获得一段时间的止痛效果。注射药物有无水乙醇、甘油等。封闭术的止痛效果往往不够满意,远期疗效较差,还有可能引起角膜溃疡、失明、颅神经损害、动脉损伤等并发症。且对三叉神经第一支疼痛不适用。但对全身状况差不能耐受手术的患者、鉴别诊断以及为手术创造条件的过渡性治疗仍有一定的价值。

（3）经皮选择性半月神经节射频电凝治疗:在X线监视下或经CT导向将射频电极针经皮插入半月神经节,通电加热至65~75 ℃维持1分钟,可选择性地破坏节后无髓鞘的传导痛温觉的Aβ和C细纤维,保留有髓鞘的传导触觉的Aα和粗纤维,疗效可达90%以上,但有面部感觉异常、角膜炎、咀嚼无力、复视和带状疱疹等并发症。长期随访复发率为21%~28%,但重复应用仍有效。本方法尤其适用于年老体弱不适合手术治疗的患者、手术治疗后复发者以及不愿意接受手术治疗的患者。

射频电凝治疗后并发症的观察护理:观察患者的恶心、呕吐反应,随时处理污物,遵医嘱补液补钾;询问患者有无局部皮肤感觉减退,观察其是否有同侧角膜反射迟钝、咀嚼无力、面部异样不适感觉。并注意给患者进餐软食,洗脸水温要适宜。如有术中穿刺方向偏内、偏深误伤视神经引起视力减退、复视等并发症,应积极遵医嘱给予治疗并防止患者活动摔伤、碰伤。

（4）外科治疗如下。①三叉神经周围支切除及抽除术:两者手术较简单,因神经再生而容易复发,故有效时间短,目前较少采用,仅限于第一支疼痛者姑息使用。②三叉神经感觉根切断术:经枕下入路三叉神经感觉根切断术,三叉神经痛均适用此种入路,手术操作较复杂,危险性大,术后反应较多,但常可发现病因,可很好保护运动根及保留部分面部和角膜触觉,复发率低,至今仍广泛使用。③三叉神经脊束切断术:此手术危险性太大,术后并发症严重,现很少采用。④微血管减压术:已知有85%~96%的三叉神经痛患者是由于三叉神经根存在血管压迫所致,用手术方法将压迫神经的血管从三叉神经根部移开,疼痛则会消失,这就是微血管减压术,因为微血管减压术是针对三叉神经痛的主要病因进行治疗,去除血管对神经的压迫后,约90%的患者疼痛可以完全消失,面部感觉完全保留,而达到彻底根治的目的,微血管减压术可以保留三叉神经功能,运用显微外科技术进行手术,减小了手术创伤,很少遗留永久性神经功能障碍,术中手术探查可以发现引起三叉神经痛的少见病因,如影像学未发现的小肿瘤、蛛网膜增厚及粘连等,因而成为原发性三叉神经痛的首选手术治疗方法。

三叉神经微血管减压术的手术适应证:正规药物治疗一段时间后,药物效果不明显或疗效明

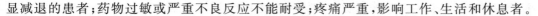

显减退的患者;药物过敏或严重不良反应不能耐受;疼痛严重,影响工作、生活和休息者。

微血管减压术治疗三叉神经痛的临床有效率为 90%～98%,影响其疗效的因素很多,其中压迫血管的类型、神经受压的程度及减压方式的不同对其临床治疗和预后的判断有着重要的意义。微血管减压术治疗三叉神经痛也存在 5%～10% 的复发率,不同术者和手术方法的不同差异很大。研究表明,患者的性别、年龄、疼痛的支数、疼痛部位、病程、近期疗效及压迫血管的类型可能与复发存在一定的联系。导致三叉神经痛术后复发的主要原因有:①病程＞8 年;②静脉为压迫因素;③术后无即刻症状消失者。三叉神经痛复发最多见于术后 2 年内,2 年后复发率明显降低。

2.心理支持

由于本病为突然发作的反复的阵发性剧痛,易出现精神抑郁和情绪低落等表现,护士应关心、理解、体谅患者,帮助其减轻心理压力,增强战胜疾病的信心。

3.健康教育

指导患者生活有规律,合理休息、娱乐;鼓励患者运用指导式想象、听音乐、阅读报刊等分散注意力,消除紧张情绪。

（王艳玲）

第七节 偏 头 痛

偏头痛是一类发作性且常为单侧的搏动性头痛。发病率各家报告不一,Solomon 描述约 6% 的男性,18% 的女性患有偏头痛,男女之比为 1：3;Wilkinson 的数字为约 10% 的英国人口患有偏头痛;Saper 报告在美国约有 2 300 万人患有偏头痛,其中男性占 6%,女性占 17%。偏头痛多开始于青春期或成年早期,约 25% 的患者于 10 岁以前发病,55% 的患者发生在 20 岁以前,90% 以上的患者发生于 40 岁以前。在美国,偏头痛造成的社会经济负担为 10 亿～17 亿美元。在我国也有大量患者因偏头痛而影响工作、学习和生活。多数患者有家庭史。

一、病因与发病机制

偏头痛的确切病因及发病机制仍处于讨论之中。很多因素可诱发、加重或缓解偏头痛的发作。通过物理或化学的方法,学者们也提出了一些学说。

(一)激发或加重因素

对于某些个体而言,很多外部或内部环境的变化可激发或加重偏头痛发作。

(1)激素变化:口服避孕药可增加偏头痛发作的频度;月经是偏头痛常见的触发或加重因素("周期性头痛");妊娠、性交可触发偏头痛发作("性交性头痛")。

(2)某些药物:某些易感个体服用心痛定、消心痛或硝酸甘油后可出现典型的偏头痛发作。

(3)天气变化:特别是天气转热、多云或天气潮湿。

(4)某些食物添加剂和饮料:最常见者是酒精性饮料,如某些红葡萄酒;奶制品,奶酪,特别是硬奶酪;咖啡;含亚硝酸盐的食物,如汤、热狗;某些水果,如柑橘类水果;巧克力("巧克力性头痛");某些蔬菜;酵母;人工甜食;发酵的腌制品如泡菜;味精。

（5）运动：头部的微小运动可诱发偏头痛发作或使之加重，有些患者因惧怕乘车引起偏头痛发作而不敢乘车；踢足球的人以头顶球可诱发头痛（"足球运动员偏头痛"）；爬楼梯上楼可出现偏头痛。

（6）睡眠过多或过少。

（7）一顿饭漏吃或延后。

（8）抽烟或置身于烟中。

（9）闪光、灯光过强。

（10）紧张、生气、情绪低落、哭泣（"哭泣性头痛"）；很多女性逛商场或到人多的场合可致偏头痛发作；国外有人骑马时尽管拥挤不到一分钟，也可使偏头痛加重。

在激发因素中，剂量、联合作用及个体差异尚应考虑。如对于敏感个体，吃一片橘子可能不到引起头痛，而吃数枚橘子则可引起头痛。有些情况下，吃数枚橘子也不引起头痛发作，但如同时有月经的影响，这种联合作用就可引起偏头痛发作。有的个体在商场中待一会儿即出现发作，而有的个体仅于商场中久待才出现偏头痛发作。

偏头痛尚有很多改善因素。有人于偏头痛发作时静躺片刻，即可使头痛缓解。有人于光线较暗淡的房间闭目而使头痛缓解。有人于头痛发作时喜以双手压迫双颞侧，以期使头痛缓解，有人通过冷水洗头使头痛得以缓解。妇女绝经后及妊娠 3 个月后偏头痛趋于缓解。

（二）有关发病机制的几个学说

1.血管活性物质

在所有血管活性物质中，5-HT 学说是学者们提及最多的一个。人们发现偏头痛发作期血小板中 5-HT 浓度下降，而尿中 5-HT 代谢物 5-HT 羟吲哚乙酸增加。脑干中 5-HT 能神经元及去甲肾上腺素能神经元可调节颅内血管舒缩。很多 5-HT 受体拮抗剂治疗偏头痛有效。血压耗竭 5-HT 可加速偏头痛发生。

2.三叉神经血管脑膜反应

曾通过刺激啮齿动物的三叉神经，可使其脑膜产生炎性反应，而治疗偏头痛药物麦角胺，双氢麦角胺等可阻止这种神经源性炎症。在偏头痛患者体内可检测到由三叉神经所释放的降钙素基因相关肽（CGRP），而降钙素基因相关肽为强烈的血管扩张剂。双氢麦角胺、舒马普坦既能缓解头痛，又能降低降钙素基因相关肽含量。因此，偏头痛的疼痛是由神经血管性炎症产生的无菌性脑膜炎。Wilkinson 认为三叉神经分布于涉痛区域，偏头痛可能就是一种神经源性炎症。Solomon 在复习儿童偏头痛的研究文献后指出，儿童眼肌瘫痪型偏头痛的复视源于海绵窦内颈内动脉的肿胀伴第Ⅲ对脑神经的损害。另一种解释是小脑上动脉和大脑后动脉肿胀造成的第Ⅲ对脑神经的损害，也可能为神经的炎症。

3.内源性疼痛控制系统障碍

中脑水管周围及第四脑室室底灰质含有大量与镇痛有关的内源性阿片肽类物质，如脑啡肽、β-内啡呔等。正常情况下，这些物质通过对疼痛传入的调节而起镇痛作用。虽然报告的结果不一，但多数报告显示偏头痛患者脑脊液或血浆中 β-内啡肽或其类似物降低，提示偏头痛患者存在内源性疼痛控制系统障碍。这种障碍导致患者疼痛阈值降低，对疼痛感受性增强，易于发生疼痛。鲑钙紧张素治疗偏头痛的同时可引起患者血浆 β-内啡肽水平升高。

4.自主功能障碍

自主功能障碍很早即引起了学者们的重视。瞬时心率变异及心血管反射研究显示，偏头痛

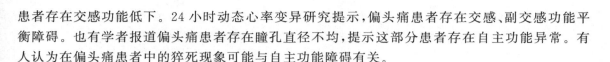

患者存在交感功能低下。24小时动态心率变异研究提示,偏头痛患者存在交感、副交感功能平衡障碍。也有学者报道偏头痛患者存在瞳孔直径不均,提示这部分患者存在自主功能异常。有人认为在偏头痛患者中的猝死现象可能与自主功能障碍有关。

5.偏头痛的家族聚集性及基因研究

偏头痛患者具有肯定的家族聚集性倾向。遗传因素最明显,研究较多的是家族性偏瘫型偏头痛及基底型偏头痛。有先兆偏头痛比无先兆偏头痛具有更高的家族聚集性。有先兆偏头痛和偏瘫发作可在同一个体交替出现,并可同时出现于家族中,基于此,学者们认为家族性偏瘫型偏头痛和非复杂性偏头痛可能具有相同的病理生理和病因。Baloh等报告了数个家族,其家族中多个成员出现偏头痛性质的头痛,并有眩晕发作或原发性眼震,有的晚年继发进行性周围性前庭功能丧失,有的家族成员发病年龄趋于一致,如均于25岁前出现症状发作。

有报告,偏瘫型偏头痛家族基因缺陷与19号染色体标志点有关,但也有发现提示有的偏瘫型偏头痛家族与19号染色体无关,提示家族性偏瘫型偏头痛存在基因的变异。与19号染色体有关的家族性偏瘫型偏头痛患者出现发作性意识障碍的频度较高,这提示在各种与19号染色体有关的偏头痛发作的外部诱发阈值较低是由遗传决定的。Ophoff报告34例与19号染色体有关的家族性偏瘫型偏头痛家族,在电压闸门性钙通道α_1亚单位基因代码功能区域存在4种不同的错义突变。

有一种伴有发作间期眼震的家族性发作性共济失调,其特征是共济失调。眩晕伴以发作间期眼震,为显性遗传性神经功能障碍,这类患者约有50%出现无先兆偏头痛,临床症状与家族性偏瘫型偏头痛有重叠,二者亦均与基底型偏头痛的典型状态有关,且均可有原发性眼震及进行性共济失调。Ophoff报告了2例伴有发作间期眼震的家族性共济失调家族,存在19号染色体电压依赖性钙通道基因的突变,这与在家族性偏瘫型偏头痛所探测到的一样。所不同的是其阅读框架被打断,并产生一种截断的α_1亚单位,这导致正常情况下可在小脑内大量表达的钙通道密度的减少,由此可能解释其发作性及进行性加重的共济失调。同样的错义突变如何导致家族性偏瘫型偏头痛中的偏瘫发作尚不明。

Baloh报告了3个伴有双侧前庭病变的家族性偏头痛家族。家族中多个成员经历偏头痛性头痛、眩晕发作(数分钟),晚年继发前庭功能丧失,晚期,当眩晕发作停止,由于双侧前庭功能丧失导致平衡障碍及走路摆动。

6.血管痉挛学说

颅外血管扩张可伴有典型的偏头痛性头痛发作。偏头痛患者是否存在颅内血管的痉挛尚有争议。以往认为偏头痛的视觉先兆是由血管痉挛引起的,现在有确切的证据表明,这种先兆是由于皮层神经元活动由枕叶向额叶的扩布抑制(3 mm/min)造成的。血管痉挛更像是视网膜性偏头痛的始动原因,一些患者经历短暂的单眼失明,于发作期检查,可发现视网膜动脉的痉挛。另外,这些患者对抗血管痉挛剂有反应。与偏头痛相关的听力丧失和/或眩晕可基于内听动脉耳蜗和/或前庭分支的血管痉挛来解释。血管痉挛可导致内淋巴管或囊的缺血性损害,引起淋巴液循环损害,并最终发展成为水肿。经颅多普勒(TCD)脑血流速度测定发现,不论是在偏头痛发作期还是发作间期,均存在血流速度的加快,提示这部分患者颅内血管紧张度升高。

7.离子通道障碍

很多偏头痛综合征所共有的临床特征与遗传性离子通道障碍有关。偏头痛患者内耳存在局部细胞外钾的积聚。当钙进入神经元时钾退出。因为内耳的离子通道在维持富含钾的内淋巴和神经元兴奋功能方面是至关重要的,脑和内耳离子通道的缺陷可导致可逆性毛细胞除极及听觉

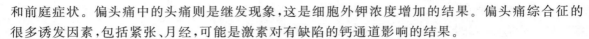

和前庭症状。偏头痛中的头痛则是继发现象,这是细胞外钾浓度增加的结果。偏头痛综合征的很多诱发因素,包括紧张、月经,可能是激素对有缺陷的钙通道影响的结果。

8.其他学说

有人发现偏头痛于发作期存在血小板自发聚集和黏度增加。另有人发现偏头痛患者存在 TXA_2、PGI_2 平衡障碍、P 物质及神经激肽的改变。

二、临床表现

(一)偏头痛发作

Saper 在描述偏头痛发作时将其分为 5 期来叙述。需要指出的是,这 5 期并非每次发作所必备的,有的患者可能只表现其中的数期,大多数患者的发作表现为两期或两期以上,有的仅表现其中的一期。另一方面,每期特征可以存在很大不同,同一个体的发作也可不同。

1.前驱期

60% 的偏头痛患者在头痛开始前数小时至数天出现前驱症状。前驱症状并非先兆,不论是有先兆偏头痛还是无先兆偏头痛均可出现前驱症状。患者可表现为精神、心理改变,如精神抑郁、疲乏无力、懒散、昏昏欲睡,也可情绪激动。易激惹、焦虑、心烦或欣快感等。尚可表现为自主神经症状,如面色苍白、发冷、厌食或明显的饥饿感、口渴、尿少、尿频、排尿费力、打哈欠、颈项发硬、恶心、肠蠕动增加、腹痛、腹泻、心慌、气短、心率加快,对气味过度敏感等,不同患者前驱症状具有很大的差异,但每例患者每次发作的前驱症状具有相对稳定性。这些前驱症状可在前驱期出现,也可于头痛发作中、甚至持续到头痛发作后成为后续症状。

2.先兆

约有 20% 的偏头痛患者出现先兆症状。先兆多为局灶性神经症状,偶为全面性神经功能障碍。典型的先兆应符合下列 4 条特征中的 3 条,即重复出现,逐渐发展、持续时间不多于 1 小时,并跟随出现头痛。大多数病例先兆持续 5~20 分钟。极少数情况下先兆可突然发作,也有的患者于头痛期间出现先兆性症状,尚有伴迁延性先兆的偏头痛,其先兆不仅始于头痛之前,尚可持续到头痛后数小时至 7 天。

先兆可为视觉性的、运动性的、感觉性的,也可表现为脑干或小脑性功能障碍。最常见的先兆为视觉性先兆,约占先兆的 90%。如闪电、暗点、单眼黑矇、双眼黑矇、视物变形、视野外空白等。闪光可为锯齿样或闪电样闪光、城垛样闪光。视网膜动脉型偏头痛患者眼底可见视网膜水肿,偶可见樱红色黄斑。仅次于视觉现象的常见先兆为麻痹。典型的是影响一侧手和面部,也可出现偏瘫。如果优势半球受累,可出现失语。数十分钟后出现对侧或同侧头痛,多在儿童期发病。这称为偏瘫型偏头痛。偏瘫型偏头痛患者的局灶性体征可持续 7 天以上,甚至在影像学上发现脑梗死。偏头痛伴迁延性先兆和偏头痛性偏瘫以前曾被划入"复杂性偏头痛"。偏头痛反复发作后出现眼球运动障碍称为眼肌瘫痪型偏头痛。多为动眼神经麻痹所致,其次为滑车神经和展神经麻痹。多有无先兆偏头痛病史,反复发作者麻痹可经久不愈。如果先兆涉及脑干或小脑,则这种状况被称为基底型偏头痛,又称基底动脉型偏头痛。可出现头昏、眩晕、耳鸣、听力障碍、共济失调、复视,视觉症状包括闪光、暗点、黑矇、视野缺损、视物变形。双侧损害可出现意识抑制,后者尤见于儿童。尚可出现感觉迟钝,偏侧感觉障碍等。

偏头痛先兆可不伴头痛出现,称为偏头痛等位症。多见于儿童偏头痛。有时见于中年以后,先兆可为偏头痛发作的主要临床表现而头痛很轻或无头痛。也可与头痛发作交替出现,可表现为闪光、暗点、腹痛、腹泻、恶心、呕吐、复发性眩晕、偏瘫、偏身麻木及精神心理改变。如儿童良性发作性眩晕、前庭性美尼尔氏病、成人良性复发性眩晕。有跟踪研究显示,为数不少的以往诊断为美尼尔氏病的患者,其症状大多数与偏头痛有关。有报告描述了一组成人良性复发性眩晕患者,年龄在 7～55 岁,晨起发病症状表现为反复发作的头晕、恶心、呕吐及大汗,持续数分钟至4 天不等。发作开始及末期表现为位置性眩晕,发作期间无听觉症状。发作间期几乎所有患者均无症状,这些患者眩晕发作与偏头痛有着几个共同的特征,包括可因酒精、睡眠不足、情绪紧张造成及加重,女性多发,常见于经期。

3.头痛

头痛可出现于围绕头或颈部的任何部位,可位颞侧、额部、眶部。多为单侧痛,也可为双侧痛,甚至发展为全头痛,其中单侧痛者约占 2/3。头痛性质往往为搏动性痛,但也有的患者描述为钻痛。疼痛程度往往为中、重度痛,甚至难以忍受。往往是晨起后发病,逐渐发展,达高峰后逐渐缓解。也有的患者于下午或晚上起病,成人头痛大多历时 4 小时至 3 天,而儿童头痛多历时 2 小时至 2 天。尚有持续时间更长者,可持续数周。有人将发作持续 3 天以上的偏头痛称为偏头痛持续状态。

头痛期间不少患者伴随出现恶心、呕吐、视物不清、畏光、畏声等,喜独居。恶心为最常见伴随症状,达一半以上,且常为中、重度恶心。恶心可先于头痛发作,也可于头痛发作中或发作后出现。近一半的患者出现呕吐,有些患者的经验是呕吐后发作即明显缓解。其他自主功能障碍也可出现,如尿频、排尿障碍、鼻塞、心慌、高血压、低血压、甚至可出现心律失常。发作累及脑干或小脑者可出现眩晕、共济失调、复视、听力下降、耳鸣、意识障碍。

4.头痛终末期

此期为头痛开始减轻至最终停止这一阶段。

5.后续症状期

为数不少的患者于头痛缓解后出现一系列后续症状。表现怠倦、困钝、昏昏欲睡。有的感到精疲力竭、饥饿感或厌食、多尿、头皮压痛、肌肉酸痛。也可出现精神心理改变,如烦躁、易怒、心境高涨或情绪低落、少语、少动等。

(二)儿童偏头痛

儿童偏头痛是儿童期头痛的常见类型。儿童偏头痛与成人偏头痛在一些方面有所不同。性别方面,发生于青春期以前的偏头痛,男女患者比例大致相等,而成人期偏头痛,女性比例大大增加,约为男性的 3 倍。

儿童偏头痛的诱发及加重因素有很多与成人偏头痛一致,如劳累和情绪紧张可诱发或加重头痛,为数不少的儿童可因运动而诱发头痛,儿童偏头痛患者可有睡眠障碍,而上呼吸道感染及其他发热性疾病在儿童比成人更易使头痛加重。

在症状方面,儿童偏头痛与成人偏头痛亦有区别。儿童偏头痛持续时间常较成人短。偏瘫型偏头痛多在儿童期发病,成年期停止,偏瘫发作可从一侧到另一侧,这种类型的偏头痛常较难控制。反复的偏瘫发作可造成永久性神经功能缺损,并可出现病理征,也可造成认知障碍。基底动脉型偏头痛,在儿童也比成人常见,表现闪光、暗点、视物模糊、视野缺损,也可出现脑干、小脑及耳症状,如眩晕、耳鸣、耳聋、眼球震颤。在儿童出现意识恍惚者比成人多,尚可出现跌倒发作。有些偏头痛儿童尚可仅出现反复发作性眩晕,而无头痛发作。一个平时表现完全正常的儿童可突然恐惧、大叫、面色苍白、大汗、步态蹒跚、眩晕、旋转感,并出现眼球震颤,数分钟后可完全缓解,恢复如常,称之为儿童良性发作性眩晕,属于一种偏头痛等位症。这种眩晕发作典型地始于

4岁以前,可每天数次发作,其后发作次数逐渐减少,多数于7~8岁以后不再发作。与成人不同,儿童偏头痛的前驱症状常为腹痛,有时可无偏头痛发作而代之以腹痛、恶心、呕吐、腹泻,称为腹型偏头痛等位症。在偏头痛的伴随症状中,儿童偏头痛出现呕吐较成人更加常见。

儿童偏头痛的预后较成人偏头痛好。6年后约有一半儿童不再经历偏头痛,约1/3的偏头痛得到改善。而始于青春期以后的成人偏头痛常持续几十年。

三、诊断与鉴别诊断

(一)诊断

偏头痛的诊断应根据详细的病史做出,特别是头痛的性质及相关的症状非常重要。如头痛的部位、性质、持续时间、疼痛严重程度、伴随症状及体征、既往发作的病史、诱发或加重因素等。

对于偏头痛患者应进行细致的一般内科查体及神经科检查,以除外症状与偏头痛有重叠、类似或同时存在的情况。诊断偏头痛虽然没有特异性的实验室指标,但有时给予患者必要的实验室检查非常重要,如血、尿、脑脊液及影像学检查,以排除器质性病变。特别是中年或老年期出现的头痛,更应排除器质性病变。当出现严重的先兆或先兆时间延长时,有学者建议行颅脑CT或MRI检查。也有学者提议当偏头痛发作每月超过2次时,应警惕偏头痛的原因。

国际头痛协会(IHS)头痛分类委员会于1962年制定了一套头痛分类和诊断标准,这个旧的分类与诊断标准在世界范围内应用了20余年,至今我国尚有部分学术专著仍在沿用或参考这个分类。1988年国际头痛协会头痛分类委员会制定了新的关于头痛、脑神经痛及面部痛的分类和诊断标准。目前临床及科研多采用这个标准。本标准将头痛分为13个主要类型,包括了总数129个头痛亚型。其中常见的头痛类型为偏头痛、紧张型头痛、丛集性头痛和慢性发作性偏头痛,而偏头痛又被分为7个亚型(表7-1~表7-4)。这7个亚型中,最主要的两个亚型是无先兆偏头痛和有先兆偏头痛,其中最常见的是无先兆偏头痛。

表 7-1　偏头痛分类

无先兆偏头痛
有先兆偏头痛
偏头痛伴典型先兆
偏头痛伴迁延性先兆
家族性偏瘫型偏头痛
基底动脉型偏头痛
偏头痛伴急性先兆发作　　眼肌瘫痪型偏头痛
视网膜型偏头痛
可能为偏头痛前驱或与偏头痛相关联的儿童期综合征
儿童良性发作性眩晕
儿童交替性偏瘫
偏头痛并发症
偏头痛持续状态
偏头痛性偏瘫
不符合上述标准的偏头痛性障碍

表 7-2　国际头痛协会(1988)关于无先兆偏头痛的定义

无先兆偏头痛

诊断标准:

1.至少 5 次发作符合第 2～4 项标准

2.头痛持续 4～72 小时(未治疗或没有成功治疗)

3.头痛至少具备下列特征中的 2 条

(1)位于单侧。

(2)搏动性质。

(3)中度或重度(妨碍或不敢从事每天活动)。

(4)因上楼梯或类似的日常体力活动而加重。

4.头痛期间至少具备下列 1 条

(1)恶心和/或呕吐。

(2)畏光和畏声。

5.至少具备下列 1 条

(1)病史、体格检查和神经科检查不提示器质性障碍。

(2)病史和/或体格检查和/或神经检查确实提示这种障碍(器质性障碍),但被适当的观察所排除。

(3)这种障碍存在,但偏头痛发作并非在与这种障碍有密切的时间关系上首次出现。

表 7-3　国际头痛协会(1988)关于有先兆偏头痛的定义

有先兆偏头痛

先前用过的术语:经典型偏头痛,典型偏头痛;眼肌瘫痪型、偏身麻木型、偏瘫型、失语型偏头痛

诊断标准:

1.至少 2 次发作符合第 2 项标准

2.至少符合下列 4 条特征中的 3 条

(1)一个或一个以上提示局灶大脑皮质或脑干功能障碍的完全可逆性先兆症状

(2)至少一个先兆症状逐渐发展超过 4 分钟,或 2 个或 2 个以上的症状接着发生

(3)先兆症状持续时间不超过 60 分钟,如果出现 1 个以上先兆症状,持续时间可相应增加

(4)继先兆出现的头痛间隔期在 60 分钟之内(头痛尚可在先兆前或与先兆同时开始)

3.至少具备下列 1 条

(1)病史:体格检查及神经科检查不提示器质性障碍

(2)病史和/或体格检查和/或神经科检查确实提示这障碍,但通过适当的观察被排除

(3)这种障碍存在,但偏头痛发作并非在与这种障碍有密切的时间关系上首次出现

有典型先兆的偏头痛

诊断标准:

1.符合有先兆偏头痛诊断标准,包括第 2 项全部 4 条标准

2.有一条或一条以上下列类型的先兆症状

(1)视觉障碍

(2)单侧偏身感觉障碍和/或麻木

(3)单侧力弱

(4)失语或非典型言语困难

表 7-4　国际头痛协会(1988)关于儿童偏头痛的定义

1.至少 5 次发作符合第(1)、(2)项标准
(1)每次头痛发作持续 2~48 小时
(2)头痛至少具备下列特征中的 2 条
①位于单侧
②搏动性质
③中度或重度
④可因常规的体育活动而加重
2.头痛期间内至少具备下列 1 条
(1)恶心和/或呕吐
(2)畏光和畏声

国际头痛协会的诊断标准为偏头痛的诊断提供了一个可靠的、可量化的诊断标准,对于临床和科研的意义是显而易见的,有学者特别提到其对临床试验及流行病学调查有重要意义。但临床上有时遇到患者并不能完全符合这个标准,对这种情况学者们建议随访及复查,以确定诊断。

由于国际头痛协会的诊断标准掌握起来比较复杂,为了便于临床应用,国际上一些知名的学者一直在探讨一种简单化的诊断标准。其中 Solomon 介绍了一套简单标准,符合这个标准的患者 99% 符合国际头痛协会关于无先兆偏头痛的诊断标准。这套标准较易掌握,供参考。

(1)具备下列 4 条特征中的任何 2 条,即可诊断无先兆偏头痛:①疼痛位于单侧。②搏动性痛。③恶心。④畏光或畏声。

(2)另有 2 条符加说明:①首次发作者不应诊断。②应无器质性疾病的证据。

在临床工作中尚能遇到患者有时表现为紧张型头痛,有时表现为偏头痛性质的头痛,为此有学者查阅了国际上一些临床研究文献后得到的答案是紧张型头痛和偏头痛并非是截然分开的,其临床上确实存在着重叠,故有学者提出二者可能是一个连续的统一体。有时遇到有先兆偏头痛患者可表现为无先兆偏头痛,同样,学者们认为二型之间既可能有不同的病理生理,又可能是一个连续的统一体。

(二)鉴别诊断

偏头痛应与下列疼痛相鉴别。

1.紧张型头痛

紧张型头痛又称肌收缩型头痛。其临床特点是头痛部位较弥散,可位于前额、双颞、顶、枕及颈部。头痛性质常呈钝痛,头部压迫感、紧箍感,患者常述犹如戴着一个帽子。头痛常呈持续性,可时轻时重。多有头皮、颈部压痛点,按摩头颈部可使头痛缓解,多有额、颈部肌肉紧张。多少伴有恶心、呕吐。

2.丛集性头痛

丛集性头痛又称组胺性头痛,Horton 综合征。表现为一系列密集的、短暂的、严重的单侧钻痛。与偏头痛不同,头痛部位多局限并固定于一侧眶部、球后和额颞部。发病时间常在夜间,并使患者痛醒。发病时间固定,起病突然而无先兆,开始可为一侧鼻部烧灼感或球后压迫感,继之出现特定部位的疼痛,常疼痛难忍,并出现面部潮红、结膜充血、流泪、流涕、鼻塞。为数不少的患者出现 Horner 征,可出现畏光,不伴恶心、呕吐。诱因可为发作群集期饮酒、兴奋或服用扩血管药引起。发病年龄常较偏头痛晚,平均 25 岁,男女之比约 4:1。罕见家族史。治疗包括非甾体抗炎药;激素治疗;睾丸素治疗;吸氧疗法(国外介绍为 100%氧,8~10 L/min,共 10~15 分钟,仅供参考);麦角胺咖啡因或双氢麦角碱睡前应用,对夜间头痛特别有效;碳酸锂疗效尚有争议,但多数介绍其有效,但中毒剂量有时与治疗剂量很接近,曾有老年患者(精神患者)服一片致昏迷者,建议有条件者监测血锂水平,不良反应有胃肠道症状、肾功能改变、内分泌改变、震颤、眼球震颤、抽搐等;其他药物尚有钙通道阻滞剂、舒马普坦等。

3.痛性眼肌麻痹

痛性眼肌麻痹又称 Tolosa-Hunt 综合征。是一种以头痛和眼肌麻痹为特征,涉及特发性眼眶和海绵窦的炎性疾病。病因可为颅内颈内动脉的非特异性炎症,也可能涉及海绵窦。常表现为球后及眶周的顽固性胀痛、刺痛,数天或数周后出现复视,并可有第Ⅲ、Ⅳ、Ⅵ脑神经受累表现,间隔数月数年后复发,需行血管造影以排除颈内动脉瘤。皮质类固醇治疗有效。

4.颅内占位所致头痛

占位早期,头痛可为间断性或晨起为重,但随着病情的发展,多成为持续性头痛,进行性加重,可出现颅内高压的症状与体征,如头痛、恶心、呕吐、视盘水肿,并可出现局灶症状与体征,如精神改变。偏瘫、失语、偏身感觉障碍、抽搐、偏盲、共济失调、眼球震颤等,典型者鉴别不难。但需注意,也有表现为十几年的偏头痛,最后被确诊为巨大血管瘤者。

四、防治

(一)一般原则

偏头痛的治疗策略包括两个方面:对症治疗及预防性治疗。对症治疗的目的在于消除、抑制或减轻疼痛及伴随症状。预防性治疗用来减少头痛发作的频度及减轻头痛严重性。对偏头痛患者是单用对症治疗还是同时采取对症治疗及预防性治疗,要具体分析。一般说来,如果头痛发作频度较小,疼痛程度较轻,持续时间较短,可考虑单纯选用对症治疗。如果头痛发作频度较大,疼痛程度较重,持续时间较长,对工作、学习、生活影响较明显,则在给予对症治疗的同时,给予适当的预防性治疗。总之,既要考虑到疼痛对患者的影响,又要考虑到药物不良反应对患者的影响,有时还要参考患者个人的意见。Saper 的建议是每周发作 2 次以下者单独给予药物性对症治疗,而发作频繁者应给予预防性治疗。

不论是对症治疗还是预防性治疗均包括两个方面,即药物干预及非药物干预。

非药物干预方面,强调患者自助。嘱患者详细记录前驱症状、头痛发作与持续时间及伴随症状,找出头痛诱发及缓解的因素,并尽可能避免。如避免某些食物,保持规律的作息时间、规律饮食。不论是在工作日,还是周末抑或假期,坚持这些方案对于减轻头痛发作非常重要,接受这些建议对 30%患者有帮助。另有人倡导有规律的锻炼,如长跑等,可能有效地减少头痛发作。认知和行为治疗,如生物反馈治疗等,已被证明有效,另有患者于头痛时进行痛点压迫,于凉爽、安静、暗淡的环境中独处,或以冰块冷敷均有一定效果。

(二)药物对症治疗

偏头痛对症治疗可选用非特异性药物治疗,包括简单的止痛药,非甾体抗炎药及麻醉剂。对于轻、中度头痛,简单的镇痛药及非甾体抗炎药常可缓解头痛的发作。常用的药物有脑清片、扑热息痛、阿斯匹林、萘普生、消炎痛、布洛芬、颅痛定等。麻醉药的应用是严格限制的,Saper 提议主要用于严重发作,其他治疗不能缓解,或对偏头痛特异性治疗有禁忌或不能忍受的情况下应用。偏头痛特异性 5-HT 受体拮抗剂主要用于中、重度偏头痛。偏头痛特异性 5-HT 受体拮抗剂结合简单的止痛剂,大多数头痛可得到有效的治疗。

5-HT 受体拮抗剂治疗偏头痛的疗效是肯定的。麦角胺咖啡因既能抑制去甲肾上腺素的再摄取,又能拮抗其与 β-肾上腺素受体的结合,于先兆期或头痛开始后服用 1 片,常可使头痛发作终止或减轻。如效不显,于数小时后加服 1 片,每天不超过 4 片,每周用量不超过 10 片。该药缺点是不良反应较多,并且有成瘾性,有时剂量会越来越大。常见不良反应为消化道症状、心血管症状,如恶心、呕吐、胸闷、气短等。孕妇、心肌缺血、高血压、肝肾疾病等忌用。

麦角碱衍生物酒石酸麦角胺,舒马普坦和二氢麦角胺为偏头痛特异性药物,均为 5-HT 受体拮抗剂。这些药物作用于中枢神经系统和三叉神经中受体介导的神经通路,通过阻断神经源性炎症而起到抗偏头痛作用。

酒石酸麦角胺主要用于中、重度偏头痛,特别是当简单的镇痛治疗效果不足或不能耐受时。其有多项作用:既是 5-HT$_{1A}$、5-HT$_{1B}$、5-HT$_{1D}$ 和 5-HT$_{1F}$ 受体拮抗剂,又是 α-肾上腺素受体拮抗剂,通过刺激动脉平滑肌细胞 5-HT 受体而产生血管收缩作用;它可收缩静脉容量性血管、抑制交感神经末端去甲肾上腺素再摄取。作为 5-HT$_1$ 受体拮抗剂,它可抑制三叉神经血管系统神经源性炎症,其抗偏头痛活性中最基础的机制可能在此,而非其血管收缩作用。其对中枢神经递质的作用对缓解偏头痛发作亦是重要的。给药途径有口服、舌下及直肠给药。生物利用度与给药途径关系密切。口服及舌下含化吸收不稳定,直肠给药起效快,吸收可靠。为了减少过多应用导致麦角胺依赖性或反跳性头痛,一般每周应用不超过 2 次,应避免大剂量连续用药。

Saper 总结酒石酸麦角胺在下列情况下慎用或禁用:年龄 55~60 岁(相对禁忌);妊娠或哺乳;心动过缓(中至重度);心室疾病(中至重度);胶原-肌肉病;心肌炎;冠心病,包括血管痉挛性心绞痛;高血压(中至重度);肝、肾损害(中至重度);感染或高热/败血症;消化性溃疡性疾病;周围血管病;严重瘙痒。另外,该药可加重偏头痛造成的恶心、呕吐。

舒马普坦亦适用于中、重度偏头痛发作。作用于神经血管系统和中枢神经系统,通过抑制或减轻神经源性炎症而发挥作用。曾有人称舒马普坦为偏头痛治疗的里程碑。皮下用药 2 小时,约 80% 的急性偏头痛有效。尽管 24~48 小时内 40% 的患者重新出现头痛,这时给予第 2 剂仍可达到同样的有效率。口服制剂的疗效稍低于皮下给药,起效亦稍慢,通常在 4 小时内起效。皮下用药后 4 小时给予口吸制剂不能预防再出现头痛,但对皮下用药后 24 小时内出现的头痛有效。

舒马普坦具有良好的耐受性,其不良反应通常较轻和短暂,持续时间常在 45 分钟以内。包括注射部位的疼痛、耳鸣、面红、烧灼感、热感、头昏、体重增加、颈痛及发音困难。少数患者于首剂时出现非心源性胸部压迫感,仅有很少患者于后续用药时再出现这些症状。罕见引起与其相关的心肌缺血。

Saper 总结应用舒马普坦注意事项及禁忌证为年龄超过 55~60 岁(相对禁忌证);妊娠或哺乳;缺血性心肌病(心绞痛、心肌梗死病史、记录到的无症状性缺血);不稳定型心绞痛;高血压(未控制);基底型或偏瘫型偏头痛;未识别的冠心病(绝经期妇女,男性>40 岁,心脏病危险因素如高血压、高脂血症、肥胖、糖尿病、严重吸烟及强阳性家族史);肝肾功能损害(重度);同时应用单胺氧化酶抑制剂或单胺氧化酶抑制剂治疗终止后 2 周内;同时应用含麦角胺或麦角类制剂(24 小时内),首次剂量可能需要在医师监护下应用。

酒石酸二氢麦角胺的效果超过酒石酸麦角胺。大多数患者起效迅速,在中、重度发作特别有用,也可用于难治性偏头痛。与酒石酸麦角胺有共同的机制,但其动脉血管收缩作用较弱,有选择性收缩静脉血管的特性,可静脉注射、肌内注射及鼻腔吸入。静脉注射途径给药起效迅速。肌内注射生物利用度达100%。鼻腔吸入的绝对生物利用度40%,应用酒石酸二氢麦角胺后再出现头痛的频率较其他现有的抗偏头痛剂小,这可能与其半衰期长有关。

酒石酸二氢麦角胺较酒石酸麦角胺具有较好的耐受性、恶心和呕吐的发生率及程度非常低,静脉注射最高,肌内注射及鼻吸入给药低。极少成瘾和引起反跳性头痛。通常的不良反应包括胸痛、轻度肌痛、短暂的血压上升。不应给予有血管痉挛反应倾向的患者,包括已知的周围性动脉疾病,冠状动脉疾病(特别是不稳定性心绞痛或血管痉挛性心绞痛)或未控制的高血压。注意事项和禁忌证同酒石酸麦角胺。

(三)药物预防性治疗

偏头痛的预防性治疗应个体化,特别是剂量的个体化。可根据患者体重,一般身体情况、既往用药体验等选择初始剂量,逐渐加量,如无明显不良反应,可连续用药2~3天,无效时再接用其他药物。

1.抗组胺药物

苯噻啶为一有效的偏头痛预防性药物。可每天2次,每次0.5 mg起,逐渐加量,一般可增加至每天3次,每次1.0 mg,最大量不超过6 mg/d。不良反应为嗜睡、头昏、体重增加等。

2.钙通道拮抗剂

氟桂利嗪,每晚1次,每次5~10 mg,不良反应有嗜睡、锥体外系反应、体重增加、抑郁等。

3.β-受体阻滞剂

普萘洛尔,开始剂量3次/天,每次10 mg,逐渐增加至60 mg/d,也有介绍120 mg/d,心率<60次/分钟者停用。哮喘、严重房室传导阻滞者禁用。

4.抗抑郁剂

阿密替林每天3次,每次25 mg,逐渐加量。可有嗜睡等不良反应,加量后不良反应明显。氟西汀(我国商品名百优解)每片20 mg,每晨1片,饭后服,该药初始剂量及有效剂量相同,服用方便,不良反应有睡眠障碍、胃肠道症状等,常较轻。

5.其他

非甾体抗炎药,如萘普生;抗惊厥药,如卡马西平、丙戊酸钠等;舒必剂、泰必利;中医中药(辨证施治、辨经施治、成方加减、中成药)等皆可试用。

(四)关于特殊类型偏头痛

与偏头痛相关的先兆是否需要治疗及如何治疗,目前尚无定论。通常先兆为自限性的、短暂的,大多数患者于治疗尚未发挥作用时可自行缓解。如果患者经历复发性、严重的、明显的先兆,考虑舌下含化尼非地平,但头痛有可能加重,且疗效亦不肯定。给予舒马普坦及酒石酸麦角胺的疗效亦尚处观察之中。

(五)关于难治性、严重偏头痛性头痛

这类头痛主要涉及偏头痛持续状态,头痛常不能为一般的门诊治疗所缓解。患者除持续的进展性头痛外尚有一系列生理及情感症状,如恶心、呕吐、腹泻、脱水、抑郁、绝望,甚至自杀倾向。用药过度及反跳性依赖、戒断症状常促发这些障碍。这类患者常需收入急症室观察或住院,以纠正患者存在的生理障碍,如脱水等;排除伴随偏头痛出现的严重的神经内科或内科疾病;治疗纠正药物依赖；预防患者于家中自杀等。应注意患者的生命体征，可做心电图检查。药物可选用酒石酸二氢麦角胺、舒马普坦、鸦片类及止吐药，必要时亦可谨慎给予氯丙嗪等。可选用非肠道途径给药，如静脉或肌内注射给药。一旦发作控制，可逐渐加入预防性药物治疗。

（六）关于妊娠妇女的治疗

Schulman建议给予地美罗注射剂或片剂，并应限制剂量。还可应用泼尼松，其不易穿过胎盘，在妊娠早期不损害胎儿，但不宜应用太频。如欲怀孕，最好尽最大可能不用预防性药物并避免应用麦角类制剂。

（七）关于儿童偏头痛

儿童偏头痛用药的选择与成人有很多重叠，如止痛药物、钙离子通道拮抗剂、抗组胺药物等，但也有人质疑酒石酸麦角胺药物的疗效。如能确诊，重要的是对儿童及其家长进行安慰，使其对本病有一个全面的认识，以缓解由此带来的焦虑，对治疗当属有益。

五、护理

（一）护理评估

1.健康史

（1）了解头痛的部位、性质和程度：询问是全头疼还是局部头疼；是搏动性头疼还是胀痛、钻痛；是轻微痛、剧烈痛还是无法忍受的疼痛。偏头疼常描述为双侧颞部的搏动性疼痛。

（2）头疼的规律：询问头疼发病的急缓，是持续性还是发作性，起始与持续时间，发作频率，激发或缓解的因素，与季节、气候、体位、饮食、情绪、睡眠、疲劳等的关系。

（3）有无先兆及伴发症状：如头晕、恶心、呕吐、面色苍白、潮红、视物不清、闪光、畏光、复视、耳鸣、失语、偏瘫、嗜睡、发热、晕厥等。典型偏头疼发作常有视觉先兆和伴有恶心、呕吐、畏光。

（4）既往史与心理社会状况：询问患者的情绪、睡眠、职业情况以及服药史，了解头疼对日常生活、工作和社交的影响，患者是否因长期反复头疼而出现恐惧、忧郁或焦虑心理。大部分偏头疼患者有家族史。

2.身体状况

检查意识是否清楚，瞳孔是否等大等圆、对光反射是否灵敏；体温、脉搏、呼吸、血压是否正常；面部表情是否痛苦，精神状态怎样；眼睑是否下垂、有无脑膜刺激征。

3.主要护理问题及相关因素

（1）偏头疼：与发作性神经血管功能障碍有关。

（2）焦虑：与偏头疼长期、反复发作有关。

（3）睡眠形态紊乱：与头疼长期反复发作和（或）焦虑等情绪改变有关。

（二）护理措施

1.避免诱因

告知患者可能诱发或加重头疼的因素，如情绪紧张、进食某些食物、饮酒、月经来潮、用力性动作等；保持环境安静、舒适、光线柔和。

2.指导减轻头疼的方法

如指导患者缓慢深呼吸，听音乐、练气功、生物反馈治疗，引导式想象、冷、热敷以及理疗、按摩、指压止痛法等。

3.用药护理

告知止痛药物的作用与不良反应,让患者了解药物依赖性或成瘾性的特点,如大量使用止痛剂,滥用麦角胺咖啡因可致药物依赖。指导患者遵医嘱正确服药。

(王艳玲)

第八节　重症肌无力

重症肌无力(MG)是乙酰胆碱受体抗体(AchR-Ab)介导的,细胞免疫依赖及补体参与者的神经-肌肉接头处传递障碍的自身免疫性疾病。病变主要累及神经-肌肉接头突触后膜上乙酰胆碱受体(AchR)。临床特征为部分或全身骨骼肌易疲劳,通常在活动后加重、休息后减轻,具有晨轻暮重等特点。MG 在一般人群中发病率为 8/10 万～20/10 万,患病率约为 50/10 万。

一、病因

(1)重症肌无力确切的发病机制目前仍不明确,但是有关该病的研究还是很多的,其中,研究最多的是有关重症肌无力与胸腺的关系,以及乙酰胆碱受体抗体在重症肌无力中的作用。大量的研究发现,重症肌无力患者神经-肌肉接头处突触后膜上的乙酰胆碱受体(AchR)数目减少,受体部位存在抗 AchR 抗体,且突触后膜上有 IgG 和 C_3 复合物的沉积。

(2)血清中的抗 AchR 抗体的增高和突触后膜上的沉积所引起的有效的 AchR 数目的减少,是本病发生的主要原因。而胸腺是 AchR 抗体产生的主要场所,因此,本病的发生一般与胸腺有密切的关系。所以,调节人体 AchR,使之数目增多,化解突触后膜上的沉积,抑制抗 AchR 抗体的产生是治愈本病的关键。

(3)很多临床现象也提示本病和免疫机制紊乱有关。

二、诊断要点

(一)临床表现

本病根据临床特征诊断不难。起病隐袭,主要表现受累肌肉病态疲劳,肌肉连续收缩后出现严重肌无力甚至瘫痪,经短暂休息后可见症状减轻或暂时好转。肌无力多于下午或傍晚劳累后加重,晨起或休息后减轻,称之为"晨轻暮重"。首发症状常为眼外肌麻痹,出现非对称性眼肌麻痹和上睑下垂,斜视和复视,严重者眼球运动明显受限,甚至眼球固定,瞳孔光反射不受影响。面肌受累表现皱纹减少,表情困难,闭眼和示齿无力;咀嚼肌受累使连续咀嚼困难,进食经常中断;延髓肌受累导致饮水呛咳,吞咽困难,声音嘶哑或讲话鼻音;颈肌受损时抬头困难。严重时出现肢体无力,上肢重于下肢,近端重于远端。呼吸肌、膈肌受累,出现咳嗽无力、呼吸困难,重症可因呼吸肌麻痹继发吸入性肺炎可导致死亡。偶有心肌受累可突然死亡,平滑肌和膀胱括约肌一般不受累。感染、妊娠、月经前常导致病情恶化,精神创伤、过度疲劳等可为诱因。

(二)临床试验

肌疲劳试验,如反复睁闭眼、握拳或两上肢平举,可使肌无力更加明显,有助诊断。

（三）药物试验

1.新斯的明试验

以甲基硫酸新斯的明 0.5 mg 肌内注射或皮下注射。如肌力在半至 1 小时内明显改善时可以确诊，如无反应，可次日用 1 mg、1.5 mg，直至 2 mg 再试，如 2 mg 仍无反应，一般可排除本病。为防止新期的明的毒碱样反应，需同时肌内注射阿托品 0.5～1.0 mg。

2.氯化腾喜龙试验

适用于病情危重、有延髓性麻痹或肌无力危象者。用 10 mg 溶于 10 mg 生理盐水中缓慢静脉注射，至 2 mg 后稍停 20 秒，若无反应可注射 8 mg，症状改善者可确诊。

（四）辅助检查

1.电生理检查

常用感应电持续刺激，受损肌反应及迅速消失。此外，也可行肌电图重复频率刺激试验，低频刺激波幅递减超过 10％以上，高频刺激波幅递增超过 30％以上为阳性。单纤维肌电图出现颤抖现象延长，延长超过 50 μs 者也属阳性。

2.其他

血清中抗 AchR 抗体测定约 85％患者增高。胸部 X 线摄片或胸腺 CT 检查，胸腺增生或伴有胸腺肿瘤，也有辅助诊断价值。

三、鉴别要点

（1）本病眼肌型需与癔症、动眼神经麻痹、甲状腺毒症、眼肌型营养不良症、眼睑痉挛鉴别。

（2）延髓肌型者，需与真假延髓性麻痹鉴别。

（3）四肢无力者需与神经衰弱、周期性麻痹、感染性多发性神经炎、进行性脊肌萎缩症、多发性肌炎和癌性肌无力等鉴别。特别由支气管小细胞肺癌所引起的 Lambert-Eaton 综合征与本病十分相似，但药物试验阴性。肌电图（EMG）有特征异常，静息电位低于正常，低频重复电刺激活动电位渐次减小，高频重复电刺激活动电位渐次增大。

四、规范化治疗

（一）胆碱酯酶抑制剂

主要药物是溴吡斯的明，剂量为 60 mg，每天 3 次，口服。可根据患者症状确定个体化剂量，若患者吞咽困难，可在餐前 30 分钟服药；如晨起行走无力，可起床前服长效溴吡斯的明 180 mg。

（二）皮质激素

皮质激素适用于抗胆碱酯酶药反应较差并已行胸腺切除的患者。由于用药早期肌无力症状可能加重，患者最初用药时应住院治疗，用药剂量及疗程应根据患者具体情况做个体化处理。

1.大剂量泼尼松

开始剂量为 60～80 mg/d，口服，当症状好转时可逐渐减量至相对低的维持量，隔天服 5～15 mg/d，隔天用药可减轻不良反应发生。通常 1 个月内症状改善，常于数月后疗效达到高峰。

2.甲泼尼龙冲击疗法

反复发生危象或大剂量泼尼松不能缓解，住院危重病例、已用气管插管或呼吸机可用，每天 1 g，口服，连用 3～5 天。如 1 个疗程不能取得满意疗效，隔 2 周可再重复 1 个疗程，共治疗 2～3 个疗程。

（三）免疫抑制剂

严重的或进展型病例必须做胸腺切除术，并用抗胆碱酯酶药。症状改善不明显者可试用硫唑嘌呤；小剂量皮质激素未见持续疗效的患者也可用硫唑嘌呤替代大剂量皮质激素，常用剂量为 $2\sim3\ mg/(kg\cdot d)$，最初自小剂量 $1\ mg/(kg\cdot d)$ 开始，应定期检查血常规和肝、肾功能。白细胞计数低于 $3\times10^9/L$ 应停用；可选择性抑制 T 和 B 淋巴细胞增生，每次 $1\ g$，每天 2 次，口服。

（四）血浆置换

用于病情急骤恶化或肌无力危象患者，可暂时改善症状，或于胸腺切除术前处理，避免或改善术后呼吸危象，疗效持续数天或数月，该法安全，但费用昂贵。

（五）免疫球蛋白

通常剂量为 $0.4\ g/(kg\cdot d)$，静脉滴注，连用 $3\sim5$ 天，用于各种类型危象。

（六）胸腺切除

60 岁以下的 MG 患者可行胸腺切除术，适用于全身型 MG 包括老年患者，通常可使症状改善或缓解，但疗效常在数月或数年后显现。

（七）危象的处理

1.肌无力危象

肌无力危象最常见，常因抗胆碱酯药物剂量不足引起，注射腾喜龙或新斯的明后症状减轻，应加大抗胆碱酯药的剂量。

2.胆碱能危象

抗胆碱酯酶药物过量可导致肌无力加重，出现肌束震颤及毒蕈碱样反应，腾喜龙静脉注射无效或加重，应立即停用抗胆碱酯酶药，待药物排出后重新调整剂量或改用其他疗法。

3.反拗危象

抗胆碱酯酶药不敏感所致。腾喜龙试验无反应。应停用抗胆碱酯酶药，输液维持或改用其他疗法。

（八）慎用和禁用的药物

奎宁、吗啡及氨基苷类抗生素、新霉素、多黏菌素、巴龙霉素等应禁用，地西泮、苯巴比妥等应慎用。

五、护理

（一）护理诊断

1.活动无耐力

活动无耐力与神经-肌肉联结点传递障碍；肌肉萎缩、活动能力下降；呼吸困难、氧供需失衡有关。

2.废用综合征

废用综合征与神经肌肉障碍导致活动减少有关。

3.吞咽障碍

吞咽障碍与神经肌肉障碍（呕吐反射减弱或消失；咀嚼肌肌力减弱；感知障碍）有关。

4.生活自理缺陷

生活自理缺陷与眼外肌麻痹、眼睑下垂或四肢无力、运动障碍有关。

5.营养不足

低于机体需要量与咀嚼无力、吞咽困难致摄入减少有关。

(二)护理措施

(1)轻症者适当休息,避免劳累、受凉、感染、创伤、激怒。病情进行性加重者须卧床休息。

(2)在急性期,鼓励患者充分卧床休息。将患者经常使用的日常生活用品(如便器、卫生纸、茶杯等)放在患者容易拿取的地方。根据病情或患者的需要协助其日常生活活动,以减少能量消耗。

(3)指导患者使用床档、扶手、浴室椅等辅助设施,以节省体力和避免摔伤。鼓励患者在能耐受的活动范围内,坚持身体活动。患者活动时,注意保持周围环境安全,无障碍物,以防跌倒,路面防滑,防止滑倒。

(4)给患者和家属讲解活动的重要性,指导患者和家属对受累肌肉进行按摩和被动/主动运动,防止肌肉萎缩。

(5)选择软饭或半流质饮食,避免粗糙干硬、辛辣等刺激性食物。根据患者需要供给高蛋白、高热量、高维生素饮食。吃饭或饮水时保持端坐、头稍微前倾的姿势。给患者提供充足的进餐时间、喂饭速度要慢,少量多餐,交替喂液体和固体食物,让患者充分咀嚼、吞咽后再继续喂。把药片碾碎后制成糊状再喂药。

(6)注意保持进餐环境安静、舒适;进餐时,避免讲话或进行护理活动等干扰因素。进食宜在口服抗胆碱酯酶药物后30~60分钟,以防呛咳。如果有食物滞留,鼓励患者把头转向健侧,并控制舌头向受累的一侧清除残留的食物或喂食数口汤,让食物咽下。如果误吸液体,让患者上身稍前倾,头稍微低于胸口,便于分泌物引流,并擦去分泌物。在床旁备吸引器,必要时吸引。患者不能由口进食时,遵医嘱给予营养支持或鼻饲。

(7)注意观察抗胆碱酯酶药物的疗效和不良反应,严格执行用药时间和剂量,以防因用量不足或过量导致危象的发生。

(三)应急措施

(1)一旦出现重症肌无力危象,应迅速通知医师;立即给予吸痰、吸氧、简易呼吸器辅助呼吸,做好气管插管或切开、人工呼吸机的准备工作;备好新斯的明等药物,按医嘱给药,尽快解除危象。

(2)避免应用一切加重神经肌肉传导障碍的药物,如吗啡、利多卡因、链霉素、卡那霉素、庆大霉素和磺胺类药物。

(四)健康指导

1.入院教育

(1)给患者讲解疾病的名称,病情的现状、进展及转归。

(2)根据患者需要,给患者和家属讲解饮食营养的重要性,取得他们的积极配合。

2.住院教育

(1)仔细向患者解释治疗药物的名称、药物的用法、作用和不良反应。

(2)告知患者常用药治疗方法、不良反应、服药注意事项,避免因服药不当而诱发肌无力危象。

(3)肌无力症状明显时,协助做好患者的生活护理,保持口腔清洁防止外伤和感染等并发症。

3.出院指导

(1)保持乐观情绪、生活规律、饮食合理、睡眠充足,避免疲劳、感染、情绪抑郁和精神创伤等诱因。

(2)注意根据季节、气候,适当增减衣服,避免受凉、感冒。

(3)按医嘱正确服药,避免漏服、自行停服和更改药量。

(4)患者出院后应随身带有卡片,包括姓名、年龄、住址、诊断证明,目前所用药物及剂量,以便在抢救时参考。

(5)病情加重时及时就诊。

(王艳玲)

第九节 面 神 经 炎

面神经炎又称 Bell 麻痹,系面神经在茎乳孔以上面神经管内段的急性非化脓性炎症。

一、病因

病因不明,一般认为面部受冷风吹袭、病毒感染、自主神经功能紊乱造成面神经的营养微血管痉挛,引起局部组织缺血、缺氧所致。近年来也有认为可能是一种免疫反应。膝状神经节综合征则系带状疱疹病毒感染,使膝状神经节及面神经发生炎症所致。

二、临床表现

无年龄和性别差异,多为单侧,偶见双侧,多为吉兰-巴雷综合征。发病与季节无关,通常急性起病,数小时至 3 天达到高峰。病前 1～3 天患侧乳突区可有疼痛。同侧额纹消失,眼裂增大,闭眼时,眼睑闭合不全,眼球向外上方转动并露出白色巩膜,称 Bell 现象。病侧鼻唇沟变浅,口角下垂。不能做撇嘴和吹口哨动作,鼓腮时病侧口角漏气,食物常滞留于齿颊之间。

若病变波及鼓索神经,尚可有同侧舌前 2/3 味觉减退或消失。镫骨肌支以上部位受累时,出现同侧听觉过敏。膝状神经节受累时除面瘫、味觉障碍和听觉过敏外,还有同侧唾液、泪腺分泌障碍,耳内及耳后疼痛,外耳道及耳郭部位带状疱疹,称膝状神经节综合征。一般预后良好,通常于起病 1～2 周后开始恢复,2～3 个月内痊愈。发病时伴有乳突疼痛、老年、患有糖尿病和动脉硬化者预后差。可遗有面肌痉挛或面肌抽搐。可根据肌电图检查及面神经传导功能测定判断面神经受损的程度和预后。

三、诊断与鉴别诊断

根据急性起病的周围性面瘫即可诊断。但需与以下疾病鉴别。

(1)吉兰-巴雷综合征:可有周围面瘫,多为双侧性,并伴有对称性肢体瘫痪和脑脊液蛋白-细胞分离。

(2)中耳炎迷路炎乳突炎等并发的耳源性面神经麻痹,以及腮腺炎肿瘤下颌化脓性淋巴结炎等所致者多有原发病的特殊症状及病史。

(3)颅后窝肿瘤或脑膜炎引起的周围性面瘫:起病较慢,且有原发病及其他脑神经受损表现。

四、治疗

(一)急性期治疗

以改善局部血液循环,消除面神经的炎症和水肿为主。如系带状疱疹所致的亨特综合征,可口服阿昔洛韦 5 mg/(kg·d),每天 3 次,连服 7～10 天。①皮质类固醇激素:泼尼松(20～30 mg)每天 1 次,口服,连续 7～10 天。②改善微循环,减轻水肿:706 代血浆(羟乙基淀粉)或低分子右旋糖酐 250～500 mL,静脉滴注每天 1 次,连续 7～10 天,亦可加用脱水利尿药。③神经营养代谢药物的应用:维生素 B_1 50～100 mg,维生素 B_{12} 500 μg,胞磷胆碱 250 mg,辅酶 Q_{10} 5～10 mg 等,肌内注射,每天 1 次。④理疗:茎乳孔附近超短波透热疗法,红外线照射。

(二)恢复期治疗

以促进神经功能恢复为主。①口服维生素 B_1、维生素 B_{12} 各 1 至 2 片,每天 3 次;地巴唑 10～20 mg,每天 3 次。亦可用加兰他敏 2.5～5 mg,肌内注射,每天 1 次。②中药,针灸,理疗。③采用眼罩,滴眼药水,涂眼药膏等方法保护暴露的角膜。④病后 2 年仍不恢复者,可考虑行神经移植治疗。

五、护理

(一)一般护理

(1)病后两周内应注意休息,减少外出。

(2)本病一般预后良好,约 80% 患者可在 3～6 周内痊愈,因此应向患者说明病情,使其积极配合治疗,解除心理压力,尤其年轻患者,应保持健康心态。

(3)给予易消化、高热能的半流饮食,保证机体足够营养代谢,增加身体抵抗力。

(二)观察要点

面神经炎是神经科常见病之一,在护理观察中主要注意以下两方面的鉴别。

1.分清面瘫属中枢性还是周围性瘫痪

中枢性面瘫系由对侧皮质延髓束受损引起的,故只产生对侧下部面肌瘫痪,表现为鼻唇沟浅、口角下坠、露齿、鼓腮、吹口哨时出现肌肉瘫痪,而皱额、闭眼仍正常或稍差。哭笑等情感运动时,面肌仍能收缩。周围性面瘫所有表情肌均瘫痪,不论随意或情感活动,肌肉均无收缩。

2.正确判断患病一侧

面肌挛缩时病侧鼻唇沟加深,眼裂缩小,易误认健侧为病侧。如让患者露齿时可见挛缩侧面肌不收缩,而健侧面肌收缩正常。

(三)保护暴露的角膜及防止结膜炎

由于患者不能闭眼,因此必须注意眼的清洁卫生。①外出必须戴眼罩,避免尘沙进入眼内。②每天抗生素眼药水滴眼,入睡前用眼药膏,以防止角膜炎或暴露性角结膜炎。③擦拭眼泪的正确方法是向上,以防止加重外翻。④注意用眼卫生,养成良好习惯,不能用脏手、脏手帕擦泪。

(四)保持口腔清洁防止牙周炎

由于患侧面肌瘫痪,进食时食物残渣常停留于患侧颊齿间,故应注意口腔卫生。①经常漱口,必要时使用消毒漱口液;②正确使用刷牙方法,应采用"短横法或竖转动法"两种方法,以去除菌斑及食物残片;③牙齿的邻面与间隙容易堆积菌斑而发生牙周炎,可用牙线紧贴牙齿颈部,然后在邻面做上下移动,每个牙齿 4~6 次,直至刮净;④牙龈乳头萎缩和齿间空隙大的情况下可用牙签沿着牙龈的形态线平行插入,不宜垂直插入,以免影响美观和功能。

（五）家庭护理

1.注意面部保暖

夏天避免在窗下睡觉,冬天迎风乘车要戴口罩,在野外作业时注意面部及耳后的保护。耳后及病侧面部给予温热敷。

2.平时加强身体锻炼

增强抗风寒侵袭的能力,积极治疗其他炎性疾病。

3.瘫痪面肌锻炼

因面肌瘫痪后常松弛无力,患者自己可对着镜用手掌贴于瘫痪的面肌上做环形按摩,每天 3~4 次,每次 15 分钟,以促进血液循环,并可减轻患者面肌受健侧的过度牵拉。当神经功能开始恢复时,鼓励患者练习病侧的各单个面肌的随意运动,以促进瘫痪肌的早日康复。

（王艳玲）

第十节　急性脊髓炎

一、概述

脊髓炎系指由于感染或毒素侵及脊髓所致的疾病,更因其在脊髓的病变常为横贯性者,故亦称横贯性脊髓炎。

二、病因

脊髓炎不是一个独立的疾病,它可由许多不同的病因所引起,主要包括感染与毒素两类。

（一）感染

感染是引致脊髓炎的主要原因之一。可以是原发的,亦可以为继发的。原发性者最为多见,即指由于病毒所引致的急性脊髓炎而言。继发性者为起病于急性传染病,如麻疹、猩红热、白喉、流行性感冒、丹毒、水痘、肺炎、心内膜炎、淋病与百日咳等病的病程中,疫苗接种后或泌尿系统慢性感染性疾病时。

（二）毒素

无论外源毒素或内源毒素,当作用于脊髓时均可引致脊髓炎。较为常见可能引起脊髓炎的外源毒素有下列几种:一氧化碳中毒、二氧化碳中毒、脊髓麻醉与蛛网膜下腔注射药物等。脊髓炎亦偶可发生妊娠或产后期。

三、病理

脊髓炎的病理改变,主要在脊髓本身。

（一）急性期

脊髓肿胀、充血、发软、灰质与白质界限不清。镜检则可见细胞浸润,小量出血,神经胶质增生,血管壁增厚,神经细胞和纤维变性改变。

（二）慢性期

脊髓萎缩、苍白、发硬,镜检则可见神经细胞和纤维消失,神经胶质纤维增生。

四、临床表现

病毒所致的急性脊髓炎多见于青壮年,散在发病。起病较急,一般多有轻度前驱症状,如低热、全身不适或上呼吸道感染的症状,脊髓症状急骤发生。可有下肢的麻木与麻刺感,背痛并放射至下肢或围绕躯体的束带状感觉等,一般持续一或二天(罕有持续数小时者),长者可至1周,即显现脊髓横贯性损害症状,因脊髓横贯性损害可为完全性者,亦可为不完全性者,同时因脊髓罹患部位的不同,故其症状与体征亦各异,胸节脊髓最易罹患,此盖因胸髓最长与循环功能不全之故,兹依脊髓罹患节段,分别论述其症状与体征如下。

（一）胸髓

胸髓脊髓炎患者的最初症状为下肢肌力弱,可迅速进展而成完全性瘫痪。病之早期,瘫痪为弛缓性者,此时肌张力低下,浅层反射与深层反射消失,病理反射不能引出,是谓脊髓休克,为痉挛性截瘫。与此同时出现膀胱与直肠的麻痹,故初为尿与大便潴留,其后为失禁。因病变的横贯性,故所有感觉束皆受损,因此病变水平下的各种感觉皆减退或消失。感觉障碍的程度,决定于病变的严重度。瘫痪的下肢可出现血管运动障碍,如水肿与少汗或无汗。阴茎异常搏起偶可见到。

由于感觉消失,营养障碍与污染,故压疮常发生于骶部,股骨粗隆,足跟等骨骼隆起处。

（二）颈髓

颈髓脊髓炎患者,弛缓性瘫痪见于上肢,而痉挛性瘫痪见于下肢。感觉障碍在相应的颈髓病变水平下,病变若在高颈髓(颈髓3、4)则为完全性痉挛性四肢瘫痪且并有膈肌瘫痪,可出现呼吸麻痹,并有高热,可导致死亡。

（三）腰骶髓

严重的腰骶髓脊髓炎呈现下肢的完全性弛缓性瘫痪,明显的膀胱与直肠功能障碍,下肢腱反射消失,其后肌肉萎缩。

五、实验室检查

血液中白细胞数增多,尤以中性多形核者为甚。脑脊髓液压力可正常,除个别急性期脊髓水肿严重者外,一般无椎管阻塞现象。脑脊髓液外观无色透明,白细胞数可增高,主要为淋巴细胞,蛋白质含量增高、糖与氯化物含量正常。

六、诊断与鉴别诊断

确定脊髓炎的部位与病理诊断并不困难,其特点包括起病急骤,有前驱症状,迅即发生的脊髓横贯性损害症状与体征以及脑脊髓液的异常等。但欲确定病因则有时不易,详细的病史非常重要,例如起病前不久曾疫苗接种,则其脊髓炎极可能与之有关。

本病需与急性硬脊膜外脓肿,急性多发性神经根神经炎,视神经脊髓炎和脊髓瘤相鉴别。

七、治疗

一切脊髓炎患者在急性期皆应绝对卧床休息。急性期可应用糖皮质激素,如氢化可的松100～200 mg或地塞米松5～10 mg静脉滴注,1天1次,连续10天,以后改为口服强的松,已有并发感染或为预防感染,可选用适当的抗生素,并应加用维生素B_1、B_{12}等。

有呼吸困难者应注意呼吸道通畅,勤翻身,定时拍背,务使痰液尽量排出,如痰不能咳出或有分泌物储积,可行气管切开。

必须采取一切措施预防压疮的发生,患者睡衣与被褥必须保持清洁、干燥、柔软、且无任何皱折。骶部应置于裹有白布的橡皮圈上,体位应定时变换,受压部分的皮肤亦应涂擦滑石粉。若压疮已发生,可局部应用氧化锌粉、代马妥或鞣酸软膏。

尿潴留时应使用留置导尿管,每3～4小时放尿一次,每天应以3%硼酸或1%呋喃西林或者1%高锰酸钾液,每次250 mL冲洗灌注,应停留0.5小时再放出,每天冲洗1～2次,一有功能恢复迹象时则应取去导尿管,训练患者自动排尿。

便秘时应在食物中增加蔬菜,给予缓泻剂,必要时灌肠。

急性期时应注意避免屈曲性截瘫的发生以及注意足下垂的预防,急性期后应对瘫痪肢进行按摩、全关节的被动运动与温浴,可改善局部血循环与防止挛缩。急性期后仍为弛缓性瘫痪时,可应用平流电治疗。

八、护理

(一)评估要点

1.一般情况

了解患者起病的方式、缓急;有无接种疫苗、病毒感染史;有无受凉、过劳、外伤等明显的诱因和前驱症状。评估患者的生命体征有无改变,了解对疾病的认识。

2.专科情况

(1)评估患者是否存在呼吸费力、吞咽困难和构音障碍。

(2)评估患者感觉障碍的部位、类型、范围及性质。观察双下肢麻木、无力的范围、持续时间;了解运动障碍的性质、分布、程度及伴发症状。评估运动和感觉障碍的平面是否上升。

(3)评估排尿情况:观察排尿的方式、次数与量,了解膀胱是否膨隆。区分是尿潴留还是充溢性尿失禁。

(4)评估皮肤的情况:有无皮肤破损、发红等。

3.实验室及其他检查

(1)肌电图是否呈失神经改变;下肢体感诱发电位及运动诱发电位是否异常。

(2)脊髓MRI是否有典型的改变,即病变部位脊髓增粗。

(二)护理诊断

1.躯体移动障碍

躯体移动障碍与脊髓病变所致截瘫有关。

2.排尿异常

排尿异常与自主神经功能障碍有关。

3.低效性呼吸型态

低效性呼吸型态与高位脊髓病变所致呼吸肌麻痹有关。

4.感知改变

感知改变与脊髓病变、感觉传导通路受损有关。

5.潜在并发症

压疮、肺炎、泌尿系统感染。

（三）护理措施

1.心理护理

双下肢麻木、无力易引起患者情绪紧张，护理人员应给予安慰，向患者及家属讲解疼痛过程。教会患者分散注意力的方法，如听音乐、看书。多与患者进行沟通，树立战胜疾病的信心，提高疗效。

2.病情观察

（1）监测生命体征：如血压偏低、心率慢、呼吸慢、血氧饱和度低、肌张力低，立即报告医师，同时建立静脉通道，每15分钟监测生命体征1次，直至正常。

（2）观察双下肢麻木、无力的范围、持续时间。

（3）监测血常规、脑脊液中淋巴细胞及蛋白、肝功能、肾功能情况，并准确记录。

3.皮肤护理

每1～2小时翻身1次，并观察受压部位皮肤情况。保持皮肤清洁、干燥，床单柔软、平坦、舒适，受压部位皮肤用软枕、海绵垫悬空，防止压疮形成。保持肢体的功能位置，定时活动，防止关节挛缩和畸形，避免屈曲性痉挛的发生。

4.饮食护理

饮食上给予清淡、易消化、营养丰富的食物，新鲜的瓜果和蔬菜，如苹果、梨、香蕉、冬瓜、木耳等，避免辛辣刺激性强和油炸食物。

5.预防并发症

（1）预防压疮，做到"七勤"。如已发生压疮，应积极换药治疗。

（2）做好便秘、尿失禁、尿潴留的护理，防治尿路感染。

（3）注意保暖，避免受凉。经常拍背，帮助排痰，防止坠积性肺炎。

（四）应急措施

如患者出现呼吸费力、呼吸动度减小、呼吸浅慢、发绀、吞咽困难时，即刻给予清理呼吸道，吸氧，建立人工气道，应用简易呼吸器进行人工捏球辅助呼吸，有条件者给予呼吸机辅助呼吸；建立静脉液路，按医嘱给予抢救用药，必要时行气管插管或气管切开。

（五）健康教育

1.入院教育

（1）鼓励患者保持良好的心态，关心、体贴、尊重患者，树立战胜疾病的信心。

（2）告知本病的治疗、护理及预后等相关知识。

（3）病情稳定后及早开始瘫痪肢体的功能锻炼。

2.住院教育

（1）指导患者按医嘱正确服药,告知药物的不良反应与服药注意事项。

（2）给予高热量、高蛋白、高维生素饮食,多吃酸性及纤维素丰富的食物,少食胀气食物。

（3）告知患者及家属膀胱充盈的表现及尿路感染的表现,鼓励多饮水,2 500～3 000 mL/ d,保持会阴部清洁。保持床单位及衣物整洁、干燥。

（4）指导患者早期进行肢体的被动与主动运动。

3.出院指导

（1）坚持肢体的功能锻炼和日常生活动作的训练,忌烟酒,做力所能及的家务和工作,促进功能恢复。

（2）患者出院后,继续遵医嘱服药。

（3）定期门诊复查,一旦发现肢体麻木、乏力、四肢瘫痪等情况,立即就医。

（左荣荣）

第八章

普外科护理

第一节 乳 腺 癌

一、疾病概述

（一）概念

乳腺癌是女性最常见的恶性肿瘤之一，占我国女性恶性肿瘤发病率的第一位。我国虽然是乳腺癌低发地区，但近年来年发病率呈3％的趋势上升，且发病年龄逐渐年轻化，严重危害我国女性的身心健康。由于早期诊断和医疗方式的改进，乳腺癌的病死率有所下降。

（二）相关病理生理

1.病理分型

乳腺癌的病理分型。

（1）非浸润性癌：又称原位癌，指癌细胞局限在导管壁基底膜内的肿瘤，包括导管内癌、小叶原位癌及不伴发浸润性癌的乳头湿疹样乳腺癌。

（2）早期浸润性癌：指癌组织突破导管壁基底膜，开始向间质浸润的阶段，包括早期浸润性导管癌、早期浸润性小叶癌。此型仍属早期，预后较好。

（3）浸润性特殊癌：指癌组织向间质内广泛浸润，包括乳头状癌、髓样癌（伴有大量淋巴细胞浸润）、小管癌（高分化癌）、腺样囊性癌、黏液腺癌、鳞状细胞癌等。此型一般分化高，预后尚好。

（4）浸润性非特殊癌：包括浸润性小叶癌、浸润性导管癌、硬癌、髓样癌（无大量淋巴细胞浸润者）、单纯癌、腺癌等。此型一般分化程度低，预后较上述类型差，是乳腺癌最常见的类型。

（5）其他罕见癌：如炎性乳腺癌和乳头湿疹样癌。

2.转移途径

（1）直接浸润：直接浸润皮肤、胸筋膜、胸肌等周围组织。癌细胞沿导管或筋膜间隙蔓延，继而侵及Cooper韧带和皮肤。

（2）淋巴转移。主要途径有：①沿胸大肌外侧缘淋巴管侵入同侧腋窝淋巴结，进一步则侵入锁骨下淋巴结、锁骨上淋巴结，进入血液循环向远处转移。②向内则侵入胸骨旁淋巴结，继而达到锁骨上淋巴结，进入血液循环。癌细胞淋巴转移以第1种途径为主，但也可通过逆行途径转移到对侧腋窝或腹股沟淋巴结。

（3）血运转移：乳腺癌是一种全身性疾病，早期乳腺癌亦可发生血运转移，最常见远处转移部位依次为肺、骨、肝。

（三）病因与诱因

乳腺癌的病因至今尚不明确，但研究发现其发病与许多因素有关，主要危险因素包括以下几点。

1.年龄

乳腺癌是激素依赖型肿瘤，主要与体内雌酮和雌二醇的水平直接相关，随着年龄的增加乳腺癌的发病率逐渐上升。

2.月经史及婚育史

月经初潮早于 12 岁，月经周期短，绝经晚于 50 岁，未婚、未哺乳及初产年龄 35 岁以上发病率高。

3.遗传因素

一级亲属中有乳腺癌患病史者，其发病危险性是普通人群的 2～3 倍。若一级亲属在绝经前患双侧乳腺癌，其相对危险度便高达 9 倍。

4.地区因素

欧美国家多，亚洲国家少。北美、北欧地区乳腺癌的发病率是亚、非、拉美地区的 4 倍，而低发地区居民移居至高发地区后，第二、三代移民的乳腺癌发病率逐渐上升，提示地区环境因素及早期生活经历与乳腺癌的发病有一定的关系。

5.不良的饮食习惯

首先，营养过剩、肥胖、长期高能量高脂饮食可加强和延长雌激素对乳腺上皮细胞的刺激，从而增加发病机会；其次，服用含有激素的美容保健品，也可增加患病危险度；还有，每天饮酒 3 次以上的妇女患乳腺癌的危险度增加 50%～70%。

6.乳腺疾病史

某些乳腺良性疾病，如乳腺炎、乳腺导管扩张、乳腺囊肿及乳腺纤维腺瘤等与乳腺癌的发病有一定的关系。

7.药物因素

停经后长时间(≥5 年)采用激素替代疗法的女性患乳腺癌危险度增高。

8.社会-心理因素

社会-心理应激（如夫妻关系不和、离异、丧偶、重大事故）造成的长期精神压力大、精神创伤、长期抑郁均增加患病风险。

9.其他因素

未成年时经过胸部放疗的人群成年后乳腺癌发病风险增加，暴露于放射线的年龄越小则危险性越大；从事美容业、药物制造等职业的妇女乳腺癌的危险性升高。

（四）临床表现

1.肿块

绝大多数就诊的患者表现为无意中发现的无痛、单发的小肿块，多位于乳房外上象限，质硬、不光滑，与周围组织边界不易分清，不易推动。当癌肿侵入胸膜和胸肌时，固定于胸壁不易推动。

2.皮肤改变

乳腺癌可引起乳房皮肤的多种改变，常见的有"酒窝征""橘皮征""卫星结节""铠甲胸"。当癌肿侵入 Cooper 韧带后可使韧带收缩而失去弹性,导致皮肤凹陷,形成"酒窝征";癌细胞阻塞淋巴管可引起局部淋巴回流障碍,出现真皮水肿,呈现"橘皮征";晚期癌细胞浸润皮肤,皮肤表面出现多个坚硬小结,形成"卫星结节";乳腺癌晚期,癌细胞侵入背部、对侧胸壁,可限制呼吸,称"铠甲胸";晚期癌肿侵犯皮肤时,可出现菜花样有恶臭味的皮肤溃疡;快速生长的肿瘤压迫乳房表皮使皮肤变薄,可产生乳房浅表静脉曲张。

3.乳头改变

癌肿侵入乳管使之收缩将乳头牵向患侧,使乳头出现扁平、回缩、内陷。乳腺癌患者乳头的溢液可呈血性、浆液性或水样,以血性溢液多见,但并非出现乳头血性溢液就一定是乳腺癌。

4.区域淋巴结肿大

乳腺癌淋巴结转移最初多见于腋窝。患侧肿大淋巴结肿大最初为散在、少数、质硬、无痛、可活动的肿块,逐渐数量增多、粘连成团,甚至与皮肤粘连而固定,不易推动。大量癌细胞堵塞腋窝淋巴管可导致上肢淋巴水肿;胸骨旁淋巴结肿大,位置深,手术时才易被发现。晚期锁骨上淋巴结增大、变硬。少数出现对侧腋窝淋巴结转移。有少数乳腺癌患者仅表现为腋窝淋巴结肿大而摸不到乳腺肿块,称为隐匿性乳腺癌。

5.乳房疼痛

约 1/3 乳腺癌患者伴有乳房疼痛,除癌肿直接侵犯神经外其他原因不明了,而且疼痛的强度与分期及病理类型等无明显相关性。

6.全身改变

血运转移至肺、骨、肝时,出现相应症状。如肺转移可出现胸痛、气急,骨转移可出现局部疼痛,肝转移可出现肝大、黄疸。

7.特殊乳腺癌表现

(1)炎性乳腺癌:少见,多发生于妊娠和哺乳期的年轻女性,发展迅速,转移快,预后极差。表现为:乳房增大,局部皮肤红、肿、热、痛,似急性炎症,开始时比较局限,迅速扩展到乳房大部分皮肤,皮肤发红、水肿、增厚、粗糙、表面温度升高。触诊时整个乳房肿大、发硬,无明显局限性肿块。

(2)乳头湿疹样乳腺癌(Paget 病):少见,恶性程度低,发展慢。发生在乳头区大乳管内,随病情进展发展到乳头。表现为:乳头刺痒、灼痛,湿疹样改变,慢慢出现乳头、乳晕脱屑、糜烂、瘙痒,进而形成溃疡,有时覆盖黄褐色鳞屑样痂皮,病变继续发展则乳头内陷、破损。淋巴转移晚,常被误诊为湿疹而延误治疗。

(五)辅助检查

(1)钼靶 X 线:早期诊断乳腺癌的影像学诊断方法。适宜于 35 岁以上女性,每年 1 次。

(2)B 超检查:主要用于鉴别肿块的性质是囊性或实性。

(3)MRI 检查:近年来兴起,敏感性高,但是费用昂贵及特异性较低。浸润癌表现为形状不规则的星芒状、蟹足样阴影,与周围组织间分界不清,边缘有毛刺。

(4)全身放射性核素扫描(ECT)适用于骨转移可能性较大的乳腺癌患者。

(5)三大常规(血常规、尿常规、血生化)、肝肾功能、凝血功能、心电图等检查 是判断患者能否耐受术后及后续治疗的重要参考指标。

(6)乳腺肿瘤标志物的检测:有利于综合评价病情变化。

(7)乳腺病灶活组织检查术:确诊的重要依据,在完成超声、钼靶和磁共振检查后进行。最常见的方法是 B 超定位下空芯穿刺,具有简便、快捷、准确的优点。穿刺前行普鲁卡因皮试,皮试阴性者才能接受穿刺术。

（六）治疗原则

以手术为主,辅以化学药物、放射、内分泌、生物治疗等综合治疗。

1.手术治疗

手术治疗是最根本的治疗方法。适应证为 0、Ⅰ、Ⅱ 期及部分Ⅲ期患者。已有远处转移、全身情况差、主要脏器有严重疾病不能耐受手术者属于手术禁忌。早年以局部切除及全乳房切除术治疗乳腺癌,但是治疗结果并不理想,随着手术方式不断演化,直至 Fisher 首次提出乳腺癌是 1 个全身性疾病,手术范围的扩大并不能降低死亡率,主张缩小手术范围,并加强术后综合辅助治疗。目前我国国内以改良根治术为主,国外推广保乳术,取得了良好效果,保乳术将成为未来我国乳腺癌手术发展的趋势。

（1）乳腺癌根治术:手术范围包括整个乳房、胸大肌、胸小肌、腋窝及锁骨下淋巴结。该术式可清除腋下组（胸小肌外侧）、腋中组（胸小肌深面）及腋上组（胸小肌内侧）3 组淋巴结,手术创伤较大,现在已很少应用。

（2）乳腺癌扩大根治术:即在清除腋下、腋中、腋上 3 组淋巴结的基础上,同时切除胸廓内动、静脉及其周围的淋巴结（即胸骨旁淋巴结）。

（3）乳腺癌改良根治术:有两种术式。一种是保留胸大肌,切除胸小肌;一种是保留胸大、小肌。前者淋巴结清楚范围与根治术相仿,后者不能清除腋上组淋巴结。大量临床观察研究发现Ⅰ、Ⅱ 期乳腺癌患者应用根治术与改良根治术的生存率无明显差异,且后者保留了胸肌,更易被患者接受,目前已成为常用术式。

（4）全乳房切除术:切除整个乳腺,包括腋尾部及胸大肌筋膜。该术式适宜于原位癌、微小癌及年迈体弱不易做改良根治术者。

（5）保留乳房的乳腺癌切除术:手术包括完整切除肿块及腋淋巴结清扫。肿块切除时要求肿块周围包裹适量正常乳腺组织,确保切除标本的边缘无肿瘤细胞浸润。术后辅以放疗、化疗,全球范围内的大量临床随机对照试验证明,保乳术联合术后辅助治疗,与传统根治术或改良根治术相比,在总生存率上无统计学差异,现已被欧美国家广泛接受。

（6）前哨淋巴活检术:前哨淋巴是原发肿瘤发生淋巴结转移所必经的第 1 个淋巴结,通过前哨淋巴结活检,可以预测腋淋巴结是否转移的准确性已达 95%～98%。目前多采用注射染料和放射性核素作为前哨淋巴结活检的两种示踪剂,若活检为阴性,则可避免不必要的腋淋巴结清扫,进一步减少手术带来的并发症和上肢功能障碍。

（7）乳腺癌术后的乳房重建:又称乳房再造术,指利用自身组织移植或乳房假体来重建因患乳房疾病行乳房切除术后的胸壁畸形和乳房缺损。乳房重建术根据重建的时间可分为一期重建和二期重建。一期重建术是指在实施乳腺癌根治术的同时进行乳房重建;二期重建是指患者乳腺癌切除术后 1～2 年,已完成术后放疗且无复发迹象者进行的乳房重建术。

关于手术方式的选择目前尚有分歧,但没有任何一种术式适用于所有情况的乳腺癌,手术方式选择还应根据病理分型、疾病分期、手术医师的习惯及辅助治疗的条件而定。总之,改良乳腺癌根治术是目前的应用较为广泛的术式,有胸骨旁淋巴结转移时行扩大根治术;晚期乳腺癌行乳腺癌姑息性切除。

2.化学药物治疗

（1）辅助化疗:乳腺癌是实体肿瘤中应用化疗最有效的肿瘤之一。化疗是必要的全身性辅助治疗方式,可降低术后复发率,提高生存率,一般在术后早期应用,采用联合化疗方式,治疗期以 6 个月左右为宜。常用方案有 CMF 方案(环磷酰胺、甲氨蝶呤、氟尿嘧啶)和 CEF 方案(环磷酰胺、表柔比星、氟尿嘧啶)。根据病情术后尽早用药,化疗前患者应无明显骨髓抑制,白细胞计数 $>4\times10^9/L$,血红蛋白 >80 g/L,血小板 $>50\times10^9/L$。化疗期间定期检查肝、肾功能,每次化疗前查白细胞计数,若白细胞计数 $<3\times10^9/L$,应延长用药间隔时间。表柔比星的心脏毒性和骨髓抑制作用较多柔比星低,因而其应用更为广泛。尽管如此,仍应定期心电图检查。其他效果好的有紫杉醇、多西紫杉醇、长春瑞滨和卡培他滨等。

(2)新辅助化疗:多用于由于肿物过大或已经转移导致不能手术的Ⅲ期患者,通过化疗使肿物缩小。化疗方案同辅助化疗,疗程根据个人疗效而定。

3.内分泌疗法

乳腺是雌激素靶器官,癌肿细胞中雌激素受体(ER)含量高者,称激素依赖性肿瘤,对内分泌治疗有效;ER 含量低者,称激素非依赖型肿瘤,对内分泌治疗效果差。因此,针对乳腺癌患者还应测定雌激素受体和孕激素受体,以选择辅助治疗方案及判断预后。

(1)他莫昔芬:又名三苯氧胺,是内分泌治疗常用药物,可降低乳腺癌术后复发及转移,同时可减少对侧乳腺癌的发生率;适用于雌激素受体(ER)阳性的绝经妇女。他莫昔芬的用量为每天 20 mg,服用 5 年。该药的主要不良反应有潮热、恶心、呕吐、静脉栓塞形成、眼部不良反应、阴道干燥或分泌物增多。他莫昔芬的第二代药物是托瑞米芬(法乐通)。

(2)芳香化酶抑制剂(AI、如来曲唑等):新近发展的药物,能抑制肾上腺分泌的雄激素转变为雌激素过程中的芳香化环节,从而降低雌二醇,达到治疗乳腺癌的目的。适用于绝经后的患者,效果优于他莫昔芬,一般建议单独使用此类药物或他莫昔芬序贯芳香化酶抑制剂辅助治疗。目前临床上 AI 已代替他莫昔芬成为绝经后乳腺癌患者的一线治疗药物。

(3)卵巢去势治疗:包括药物、手术或放射去势,目前临床少用。

4.放疗

可在术前、术后采用,是乳腺癌局部治疗的手段之一。术前杀灭癌肿周围癌细胞,术后减少扩散及复发,提高 5 年生存率。一般在术后 2～3 周,在锁骨上、胸骨旁以及腋窝等区域进行照射。此外,骨转移灶及局部复发灶照射,可缓解症状。在保乳术后,放疗是重要组成部分;单纯乳房切除术后根据患者具体情况而定;根治术后一般不做常规放疗,但对于高危复发患者,放疗可降低局部复发率。

5.生物治疗

(1)曲妥珠单抗:近年来临床上推广应用的注射液,系通过转基因技术,对 *CerB-2* 过度表达的乳腺癌患者有一定效果。对于 *HER2* 基因扩增或过度表达的乳腺癌患者,曲妥珠单抗联合化疗的疗效明显优于单用化疗。

(2)拉帕替尼:是一种口服的小分子表皮生长因子酪氨酸激酶抑制剂,与曲妥珠单抗无交叉耐药,与其不同的是能够透过血-脑屏障,对乳腺癌脑转移有一定的治疗作用。

(3)贝伐单抗:是一种针对血管内皮生长因子的重组人源化单克隆抗体,联合其他化疗药物是晚期转移性乳腺癌的标准治疗方案之一。

二、护理评估

（一）一般评估

1.生命体征（T、P、R、BP）

乳腺癌患者乳房皮肤破溃有发炎感染者可有体温升高，癌肿深入浸润侵及肺部时可有呼吸加快。术后由于麻醉剂的作用或卧床太久没有活动，评估患者是否有短暂性的血压降低。术后3天内患者可出现手术吸收热，一般不超过 38.5 ℃，高热时可有脉搏、呼吸加快。

2.患者主诉

（1）现病史：是否触及肿块，肿块发生时间、增长速度，随月经周期肿块大小有无变化，有无乳头溢液及乳头溢液的性质、治疗情况；有无疼痛，疼痛的位置、程度、性质、持续时间；有无高血压、糖尿病等其他系统的疾病。

（2）过去史：了解患者的月经及婚育情况：初潮年龄、初产年龄、绝经年龄、月经周期、怀孕及生育次数，是否哺乳；绝经后是否应用激素替代疗法，是否患子宫及甲状腺功能性疾病。

（3）家族史：家族中是否有恶性肿瘤尤其是乳腺癌的患者。

（4）心理-社会史：了解患者有无遇到社会心理应激（如夫妻关系不和、离异、丧偶、重大事故），是否长期心理压抑。

（5）日常生活习惯：有无高脂、高糖、高热量饮食习惯，有无长期饮酒，有无长期使用激素类美容化妆品或药物。

（6）有无过敏史。

3.相关记录

术后记录每天引流液的量、色、性质。心电监护患者的血压、脉搏、呼吸、血氧饱和度。

（二）身体评估

1.术前一般情况

有无高血压、糖尿病、脑血管史等其他系统疾病，近期有无服用阿司匹林等药物，入院后睡眠情况。

2.术前专科情况

（1）检查方法。

视诊：面对镜子，两手叉腰，观察乳房的外形，然后将双臂高举过头，仔细观察：①两侧乳房的大小、形状、高低是否对称，如有差异，需询问是先天发育异常还是近期发生的或渐进性发生的。②乳房皮肤有无红肿、皮疹、皮肤褶皱、橘皮样改变、浅表静脉扩张等异常。③观察乳头是否在同一水平上，是否有抬高、回缩、凹陷，有无异常分泌物自乳头溢出，乳晕颜色是否有改变。

触诊。①触诊乳房：仰卧，先查健侧，再查患侧。检查侧的手臂高举过头，在检查侧肩下垫一小枕头，使乳房变平。然后将对侧手四指并拢，用指端掌面检查乳房各部位是否有肿块或其他变化。依次从乳房外上、外下、内下、内上象限及中央区作全面检查。上至锁骨，下到肋弓边缘，内侧到胸骨旁，外侧到腋中线。然后用同样方法检查对侧乳房，最后用拇指和示指轻轻挤捏乳头，观察有无乳头溢液。注意腋窝有无肿块，对较小或深部的病灶，可再用指尖进行触诊。②触诊腋窝淋巴结：患者取坐位，检查右侧腋下时，以右手托住患者右臂，使胸大肌松弛，用左手自胸壁外侧向腋顶部、胸肌外侧及肩胛下逐步触诊，如触及肿大淋巴结，注意其部位、大小、形状、数量、硬度、表面是否光滑、有无压痛、边界是否清楚以及活动度；与周围组织间及淋巴间有无粘连。检查左侧腋下时,方法同前。检查锁骨上淋巴结时可站在患者背后,乳腺癌锁骨上淋巴结转移多发生于胸锁乳突肌锁骨头外侧缘处,检查时可沿锁骨上和胸锁乳突肌外缘向左右和上下触诊,如触及肿大淋巴结,记录其特点。

(2)检查的内容。①肿块的大小、部位、形状、数量、质地、表面光滑度、有无压痛、与周围组织是否粘连、边界是否清楚及活动度。②乳房外形有无改变,双侧是否对称,乳头有无抬高、内陷,皮肤有无橘皮样改变,有无破溃,血性分泌物是否恶臭。③是否有乳头溢液,分泌物性质、量、气味等。④是否有腋窝淋巴结肿大,淋巴结肿大早期为散在、质硬、无痛、可以推动结节,后期则互相粘连融合,甚至与皮肤或深部组织粘连。

3.术后身体评估

(1)术后评估患者生命体征、意识状态、精神状态,有无烦躁、面色苍白、皮肤湿冷、呼吸急促、脉快等异常表现。评估患者的早期下床活动能力,有无直立性低血压,四肢活动能力如何。评估患者疼痛的部位、性质、评分、持续时间、伴随症状。评估患者拔除尿管后有无尿潴留。

(2)评估患肢水肿的程度。根据水肿的范围和程度可分为三度。①Ⅰ度:上臂体积增加<10%,一般不明显,肉眼不易观察出,多发生在上臂近段内后区域;②Ⅱ度:上臂体积增加为10%~80%,肿胀明显,但一般不影响上肢活动;③Ⅲ度:上臂体积增加>80%,肿胀明显,累及范围广,可影响整个上肢,并有严重的上肢活动障碍。可对比健侧与患侧上肢是否相同,测量不同点的臂围,手指按压。

(三)心理-社会评估

入院后当患者被确诊为乳腺癌时,常表现为怀疑、不接受现实、焦虑,甚至恐惧。充分了解患者对疾病认识情况,是否接受手术。了解患者对疾病预后、拟采取手术方案及手术后康复知识的了解程度。了解患者家属的心理状态、家庭对手术的经济承受能力。术后评估患者对自身形象的接受度,是否有抑郁表现,能否良好适应自身的变化。

(四)辅助检查阳性结果评估

1.乳腺钼靶检查

临床上主要采用 BI-RADS 分期,世界上权威的钼靶检查报告分期标准为以下几点。

BI-RADS 0 级:需要结合其他检查。

BI-RADS 1 级:阴性。

BI-RADS 2 级:良性。

BI-RADS 3 级:良性可能,需短期随访。

BI-RADS 4 级:可疑恶性,建议活检。

4A:低度可疑。

4B:中度可疑。

4C:高度可疑但不确定。

BI-RADS 5 级:高度恶性。

BI-RADS 6 级:已经病理证实恶性。

2.三大常规

(1)血常规:白细胞和中性粒细胞是判断没无感染的基本指标;血红蛋白指数是贫血的诊断依据;血小板是判断凝血功能的重要因素。

(2)尿常规:判断有无泌尿系统感染。

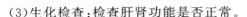

（3）生化检查：检查肝肾功能是否正常。

（五）治疗效果的评估

1.非手术治疗评估要点

（1）评估接受新辅助化疗患者的乳房肿块有无缩小或变大。

（2）化疗患者的评估要点：有无肝肾功能不正常；有无出血性膀胱炎；有无贫血或白细胞计数过低；心电图检查有无异常；有无大量呕吐导致电解质紊乱，是否需要补液；有无化疗药变态反应的发生，如胸闷、呼吸急促。

（3）放疗患者的评估要点：患者有无贫血或白细胞计数过低；放疗区域皮肤有无发红、皮疹。

2.手术治疗评估要点

评估患者手术后患肢水肿的程度、切口愈合情况、有无患侧上肢活动障碍、有无自我形象紊乱。

三、主要护理诊断（问题）

（一）焦虑恐惧

焦虑恐惧与不适应住院环境，担心预后、手术影响女性形象及今后家庭、工作有关。

（二）有组织完整性受损的危险

危险与留置引流管、患侧上肢淋巴引流不畅有关。

（三）知识缺乏

缺乏术前准备、术后注意事项、术后康复锻炼的知识。

（四）睡眠障碍

睡眠障碍与不适应环境改变及担心手术有关。

（五）皮肤完整性受损

皮肤完整性受损与手术有关。

（六）身体活动障碍

身体活动障碍与手术影响患者活动有关。

（七）自我形象紊乱

自我形象紊乱与乳房或邻近组织切除及瘢痕形成有关。

（八）潜在并发症

皮下积液、皮瓣坏死、上肢水肿。

四、主要护理措施

（一）正确对待手术引起的自我形象改变

1.做好患者的心理护理

向患者和家属耐心解释手术的必要性和重要性，鼓励患者表达自己的想法与感受，介绍相同经历的已重塑自我形象的病友与之交流。告知患者今后行乳房重建的可能，鼓励其战胜疾病的信心。

2.取得其配偶的理解和支持

对已婚患者，同时对其配偶进行心理辅导，鼓励夫妻双方坦诚交流，使配偶理解关心其术后身体状况，接受身体形象的改变。

（二）术前护理

1.心理护理

护理人员关注患者的心理状态,从入院起即做好宣教工作,减轻环境不适应带来的焦虑,随之给予各项检查及治疗的宣教及解释。认识乳腺癌患者确诊后的心理历程,针对性的给予心理疏导。允许并鼓励患者参与到自身基本治疗方式的选择,以符合患者的社会地位、经济情况、文化水平、家庭关系及个人隐私方面的需求,使患者达到心理平衡。可让术后恢复患者现身讲解,解除顾虑,使患者得到全方位的心理支持,树立战胜疾病的信心,提高应对技巧和生活质量。

2.完善术前准备

（1）做好术前检查的有关宣教,满足患者了解疾病相关知识的需求。

（2）术前做好皮肤准备,剃去腋毛,以便于术中淋巴结清扫。对手术范围大、需要植皮的患者,除常规备皮外,同时做好供皮区（如腹部或同侧大腿）的皮肤准备。

（3）乳房皮肤破溃者,术前每天换药至创面好转。

（4）乳头凹陷者,应提起乳头,以松节油擦干净,再以75％乙醇擦洗。

（5）术前教会患者腹式呼吸、咳痰、变换体位及床上大小便的具体方法,手术晨留置尿管。

（6）从术前8～12小时开始禁食、禁水,以防因麻醉或手术过程中的呕吐而引起窒息或吸入性肺炎。

（7）手术晨全面检查术前准备情况,测量生命体征,若发现患者有体温、血压升高或女性患者月经来潮时,及时通知医师,必要时延期手术。

（8）乳腺肿瘤如继发感染、破溃或出血。应给予抗感染和消炎止血治疗,在局部炎症水肿消退、皮肤状况好转后再手术。

（9）对于哺乳期患者应采用药物断奶回乳,以免术后发生乳瘘。

（三）术后护理

1.体位及饮食的护理

全麻或硬膜外麻醉后术后6小时内去枕平卧位,禁食禁水,头偏一侧,注意防止直立性低血压、呕吐及误吸。6小时后,若患者生命体征平稳,可取半卧位或平卧位,保持患肢自然内收。术后6小时后,先试饮少量水,无不适后,可进流质饮食,少量多餐,次日可进高热量、高蛋白的普食。

2.病情观察

术后连续6小时,每1小时测T、P、BP、R,并观察患者精神状态,心电监护患者需记录每小时血氧饱和度。注意观察呼吸,有胸闷、呼吸困难时,注意是否伴发气胸,必要时进行胸部X线检查。其他导致呼吸困难的因素有胸带过紧、体位。观察患者精神状态,有无烦躁、面色苍白、皮肤湿冷、呼吸急促、脉快等异常表现和由于出血而导致的休克和窒息。观察敷料是否固定完好及渗血情况。

3.疼痛护理

倾听患者疼痛的感受、部位、发生时间,判断疼痛的强度、阵发性还是持续性,有心血管疾病和心脏疾病的患者注意其伤口疼痛与心绞痛区分。严密观察患者的疼痛情况,判断产生的原因是心理作用、伤口导致、体位压迫还是其他疾病伴发。指导患者疼痛时避免下床活动,学会分散注意力,给予患者疾病相关的知识宣教,告知避免患肢长时间下垂,肩关节制动。按医嘱指导患者正确用药,观察药物疗效和不良反应。

4.加强伤口护理

(1)注意伤口敷料情况,用胸带加压包扎,使皮瓣与胸壁贴合紧密,注意松紧度以容纳一手指、能维持正常血运、不影响患者呼吸为宜。

(2)观察患侧上肢远端血运循环情况,若手指发麻、皮肤发绀、皮温下降、脉搏摸不清,提示腋窝部血管受压,应及时调整绷带松紧度。

(3)绷带加压包扎一般维持7～10天,包扎期间告知患者不能自行松紧绷带,瘙痒时不能将手指伸入敷料下抓挠。若绷带松脱,及时重新加压包扎。观察切口敷料渗血、渗液情况,并记录。

5.做好引流管的护理

(1)做好宣教:引流管贴明标识,告知患者及家属引流管放置的目的是及时引流皮瓣下的渗血、渗液和积气,使皮瓣紧贴创面,促进皮瓣愈合。翻身及下床活动时防止引流管扭曲、折叠和受压。告知患者不要急于想要拔掉引流管,引流管放置时间一般在2周左右,连续3天每天引流量＜10 mL,创面与皮肤紧贴,手指按压伤口周围皮肤无空虚感,即可考虑拔管。

(2)维持有效负压:注意负压引流管连接固定,负压维持在26.6～53.2 kPa(200～400 mmHg),保持有效负压及引流管通畅。护士在更换引流瓶时发现局部积液、皮瓣不能紧贴胸壁且有波动感,报告医师及时处理。

(3)加强观察:注意引流液的量、色、性质并记录。术后1～2天,每天引流血性液50～200 mL,以后逐渐颜色变淡、减少。若术后短时间内引流出大量鲜红色液体(＞100 mL/h)或24小时引流量＞500 mL,则为活动性出血,需及时通知医师,并遵医嘱处理。随时观察引流管是否通畅、固定,防止患者下床时引流管扭曲打折,保证有效引流。观察患者术后拔除尿管后能否顺利排尿,术后6小时仍未排尿者需判断有无尿潴留。观察患者术后能否顺利排便,术后3～5天患者仍未排便,观察有无腹胀。

6.指导患者做上肢功能锻炼

(1)告知功能锻炼的目的:术后进行适时、适当地功能锻炼有利于术后上肢静脉回流,预防上肢水肿。同时又减少瘢痕挛缩的发生,促进患侧上肢功能恢复及自理能力的重建,增强患者恢复的信心,提高生活质量。

(2)功能锻炼的时机与方法:乳腺癌术后过早、过大范围进行患侧上肢和胸部活动,会影响切口愈合,并且会明显增加创面渗血量,容易出现皮瓣坏死和积液。但如果活动过晚、活动范围不够,又会影响上肢的运动功能,容易造成肌力下降和活动范围受限。妥善掌握活动的时机和限度,目前普遍推荐,术后早期肩部适当制动,外展、前伸和后伸动作范围都不应超过40°,内旋和外旋动作不受限制。待伤口逐渐愈合,逐步增加活动的量和范围。术后手、腕部、前臂、肘部活动不受限制。依据患者所处的不同术后康复阶段,指导其相应的功能锻炼:术后24小时患肢内收、制动,只做手关节、腕关节、肘关节的屈曲、伸展运动,避免患肢外展、上举。术后24小时鼓励患者早期下床活动,渐进式床上坐起、床边坐位、床边站立各30秒,无头晕不适后,可在床旁适当活动。引流管拔除后开始肩部活动,循序渐进地增加强度与频率来锻炼肩关节的前摆、后伸,逐步尝试用患肢刷牙、梳头、洗脸等。同时每天开始进行手指爬墙运动。待伤口愈合拆线后,患肢逐渐外展联系,鼓励患者结合之前的锻炼内容学习康复操,全方位活动锻炼患肢关节。

(3)注意事项:①正确进行功能锻炼,遵循循序渐进的原则,逐步活动手、腕、肘、肩部关节。②不可动作过大,也不可惧怕疼痛不敢运动,以不感到疼痛为宜。③早期下床活动时,不可用患肢撑床,防止家属用力扶患肢,以免造成腋窝皮瓣滑动影响愈合。④若出现腋下积液,应延迟肩关节活动时间,减少活动量,待伤口愈合,积液消失,再开始锻炼计划。

7.患肢水肿的护理

(1)原因:患侧上肢肿胀主要与患侧淋巴结切除后上肢淋巴回流不畅、上肢静脉回流不畅有关,此外局部积液或感染等也会导致患肢肿胀。淋巴回流不畅引起的水肿通常发生在 1~2 个月甚至数月后,静脉回流不畅则在术后短时间内出现。

(2)避免患肢肿胀的措施:①术后用一软枕垫高患肢,使之高于心脏 10~15 cm,直至伤口愈合拆线。②严禁在患侧测血压、静脉输液、注射、抽血、提重物等,以免回流障碍引起水肿。③术后 24 小时开始进行适当的功能锻炼。④向心性局部按摩:让患者抬高患肢,按摩者用双手扣成环形自腕部向肩部用一定压力推移,每次 15 分钟以上,一天 3 次。⑤局部感染者,及时应用抗生素治疗。

(四)健康教育

(1)术后近期避免患肢提取重物,继续进行功能锻炼。

(2)术后 5 年内尽量避免妊娠,因为妊娠可加重患者及其家属的精神压力和经济上的双重负担。避孕不宜使用激素类避孕药,以免刺激癌细胞生长;可使用避孕套、上环等方法或请教妇科医师。

(3)放疗及化疗的自我护理:放疗期间注意保护皮肤,出现放射性皮炎时及时就诊。化疗期间应定期检查肝、肾功能,每次化疗前 1 天或当天查白细胞计数,化疗后 5~7 天复查白细胞计数,若白细胞数$<3 \times 10^9$/L,需及时就诊。放化疗期间应少去公共场所,以减少感染机会;加强营养,多食高蛋白、高维生素、低脂肪的食物,以增强机体抵抗力,饮食要均衡,不宜过多忌口。

(4)提供患者改善形象的方法:介绍假体的作用和应用;可通过佩戴合适的假发、义乳改善自我形象;根治术后 3 个月可行乳房再造术,但有肿瘤转移或乳腺炎者禁忌;避免衣着过度紧身。

(5)饮食指导:①术后一般不必忌口,但对某些含有雌激素成分的食品或保健品,如蜂乳、阿胶等应少食。②限制脂肪含量高,特别是动物性脂肪含量高的食物,尽量选择脱脂牛奶,避免油炸或其他脂肪含量高的食物。③选择富含各种蔬菜、水果和豆类的植物性膳食,并多食用粗加工的谷类。④建议不饮酒,尤其禁饮烈性酒类。⑤控制肉摄入量,特别是红肉,最好选择鱼、禽肉取代红肉(牛、羊、猪肉)。⑥限制腌制食物和食盐摄入量。⑦避免食用被真菌毒素污染而在室温长期储藏的食物。⑧少喝咖啡,因其含有较高的咖啡因,可促使乳腺增生。⑨注意均衡饮食,适当的体力活动,避免体重过重。

(6)告知患者乳房自检的正确方法和时间。乳房自检应经常进行,20 岁以上女性每月自检一次,一般在月经干净后 5~7 天。此时雌激素对乳腺的影响最小,乳腺处于相对静止状态,容易发现病变。对于已绝经妇女,检查时间可固定于每月的某一天。40 岁以上的妇女、乳腺癌术后的患者每年行钼靶 X 线摄片检查,以便早期发现乳腺癌或乳腺癌复发征象。

(7)正确面对术后性生活:性生活是人类最基本的生理和心理需求。特别是年轻的乳腺癌患者术后,由于手术瘢痕、脱发等对于性及生殖方面会产生一系列问题,甚至认为自己不再是 1 个完整的女性,对性表达失去信心,同时配偶因担心性生活会影响对方的康复,甚至担心可能因此病情恶化,也对性避而不谈。事实上,单纯从乳房的手术或者放疗的角度而言,并不会降低女性的性欲,也不会影响性生活时的身心反应。同时,正常的性生活也对预防疾病的复发有很大益处。

(8)患侧肢体的护理:教会患者患侧肢体功能锻炼的方法,强调锻炼的必要性及重要性,术后

1年如上肢功能障碍不能恢复,以后就很难再恢复正常。锻炼要循序渐进,不能急于求成,贵在坚持。

五、肿瘤化疗患者的生理病理特点

（一）肿瘤化疗患者免疫系统功能特点

细胞毒药物以两种方式诱导免疫系统。一种是直接诱导特异的细胞免疫反应,导致肿瘤细胞死亡;另一种是诱导短暂的淋巴细胞削减,然后刺激免疫效应分子产生,解除受抑制的免疫反应。一些细胞毒药物直接或间接杀死免疫效应细胞,导致免疫系统功能低下或免疫无能。增加患者病毒和细菌感染的可能性。化疗药物可通过3种方式——本身性质(如烷化剂和糖皮质激素)、作用模式(如肿瘤细胞的死亡出现在细胞应激之前)或剂量/给药方式对免疫系统进行损害。

（二）肿瘤化疗患者器官功能特点

抗肿瘤药物不仅杀伤肿瘤细胞,而且会影响正常细胞,特别是对靶器官,如造血系统、肝、肾功能有很大的影响,可产生骨髓抑制、肝肾功能损害等毒性反应或不良反应。化疗患者造血系统、肝、肾功能的改变,决定着能否化疗或是否需要调整化疗药物的剂量,因此化疗前需要常规测定血常规、肝、肾功能等。化疗中监测各项指标的动态变化,确保化疗过程的安全性。

（三）肿瘤化疗患者营养状态特点

化疗过程和患者的营养状况是相互联系的。首先,化疗过程中的毒性,尤其是消化道反应中极为常见的恶心、呕吐、消化道黏膜炎症、破损、腹泻、便秘等症状,会严重削弱患者的食欲或影响进食过程。在肿瘤引起的代谢异常的基础上进一步加重营养不足。

其次,营养不足会降低患者对化疗的耐受程度,影响中性粒细胞的水平,致使患者无法完成化疗计划,化疗提前终止,从而影响患者的抗肿瘤治疗的效果。因此,要重视化疗给肿瘤患者带来的营养风险,积极评估,及早应对,维持患者的营养水平,为化疗提供良好的代谢环境。

六、肿瘤静脉化疗患者的护理特点

（一）肿瘤化疗患者静脉选择原则

理想的静脉注射应该是选择一条粗直的浅表静脉或者选择深静脉置管[如经外周深静脉置管(PICC)或静脉输液港]。避免瘀青、炎症的部位;避免在循环不良的肢体上注射,如乳腺癌切除术后的患肢,有淋巴水肿、血栓性静脉炎、创伤的肢体,以及有不可移动骨折的肢体等。上腔静脉阻塞的患者应从下肢静脉给药,当注射强刺激化疗药物时,外周静脉输液避免使用肘窝部位。

（二）肿瘤化疗患者穿刺工具的选择特点

(1)直接单次注射可使用留置针(视患者使用的化疗药性质来决定),留置针宜选用24号,因为导管越细,对静脉的伤害就越小,而且有较多的血流经过导管旁,还可以减少具有刺激性的药物在血管壁的停留时间,使化学性静脉炎发生率降低。

(2)连续多天静脉滴注且多疗程注射时最好应用PICC或静脉输液港,能更好地保护静脉,防止外渗。

（三）化疗期间肿瘤患者的健康教育

(1)输液前向患者讲解细胞毒药物渗出的临床表现,如果出现局部隆起、疼痛或输液不通畅,及时呼叫护士,尽量减少化疗药物的渗出量。一旦发生药物渗出,应及时报告护士处理,切勿自行热敷。

(2)向患者详细介绍 PICC 的优越性,连续静脉输注细胞毒药物时尽量说服患者采取 PICC 输液,并向患者说明 PICC 的用途,简单介绍操作流程。

(3)输注需慢滴的药物如伊立替康、紫杉醇等,应向患者说明输液速度的重要性,不可自行调节输液速度。

(4)鼓励患者进食,宜清淡易消化饮食,少量多餐。

(5)化疗期间注意口腔卫生,保持清洁和湿润,每天饭前后用生理盐水漱口,睡前和晨起用软毛牙刷清洁口腔,动作轻柔,避免损伤口腔黏膜和牙龈。

(6)化疗前和化疗期间嘱患者多饮水,使尿量维持在每天 2 000~3 000 mL 或,以减轻肾脏毒性。教会患者观察尿液的性状,准确记录出入量,如出现任何不适及时报告。

七、乳腺癌的辅助化疗的护理

(一)健康教育与心理护理

要获得较好的治疗效果,大部分乳腺癌患者要经过较长时间的化疗和连续治疗与护理,每个治疗阶段的反应都各有不同,要建立全程分期教育模式。从患者入院、化疗前、化疗中、化疗后和出院前 5 个阶段分别采用不同的方法给予指导,帮助患者顺利度过各阶段。

1.入院阶段

主要让化疗患者尽快熟悉医院环境,讲解有关疾病知识和医疗进展,介绍治疗成功的病例,以减轻其焦虑、悲观绝望的心理,唤起对化疗的信心,建立良好的遵医行为。

2.化疗前阶段

教育应重点向患者介绍治疗方案、给药途径、药物的作用和效果,可能出现的不良反应及对策,消除患者对化疗的紧张恐惧心理,建立治疗信心。化疗中应让患者掌握配合的方法、注意事项,明确配合治疗的意义,提高配合治疗的能力,减轻化疗不良反应和并发症。

3.化疗中、化疗后阶段

面对化疗期的严重反应,会出现心理障碍、悲观失望、焦虑、忧郁,失去生存的勇气,做出许多失常的举动,通过沟通思想、心理疏导方式,给予更多的鼓励与帮助,为患者提供如何应对和减轻化疗反应减少不适等信息和知识,并积极处理化疗反应。

4.出院阶段

给予全面的指导,如养成自觉的遵医行为、坚持化疗以及如何处理和应对化疗反应、定期复查、保持愉快的心情、合适的体力劳动及锻炼、合理的饮食、良好的生活习惯等。

(二)输液护理

乳腺癌的化疗是 1 个比较漫长的过程,每位患者在化疗期间要接受数十次甚至上百次的穿刺痛苦,由于乳腺癌术中患侧血管、淋巴管被结扎导致患侧不能输液,下肢静脉由于静脉瓣较多,化疗时更易发生静脉炎,通常只能在健侧上肢输液或化疗。同时,由于化疗药对血管的毒性作用很大,在浅静脉化疗时容易发生静脉炎、输液外渗时导致局部的炎症、坏死,发生后处理很困难,疗程长,有的甚至需要外科植皮,给患者造成很大的痛苦和额外的经济负担。因此,乳腺癌患者化疗时对血管的要求就很高,在血管的选择方面应注意尽量对患者产生最小的不良作用和痛苦,选用粗大直的血管,有条件的现在一般主张使用深静脉。使用中心静脉置管并发症多且风险大,而经外周深静脉置管(PICC)因其操作简便、痛苦小、留置时间长、并发症相对少等优点在临床广泛使用。

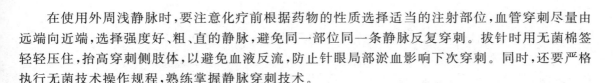

在使用外周浅静脉时,要注意化疗前根据药物的性质选择适当的注射部位,血管穿刺尽量由远端向近端,选择强度好、粗、直的静脉,避免同一部位同一条静脉反复穿刺。拔针时用无菌棉签轻轻压住,抬高穿刺侧肢体,以避免血液反流,防止针眼局部淤血影响下次穿刺。同时,还要严格执行无菌技术操作规程,熟练掌握静脉穿刺技术。

PICC 置管的护理主要包括相关健康教育,如向患者和家属宣传介绍 PICC 的有关知识,讲解管道的优越性、置管方法、置管前后注意事项。还包括正确地进行管道护理:无菌管理、保持通畅、正确封管等。

为避免静脉炎的发生,护理人员需掌握化疗药物的性质和输液浓度,化疗前、后和输入不同化疗药物时,要用生理盐水 50~100 mL 冲洗静脉,以减少药物在血管内的停留,降低静脉炎的发生率。

（三）并发症的护理

1.胃肠道反应的护理

胃肠道黏膜上皮细胞增殖旺盛,对化学药物极为敏感,恶心、呕吐是化疗药物引起的最常见的毒性反应,可能使患者拒绝有效的化疗。所以需做好充分的准备工作,创造良好的治疗环境,消除房间异味。指导患者合理饮食,不在餐饮后或空腹时化疗,一般在饭后 2~3 小时应用化疗药物最佳;化疗期间不宜食过饱或过油腻的食物。化疗前应用止吐药物预防和减轻胃肠道反应。化疗中巡视病房,多与患者交谈,分散其注意力。加强营养,注意均衡饮食,尤其是优质蛋白质、牛奶的摄入,忌辛辣和刺激性食物。可少量多餐,多饮水,可减轻药物对消化道黏膜的刺激,并有利于毒物排出。多食水果、蔬菜,摄入足够纤维素,养成排便习惯,必要时给胃肠动力药或缓泻剂、灌肠。

2.骨髓抑制的护理

大多数化疗药物可致骨髓抑制,其特征为白细胞总数和中性粒细胞减少,继而血小板减少,严重者全血减少。因此患者需定时进行血象检查,当 Hb≤60 g/L、WBC≤2.0×10⁹/L、中性粒细胞≤1.0×10⁹/L、PLT≤50×10⁹/L 时应停止化疗,给予保护性隔离,并采取预防并发症的措施。为避免感染,可设立单人病室,减少探视,严格执行各种无菌技术操作规程,防止交叉感染。观察有无出血、感染,如牙龈、皮肤斑,静脉穿刺时慎用止血带,严防利器损伤患者皮肤。

3.变态反应的护理

植物类抗肿瘤药物,如紫杉醇可引起变态反应,在滴注过程中安置心电监护,详细记录,观察有无呼吸困难、胸闷等情况,一旦发生严重过敏应立即停药抢救。预防性用药是预防过敏的最有效措施,使用紫杉醇前 12 小时口服地塞米松 3 mg,或地塞米松 5 mg 静脉滴注,也可用苯海拉明 20 mg 肌内注射。

4.心脏毒性反应的护理

蒽环类及紫杉醇类化疗药物的心脏毒性反应表现为心率(律)改变、无症状的短时间心动过缓、低血压,故化疗开始即予心电、血压、血氧饱和度持续监测,每 15 分钟观察并记录 1 次。

5.口腔护理

化疗往往引起口腔黏膜损坏,破坏口腔组织和免疫机制,主要表现为口腔干燥、牙龈炎、口腔溃疡等。因此,做好患者的口腔护理,如嘱其多饮水,常用淡盐水漱口,一旦出现口腔溃疡,要用软毛牙刷刷牙,可采用茶多酚漱口液、呋喃西林液、过氧化氢溶液含漱冲洗,并结合用抗口炎甘油,疗效较好。

6.静脉炎的护理

化疗药物刺激性大,使用周围静脉输液时容易发生静脉炎,如药液渗出或局部疼痛时立即停止用药。对局部肿胀明显、皮肤发红者,在 24 小时内用 0.2% 利多卡因加地塞米松加生理盐水做环形封闭,或用高渗溶液与维生素 B_{12} 注射液混合后外敷局部,可降低化疗药物毒性,且具有止痛及对细胞修复的作用。如果药物外渗较少,药物刺激性较弱,可用 50% 硫酸镁冷湿敷(禁用热敷),使局部血管收缩,减轻药物扩散。受损部位还可涂多磺酸黏多糖乳膏(喜疗妥软膏),促进肿胀消失和局部组织修复,减少炎症反应。

7.泌尿系统不良反应的护理

化疗药物所致泌尿系统损伤,表现为高尿酸血症、出血性膀胱炎及肾功能损害。应鼓励患者多饮水,保证每天入量≥4 000 mL,尿量≥3 000 mL,必要时给予利尿剂,并根据患者尿液 pH 的变化,增加碱性药物用量。对应用环磷酰胺的患者,应重点观察有无膀胱刺激征、排尿困难及血尿。

8.皮肤毒性的护理

化疗前告之患者可能出现皮炎、脱发、色素沉着等,发生皮炎的患者不可用手抓挠患处,可用温水轻轻擦洗,局部用醋酸氟轻松软膏涂擦。

9.脱发的护理

化疗前告知患者可能出现脱发,但化疗间歇期头发会重新生长。帮助患者准备假发或用头巾、帽子遮挡,改善患者自我形象,增加其自信。睡眠时戴发网或帽子,防止头发掉在床上,并注意在晨晚间护理时,扫净床上的脱发,减少对患者的不良心理刺激。另外,有报道表明,给药前 10 分钟用冰帽,10 分钟后头发温度降至 23~24 ℃,持续至停药后 30 分钟止,有一定的预防作用。一旦发生脱发,注意头部防晒,避免用刺激性洗发液。

八、乳腺癌的局部辅助放疗的护理

(一)一般护理

1.心理护理

除常规心理护理以外,重点针对放疗进行教育,运用恰当的医学知识,向患者及其家属介绍放疗的目的、放射线的种类、放疗可能带来的问题,放疗中的注意事项,尤其应强调放疗的价值,帮助患者获取积极的认识和一定的放疗知识,以愉快的心情接受放疗。

2.生活护理

放疗期间,嘱患者穿宽松、便于穿脱的衣服,内衣以棉衣为宜。

3.饮食护理

保持足够和营养平衡的饮食,少食多餐。

4.定期检查血常规

每周进行血常规检查 1 次。当外周白细胞计数<$4.0×10^9$/L 时,应及时通知医师,同时预防性应用升高白细胞药物。

(二)并发症的护理

1.急性放射性皮炎

大剂量照射或照射易损部位可能会发生一定程度的皮肤反应,包括早期的局部红斑、干性脱屑、瘙痒、局部渗出、湿性脱屑、暂时或永久性腋毛脱失等放疗反应。后期反应可为早期反应的延

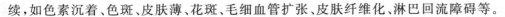

续,如色素沉着、色斑、皮肤薄、花斑、毛细血管扩张、皮肤纤维化、淋巴回流障碍等。

早期的皮肤反应即放射性皮炎可进行治疗,晚期反应多为不可逆改变。一旦出现放射性皮炎,皮肤修复功能会明显下降,因此照射区皮肤护理格外重要。放疗前应洗澡,照射区切口痊愈后方可放疗。照射区皮肤保持清洁干燥,禁贴胶布,禁涂红汞、碘酊及化妆品等,清洗时勿用肥皂,标志线如有褪色及时补描。禁用刺激性软膏、乳膏、洗剂或粉剂等。避免照射区皮肤在阳光下暴晒和各种机械性刺激、冷热刺激。局部皮肤瘙痒时可轻拍或用薄荷止痒水,如有结痂,可待其自然脱落,不宜剥脱,防止破溃形成。

2.大面积皮损感染

出现湿性脱屑应停止放疗,对症处理,合并感染时需抗炎,保持创面清洁干燥,以利于愈合。

3.全身反应护理

在放疗中易引起乏力、头晕、失眠或嗜睡,以及食欲缺乏、恶心、呕吐等消化道反应。多与患者的身体状况、放疗前的治疗情况、个体差异、心理因素等有关。对患者进行饮食调解,合理休息后,多能耐受放疗。白细胞数降低至接近正常值时,一般不必中止治疗,可预防性应用升高白细胞药物以帮助患者增加耐受性。

4.急性放射性食管炎

行内乳区或锁骨上区放疗可出现不同程度的食管炎,表现为吞咽疼痛或不适,多数为一过性放射反应。应做好生活护理,尤其是饮食护理,给予稀软、温冷、清淡食物,多食新鲜蔬菜、水果,忌食辛辣刺激性食物。有报道对于症状较重的患者,餐前15分钟含服2%利多卡因20 mL+地塞米松5 mg+庆大霉素32万U+生理盐水100 mL,每次10 mL,3次/天,一般5~7天会消失,期间保证充足睡眠,适当锻炼。进食困难者给予半流质或流质饮食,必要时可暂停放疗。

5.放射性肺炎或纵隔纤维化

保乳患者行切线放疗或全胸壁放疗可造成不同程度的肺部损伤,根治性乳房切除术后行内乳区及锁骨上区照射时,可造成肺尖及纵隔的损伤。早期表现为放射性肺炎,晚期为肺或纵隔纤维化。虽然在现代放射技术和设备的条件下放射性肺炎的发生率较低,但放射性肺纤维化多为不可逆损伤。因此,要正确评估患者的状况而准确地计划放射剂量,并在放疗过程中密切观察呼吸状况,发现症状及时处理。可减少放射剂量,症状明显者可对症处理,应用激素及抗生素治疗,必要时可暂停放疗。

6.上肢水肿

腋窝清扫术后可不同程度地出现上肢水肿、上臂内侧的疼痛麻木等。放疗可加重上述表现,照射期间适当的上肢功能锻炼可有效预防水肿的发生或加重。

7.肋骨骨折或肋骨炎

放疗所致的肋骨骨折及肋骨炎的发生率为3%~7%,多无症状,一般无须处理。

8.乳房纤维化

保乳患者行全乳照射剂量>60 Gy时,多有不同程度的乳房纤维化,且无有效的补救措施,重在预防,现采用三维适形调强放疗技术多可避免其发生。

九、护理效果评估

(1)患者情绪稳定,有充足的睡眠时间,积极配合医疗护理工作。

(2)患者手术前满足营养需要,增强机体免疫力、耐受力。

（3）患者充分做好术前准备，使术后并发症的危险降到最低限度。

（4）患者未出现感染、窒息等并发症，或能够及时发现并发症，并积极地预防与处理。手术创面愈合良好、患侧上肢肿胀减轻或消失。

（5）患者能自主应对自我形象的变化。

（6）患者能表现出良好的生活适应能力，建立自理意识。

（7）患者能注意保护患侧手臂，并正确进行功能锻炼。

（8）患者能复述术后恢复期的注意事项，并能正确进行乳房自我检查。

（杨立英）

第二节　肝性脑病

肝性脑病（hepatic encephalopathy，HE）又称肝昏迷，是严重肝病引起的、以代谢紊乱为基础的中枢神经系统功能失调的综合征。其主要临床表现是意识障碍、行为失常和昏迷。有急性与慢性脑病之分，前者多因急性肝衰竭后肝脏的解毒功能发生严重障碍所致；而后者多见于慢性肝衰竭和门体侧支循环形成或分流术后，来自肠道的有害物质，如氨、硫醇、胺、芳香族氨基酸等直接进入体循环至脑部而发病。肝性脑病的发生机制尚未完全阐明，目前提出的假说主要有：氨毒性学说、假性神经递质学说和 r-氨基丁酸（GABA）学说等。肝性昏迷是肝性脑病的最后阶段，是肝衰竭的最终临床表现。

一、临床表现与分期

（一）临床表现

其临床表现因肝病的类型、肝细胞损害的程度、起病的急缓以及诱因的不同而有所差异。由于导致肝性脑病的基础疾病不同，其临床表现也比较复杂、多变，早期症状的变异性是本病的特点。但也有其共性的表现：即反映为神经精神症状及体征，表现为性格、行为、智能改变和意识障碍。现主要就其脑病的临床表现分类简述如下。

（1）起病：可急可缓。急性肝性脑病起病急骤，前驱期极为短暂，可迅速进入昏迷，多在黄疸出现后发生昏迷，也有在黄疸出现前出现意识障碍而被误诊为精神病者。慢性肝性脑病起病隐匿或渐起，起初常不易发现，易误诊和漏诊。

（2）性格改变：常是本病最早出现的症状，主要是原属外向型性格者表现为抑郁，而原属内向型性格者表现为欣快多语。

（3）行为改变：最初可能仅限于一些"不拘小节"的行为，如乱写乱画，乱洒水，乱吐痰，随地便溺，房间内的桌椅随意乱拖乱放等毫无意义的动作。

（4）睡眠习惯改变：常表现为睡眠倒错，也有人称为近迫性昏迷，此现象提示患者中枢神经系统的兴奋与抑制处于紊乱状态，常预示肝性脑病即将来临。

（5）肝臭：是由于肝衰竭，机体内含硫氨基酸代谢中间产物（如甲硫醇、乙硫醇及二甲硫化物等）经肺呼出或经皮肤散发出的一种特征性气味。

（6）扑翼样震颤：是肝性脑病最具特征性的神经系统体征，具有早期诊断意义。检测方法是

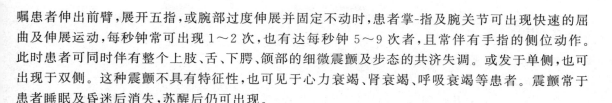

嘱患者伸出前臂,展开五指,或腕部过度伸展并固定不动时,患者掌-指及腕关节可出现快速的屈曲及伸展运动,每秒钟常可出现 1～2 次,也有达每秒钟 5～9 次者,且常伴有手指的侧位动作。此时患者可同时伴有整个上肢、舌、下腭、颌部的细微震颤及步态的共济失调。或发于单侧,也可出现于双侧。这种震颤不具有特征性,也可见于心力衰竭、肾衰竭、呼吸衰竭等患者。震颤常于患者睡眠及昏迷后消失,苏醒后仍可出现。

(7)视力障碍:并不常见。

(8)智能障碍。

(9)意识障碍。

(二)临床分期

为便于早期诊断并指导治疗,常根据患者的临床表现对肝性脑病进行临床分期。目前多数学者赞同 Davidson 根据其临床表现把肝性脑病分为前驱期、昏迷前期、昏睡期、昏迷期 4 期。

1.Ⅰ期(前驱期)

患者可出现轻度性格改变和行为失常。表现为性格改变出现抑郁或欣快,行为改变出现无意识动作,睡眠时间改变出现睡眠颠倒。扑翼样震颤(一),正常反射存在,病理反射(一),脑电图多正常。

2.Ⅱ期(昏迷前期)

Ⅱ期(昏迷前期)的患者以意识错乱、睡眠障碍、行为失常为主,表现为定向力障碍,定时障碍,计算力下降,书写潦乱,语言断续不清,人物概念模糊,扑翼样震颤(＋),正常反射存在,病理反射(＋),常见膝腱反射亢进,踝阵挛(＋),肌张力可增强。可出现不随意运动及运动失调,脑电图出现对称性 θ 波(每秒 4～7 次)。

3.Ⅲ期(昏睡期)

Ⅲ期(昏睡期)的患者以昏睡和精神错乱为主,表现为患者大部分时间处于昏睡状态,反应存在(可被唤醒),或狂躁扰动,扑翼样震颤(＋),肌张力明显增强。脑电图同Ⅱ期。

4.Ⅳ期(昏迷期)

Ⅳ期(昏迷期)的患者神志完全丧失,不能被唤醒。浅昏迷时,对痛觉刺激(如压眶反射阳性)和不适体位尚有反应,腱反射和肌张力仍亢进,扑翼样震颤由于患者查体不能合作而无法引出。深昏迷时,各种反射消失,肌张力降低,瞳孔常散大,可表现为阵发性抽搐,踝阵挛(＋),换气过度,脑电图上出现极慢 δ 波(1.5～3 次/秒)。

但各期之间并无明确的界线,前后期可有重叠,其程度可因病情的发展或治疗好转而变化。少数慢性肝性脑病患者还因中枢神经系统不同部位有器质性损害而出现暂时性或永久性智能减退、共济失调、锥体束阳性或截瘫。

二、并发症

(1)脑水肿。

(2)消化道出血。

(3)肾功能不全。

(4)水电解质酸碱平衡失调。

(5)感染。

三、治疗

本病尚无特效药,常采用综合治疗措施。

(一)消除诱因

避免诱发和加重肝性脑病。慎用镇静剂,有躁狂症状可试用异丙嗪、氯苯那敏等抗组胺药物。

(二)减少肠内有毒物质的产生和吸收

1.饮食

严重的肝性脑病应严格限制甚至停止蛋白质摄入,饮食以碳水化合物为主,尚应补充足够的多种维生素。随着病情好转可给少量豆浆、牛奶、肉汤或蛋类,可隔天增加 10～20 g,直至每天 40～60 g,因植物蛋白质含蛋氨酸、芳香氨基酸较少,对肝性脑病患者较适用。

2.灌肠或导泻

灌肠或导泻以清除肠内积食或积血,口服或鼻饲 25％硫酸镁 30～60 mL 导泻,灌肠禁用碱性肥皂水,而用生理盐水或弱酸性溶液,如生理盐水 100 mL 加白醋 30 mL 做保留灌肠,保持肠道呈酸性环境。

3.抑制肠菌生

口服肠道不吸收的抗菌药物如新霉素、甲硝唑。有肾功能损害或忌用新霉素的患者,或需长期治疗者,乳果糖(经细菌分解为乳酸、乙酸,降 pH,减少 NH3 吸收)为首选药物。乳梨醇经结肠细菌分解成乙酸、丙酸也可用于酸化肠道。乳酶生也有减少肠内产氨作用,但不能与抗菌药物同服。

(三)促进有毒物质的代谢,纠正氨基酸代谢紊乱

1.降氨药

(1)谷氨酸钾和谷氨酸钠,每次用 4 支,总量 23 g 左右,加入葡萄糖液中静滴,每天 1～2 次。尿少时慎用钾剂,明显腹水和水肿时慎用钠剂。

(2)精氨酸,能促进肝内鸟氨酸循环,增加尿素的合成而降低血氨,适用于碱中毒。

(3)L-鸟氨酸-L-天门冬氨酸。

(4)γ-氨酪酸,每次 2～4 g,稀释后静滴,对兴奋和躁动者治疗效果较好。

2.复方氨基酸溶液

口服或静脉输注以支链氨基酸为主的复方氨基酸溶液,可纠正体内氨基酸代谢的不平衡。

(四)对症治疗

保护脑细胞功能,防治脑水肿;保持呼吸道通畅;防治出血;积极防治各种感染;加强护理,防止压疮;保持大便通畅;注意口腔护理;严密观察病情等。

四、健康教育与管理

(一)疾病知识指导

向患者和家属介绍肝脏疾病和肝性脑病的相关知识,指导其认识肝性脑病的各种诱发因素,要求患者自觉避免诱发因素,如戒烟戒酒、避免感染、保持排便通畅等。

(二)用药指导

指导患者严格按照医嘱规定的剂量、用法服药,了解药物的主要不良反应,避免使用有损肝

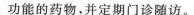

功能的药物,并定期门诊随访。

（三）照顾者指导

指导家属给予患者精神支持和生活照顾,帮助患者树立战胜疾病的信心。使患者家属了解肝性脑病的早期征象,指导家属学会观察患者的思想、性格、行为以及睡眠等方面的改变,以便及时发现病情变化,及早治疗。

五、预后

肝性脑病的预后取决于肝细胞功能衰竭的程度,特别是肝细胞变性、坏死的程度及其发展速度,以及残余肝细胞数量及质量。对于肝细胞功能代谢尚可,或伴有门体分流的患者,诱因明确而又易于祛除者,预后较好。对于肝细胞功能差,伴有明显黄疸、腹水、低清蛋白血症,同时并发严重感染、上消化道大出血、水电解质及酸碱平衡紊乱、肝肾综合征者预后极差。如临床上能够早发现、早治疗或在未出现肝性脑病前积极防治,患者预后相对较好。综合目前国内治疗效果,其病死率仍较高,生存率仍不足 30%。对于内科治疗无效而采用人工肝支持治疗后行肝移植者,预后较好,其 5 年生存率可达 70%,最长已达 13 年。

六、护理

见表 8-1。

表 8-1　肝性脑病的护理

日期	项目	护理内容
入院当天	评估	1.一般评估:患者的神志、生命体征和皮肤等
		2.专科评估:患者的性格、精神状态和行为表现
	治疗	根据病情对患者实施保护措施,建立静脉通道
	检查	按医嘱做相关检查,如脑电图、化验血标本等
	药物	按医嘱正确使用降血氨药物、保肝药物、抗炎药物,注意用药后的观察
	活动	以卧床休息为主。专人护理,防止意外的发生
	饮食	1.合理饮食
		2.禁止蛋白质的摄入,昏迷患者可以鼻饲葡萄糖供给热量
	护理	1.做好入院介绍,主管护士自我介绍
		2.制定相关的护理措施,如口腔护理、管道留置护理、皮肤、毛发、会阴、肛周护理措施
		3.视病情做好各项监测记录
		4.根据病情留陪员,上床挡,确保安全
	健康宣教	向患者讲解疾病相关知识、安全知识、服药知识等,各种检查注意事项

续表

日期	项目	护理内容
第2天	评估	神志、生命体征、精神状况及患者的心理状态,对疾病相关知识的了解等情况
	治疗	按医嘱执行治疗
	检查	继续完善检查
	药物	密切观察各种药物作用和不良反应
	活动	家属陪同下适当扩大活动范围,注意安全
	饮食	同前
	护理	1.基础护理、留置管道护理、皮肤、毛发、会阴、肛周护理
		2.加强病情观察,重视患者的异常表现,发现肝性脑病的先兆症状时,立即报告医师处理
		3.仔细询问病史,找出发病的诱因,通过避免和祛除诱因,减少该病的发作
		4.做好情志护理
		5.注意保护患者,防止意外的发生
	健康宣教	讲解该病的一般诱发因素及饮食指导,避免和去除病因
第3~10天	活动	正常下床活动
	健康宣教	讲解该病的有关知识,指导和认识肝性脑病的各种诱发因素,防止和减少肝性脑病的发生。告知家属肝性脑病发生时的早期征象,以便患者发病时能得到及时的救治
	其他	同前
出院前1天	健康宣教	出院宣教:
		1.服药指导
		2.饮食指导
		3.避免肝性脑病发作的诱因
		4.注意保暖,防外感,节饮食,调情志
		5.定时专科门诊复诊
出院随访		出院1周内电话随访第1次,1个月内随访第2次,3个月内随访第3次

(杨立英)

第三节　细菌性肝脓肿

一、概述

(一)病因

因化脓性细菌侵入肝脏形成的肝化脓性病灶,称为细菌性肝脓肿。细菌性肝脓肿的主要病

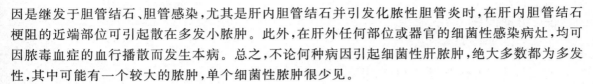

因是继发于胆管结石、胆管感染,尤其是肝内胆管结石并引发化脓性胆管炎时,在肝内胆管结石梗阻的近端部位可引起散在多发小脓肿。此外,在肝外任何部位或器官的细菌性感染病灶,均可因脓毒血症的血行播散而发生本病。总之,不论何种病因引起细菌性肝脓肿,绝大多数都为多发性,其中可能有一个较大的脓肿,单个细菌性脓肿很少见。

(二)病理

化脓性细菌侵入肝脏后,正常肝脏在巨噬细胞作用下不发生脓肿。当机体抵抗力下降时,细菌在组织中发生炎症,形成脓肿。血源性感染通常为多发性,胆源性感染脓肿也为多发性,且与胆管相通。肝脓肿形成发展过程中,大量细菌毒素被吸收而引起败血症、中毒性休克、多器官功能衰竭或形成膈下脓肿、腹膜炎等。

二、护理评估

(一)健康史

了解患者的饮食、活动等一般情况,是否有胆管病史及胆管感染病史,体内部位有无化脓性病变,是否有肝外伤史。

(二)临床表现

(1)寒战和高热:最常见的症状。往往寒热交替,反复发作,多呈一天数次的弛张热,体温38～41 ℃,伴有大量出汗,脉率增快。

(2)腹痛:为右上腹肝区持续性胀痛,如位于肝右叶膈顶部的脓肿,则可引起右肩部放射痛。

(3)肝大:肝大而有压痛,如脓肿在肝脏面的下缘,则在右肋缘下可打到肿大的肝或波动性肿块,有明显触痛及腹肌紧张;如脓肿浅表,则可见右上腹隆起;如脓肿在膈面,则横膈抬高,肝浊音界上升。

(4)乏力、食欲缺乏、恶心和呕吐,少数患者还出现腹泻、腹胀以及难以忍受的呃逆等症状。

(5)黄疸:可有轻度黄疸;若继发于胆管结石胆管炎,可有中度或重度黄疸。

(三)辅助检查

1.实验室检查

血常规检查提示白细胞计数明显升高,中性粒细胞数在 0.90 以上,有核左移现象或中毒颗粒。肝功能、血清转氨酶、碱性磷酸酶升高。

2.影像学检查

X 线检查能分辨肝内直径 2 cm 的液性病灶,并明确部位与大小,CT、磁共振检查有助于诊断肝脓肝。

3.诊断性穿刺

B 超可以测定脓肿部位、大小及距体表深度,为确定脓肿穿刺点或手术引流提供了方便,可作为首选的检查方法。

(四)治疗原则

非手术治疗,应在治疗原发病灶的同时,使用大剂量有效抗生素和全身支持疗法。手术治疗,可进行脓肿切开引流术和肝切除术。

三、护理问题

（一）疼痛

疼痛与腹腔内感染、手术切口、引流管摩擦牵拉有关。

（二）体温过高

体温过高与感染、手术损伤有关。

（三）焦虑

焦虑与环境改变及不清楚疾病的预后、病情危重有关。

（四）口腔黏膜改变

口腔黏膜改变与高热、进食、进水量少有关。

（五）体液不足

体液不足与高热后大汗、液体摄入不足、引流液过多有关。

（六）潜在并发症

并发症如腹腔感染。

四、护理目标

（一）患者疼痛减轻或缓解

其表现为能识别并避免疼痛的诱发因素，能运用减轻疼痛的方法自我调节，不再应用止痛药。

（二）患者体温降低

这表现为体温恢复至正常范围或不超过 38.5 ℃，发热引起的心身反应减轻或消失，舒适感增加。

（三）患者焦虑减轻

其表现为能说出焦虑的原因及自我表现；能有效运用应对焦虑的方法；焦虑感减轻，生理和心理上舒适感有所增加；能客观地正视存在的健康问题，对生活充满信心。

（四）患者口腔黏膜无改变

这主要表现为患者能配合口腔护理；口腔清洁卫生，无不适感；口腔黏膜完好。

（五）患者组织灌注良好

组织灌注良好表现为患者循环血容量正常，皮肤黏膜颜色、弹性正常；生命体征平稳，体液平衡，无脱水现象。

（六）患者不发生并发症

不发生并发症或并发症能及时被发现和处理。

五、护理措施

（一）减轻或缓解疼痛

（1）观察、记录疼痛的性质、程度、伴随症状，评估诱发因素。

（2）加强心理护理，给予精神安慰。

（3）咳嗽、深呼吸时用手按压腹部，以保护伤口，减轻疼痛。

（4）妥善固定引流管，防止引流管来回移动所引起的疼痛。

(5)严重时注意生命体征的改变及疼痛的演变。

(6)指导患者使用松弛术、分散注意力等方法,如听音乐、相声或默数,以减轻患者对疼痛的敏感性,减少止痛药物的用量。

(7)在疼痛加重前,遵医嘱给予镇痛药,并观察、记录用药后的效果。

(8)向患者讲解用药知识,如药物的主要作用、用法,用药间隔时间,疼痛时及时应用止痛药。

（二）降低体温,妥善保暖

(1)评估体温升高程度及变化规律,观察生命体征、意识状态变化及食欲情况,以便及时处理。

(2)调节病室温度、湿度,保持室温在 18 ～20 ℃,湿度在 50％～70％,保证室内通风良好。

(3)给予清淡、易消化的高热量、高蛋白、高维生素的流质或半流质饮食,鼓励患者多饮水或饮料。

(4)嘱患者卧床休息,保持舒适体位,保持病室安静,以免增加烦躁情绪。

(5)有寒战者,增加盖被或用热水袋、电热毯保暖,并做好安全护理,防止坠床。

(6)保持衣着及盖被适中,大量出汗后要及时更换内衣、床单,可在皮肤与内衣之间放入毛巾,以便更换。

(7)物理降温。体温超过 38.5 ℃,根据病情选择不同的降温方法,如冰袋外敷、温水或乙醇擦浴、冰水灌肠等,降温半小时后测量体温 1 次,若降温时出现颤抖等不良反应,立即停用。

(8)药物降温。经物理降温无效后,可遵医嘱给予药物降温,并注意用药后反应,防止因大汗致使虚脱发生。

(9)高热患者应给予吸氧,氧浓度不超过 40％,流量 2～4 L/min,可保证各重要脏器有足够的氧供应,减轻组织缺氧。

(10)保持口腔、皮肤清洁,口唇干燥应涂抹液状石蜡或护唇油,预防口腔、皮肤感染。

(11)定时测量并记录体温,观察、记录降温效果。

(12)向患者及家属介绍简单物理降温方法及发热时的饮食、饮水要求。

（三）减轻焦虑

(1)评估患者焦虑表现,协助患者寻找焦虑原因。

(2)向患者讲解情绪与疾病的关系,以及保持乐观情绪的重要性;总结以往对付挫折的经验,探讨正确的应对方式。

(3)为患者创造安全、舒适的环境:①多与患者交谈,但应避免自己的情绪反应与患者情绪反应相互起反作用。②帮助患者尽快熟悉环境。③用科学、熟练、安全的技术护理患者,取得患者信任。④减少对患者的不良刺激,如限制患者与其他焦虑情绪的患者或家属接触。

(4)帮助患者减轻情绪反应:①鼓励患者诉说自己的感觉,让其发泄愤怒、焦虑情绪。②理解、同情患者,耐心倾听,帮助其树立战胜疾病的信心。③分散患者注意力,如听音乐、与人交谈等。④消除对患者产生干扰的因素,如解决失眠等问题。

(5)帮助患者正确估计目前病情,配合治疗及护理。

（四）做好口腔护理

(1)评估口腔黏膜完好程度:讲解保持口腔清洁的重要性,使患者接受。

(2)向患者及家属讲解引起口腔黏膜改变的危险因素,介绍消除危险因素的有效措施,让其了解预防口腔感染的目的和方法。

（3）保持口腔清洁、湿润，鼓励进食后漱口，早、晚刷牙，必要时进行口腔护理。

（4）鼓励患者进食、饮水，温度要适宜，避免过烫、过冷饮食以损伤黏膜。

（5）经常观察口腔黏膜情况，倾听患者主诉，及早发现异常情况。

（五）纠正体液不足

（1）评估出血量、出汗量、引流量、摄入量等与体液有关的指标。

（2）准确记录出入水量，及时了解每小时尿量。若尿量<30 mL/h，表示体液或血容量不足，应及时报告医师给予早期治疗。

（3）鼓励患者进食、进水，提供可口、营养丰富的饮食，增加机体摄入量。

（4）若有恶心、呕吐，应对症处理，防止体液丧失严重而引起代谢失衡。

（5）抽血监测生化值，以及时纠正失衡。

（6）密切观察生命体征变化及末梢循环情况。

（7）告诉患者体液不足的症状及诱因，使之能及时反映情况并配合治疗、护理。

（六）腹腔感染的防治

（1）严密监测患者体温、外周血白细胞计数、腹部体征，定期做引流液或血液的培养、抗生素敏感试验，以指导用药。

（2）指导患者妥善固定引流管的方法，活动时勿拉扯引流管，保持适当的松度，防止滑脱而使管内脓液流入腹腔。

（3）保持引流管通畅，避免扭曲受压，如有堵塞，可用少量等渗盐水低压冲洗及抽吸。

（4）观察引流液的量、性质，并做好记录。

（5）注意保护引流管周围皮肤，及时更换潮湿的敷料，保持其干燥，必要时涂以氧化锌软膏。

（6）在换药及更换引流袋时，严格执行无菌操作，避免逆行感染。

（7）告诉患者腹部感染时的腹痛变化情况，并应及时报告。

六、健康教育

（1）合理休息，注意劳逸结合，保持心情舒畅，增加患者适应性反应，减少心理应激，从而促进疾病康复。

（2）合理用药，有效使用抗生素，并给予全身性支持治疗，改善机体状态。

（3）保持引流有效性，注意观察引流的量、颜色，防止引流管脱落。

（4）当出现高热、腹痛等症状时，应及时有效处理，控制疾病进展。

（5）向患者讲解疾病相关知识，了解疾病病因、症状及注意事项，指导患者做好口腔护理，多饮水，预防并发症发生。

（杨立英）

第四节　肝　硬　化

肝硬化是长期肝细胞坏死继发广泛纤维化伴结节形成的结果。一种或多种致病因子长期或反复损伤肝实质，致使肝细胞弥漫性变性、坏死和再生，进而引起肝脏结缔组织弥漫性增生和肝

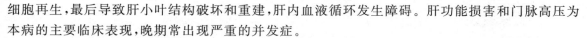

细胞再生,最后导致肝小叶结构破坏和重建,肝内血液循环发生障碍。肝功能损害和门脉高压为本病的主要临床表现,晚期常出现严重的并发症。

肝硬化是世界性疾病,所有种族、不论国籍、年龄或性别均可罹患。男性和中年人易罹患。在我国主要为肝炎后肝硬化。血吸虫病性、单纯乙醇性、心源性、胆汁性肝硬化均少见。

一、病因

引起肝硬化的病因很多,以病毒性肝炎最为常见。同一病例可由一种、两种或两种以上病因同时或先后作用引起,有些病例则原因不明。

（一）病毒性肝炎

病毒性肝炎经慢性活动性肝炎阶段逐步演变为肝硬化,称为肝炎后肝硬化。乙型肝炎和丙型肝炎常见,甲型肝炎一般不发展为肝硬化。由急性或亚急性肝坏死演变的肝硬化称为坏死后肝硬化。

（二）寄生虫感染

感染血吸虫病时,大量血吸虫卵进入肝窦前的门脉小血管内,刺激结缔组织增生引起门脉高压。肝细胞的坏死和增生一般不明显,没有肝细胞的结节再生。但如伴发慢性乙型肝炎,其结果多为混合结节型肝硬化。

（三）酒精中毒

酒精中毒主要由乙醇的中间代谢产物（乙醛）对肝脏的直接损害引起。酗酒引起长期营养失调,使肝脏对某些毒性物质的抵抗力降低,在发病机制上也起一定作用。

（四）胆汁淤积

肝外胆管阻塞或肝内胆汁淤积持续存在时,高浓度的胆酸和胆红素对肝细胞有损害作用,久之可发展为肝硬化。由于肝外胆管阻塞引起的肝硬化称为继发性胆汁性肝硬化。由原因未明的肝内胆汁淤积引起的肝硬化称为原发性胆汁性肝硬化。

（五）循环障碍

慢性充血性心力衰竭、缩窄性心包炎和各种病因引起肝小静脉阻塞综合征等,导致肝脏充血、肝细胞缺氧,引起小叶中央区肝细胞坏死及纤维组织增生,最终发展为肝硬化。

（六）药物和化学毒物

长期服用某些药物如双醋酚汀、辛可芬、异烟肼、甲基多巴、对氨基酸水杨酸钠和利福平等或反复接触化学毒物如四氯化碳、磷、砷、氯仿等均可损伤肝脏,引起中毒性肝炎,最后演变为肝硬化。

（七）遗传和代谢性疾病

血友病、肝豆状核变性、半乳糖血症、糖原贮积等遗传代谢性疾病,亦可发展为肝硬化,称之代谢性肝硬化。

（八）慢性肠道感染和营养不良

慢性菌痢、溃疡性结肠炎等常引起消化和吸收障碍,发生营养不良,同时肠内的细菌毒素及蛋白质腐败的分解产物等经门静脉到达肝内,引起肝细胞损害,演变为肝硬化。

（九）隐匿性肝硬化

病因难以肯定的称为隐匿性肝硬化,其中很大部分病例可能与隐匿性无黄疸型肝炎有关。

二、临床表现

肝硬化的病程一般比较缓慢,可能隐伏数年至数十年之久。由于肝脏具有很强的代偿功能,因此,早期临床表现常不明显或缺乏特征性。肝硬化的临床分期为肝功能代偿期和肝功能失代偿期。

（一）肝功能代偿期

一般症状较轻,缺乏特征性。常有乏力、食欲减退、消化不良、恶心、厌油、腹胀、中上腹隐痛或不适及腹泻,部分有踝部水肿、鼻衄、齿龈出血等。上述症状多呈间歇性,常因过度疲劳而发病,经适当休息及治疗可缓解。体征一般不明显,肝脏可轻度大,无或有轻度压痛,部分患者可有脾大。肝功能检查结果多在正常范围内或有轻度异常。

（二）肝功能失代偿期

随着疾病的进展,症状逐渐明显,肝脏常逐渐缩小,质变硬。临床表现主要是肝功能减退和门脉高压。

1.肝功能减退

（1）营养障碍:表现为消瘦、贫血、乏力、水肿、皮肤干燥而松弛、面色灰暗、黝黑、口角炎、毛发稀疏无光泽等。

（2）消化道症状:早期出现的食欲缺乏、腹胀、恶心、腹泻等消化道症状逐渐明显,稍进油腻肉食,即引起腹泻。部分患者还可出现轻度黄疸。

（3）出血倾向:轻者有鼻衄、齿龈出血,重者有胃肠道黏膜弥漫性出血及皮肤紫癜。这与肝脏合成凝血因子减少,脾大及脾功能亢进引起血小板减少有关。毛细血管脆性增加是出血倾向的附加因素。

（4）发热:部分患者可有低热,多为病变活动及肝细胞坏死时释出的物质影响体温调节中枢所致。此类发热用抗菌素治疗无效,只有肝病好转时才能消失。如持续发热或高热,则提示合并有感染、血栓性门静脉炎、原发性肝癌等。

（5）黄疸:表现为巩膜浅黄、尿色黄。如巩膜甚至全身皮肤黏膜呈深度金黄色,应考虑有肝硬化伴肝内胆汁瘀积的可能。

（6）内分泌功能失调的表现:肝对雌激素灭活作用减退导致脸、颈、肩、手背及上胸处的蜘蛛痣及（或）毛细血管扩张。肝掌表现为大、小鱼际和指尖斑点状发红,加压后退色。可出现男性乳房发育、睾丸萎缩、性功能减退,女性月经不调、闭经、不孕等。皮肤色素沉着,面色污黑、晦暗,可能由继发性肾上腺皮质功能减退所致,也可能与肝脏不能代谢黑色素有关。继发性醛固酮、抗利尿激素增加导致水、钠潴留,尿量减少,对水肿与腹水的形成亦起重要促进作用。

2.门脉高压症

在肝硬化发展过程中,肝细胞的坏死、再生结节的形成、结缔组织增生和肝细胞结构的改建,使门静脉小分支闭塞、扭曲,门静脉血流障碍,导致门脉压力升高。

（1）脾大及脾功能亢进:门脉压力升高时,脾淤血、纤维结缔组织及网状内皮细胞增生,使脾大（多为正常的 $2 \sim 3$ 倍,部分可平脐或达脐下）。脾大时常伴有脾功能亢进,表现为末梢血中白细胞和血小板计数减少,红细胞也可减少。胃底静脉破裂出血时脾缩小,输血、补液后渐增大。关于脾功能亢进的原因,可能由于增生的网状内皮细胞对血细胞的吞噬、破坏作用加强;或由于脾产生某些体液因素抑制骨髓造血功能或加速血细胞的破坏。

（2）侧支循环的形成：因门静脉回流受阻，门静脉与腔静脉间的吻合支渐次扩张开放，形成侧支循环。胃冠状静脉与食管静脉丛吻合，形成食管下段和胃底静脉曲张。这些静脉位于黏膜下疏松组织中，常由于腹内压突然升高或消化液反流侵蚀及食物的摩擦而破裂出血。脐旁静脉与脐周腹壁静脉沟通，形成脐周腹壁静脉曲张，有时该处可听到连续的静脉杂音。直肠上静脉与直肠中、下静脉吻合扩张形成内痔。门静脉回流受阻时，侧支循环血流方向（图 8-1）。

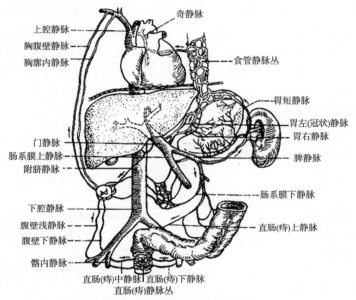

图 8-1 门静脉回流受阻时，侧支循环血流方向

（3）腹水：腹水的产生表明肝硬化病情较重。初起时有腹胀感，体检可发现移动性浊音（腹水量＞500 mL）。大量腹水可使横膈抬高而致呼吸困难和心悸，腹部膨隆，腹壁皮肤紧张发亮，有移动性浊音和水波感。腹内压力明显升高时，脐可突出而形成脐疝。在腹水出现的同时，常可发生肠胀气。部分腹水患者伴有胸腔积液，其中以右侧多见，两侧者较少。胸腔积液系腹水通过横膈淋巴管进入胸腔所致。腹水为草黄色漏出液。腹水形成的主要因素有清蛋白合成减少、蛋白质摄入和吸收障碍，当血浆清蛋白＜30 g/L 时，血浆胶体渗透压降低，促使血浆外渗；门脉压力升高至 2.94～5.88 kPa（正常为 0.785～1.18 kPa），腹腔毛细血管的滤过压增高，组织液回吸收减少而漏入腹腔；进入肝静脉血流受阻使肝淋巴液增加与回流障碍，淋巴管内压增高，造成大量淋巴液从肝包膜及肝门淋巴管溢出；肝脏对醛固酮、抗利尿激素灭活作用减退；腹水形成后循环血容量减少，通过肾小球旁器使肾素分泌增加，产生肾素-血管紧张素-醛固酮系统反应，醛固酮分泌增多，导致肾远曲小管水钠潴留作用加强，腹水进一步加重。

（4）食管和胃底曲张静脉破裂出血：是门脉高压症的主要并发症，死亡率为 30%～60%。当门静脉压力超过下腔静脉压力达 1.47～1.60 kPa 时，曲张静脉就可发生出血。曲张静脉大者比曲张静脉小者更易破裂出血。最常见的表现是呕血。出血可以是大量的，并迅速发生休克；也可自行停止，以后再发。偶尔仅表现为便血或黑便。

3.肝肾综合征

肝肾综合征（功能性肾衰竭）指严重肝病患者出现肾功能不良，并排除其他引起肾功不良的原因。肝肾综合征的发病机制尚未明确。肝肾综合征通常见于严重的肝脏疾病患者。主要表现

实用护理技术与护理进展

为少尿、蛋白尿、尿钠低(＜10 mmol/L),尿与血浆肌酐比值≥30∶1,尿与血浆渗透压比值＞1。这些尿的改变与急性肾小管坏死不同。肾功能损害的发展不一,一些患者于数天内肾功能完全丧失,另一些患者血清肌酐随肝脏功能逐渐恶化而缓慢上升达数周之久。

4.肝性脑病

肝性脑病指肝衰竭而导致代谢紊乱、中枢神经系统功能失调的综合征。肝性脑病是晚期肝硬化的最严重表现,也是常见致死原因。临床上以意识障碍和昏迷为主要表现。

肝硬化是肝性脑病的最主要原发病因。常见的诱发因素有上消化道出血,感染,摄入高蛋白饮食、含氮药物、大量利尿或放腹水、大手术、麻醉、安眠药和饮酒等。肝性脑病的发病机制尚未明了。主要有氨和硫醇中毒学说,假性神经介质学说、γ-氨基丁酸能神经传导功能亢进等学说。

临床上按意识障碍、神经系统表现和脑电图改变分为 4 期(表 8-2)。

表 8-2 肝性脑病分期

分　期	精神状况	运动改变
亚临床期	常规检查无变化;完成工作或驾驶能力受损	完成常规精神运动试验或床边实验,如画图或数字连接的能力受损
Ⅰ期(前驱期)	思维紊乱、淡漠、激动、欣快、不安、睡眠紊乱	细震颤、协调动作缓慢,扑翼样震颤
Ⅱ期(昏迷前期)	嗜睡、昏睡、定向障碍、行为失常	扑翼样震颤,发音困难,初级反射出现
Ⅲ期(昏睡期)	思维明显紊乱,言语费解	反射亢进,巴彬斯基征,尿便失禁,肌阵挛,过度换气
Ⅳ期(昏迷期)	昏迷	去大脑体位,短促的眼头反射,疼痛刺激反应早期存在,进展为反应减弱和刺激反应消失

肝性脑病患者呼气中常具有一种类似烂苹果样臭味,这与肝脏不能分解甲硫氨酸中间产物二甲基硫和甲基硫醇有关,肝臭可在昏迷前出现,是一种预后不良的征象。

5.其他

肝硬化患者常因抵抗力降低,并发各种感染,如支气管炎、肺炎、自发性腹膜炎、结核性腹膜炎、尿路感染等。腹膜炎发生的机制可能是细菌通过血液或淋巴液播散入腹腔,并可穿过肠壁而入腹腔。腹水患者易于发生,病死率高,早期诊断非常重要。自发性腹膜炎起病较急者常为腹痛和腹胀。起病缓者则多为低热或不规则的发热,伴有腹部隐痛、恶心、呕吐及腹泻。体检可发现腹膜刺激征,腹水性质由漏出液转为渗出液。

长期低钠盐饮食,利尿及大量放腹水易发生低钠血症和低钾血症。长期使用高渗葡萄糖溶液与肾上腺糖皮质激素、呕吐及腹泻亦可使钾、氯减少,而产生低钾、低氯血症,并致代谢性碱中毒和肝性脑病。

(三)肝脏体征

肝脏大小不一,早期肝大,质地中等或中等偏硬,晚期缩小、坚硬、表面呈颗粒状或结节状。一般无压痛,但在肝细胞进行性坏死或并发肝炎或肝周围炎时,则可有触痛与叩击痛。肝边缘锐利提示无炎症活动,边缘圆钝表明有炎症、水肿、脂肪浸润或纤维化。肝硬化时右叶下缘不易触及而左叶增大。

246

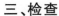

三、检查

(一)血常规

白细胞和血小板计数明显减少。失血、营养障碍、叶酸及维生素 B_{12} 缺乏导致缺铁性或巨幼红细胞性贫血。

(二)肝功能检查

早期蛋白电泳即显示球蛋白增高,而清蛋白到晚期才降低。絮状及浊度试验在肝功能代偿期可正常或轻度异常,而在失代偿期多为异常。失代偿期转氨酶活力可呈轻、中度升高,一般以谷丙转氨酶活力升高较明显,肝细胞有严重坏死时,则谷草转氨酶活力常高于谷丙转氨酶。

静脉注射磺溴酞 5 mg/kg 体重 45 分钟后,正常人血内滞留量应低于 5%,肝硬化时多有不同程度的增加。磺溴酞可有变态反应,检查前应做皮内过敏试验。吲哚靛青绿亦是一种染料,一般静脉注射0.5 mg/kg体重 15 分钟后,正常人血中滞留量<10%,肝硬化尤其是结节性肝硬化患者的潴留值明显增高,在 30% 以上。本试验为诊断肝硬化的最好的方法,比溴磺酞试验更敏感,更安全可靠。

肝功能代偿期,血中胆固醇多正常或偏低;失代偿期,血中胆固醇下降,特别是胆固醇酯部分常低于正常水平。凝血酶原时间测定在代偿期可正常,失代偿期则呈不同程度延长,虽注射维生素 K 亦不能纠正。

(三)影像学检查

B 型超声波检查可探查肝、脾大小及有无腹水。可显示脾静脉和门静脉增宽,有助于诊断。食管静脉曲张时,吞钡 X 线检查可见蚯蚓或串珠状充盈缺损,纵行黏膜皱襞增宽。胃底静脉曲张时,可见菊花样充盈缺损。放射性核素肝脾扫描可见肝摄取减少、分布不规则,脾摄取增加,脾大可明显显影。

(四)纤维食管镜

纤维食管镜检查可见食管钡餐检查阴性的食管静脉曲张。

(五)肝穿刺活组织检查

肝活组织检查常可明确诊断,但此为创伤性检查,仅在临床诊断确有困难时才选用。

(六)腹腔镜检查

可直接观察肝脏表面、色泽、边缘及脾等改变,并可在直视下进行有目的穿刺活组织检查,对鉴别肝硬化、慢性肝炎和原发性肝癌以及明确肝硬化的病因很有帮助。

四、基本护理

(一)观察要点

一般症状和体征的观察:观察患者全身情况,有无消瘦、贫血、乏力、面色灰暗黧黑、口角炎、毛发稀疏无光泽等营养障碍表现。观察皮肤黏膜、巩膜有无黄染,尿色有无变化。注意蜘蛛痣、杵状指、色素沉着、肝臭、水肿、男性乳房发育等体征。了解有无肝区疼痛、纳差、厌油、恶心、呕吐、排便不规则、腹胀等消化道症状。

(二)并发症的观察

1.门脉高压症

观察腹水、腹胀和其他压迫症状,腹壁静脉曲张、痔出血、贫血以及鼻衄、齿龈出血、瘀点、瘀斑、呕血、黑便。

2.腹水

观察尿量、腹围、体重变化和有无水肿。

3.肝性脑病

注意意识和精神活动,有无嗜睡、昏睡、昏迷、定向障碍、胡言乱语,有无睡眠节律紊乱和扑翼样震颤。

(三)一般护理

1.合理的休息

研究证明卧位与站立时肝脏血流量有明显差异,前者比后者多40%以上。因此合理的休息既可减少体能消耗,又能降低肝脏负荷,增加肝脏血流量,防止肝功能进一步受损和促进肝细胞恢复。肝功能代偿期患者应适当减少活动和工作强度,注意休息,避免劳累。若病情不稳定、肝功能试验异常,则应减少活动,充分休息。有发热、黄疸、腹水等表现的失代偿患者,应以卧床休息为主,并保证充足的睡眠。

2.正确的饮食

饮食营养是改善肝功能的基本措施之一。正确的进食和合理的营养,能促进肝细胞再生,反之则会加重病情,诱发上消化道出血、肝昏迷、腹泻等。肝硬化患者应以高热量、高蛋白、高维生素且易消化的食物为宜。适当限制动物脂肪的摄入。不食增加肝脏解毒负荷的食物和药物。一般要求每天总热量在10.46～12.55 kJ(2.5～3.0 kcal)。蛋白质每天 100～150 g,蛋白食物宜多样化、易消化、含有丰富的必需氨基酸。脂肪每天 40～50 g。要有足量的维生素 B、维生素 C 等。为防便秘,可给含纤维素多的食物。肝功能明显减退的晚期患者或有肝昏迷先兆者给予低蛋白饮食,限制蛋白每天在 30 g 左右。伴有腹水者按病情给予低盐(每天 3～5 g)和无盐饮食。腹水严重时应限制每天的入水量。黄疸患者补充胆盐。禁忌饮酒、咖啡、烟草和高盐食物。避免有刺激性及粗糙坚硬的食物,进食时应细嚼慢咽,以防引起食管或胃底静脉破裂出血。教育患者和家属认识到正确饮食和合理营养的意义,并且理解饮食疗法必须长期持续,要有耐心和毅力,使患者能正确的掌握、家属能予以监督。

(四)心理护理

肝硬化患者病程漫长,久治不愈,尤其进入失代偿期后,患者心身遭受很大痛苦,承受的心理压力大,心理变化也大,因此在常规治疗护理中更应强调心理护理,须做好以下几方面:①保持病房的整洁、安静、舒适,从视、听、嗅、触等方面消除不良刺激,使患者在生活起居感到满意。②对病情稳定者,要主动指导患者和家属掌握治疗性自我护理方法,包括通过多种形式宣教有关医疗知识,消除他们恐惧悲观感,树立信心;帮助分析并发症发生的诱因,增强患者预防能力;对心理状态稳定型患者可客观地介绍病情及检查化验结果,以取得其配合。③对病情反复发作者,要热情帮助其恢复生活自理能力,增加战胜疾病的信心。对忧郁悲观型患者应予极大的同情心,充分理解他们,帮助他们解决困难。对怀疑类型的患者应明确告知诊断无误,客观介绍病情,并使其冷静面对现实。④根据病情需要适当安排娱乐活动。

(五)药物治疗的护理

严重患者特别是老年患者进食少时。可静脉供给能量,以补充机体所需。研究表明,80%～100%的肝硬化患者存在程度不同的蛋白质能量营养不足。因此老年人按每天每千克体重摄入1.0 g 蛋白质作为基础要量,附加由疾病相关因素造成的额外丢失。补充蛋白质(氨基酸)时,应

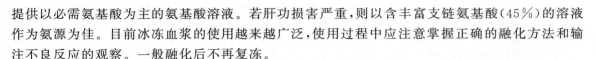

提供以必需氨基酸为主的氨基酸溶液。若肝功损害严重,则以含丰富支链氨基酸(45％)的溶液作为氨源为佳。目前冰冻血浆的使用越来越广泛,使用过程中应注意掌握正确的融化方法和输注不良反应的观察。一般融化后不再复冻。

使用利尿剂时,应教会患者正确服用利尿药物。通常需向患者讲述常用利尿药的作用及不良反应。指导患者掌握利尿药观察方法,如体重每天减少 0.5 kg,尿量每天达 2 000～2 500 mL,腹围逐渐缩小。

(龙 凤)

第五节 胆 囊 炎

胆囊炎是最常见的胆囊疾病,常与胆石症同时存在。女性多于男性。胆囊炎分为急性和慢性两种。

一、临床表现

急性胆囊炎可出现右上腹撑胀疼痛,体位改变和呼吸时疼痛加剧,右肩或后背部放射性疼痛,高热,寒战,并可有恶心,呕吐。慢性胆囊炎,常出现消化不良,上腹不适或钝疼,可有恶心,腹胀及嗳气,进食油腻食物后加剧。

胆囊炎并发胆石症者,结石嵌顿时,可引起穿孔,导致腹膜炎,疼痛加重,甚至出现中毒性休克或衰竭。胆囊炎胆石症可加重或诱发冠心病,引起心肌缺血性改变。专家认为:胆囊结石是诱发胆囊癌的重要因素之一。胆囊炎胆石症常可引起胰腺炎,由胆管疾病引起的急性胰腺炎约占 50％。

二、治疗原则

(1)无症状的胆囊结石患者根据结石大小数目,胆囊壁病变确定是否手术及手术时机。应择期行胆囊切除术,有条件医院应用腹腔镜行胆囊切除术。

(2)有症状的胆囊结石患者用开放法或腹腔镜方法。

(3)胆囊结石伴有并发症时,如急性、胆囊积液或积脓,急性胆石性胰腺炎胆管结石或胆管炎,应即刻行胆囊切除术。

三、护理措施

(一)术前护理

(1)按一般外科术前常规护理。

(2)低脂饮食。

(3)急性期应给予静脉输液,以纠正电解质紊乱,输血或血浆,以改善全身情况。

(4)患者如有中毒性休克表现,应先补足血容量,用升压药等纠正休克,待病情好转后手术治疗。

(5)黄疸严重者,有皮肤瘙痒,做好皮肤护理,防止瘙痒时皮肤破损,出现皮肤感染,同时注意黄疸患者,由于胆管内胆盐缺乏,维生素 K 吸收障碍,容易引起凝血功能障碍,术前应注射维生素 K。出现高热者,按高热护理常规护理。

(6)协助医师做好各项检查,如肝功能、心电图、凝血酶原时间测定、超声波、胆囊造影等,肝功能损害严重者应给予保肝治疗。

(7)需做胆总管与胆管吻合术时,应做胆管准备。

(8)手术前一天晚餐禁食,术晨按医嘱留置胃管,抽尽胃液。

(二)术后护理

(1)按一般外科手术后护理常规及麻醉后护理常规护理。

(2)血压平稳后改为半坐卧位,以利于引流。

(3)禁食期间,给予静脉输液,维持水电解质平衡。

(4)停留胃管,保持胃管通畅,观察引流液性质并记录量,术后 2～3 天肠蠕动恢复正常,可拔除胃管,进食流质,以后逐渐改为低脂半流质,注意患者进食后反应。

(5)注意腹部伤口渗液,如渗液多应及时更换敷料。

(6)停留 T 管引流,保持胆管引流管通畅,并记录 24 小时引流量及性质。

(7)引流管停留时间长,引流量多者,要注意患者饮食及消化功能,食欲差者,可口服去氧胆酸、胰酶片或中药。

(8)胆总管内有残存结石或泥沙样结石,术后两周可行 T 管冲洗。

(9)防止 T 管脱落,除手术时要固定牢靠外,应将 T 管用别针固定于腹带上。

(10)防止逆行感染。T 管引流所接的消毒引流瓶(袋)每周更换两次,更换引流袋要在无菌操作下进行。腹壁引流伤口每天更换敷料一次。

(11)注意水电解质平衡,注意有无低钾、低钠症状出现,注意黄疸消退情况。

(12)拔 T 管指征及注意事项:一般术后 10～14 天,患者无发热、无腹痛、大便颜色正常,黄疸消退,胆汁引流量逐天减少至 50 mL 以下,胆汁颜色正常,呈金黄色、澄清时,用低浓度的胆影葡胺做 T 管造影,以了解胆管远端是否通畅,如通畅可试行钳夹 T 管或提高 T 管距离腋后线 10～20 mL,如有上腹胀痛、发热、黄疸加深等情况出现,说明胆管下端仍有梗阻,应立即开放引流管,继续引流,如钳夹 T 管 48 小时后无任何不适,方可拔管。拔管后 1～2 天可有少量胆汁溢出,应及时更换敷料,如有大量胆汁外溢应报告医师处理。拔管后还应观察患者食欲以及腹胀、腹痛、黄疸、体温和大便情况。

(杨立英)

第六节　胆　囊　结　石

胆囊结石是指原发于胆囊的结石,是胆石症中最多的一种疾病。近年来随着卫生条件的改善以及饮食结构的变化,胆囊结石的发病率呈升高趋势,已高于胆管结石。胆囊结石以女性多见,男女之比为 1∶(3～4),其以胆固醇结石或以胆固醇为主要成分的混合性结石为主。少数结石可经胆囊管排入胆总管,大多数存留于胆囊内,且结石越聚越大,可呈多颗小米粒状,在胆囊内可存在数百粒小结石,也可呈单个巨大结石,有些终身无症状而在尸检中发现(静止性胆囊结石),大多数反复发作腹痛症状,一般小结石容易嵌入胆囊管发生阻塞引起胆绞痛症状,发生急性胆囊炎。

一、诊断

（一）症状

1.胆绞痛

胆绞痛是胆囊结石并发急性胆囊炎时的典型表现,多在进油腻食物后胆囊收缩,结合移位并嵌顿于胆囊颈部,胆囊压力升高后强力收缩而发生绞痛。小结石通过胆囊管或胆总管时可发生典型的胆绞痛,疼痛位于右上腹,呈阵发性,可向右肩背部放射,伴恶心、呕吐,呕吐物为胃内容物,吐后症状并不减轻。存留在胆囊内的大结石堵塞胆囊腔时并不引起典型的胆绞痛,故胆绞痛常反映结石在胆管内的移动。急性发作、特别是坏疽性胆囊炎时还可出现高热、畏寒等明显的感染症状,严重病例由于炎性渗出或胆囊穿孔可引起局限性腹膜炎,从而出现腹膜刺激症状。胆囊结石一般无黄疸,但30%的患者因伴有胆管炎或肿大的胆囊压迫胆管,肝细胞损害时也可有一过性黄疸。

2.胃肠道症状

大多数慢性胆囊炎患者有不同程度的胃肠道功能紊乱,表现为右上腹隐痛不适、厌油、进食后上腹饱胀感,常被误认为"胃病"。有近半数的患者早期无症状,称为静止性胆囊结石,此类患者在长期随访中仍有部分出现腹痛等症状。

（二）体征

1.一般情况

无症状期间患者大多一般情况良好,少数急性胆囊炎患者在发作期可有黄疸,症状重时可有感染中毒症状。

2.腹部情况

如无急性发作,患者腹部常无明显异常体征,部分患者右上腹可有深压痛。急性胆囊炎患者可有右上腹饱满、呼吸运动受限、右上腹触痛及肌紧张等局限性腹膜炎体征,Murphy 征阳性。有 1/3～1/2 的急性胆囊炎患者,在右上腹可扪及肿大的胆囊或由胆囊与大网膜粘连形成的炎性肿块。

（三）检查

1.化验检查

胆囊结石合并急性胆囊炎有血液白细胞计数升高,少数患者丙氨酸转氨酶也升高。

2.B超

B超检查简单易行,价格低廉,且不受胆囊大小、功能、胆管梗阻或结石含钙多少的影响,诊断正确率可达96%以上,是首选的检查手段。典型声像特征是胆囊腔内有强回声光团并伴声影,改变体位时光团可移动。

3.胆囊造影

胆囊造影能显示胆囊的大小及形态并了解胆囊收缩功能,但易受胃肠道功能、肝功能及胆囊管梗阻的影响,应用很少。

4.X线

腹部 X 线平片对胆囊结石的显示率为 10%～15%。

5.十二指肠引流

有无胆汁可确定是否有胆囊管梗阻,胆汁中出现胆固醇结晶提示结石存在,但此项检查目前已很少用。

6.CT、MRI、ERCP、PTC

在 B 超不能确诊或者怀疑有肝内胆管、肝外胆管结石或胆囊结石术后多年复发又疑有胆管结石者,可酌情选用其中某一项或几项诊断方法。

(四)诊断要点

1.症状

20%～40%的胆囊结石可终生无症状,称"静止性胆囊结石"。有症状的胆囊结石的主要临床表现:进食后,特别是进油腻食物后,出现上腹部或右上腹部隐痛不适、饱胀,伴嗳气、呃逆等。

2.胆绞痛

胆囊结石的典型表现,疼痛位于上腹部或右上腹部,呈阵发性,可向肩胛部和背部放射,多伴恶心、呕吐。

3.Mirizzi 综合征

持续嵌顿和压迫胆囊壶腹部和颈部的较大结石,可引起肝总管狭窄或胆囊管瘘,以及反复发作的胆囊炎、胆管炎及梗阻性黄疸,称"Mirizzi 综合征"。

4.Murphy 征

右上腹部局限性压痛、肌紧张,阳性。

5.B 超

胆囊暗区有一个或多个强回声光团,并伴声影。

(五)鉴别诊断

1.肾绞痛

胆绞痛需与肾绞痛相鉴别,后者疼痛部位在腰部,疼痛向外生殖器放射,伴有血尿,可有尿路刺激症状。

2.胆囊非结石性疾病

胆囊良、恶性肿瘤、胆囊息肉样病变等,B 超、CT 等影像学检查可提供鉴别线索。

3.胆总管结石

胆总管结石可表现为高热、黄疸、腹痛,超声等影像学检查可以鉴别,但有时胆囊结石可与胆总管结石并存。

4.消化性溃疡性穿孔

此类患者多有溃疡病史,腹痛发作突然并很快波及全腹,腹壁呈板状强直,腹部 X 线平片可见膈下游离气体。较小的十二指肠穿孔,或穿孔后很快被网膜包裹,形成一个局限性炎性病灶时,易与急性胆囊炎混淆。

5.内科疾患

一些内科疾病如肾盂肾炎、右侧胸膜炎、肺炎等,亦可发生右上腹疼痛症状,若注意分析不难获得正确的诊断。

二、治疗

(一)一般治疗

饮食宜清淡,防止急性发作,对无症状的胆囊结石应定期 B 超随诊,伴急性炎症者宜进食,注意维持水、电解质平衡,并静脉应用抗生素。

(二)药物治疗

溶石疗法服用鹅去氧胆酸或熊去氧胆酸对胆固醇结石有一定溶解效果,主要用于胆固醇结石。但此种药物有肝毒性,服药时间长,反应大,价格贵,停药后结石易复发。其适应证为胆囊结石直径在 2 cm 以下;结石为含钙少的 X 线能够透过的结石;胆囊管通畅;患者的肝脏功能正常,无明显的慢性腹泻史。目前多主张采取熊去氧胆酸单用或与鹅去氧胆酸合用,不主张单用鹅去氧胆酸。鹅去氧胆酸总量为15 mg/(kg·d),分次口服。熊去氧胆酸为 8~10 mg/(kg·d),分餐后或晚餐后 2 次口服。疗程 1~2 年。

(三)手术治疗

对于无症状的静止胆囊结石,一般认为无须施行手术切除胆囊。但有下列情况时,应进行手术治疗:①胆囊造影胆囊不显影;②结石直径超过 2~3 cm;③并发糖尿病且在糖尿病已控制时;④老年人或有心肺功能障碍者。

腹腔镜胆囊切除术适于无上腹创伤及手术史者,无急性胆管炎、胰腺炎和腹膜炎及腹腔脓肿的患者。对并发胆总管结石的患者应同时行胆总管探查术。

1.术前准备

择期胆囊切除术后引起死亡的最常见原因是心血管疾病。这强调了详细询问病史发现心绞痛和仔细进行心电图检查注意有无心肌缺血或以往心肌梗死证据的重要性。此外还应寻找脑血管疾病特别是一过性缺血发作的症状。若病史阳性或有问题时应做非侵入性颈动脉血流检查。此时对择期胆囊切除术应当延期,按照指征在冠状动脉架桥或颈动脉重新恢复血管流通后施行。除心血管病外,引起择期胆囊切除术后第二位的死亡原因是肝胆疾病,主要是肝硬化。除术中出血外,还可发生肝衰竭和败血症。自从在特别挑选的患者中应用预防性措施以来,择期胆囊切除术后感染中毒性并发症的发生率已有明显下降。慢性胆囊炎患者胆汁内的细菌滋生率占10%~15%;而在急性胆囊炎消退期患者中则高达 50%。细菌菌种为肠道菌如大肠杆菌、产气克雷白杆菌和粪链球菌,其次也可见到产气荚膜杆菌、类杆菌和变形杆菌等。胆管内细菌的发生率随年龄而增长,故主张年龄在 60 岁以上、曾有过急性胆囊炎发作刚恢复的患者,术前应预防性使用抗生素。

2.手术治疗

对有症状胆石症已成定论的治疗是腹腔镜胆囊切除术。虽然此技术的常规应用时间尚短,但是其结果十分突出,以致仅在不能施行腹腔镜手术或手术不安全时,才选用开腹胆囊切除术,包括无法安全地进入腹腔完成气腹,或者由于腹内粘连,或者解剖异常不能安全地暴露胆囊等。外科医师在遇到胆囊和胆管解剖不清以及遇到止血或胆汁渗漏而不能满意地控制时,应当及时中转开腹。目前,中转开腹率在 5% 以下。

(四)其他治疗

体外震波碎石适用于胆囊内胆固醇结石,直径不超过 3 cm,且胆囊具收缩功能。治疗后部分患者可发生急性胆囊炎或结石碎片进入胆总管而引起胆绞痛和急性胆管炎,此外碎石后仍不能防止结石的复发。因其并发症多,疗效差,现已基本不用。

三、护理措施

(一)术前护理

1.饮食指导

患者选用低脂肪、高蛋白质、高糖饮食。因为脂肪饮食可促进胆囊收缩排出胆汁,加剧疼痛。

2.术前用药

严重的胆石症发作性疼痛可使用镇痛剂和解痉剂,但应避免使用吗啡,因吗啡有收缩胆总管的作用,可加重病情。

3.病情观察

应注意观察胆石症急性发作患者的体温、脉搏、呼吸、血压、尿量及腹痛情况,及时发现有无感染性休克征兆。注意患者皮肤有无黄染及粪便颜色变化,以确定有无胆管梗阻。

(二)术后护理

(1)症状观察及护理:定时监测患者生命体征的变化,注意有无血压下降、体温升高及尿量减少等全身中毒症状,及时补充液体,保持出入量平衡。

(2)T形管护理:胆总管切开放置T形管的目的是为了引流胆汁,使胆管减压。①T形管应妥善固定,防止扭曲、脱落。②保持T形管无菌,每天更换引流袋,下地活动时引流袋应低于胆囊水平,避免胆汁回流。③观察并记录每天胆汁引流量、颜色及性质,防止胆汁淤积引起感染。④拔管:如果T形管引流通畅,胆汁色淡黄、清澄、无沉渣且无腹痛无发热等症状,术后10~14天可夹闭管道。开始每天夹闭2~3小时,无不适可逐渐延长时间,直至全日夹管。在此过程中要观察患者有无体温增高,腹痛,恶心,呕吐及黄疸等。经T形管造影显示胆管通畅后,再引流2~3天,以及时排出造影剂。经观察无特殊反应,可拔除T形管。

(3)健康指导:进少油腻、高维生素、低脂饮食。烹调方式以蒸煮为宜,少吃油炸类的食物。

(4)适当体育锻炼,提高机体抵抗力。

(杨立英)

第七节 胰腺疾病

一、胰腺解剖生理概要

(一)解剖

胰腺位于腹膜后,横贴在腹后壁,相当于第1~2腰椎前方。分头、颈、体、尾四部分,总长15~20 cm,头部与十二指肠第二段紧密相连,两者属同一血液供应系统。胰尾靠近脾门,这两者也属同一血液供应系统。胰管与胰腺长轴平行,主胰管直径2~3 mm,多数人的主胰管与胆总管汇合形成共同通道开口于十二指肠第二段的乳头部,少数人胰管与胆总管分别开口在十二指肠。两者开口于十二指肠又是胆、胰发生逆行感染的解剖基础。胰腺除主胰管外,有时有副胰管。

（二）生理

胰腺具有内、外分泌的双重功能,内分泌主要由分散在胰腺实质内的胰岛来实现,其最主要功能是调控血糖。胰腺的外分泌功能是分泌胰液,每天分泌可达750～1 500 mL。呈强碱性,含有多种消化酶,其中含有蛋白酶、淀粉酶、脂肪酶等。外分泌是由腺细胞分泌的胰液,进入胰管,经共同通道排入十二指肠,胰液的分泌受神经、体液的调节。

二、急性胰腺炎

（一）病因

1.梗阻因素

梗阻是最常见原因,常见于胆总管结石,胆管蛔虫症,Oddi 括约肌水肿和痉挛等引起的胆管梗阻以及胰管结石、肿瘤导致的胰管梗阻。

2.乙醇中毒

乙醇引起 Oddi 括约肌痉挛,使胰管引流不畅、压力升高。同时乙醇刺激胃酸分泌,胃酸又刺激促胰液素和缩胆囊素分泌增多,促使胰腺外分泌增加。

3.暴饮暴食

尤其是高蛋白、高脂肪食物、过量饮酒可刺激胰腺大量分泌,胃肠道功能紊乱,或因剧烈呕吐导致十二指肠内压骤增,十二指肠液反流,共同通道受阻。

4.感染因素

腮腺炎病毒、肝炎病毒、伤寒杆菌等经血流、淋巴进入胰腺所致。

5.损伤或手术

胃胆管手术或胰腺外伤、内镜逆行胰管造影等因素可直接或间接损伤胰腺,导致胰腺缺血、Oddi 括约肌痉挛或刺激迷走神经,使胃酸、胰液分泌增加亦可导致发病。

6.其他因素

内分泌或代谢性疾病,如高脂血症、高钙血症等,某些药物,如利尿剂,吲哚美辛、硫唑嘌呤等均可损害胰腺。

（二）病理生理

根据病理改变可分为水肿性胰腺炎和出血坏死性胰腺炎两种。基本病理改变是水肿、出血和坏死,严重者可并发休克、化脓性感染及多脏器衰竭。

（三）临床表现

1.腹痛

大多为突然发作性腹痛,常在饱餐后或饮酒后发病。多为全上腹持续剧烈疼痛伴有阵发性加重,向腰背部放射,疼痛与病变部位有关:胰头部以右上腹痛为主,向右肩部放射;胰尾部以左上腹为主,向左肩放射;累及全胰则呈束带状腰背不疼痛。重型患者腹痛延续时间较长,由于渗出液扩散,腹痛可弥散至全腹,并有麻痹性肠梗阻现象。

2.恶心、呕吐

早期为反射性频繁呕吐,多为胃十二指肠内容物,后期因肠麻痹或肠梗阻可呕吐小肠内容物。呕吐后腹胀不缓解为其特点。

3.发热

发热与病变程度相一致。重型胰腺炎继发感染或合并胆管感染时可持续高热,如持续高热不退则提示合并感染或并发胰周脓肿。

4.腹胀

腹胀是重型胰腺炎的重要体征之一,其原因是腹膜炎造成麻痹性肠梗阻所致。

5.黄疸

黄疸多在胆源性胰腺炎时发生。严重者可合并肝细胞性黄疸。

6.腹膜炎体征

水肿性胰腺炎时,压痛只局限于上腹部,常无明显肌紧张;出血性坏死性胰腺炎压痛明显,并有肌紧张和反跳痛,范围较广泛或波及全腹。

7.休克

严重患者出现休克,表现为脉细速,血压降低,四肢厥冷,面色苍白等。有的患者以突然休克为主要表现,称为暴发性急性胰腺炎。

8.皮下瘀斑

少数患者因胰酶及坏死组织液穿过筋膜与基层渗入腹壁下,可在季肋及腹部形成蓝棕色斑(Grey-turner征)或脐周皮肤青紫(Cullen征)。

(四)辅助检查

1.胰酶测定

(1)血清淀粉酶:90%以上的患者血清淀粉酶升高,通常在发病后 3～4 小时后开始升高,12～24 小时达到高峰,3～5 天恢复正常。

(2)尿淀粉酶测定:通常在发病后 12 小时开始升高,24～48 小时开始达高峰,持续 5～7 天开始下降。

(3)血清脂肪酶测定:在发病 24 小时升高至 1.5 康氏单位(正常值 0.5～1.0 U)。

2.腹腔穿刺

穿刺液为血性混浊液体,可见脂肪小滴,腹水淀粉酶较血清淀粉酶值高 3～8 倍之多。并发感染时显脓性。

3.B 超检查

B 超检查可见胰腺弥漫性均匀肿大,界限清晰,内有光点反射,但较稀少,若炎症消退,上述变化持续 1～2 周即可恢复正常。

4.CT 检查

CT 扫描显示胰腺弥漫肿大,边缘不光滑,当胰腺出现坏死时可见胰腺上有低密度、不规则的透亮区。

(五)临床分型

1.水肿性胰腺炎(轻型)

水肿性胰腺炎主要表现为腹痛、恶心、呕吐;腹膜炎体征、血和尿淀粉酶增高,经治疗后短期内可好转,死产率低。

2.出血坏死性胰腺炎(重型)

除上述症状、体征继续加重外,出血坏死性胰腺炎可有高热持续不退,黄疸加深,神志模糊和谵妄,高度腹胀,血性或脓性腹水,两侧腰部或脐下出现青紫瘀斑,胃肠出血、休克等;实验室检查:白细胞计数增多($>16\times10^9$/L),红细胞和血细胞比容降低,血糖升高(>11.1 mmol/L),血钙降低(<2.0 mmol/L),$PaO_2<8.0$ kPa(<60 mmHg),血尿素氮或肌酐增高,酸中毒等,甚至出

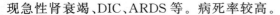

现急性肾衰竭、DIC、ARDS等。病死率较高。

（六）治疗原则

1.非手术治疗

急性胰腺炎大多采用非手术治疗：①严密观察病情；②应用抑制或减少胰液分泌的药物；③解痉镇痛；④有效抗生素防治感染；⑤抗休克、纠正水电解质平衡失调；⑥抗胰酶疗法；⑦腹腔灌洗；⑧激素和中医中药治疗。

2.手术治疗

（1）目的：清除含有胰酶、毒性物质和坏死的组织。

（2）指征：采用非手术疗法无效者；诊断未明确而疑有腹腔脏器穿孔或肠坏死者；合并胆管疾病；并发胰腺感染者。

（3）手术方式：有灌洗引流、坏死组织清除和规则性胰腺切除术、胆管探查，T形管引流和胃造瘘、空肠造瘘术等。

（七）护理措施

1.非手术期间的护理

（1）病情观察：严密观察神志，监测生命体征和腹部体征的变化，监测血气、凝血功能、血电解质变化，及早发现坏死性胰腺炎、休克和多器官衰竭。

（2）维持正常呼吸功能：给予高浓度氧气吸入，必要时给予呼吸机辅助呼吸。

（3）维护肾功能：详细记录每小时尿量、尿比重、出入水量。

（4）控制饮食、抑制胰腺分泌：对病情较轻者，可进少量清淡流质或半流质饮食，限制蛋白质摄入量，禁进脂肪。对病情较重或频繁呕吐者要禁食，行胃肠减压；遵医嘱给予抑制胰腺分泌的药物。

（5）预防感染：对病情重或胆源性胰腺炎患者给予抗生素，为预防真菌感染，应加用抗真菌药物。

（6）防治休克：维持水电平衡，应早期迅速补充水电解质、血浆、全血。患者还易发生低钾血症、低钙血症，在疾病早期应注意观察，及时矫正。

（7）心理护理：指导患者减轻疼痛的方法，解释各项治疗措施的意义。

2.术后护理

（1）术后各种引流管的护理：①熟练掌握各种管道的作用，将导管贴上标签后与引流装置正确连接，妥善固定，防止导管滑脱；②分别观察记录各引流管的引流液性状、颜色、量；③严格遵循无菌操作规程，定期更换引流装置；④保持引流通畅；防止导管扭曲，重型患者常有血块、坏死组织脱落，容易造成引流管阻塞。如有阻塞可用无菌温生理盐水冲洗。经常更换体位，以利引流；⑤冲洗液、灌洗液现用现配；⑥拔管护理：当患者体温正常并稳定10天左右，白细胞计数正常，腹腔引流液少于每天5 mL、引流液淀粉酶测定正常后可考虑拔管。拔管后要注意拔管处伤口有无渗漏，如有渗液应及时更换敷料。拔管处伤口可在1周左右愈合。

（2）伤口护理：观察有无渗液、有无裂开，按时换药；并发胰外瘘时，要注意保持负压引流通畅，并用氧化锌糊剂保护瘘口周围皮肤。

（3）营养支持治疗与护理：根据患者营养评定状况，计算需要量，制订计划。第1阶段，术前和术后早期，需抑制分泌功能，使胰腺处于休息状态，同时因胃肠道功能障碍，此时需完全胃肠外营养（TPN）2～3周。第2阶段，术后3周左右，病情稳定，肠道功能基本恢复，可通过空肠造瘘提供营养3～4周,称为肠道营养(TEN)。第3阶段,逐渐恢复经口进食,称为胃肠内营养(EN)。

(4)做好基础生活护理和心理护理。

(5)并发症的观察与护理:①胰腺脓肿及腹腔脓肿,术后2周的患者出现高热,腹部肿块,应考虑其可能。一般均为腹腔引流不畅,胰腺坏死组织及渗出液局部积聚感染所致。非手术疗法无效时应手术引流。②胰瘘:如观察到腹腔引流有无色透明腹腔液经常外漏,其中淀粉酶含量高,为胰液外漏所致,合并感染时引流液可显脓性。多数可逐渐自行愈合。③肠瘘:主要表现为明显的腹膜刺激征,引流液中伴有粪渣。瘘管形成后用营养支持治疗。长期不愈者,应考虑手术治疗。④假性胰腺囊肿:多数需手术行囊肿切除或内引流手术,少数患者经非手术治疗6个月可自行吸收。⑤糖尿病:胰腺部分切除后,可引起内、外分泌缺失。注意观察血糖、尿糖的变化,根据化验报告补充胰岛素。⑥心理护理:由于病情重,术后引流管多,恢复时间长,患者易产生悲观急躁情绪,因此应关心体贴鼓励患者,帮助患者树立战胜疾病的信心,积极配合治疗。

(八)健康教育

(1)饮食应少量多餐,注意食用富有营养易消化食物,避免暴饮暴食及酗酒。

(2)有胆管疾病、病毒感染者应积极治疗。

(3)告知会引发胰腺炎的药物种类,不得随意服药。

(4)有高糖血症,应遵医嘱口服降糖药或注射胰岛素,定时查血糖、尿糖,将血糖控制在稳定水平,防治各种并发症。

(5)出院4～6周,避免过度疲劳。

(6)门诊应定期随访。

三、胰腺癌、壶腹部癌及护理

胰腺癌是常见消化道肿瘤之一,以男性多见,40岁以上患者占80%,癌肿发生在胰头部位占70%～80%,体尾部癌约占12%。其转移途径有血行、淋巴途径转移和直接浸润,癌细胞还可沿胰周神经由内向外扩散。壶腹部癌是指胆总管末段壶腹部和十二指肠乳头的恶性肿瘤,在临床上与胰腺癌有不少共同点,统称为壶腹周围癌。

(一)临床表现

1.腹痛和上腹饱胀不适

初期仅表现为上腹部胀闷感及隐痛。随病情加重,疼痛逐渐剧烈,并可牵涉到背部,胰头部癌疼痛多位于上腹居中或右上腹部疼痛,胰体尾部癌疼痛多在左上腹或左季肋部疼痛。晚期可向背部放射,少数患者以此为首发症状,当癌肿侵及腹膜后神经丛时,疼痛常剧烈难受,尤以夜间为甚,以至于患者常取端坐位。

2.消化道症状

患者常有食欲缺乏、恶心、呕吐、厌食油腻和动物蛋白饮食、消化不良、腹泻或便秘、呕吐和黑便。

3.黄疸

胰腺癌侵及胆管时可出现黄疸,其特征是进行性加深并伴尿黄,大便呈陶土色及皮肤瘙痒。胰头癌因其靠近胆管,故黄疸发生较早,胰体尾部癌距胆管较远,通常到晚期才发生黄疸。

4.乏力和消瘦

胰腺癌较早出现乏力及消瘦,常于短期内出现明显消瘦。

5.发热

少数患者可出现持续性或间歇性低热。

6.腹部肿块

患者主要表现为肝大,胆囊肿大,晚期患者可扪及胰腺肿大。

7.腹水

晚期患者可见腹水。

(二)辅助检查

1.实验室检查

(1)免疫学检查:癌胚抗原(CEA)、胰腺胚胎抗原(POA)、胰腺癌相关抗原(PCAA)、胰腺癌特异抗原(PaA)、糖类抗原19-9(CA19-9)均增高。

(2)血清生化检查:早期可有血、尿淀粉酶增高,空腹血糖增高,糖耐量试验阳性,有黄疸时,血清胆红素增高,碱性磷酸酶升高,转氨酶轻度升高,尿胆红素阳性;无黄疸的胰体尾癌可见转肽酶升高。

2.影像学检查

主要影像学检查有超声波检查、CT、内镜逆行胰胆管造影(ERCP)、腹腔镜检查、X线钡餐检查。

(三)治疗原则

早期发现、早期诊断、早期手术治疗。手术切除是胰头癌最有效的治疗方法。胰腺癌无远处转移者,应争取手术切除,常用的手术方法有胰头十二指肠切除术。对不能切除的患者,应行内引流手术,即胆总管与空肠或十二指肠吻合。术后采用综合治疗包括化学、免疫和放射疗法及中医中药治疗。为控制晚期患者的疼痛可采用剖腹或经皮行腹腔神经丛无水乙醇注射治疗。

(四)护理措施

1.手术前护理

(1)心理支持:每次检查及护理前给予解释,尊重患者心理调适的过程。

(2)控制血糖在稳定水平:检查患者血糖、尿糖,如有高血糖,应在严密监测血糖、尿糖的基础上调整胰岛素用量,将血糖控制在稳定水平。

(3)改善凝血功能:遵医嘱给予维生素 K。

(4)改善营养:术前应鼓励患者进富有营养饮食,必要时给予胃肠外营养。

(5)术前日常规皮肤准备,术前晚灌肠。

2.手术后护理

(1)观察生命体征:由于胰头癌切除涉及的器官多、创伤重,术后要严密观察生命体征。

(2)防治感染:胰头十二指肠切除术手术大、范围广,消化道吻合多,感染机会多,故术后应遵医嘱静脉加用广谱抗生素。术后更换敷料应严格遵循无菌操作规程。

(3)维持水、电解质和酸碱平衡:手术范围大、创伤大,术后引流管多,消化液及体液丢失,易导致脱水、低钾、低钙等,应准确记录出入量。按医嘱及时补充水和电解质,以维持其平衡。

(4)加强营养:术后给予静脉高营养,静脉输血、血浆、清蛋白及脂肪乳,氨基酸等。限制脂肪饮食,少量多餐。

(5)引流管护理:应妥善固定引流管,保持引流通畅,并观察记录引流液的颜色、性质和量。患者无腹胀、无腹腔感染、无引流液时可去除引流管。

（6）术后出血的防治与护理：观察患者有无切口出血、胆管出血及应激性溃疡出血。

（7）低血糖监测：胰头十二指肠切除患者术后易发生低血糖，注意每天监测血糖、尿糖变化。

（8）胰瘘的预防与护理：胰瘘多发生在术后5～7天。

（9）胆瘘的预防与护理：多发生于术后2～9天。表现为右上腹痛、发热、腹腔引流液呈黄绿色，T形管引流量突然减少，有局限性或弥漫性腹膜炎表现，严重者出现休克症状。术后应保持T形管引流畅通，将每天胆汁引流量做好记录，发现问题，及时与医师联系。

（10）化疗护理：适用于不能行根治性切除的胰腺癌，术后复发性胰腺癌和合并肝转移癌。

（11）心理护理：给予心理支持，促进早日痊愈。

（五）健康教育

（1）出院后对于胰腺功能不足，消化功能差的患者，除应用胰酶代替剂外，同时采用高蛋白、高糖、低脂肪饮食，给予脂溶性维生素。

（2）定期检测血糖、尿糖，发生糖尿病时给予药物治疗。

（3）3～6个月复查一次，如出现进行性消瘦、乏力、贫血、发热等症状，应回医院诊治。

（龙　凤）

第九章

妇产科护理

第一节 盆腔炎性疾病

盆腔炎性疾病(PID)是指女性上生殖道的一组炎性疾病,主要包括子宫内膜炎、输卵管炎、输卵管卵巢脓肿、盆腔腹膜炎。最常见的是输卵管炎及输卵管卵巢脓肿。

女性生殖系统具有比较完善的自然防御功能,当自然防御功能遭到破坏,或机体免疫力降低、内分泌发生变化或外源性病原体入侵而导致子宫内膜、输卵管、卵巢、盆腔腹膜、盆腔结缔组织发生炎症。感染严重时,可累及周围器官和组织,当病原体毒性强、数量多、患者抵抗力低时,常发生败血症及脓毒血症,若未得到及时治疗可能发生盆腔炎性疾病后遗症。

一、护理评估

(一)健康史

(1)了解既往疾病史、用药史、月经史及药物过敏史。

(2)了解流产、分娩的时间、经过及处理。

(3)了解本次患病的起病时间、症状、疼痛性质、部位、有无全身症状。

(二)生理状况

1.症状

(1)轻者无症状或症状轻微不易被发现,常表现为持续性下腹痛,活动或性交后加重;发热、阴道分泌物增多等。

(2)重者可表现为寒战、高热、头痛、食欲减退;月经期发病者可表现为经量增多、经期延长;腹膜炎者出现消化道症状,如恶心、呕吐、腹胀等;若脓肿形成,可有下腹包块及局部刺激症状。

2.体征

(1)急性面容、体温升高、心率加快。

(2)下腹部压痛、反跳痛及肌紧张。

(3)检查见阴道充血;大量脓性臭味分泌物从宫颈口外流;穹隆有明显触痛;宫颈充血、水肿、举痛明显;子宫体增大有压痛且活动受限;一侧或双侧附件增厚,有包块,压痛。

3.辅助检查

(1)实验室检查:宫颈黏液脓性分泌物,或阴道分泌物0.9%氯化钠溶液湿片中见到大量白细胞;红细胞沉降率升高;血 C 反应蛋白升高;宫颈分泌物培养或革兰氏染色涂片淋病奈瑟菌阳性或沙眼衣原体阳性。

(2)阴道超声检查:显示输卵管增粗,输卵管积液,伴或不伴有盆腔积液、输卵管卵巢肿块。

(3)腹腔镜检查:输卵管表面明显充血;输卵管壁水肿;输卵管伞端或浆膜面有脓性渗透物。

(4)子宫内膜活组织检查证实子宫内膜炎。

(三)高危因素

1.年龄

盆腔炎性疾病高发年龄为 15～25 岁。

2.性活动及性卫生

初次性交年龄小、有多个性伴侣、性交过频以及性伴侣有性传播疾病;有使用不洁的月经垫、经期性交等。

3.下生殖道感染

性传播疾病,如淋病奈瑟菌性宫颈炎、衣原体性宫颈炎以及细菌性阴道病。

4.子宫腔内手术操作后感染

刮宫术、输卵管通液术、子宫输卵管造影术、宫腔镜检查、人工流产、放置宫内节育器等手术时,消毒不严格或术前适应证选择不当,导致感染。

5.邻近器官炎症直接蔓延

如阑尾炎、腹膜炎等蔓延至盆腔。

6.复发

盆腔炎性疾病再次发作。

(四)心理-社会因素

1.对健康问题的感受

是否存在因无明显症状或症状轻,而不重视致延误治疗。

2.对疾病的反应

是否由于慢性疾病过程长,患者思想压力大而产生焦虑、烦躁情绪;若病情严重,则担心预后,患者往往有恐惧、无助感。

3.家庭、社会及经济状况

是否存在因炎症反复发作,严重影响妇女生殖健康甚至导致不孕,且增加家庭与社会经济负担。

二、护理诊断

(一)疼痛

其与感染症状有关。

(二)体温过高

其与盆腔急性炎症有关。

(三)睡眠型态紊乱

其与疼痛或心理障碍有关。

(四)焦虑

其与病程长治疗效果不明显或不孕有关。

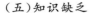

（五）知识缺乏

其与缺乏经期卫生知识有关。

三、护理措施

（一）症状护理

1.密切观察

分泌物增多,观察阴道分泌物颜色、性状、气味及量,选择合适的药液进行阴道冲洗。在不清楚阴道炎的种类时,不可滥用冲洗液,指导患者勤换会阴垫及内裤,保持外阴清洁干燥。

2.支持疗法

卧床休息,取半卧位,有利于脓液积聚于直肠子宫陷凹,使炎症局限;给高热量、高蛋白、高维生素饮食或半流质饮食,及时补充丢失的液体;对出现高热的患者,采取物理降温,出汗时及时更衣,保持身体清洁舒服;若患者腹胀严重,应行胃肠减压。

3.症状观察

密切监测生命体征,测体温、脉搏、呼吸、血压,每4小时1次;物理降温后30分钟测体温,以观察降温效果。若患者突然出现腹痛加剧,寒战、高热、恶心、呕吐、腹胀,应立即报告医师,同时做好剖腹探查的准备。

（二）用药护理

1.门诊治疗

指导患者遵医嘱用药,了解用药方案并告知注意事项。常用方案:头孢西丁钠2 g,单次肌内注射,同时口服丙磺舒1 g,然后改为多西环素100 mg,每天2次,连服14天,可同时加服甲硝唑400 mg,每天2~3次,连服14天;或选用其他第三代头孢菌素与多西环素、甲硝唑合用。

2.住院治疗

严格遵医嘱用药,了解用药方案并密切观察用药反应。

（1）头霉素类或头孢菌素类药物:头孢西丁钠2 g,静脉滴注,每6小时1次。头孢替坦二钠2 g,静脉滴注,每12小时1次。加多西环素100 mg,每12小时1次,静脉输注或口服。对不能耐受多西环素者,可用阿奇霉素替代,每次500 mg,每天1次,连用3天。对输卵管卵巢脓肿患者,可加用克林霉素或甲硝唑。

（2）克林霉素与氨基糖苷类药物联合方案:克林霉素900 mg,每8小时1次,静脉滴注;庆大霉素先给予负荷量(2 mg/kg),然后予维持量(1.5 mg/kg),每8小时1次,静脉滴注;临床症状、体征改善后继续静脉应用24~48小时,克林霉素改口服,每次450 mg,1天4次,连用14天;或多西环素100 mg,每12小时1次,连续用药14天。

3.观察药物疗效

若用药后48~72小时,体温持续不降,患者症状加重,应及时报告医师处理。

4.中药治疗

主要为活血化瘀、清热解毒药物。可遵医嘱指导服中药或用中药外敷腹部,若需进行中药保留灌肠,按保留灌肠操作规程完成。

（三）手术护理

1.药物治疗无效

经药物治疗48~72小时,体温持续不降,患者中毒症状加重或包块增大者。

2.脓肿持续存在

经药物治疗病情好转,继续控制炎症数天(2～3周),包块仍未消失但已局限化。

3.脓肿破裂

突然腹痛加剧,寒战、高热、恶心、呕吐、腹胀,检查腹部拒按或有中毒性休克表现。

（四）心理护理

(1)关心患者,倾听患者诉说,鼓励患者表达内心感受,通过与患者进行交流,建立良好的护患关系,尽可能满足患者的合理需求。

(2)加强疾病知识宣传,解除患者思想顾虑,增加其对治疗的信心。

(3)与家属沟通,指导家属关心患者,与患者及家属共同探讨适合个人的治疗方案,取得家人的理解和帮助,减轻患者心理压力。

四、健康指导

（一）讲解疾病知识

向患者讲解盆腔炎性疾病的疾病知识,告知及时就诊和规范治疗的重要性。

（二）个人卫生指导

保持会阴清洁做好经期、孕期及产褥期的卫生宣传。

（三）性生活指导及性伴侣治疗

注意性生活卫生,月经期禁止性交。

（四）饮食生活指导

给高热量、高蛋白、高维生素饮食,增加营养,积极锻炼身体,注意劳逸结合,不断提高机体抵抗力。

（五）随访指导

对于抗生素治疗的患者,应在72小时内随诊,明确有无体温下降、反跳痛减轻等临床症状改善。若无改善,需做进一步检查。对沙眼衣原体以及淋病奈瑟菌感染者,可在治疗后4～6周复查病原体。

五、注意事项

（一）倾听患者主诉

应仔细倾听患者主诉,全面了解患者疾病史,认真阅读治疗方案,制订相应的护理计划,配合完成相应治疗和处理。

（二）预防宣传

(1)注意性生活卫生,减少性传播疾病。

(2)及时治疗下生殖道感染。

(3)进行公共卫生教育,提高公民对生殖道感染的认识,明白预防感染的重要性。

(4)严格掌握妇科手术指征,做好术前准备,严格无菌操作,预防感染。

(5)及时治疗盆腔炎性疾病,防止后遗症发生。

（薛　妮）

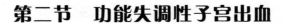

第二节 功能失调性子宫出血

功能失调性子宫出血(dysfunctional uterine bleeding,DUB)简称功血,为妇科常见病。它是由于调节生殖系统的神经内分泌机制失常引起的异常子宫出血,而全身及内、外生殖器官无器质性病变存在。常表现为月经周期长短不一、经期延长、经量过多或不规则阴道出血。功血可分为排卵性功血和无排卵性功血两类,约85%病例属无排卵性功血。功血可发生于月经初潮至绝经期间的任何年龄,约50%患者发生于绝经前期,育龄期约占30%,青春期约占20%。

一、护理评估

(一)健康史

1.无排卵性功血

(1)青春期:与下丘脑-垂体-卵巢轴调节功能未健全有关,过度劳累、精神紧张、恐惧、忧伤、环境及气候改变等应激刺激,及肥胖、营养不良等因素易导致下丘脑-垂体-卵巢轴调节功能紊乱,卵巢不能排卵。

(2)绝经过渡期:因卵巢功能衰退,卵巢对促性腺激素敏感性降低,卵泡在发育过程中因退行性变而不能排卵。

(3)生育期:可因内、外环境改变,如劳累、应激、流产、手术或疾病等引起短暂无排卵。亦可因肥胖、多囊卵巢综合征、高泌乳素血症等因素长期存在,引起持续无排卵。

2.排卵性功血

黄体功能不足原因在于神经内分泌调节功能紊乱,导致卵泡期卵泡刺激素(FSH)缺乏,卵泡发育缓慢,雌激素分泌减少,正反馈作用不足,黄体生成素(LH)峰值不高,使黄体发育不全、功能不足。子宫内膜不规则脱落者,由于下丘脑-垂体-卵巢轴调节功能紊乱或黄体机制异常引起萎缩过程延长。

评估时注意了解患者的发病年龄、月经史、婚育史及发病诱因,有无性激素治疗不当及全身性出血性疾病史。

(二)身体状况

1.月经紊乱

(1)无排卵性功血:最常见的症状是子宫不规则性出血,特点是月经周期紊乱,经期长短不一,经量多少不定。可先有数周或数月停经,然后阴道流血,量较多,持续2～3周或更长时间,不易自止,无腹痛或其他不适。

(2)排卵性功血:黄体功能不足者月经周期缩短,月经频发(月经周期短于21天),不易受孕或怀孕早期易流产;子宫内膜不规则脱落者月经周期正常,但经期延长,长达9～10天,多发生于产后或流产后。

2.贫血

因出血多或时间长,患者出现头晕、乏力、面色苍白等贫血征象。

3.体格检查

体格检查包括全身检查和妇科检查,排除全身性疾病及生殖器官器质性病变。

(三)心理-社会状况

青春期患者常因害羞而影响及时诊治,生育期患者担心影响生育而焦虑,围绝经期患者因治疗效果不佳或怀疑为恶性肿瘤而焦虑、紧张、恐惧。

(四)辅助检查

1.诊断性刮宫

诊断性刮宫可了解子宫内膜反应、子宫内膜病变,达到止血的目的。不规则流血者可随时刮宫,用以止血。确定有无排卵或黄体功能,于月经前一天或者月经来潮 6 小时内做诊断性刮宫,无排卵性功血的子宫内膜呈增生期改变,黄体功能不足显示子宫内膜分泌不良。子宫内膜不规则脱落,于月经周期第 5～6 天进行诊断性刮宫,增生期与分泌期子宫内膜共存。

2.B超检查

了解子宫内膜厚度及生殖器官有无器质性改变。

3.血常规及凝血功能检查

了解有无贫血、感染及凝血功能障碍。

4.宫腔镜检查

直接观察子宫内膜,选择病变区进行活组织检查。

5.卵巢功能检查

判断卵巢有无排卵或黄体功能。

(五)处理要点

1.无排卵性功血

青春期和生育期患者以止血、调整周期、促排卵为原则。围绝经期患者以止血、防止子宫内膜癌变为原则。

2.排卵性功血

黄体功能不足的治疗原则是促进卵泡发育,刺激黄体功能及黄体功能替代,分别应用氯米芬、人绒毛膜促性腺激素(HCG)和孕酮;子宫内膜不规则脱落的治疗原则是促使黄体及时萎缩,子宫内膜及时完整脱落,常用药物有孕激素和 HCG。

二、护理问题

(一)潜在并发症

贫血。

(二)知识缺乏

缺乏性激素治疗的知识。

(三)有感染的危险

有感染的危险与经期延长、机体抵抗力下降有关。

(四)焦虑

焦虑与性激素使用及药物不良反应有关。

三、护理措施

（一）一般护理

患者体质往往较差,应加强营养,改善全身情况,可补充铁剂、维生素 C 和蛋白质。成人体内大约每 100 mL 血中含 50 mg 铁,行经期妇女,每天从食物中吸收铁 0.7～2.0 mg,经量多者应额外补充铁。向患者推荐含铁较多的食物如猪肝、胡萝卜、葡萄干等。按照患者的饮食习惯,为患者制订适合于个人的饮食计划,保证患者获得足够的营养。

（二）病情观察

观察并记录患者的生命体征、出量及入量,嘱患者保留出血期间使用的会阴垫及内裤,以便更准确地估计出血量,出血较多者,督促其卧床休息,避免过度疲劳和剧烈活动,贫血严重者,遵医嘱做好配血、输血、止血措施,执行治疗方案,维持患者正常血容量。

（三）对症护理

1.无排卵性功血

（1）止血:对大量出血患者,要求在性激素治疗 8 小时内见效,24～48 小时内出血基本停止,若 96 小时以上仍不止血者,应考虑有器质性病变存在。

性激素止血包括以下内容。①雌激素:应用大剂量雌激素可迅速提高血内雌激素浓度,促使子宫内膜生长,短期内修复创面而止血,主要用于青春期功血。目前多选用妊马雌酮 2.5 mg 或己烯雌酚 1～2 mg。②孕激素:适用于体内已有一定水平雌激素的患者。常用药物如甲羟孕酮或炔诺酮,用药原则同雌激素。③雄激素:拮抗雌激素、增加子宫平滑肌及子宫血管张力而减少出血,主要用于围绝经期功血患者的辅助治疗,可随时停用。④联合用药:止血效果优于单一药物,可用三合激素或口服短效避孕药,血止后逐渐减量。

刮宫术:止血及排除子宫内膜癌变,适用于年龄＞35 岁、药物治疗无效或存在子宫内膜癌高危因素的患者。

其他止血药:安络血和止血敏可减少微血管的通透性,氨基己酸、氨甲苯酸、氨甲环酸等可抑制纤维蛋白溶酶,有减少出血量的辅助作用,但不能赖以止血。

（2）调整月经周期:一般连续用药 3 个周期。在此过程中务必积极纠正贫血,加强营养,以改善体质。

雌、孕激素序贯疗法:人工周期,通过模拟自然月经周期中卵巢的内分泌变化,将雌、孕激素序贯应用,使子宫内膜发生相应变化,引起周期性脱落。适用于青春期功血或生育期功血者,可诱发卵巢自然排卵。雌激素自月经来潮第 5 天开始用药,妊马雌酮 1.25 mg 或己烯雌酚 1 mg,每晚 1 次,连服 20 天,于服雌激素最后 10 天加用甲羟孕酮每天 10 mg,两药同时用完,停药后3～7 天出血。于出血第 5 天重复用药,一般连续使用 3 个周期。用药 2～3 个周期后,患者常能自发排卵。

雌、孕激素联合疗法:可周期性口服短效避孕药,适用于生育期功血、内源性雌激素水平较高者或绝经过渡期功血者。

后半周期疗法:于月经周期的后半周期开始(撤药性出血的第 16 天)服用甲羟孕酮,每天10 mg,连服 10 天为 1 个周期,共 3 个周期为一个疗程。适用于青春期或绝经过渡期功血者。

（3）促排卵:适用于育龄期功血者。常用药物如氯米芬、人绒毛膜促性腺激素（HCG）等。于月经第5 天开始每天口服氯米芬 50 mg,连续 5 天,以促进卵泡发育。B 超监测卵泡发育接近成熟时,可大剂量肌内注射 HCG 5 000 U 以诱发排卵。青春期不提倡使用。

(4)手术治疗:以刮宫术最常用,既能明确诊断,又能迅速止血。绝经过渡期出血患者激素治疗前宜常规刮宫,最好在子宫镜下行分段诊断性刮宫,以排除子宫内细微器质性病变。对青春期功血刮宫应持慎重态度。必要时行子宫次全切除或子宫切除术。

2.排卵性功血

(1)黄体功能不足:药物治疗如下。①黄体功能替代疗法:自排卵后开始每天肌内注射孕酮 10 mg,共 10~14 天,用以补充黄体分泌孕酮的不足。②黄体功能刺激疗法:通常应用 HCG 以促进及支持黄体功能。于基础体温上升后开始,隔天肌内注射 HCG 1 000~2 000 U,共 5 次,可使血浆孕酮明显上升,随之正常月经周期恢复。③促进卵泡发育:于月经第 5 天开始,每晚口服氯米芬 50 mg,共 5 天。

(2)子宫内膜不规则脱落:药物治疗如下。①孕激素:自排卵后第 1~2 天或下次月经前 10~14 天开始,每天口服甲羟孕酮 10 mg,连续 10 天,有生育要求可肌内注射孕酮。②HCG:用法同黄体功能不足。

3.性激素治疗的注意事项

(1)严格遵医嘱正确用药,不得随意停服或漏服,以免使用不当引起子宫出血。

(2)药物减量必须按规定在血止后开始,每 3 天减量 1 次,每次减量不超过原剂量的 1/3,直至维持量,持续用至血止后 20 天停药。

(3)雌激素口服可能引起恶心、呕吐等胃肠道反应,可饭后或睡前服用;对存在血液高凝倾向或血栓性疾病史者禁忌使用。

(4)雄激素用量过大可能出现男性化不良反应。

(四)预防感染

(1)测体温、脉搏。

(2)指导患者保持会阴部清洁,出血期间禁止盆浴及性生活。

(3)注意有无腹痛等生殖器官感染征象。

(4)按医嘱使用抗生素。

(五)心理护理

注意情绪调节,避免过度紧张与精神刺激。特别是青春期少女,父母们不仅要关注女孩的学习状况与膳食状况,还要重视女孩的情绪变化,与其多沟通,了解其内心世界的变化,帮助其释放不良情绪,以使其保持相对稳定的精神-心理状态,避免情绪上的大起大落。

(六)健康指导

(1)宜清淡饮食,多食富含维生素 C 的新鲜瓜果、蔬菜。注意休息,保持心情舒畅。

(2)强调严格掌握雌激素的适应证,并合理使用,对更年期及绝经后妇女更应慎用,应用时间不宜过长,量不宜大,并应严密观察反应。

(3)月经期避免剧烈运动,禁止盆浴及性生活,保持会阴部清洁。

(赵　菲)

第三节 前置胎盘

妊娠28周后,胎盘附着于子宫下段,甚至胎盘下缘达到或覆盖宫颈内口,其位置低于胎先露部,称为前置胎盘。前置胎盘是妊娠晚期严重并发症,也是妊娠晚期阴道流血最常见的原因。其发病率国外报道0.5%,国内报道0.24%~1.57%。

一、病因

目前尚不清楚,高龄初产妇(年龄>35岁)、经产妇及多产妇、吸烟或吸毒妇女为高危人群。其病因可能与下述因素有关。

(一)子宫内膜病变或损伤

多次刮宫、分娩、子宫手术史等是前置胎盘的高危因素。上述情况可损伤子宫内膜,引起子宫内膜炎或萎缩性病变,再次受孕时子宫蜕膜血管形成不良、胎盘血供不足,刺激胎盘面积增大延伸到子宫下段。前次剖宫产手术瘢痕可妨碍胎盘在妊娠晚期向上迁移。增加前置胎盘的可能性。据统计发生前置胎盘的孕妇,85%~95%为经产妇。

(二)胎盘异常

双胎妊娠时胎盘面积过大,前置胎盘发生率较单胎妊娠高1倍;胎盘位置正常而副胎盘位于子宫下段接近宫颈内口;膜状胎盘大而薄,扩展到子宫下段,均可发生前置胎盘。

(三)受精卵滋养层发育迟缓

受精卵到达子宫腔后,滋养层尚未发育到可以着床的阶段,继续向下游走到达子宫下段,并在该处着床而发育成前置胎盘。

二、分类

根据胎盘下缘与宫颈内口的关系,将前置胎盘分为3类(图9-1)。

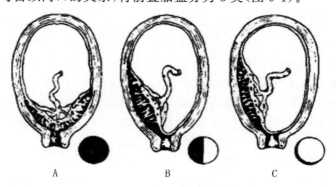

图9-1 前置胎盘的类型
A.完全性前置胎盘;B.部分性前置胎盘;C.边缘性前置胎盘

(1)完全性前置胎盘又称中央性前置胎盘,胎盘组织完全覆盖宫颈内口。
(2)部分性前置胎盘宫颈内口部分为胎盘组织所覆盖。

(3)边缘性前置胎盘胎盘附着于子宫下段,胎盘边缘到达宫颈内口,未覆盖宫颈内口。

胎盘位于子宫下段,与胎盘边缘极为接近,但未达到宫颈内口,称为低置胎盘。胎盘下缘与宫颈内口的关系可因宫颈管消失、宫口扩张而改变。前置胎盘类型可因诊断时期不同而改变,如临产前为完全性前置胎盘,临产后因口扩张而成为部分性前置胎盘。目前临床上均依据处理前最后一次检查结果来决定其分类。

三、临床表现

(一)症状

前置胎盘的典型症状是妊娠晚期或临产时,发生无诱因、无痛性反复阴道流血。妊娠晚期子宫下段逐渐伸展,牵拉宫颈内口,宫颈管缩短;临产后规律宫缩使宫颈管消失成为软产道的一部分。宫颈外口扩张,附着于子宫下段及宫颈内口的胎盘前置部分不能相应伸展而与其附着处分离,血窦破裂出血。前置胎盘出血前无明显诱因,初次出血量一般不多,剥离处血液凝固后,出血自然停止;也有初次即发生致命性大出血而导致休克的。由于子宫下段不断伸展,前置胎盘出血常反复发生,出血量也越来越多。阴道流血发生的迟早、反复发生次数、出血量多少与前置胎盘类型有关。完全性前置胎盘初次出血时间早,多在妊娠28周左右,称为"警戒性出血"。边缘性前置胎盘出血多发生于妊娠晚期或临产后,出血量较少。部分性前置胎盘的初次出血时间、出血量及反复出血次数,介于两者之间。

(二)体征

患者一般情况与出血量有关,大量出血呈现面色苍白、脉搏增快微弱、血压下降等休克表现。腹部检查:子宫软,无压痛,大小与妊娠周数相符。由于子宫下段有胎盘占据,影响胎先露部入盆,故胎先露高浮,易并发胎位异常。反复出血或一次出血量过多,使胎儿宫内缺氧,严重者胎死宫内。当前置胎盘附着于子宫前壁时,可在耻骨联合上方听到胎盘杂音。临产时检查见宫缩为阵发性,间歇期子宫完全松弛。

四、处理原则

处理原则是抑制宫缩、止血、纠正贫血和预防感染。根据阴道流血量、有无休克、妊娠周数、胎位、胎儿是否存活、是否临产及前置胎盘类型等综合作出决定。

(一)期待疗法

应在保证孕妇安全的前提下尽可能延长孕周,以提高围生儿存活率。适用于妊娠<34周、胎儿体重<2 000 g、胎儿存活、阴道流血量不多、一般情况良好的孕妇。

尽管国外有资料证明,前置胎盘孕妇的妊娠结局住院与门诊治疗并无明显差异,但我国仍应强调住院治疗。住院期间密切观察病情变化,为孕妇提供全面优质护理是期待疗法的关键措施。

(二)终止妊娠

1.终止妊娠指征

孕妇反复发生多量出血甚至休克者,无论胎儿成熟与否,为了母亲安全应终止妊娠;期待疗法中发生大出血或出血量虽少,但胎龄达孕36周以上,胎儿成熟度检查提示胎儿肺成熟者;胎龄未达孕36周,出现胎儿窘迫征象,或胎儿电子监护发现胎心异常者;出血量多。危及胎儿;胎儿已死亡或出现难以存活的畸形,如无脑儿。

2.剖宫产

剖宫产可在短时间内娩出胎儿,迅速结束分娩,对母儿相对安全,是处理前置胎盘的主要手段。剖宫产指征应包括完全性前置胎盘,持续大量阴道流血;部分性和边缘性前置胎盘出血量较多,先露高浮,短时间内不能结束分娩;胎心异常。术前应积极纠正贫血、预防感染等,备血,做好处理产后出血和抢救新生的准备。

3.阴道分娩

边缘性前置胎盘、枕先露、阴道流血不多、无头盆不称和胎位异常,估计在短时间内能结束分娩者,可予试产。

五、护理

(一)护理评估

1.病史

除个人健康史外,在孕产史中尤其注意识别有无剖宫产术、人工流产术及子宫内膜炎等前置胎盘的易发因素。此外妊娠中特别是孕 28 周后,是否出现无痛性、无诱因、反复阴道流血症状,并详细记录具体经过及医疗处理情况。

2.身心状况

患者的一般情况与出血量的多少密切相关。大量出血时可见面色苍白、脉搏细速、血压下降等休克症状。孕妇及其家属可因突然阴道流血而感到恐惧或焦虑,既担心孕妇的健康,更担心胎儿的安危,可能显得恐慌、紧张、手足无措。

3.诊断检查

(1)产科检查:子宫大小与停经月份一致,胎儿方位清楚,先露高浮,胎心可以正常,也可因孕妇失血过多致胎心异常或消失。前置胎盘位于子宫下段前壁时,可于耻骨联合上方听见胎盘山管杂音。临产后检查,宫缩为阵发性,间歇期子宫肌肉可以完全放松。

(2)超声波检查:B 型超声断层相可清楚看到子宫壁、胎头、宫颈和胎盘的位置,胎盘定位准确率达 95% 以上,可反复检查,是目前最安全、有效的首选检查方法。

(3)阴道检查:目前一般不主张应用。只有在近临产期出血不多时,终止妊娠前为除外其他出血原因或明确诊断决定分娩方式前考虑采用。要求阴道检查操作必须在输血、输液和做好手术准备的情况下方可进行。怀疑前置胎盘的个案,切忌肛查。

(4)术后检查胎盘及胎膜:胎盘的前置部分可见陈旧血块附着呈黑紫色或暗红色,如这些改变位于胎盘的边缘,而且胎膜破口处距胎盘边缘<7 cm,则为部分性前置胎盘。如行剖宫产术,术中可直接了解胎盘附着的部分并确立诊断。

(二)护理诊断

1.潜在并发症

出血性休克。

2.有感染的危险

危险与前置胎盘剥离面靠近子宫颈口、细菌易经阴道上行感染有关。

(三)预期目标

(1)接受期待疗法的孕妇血红蛋白不再继续下降,胎龄可达或更接近足月。

(2)产妇产后未发生产后出血或产后感染。

（四）护理措施

根据病情须立即接受终止妊娠的孕妇,立即安排孕妇去枕侧卧位,开放静脉,配血,做好输血准备。在抢救休克的同时,按腹部手术患者的护理进行术前准备,并做好母儿生命体征监护及抢救准备工作。接受期待疗法的孕妇的护理措施如下。

1.保证休息

减少刺激孕妇需住院观察,绝对卧床休息,尤以左侧卧位为佳,并定时间断吸氧,每天 3 次,每次 1 小时,以提高胎儿血氧供应。此外,还需避免各种刺激,以减少出血可能。医护人员进行腹部检查时动作要轻柔,禁做阴道检查和肛查。

2.纠正贫血

除采取口服硫酸亚铁、输血等措施外,还应加强饮食营养指导,建议孕妇多食高蛋白及含铁丰富的食物,如动物肝脏、绿叶蔬菜和豆类等,一方面有助于纠正贫血,另一方面还可以增强机体抵抗力,同时也促进胎儿发育。

3.监测生命体征

及时发现病情变化严密观察并记录孕妇生命体征,阴道流血的量、色,流血事件及一般状况,检测胎儿宫内状态。按医嘱及时完成实验室检查项目,并交叉配血备用。发现异常及时报告医师并配合处理。

4.预防产后出血和感染

（1）产妇回病房休息时严密观察产妇的生命体征及阴道流血情况,发现异常及时报告医师处理,以防止或减少产后出血。

（2）及时更换会阴垫,以保持会阴部清洁、干燥。

（3）胎儿分娩后,及早使用宫缩剂,以预防产后大出血;对新生儿严格按照高危儿处理。

5.健康教育

护士应加强对孕妇的管理和宣教。指导围孕期妇女避免吸烟、酗酒等不良行为,避免多次刮宫、引产或宫内感染,防止多产,减少子宫内膜损伤或子宫内膜炎。对妊娠期出血,无论量多少均应就医,做到及时诊断、正确处理。

（五）护理评价

（1）接受期待疗法的孕妇胎龄接近（或达到）足月时终止妊娠。

（2）产妇产后未出现产后出血和感染。

（李 鹤）

第四节 胎 盘 早 剥

妊娠 20 周后或分娩期,正常位置的胎盘在胎儿娩出前部分或全部从子宫壁剥离,称为胎盘早期剥离。胎盘早剥是妊娠晚期的一种严重并发症,往往起病急,进展快,如处理不及时,可威胁母儿生命。

一、类型

胎盘早剥的主要病理变化是宫底蜕膜出血,形成胎盘后血肿,致胎盘由附着处剥离,有 3 种类型。

（一）显性出血

胎盘剥离后形成血肿,血液冲开胎盘边缘,沿胎膜与子宫壁之间向子宫颈口外流出,即显性出血或外出血。

（二）隐性出血

胎盘边缘与子宫壁未因血肿而分离,使血流积聚于胎盘与子宫壁之间,形成胎盘后血肿,即隐性出血或内出血。内出血逐渐增多,压力也逐渐增大,而使血液浸入子宫肌层,引起肌纤维分离、断裂、变性,血液浸入子宫浆肌层时,子宫表面呈紫蓝色,称为子宫胎盘卒中。有时出血穿破羊膜溢入羊水中,形成血性羊水。

（三）混合性出血

隐性出血的血液冲破胎盘边缘,部分流向子宫颈口外,即隐性出血与显性出血同时存在,称混合性出血。

二、临床表现、诊断及鉴别诊断

（一）临床表现

典型症状是妊娠晚期突然发生的持续性腹痛和阴道流血。由于胎盘剥离面积的大小和出血情况的不同,患者的临床表现亦有轻重差异。

1.轻型

以外出血为主,胎盘剥离面积一般不超过 1/3,多见于分娩期。主要症状为阴道流血,量较多,色暗红,贫血程度与外出血量呈正比,可伴有轻度腹痛。

腹部检查:子宫软,压痛不明显或轻,子宫大小与妊娠月份相符,胎位、胎心清楚,出血多时胎心率可有改变。产后检查胎盘,可见母体面有凝血块及压迹。

2.重型

以内出血为主,胎盘剥离面积超过 1/3,多发生于妊娠晚期。主要症状为突然发生的持续性腹痛,阴道无流血或少量流血,贫血程度与外出血量不成比例。严重时出现休克。

腹部检查:子宫触诊硬如板状,有压痛,尤以胎盘附着处最明显,子宫底较前升高,胎位、胎心不清,胎儿多因严重宫内窘迫而死亡。

（二）诊断

重型胎盘早剥根据病史及临床表现即可确诊。对临床表现不典型患者,可做 B 型超声检查以助诊断。

（三）鉴别诊断

重型胎盘早剥应与先兆子宫破裂鉴别(表 9-1),轻型胎盘早剥应与前置胎盘鉴别。

三、处理

（一）纠正休克

迅速补充血容量是纠正休克的关键。尽量输新鲜血液,同时注意保暖、吸氧、平卧位、改善患者状况。

表 9-1　重型胎盘早期剥离与先兆子宫破裂的鉴别诊断表

	重型胎盘早期剥离	先兆子宫破裂
发病情况	常较急,常有诱因如妊高征或外伤史等	有梗阻性难产或剖宫产史
腹痛	剧烈	剧烈、烦躁不安
阴道流血	有内、外出血,以内出血为主,外出血量与失血征不成正比	外出血量少,可出现血尿
子宫	宫底升高,硬如板状,有压痛	可见病理缩复环,子宫下段有压痛
胎位胎心	查不清	胎位尚清楚,胎儿宫内窘迫
B 型超声	示胎盘后液性暗区	无特殊
胎盘检查	有血块及压迹	无特殊发现

（二）及时终止妊娠

一旦确诊,应尽快终止妊娠。因胎儿娩出前,子宫不能充分收缩,胎盘继续剥离,出血难以控制,时间越久,并发症越多。终止妊娠方式有以下几种。

1.经阴道分娩

适用于轻型患者,一般情况好,宫口已开大,估计在短期内能经阴道分娩者。先行人工破膜,后用腹带包裹腹部,严密观察阴道流血量、血压、脉搏、宫底高度、宫体压痛及胎心率的变化,必要时可静滴缩宫素加强宫缩。待宫口开全,阴道手术助产;若胎儿已死亡行毁胎术。

2.剖宫产

适用于重型患者,出血多,尤其是初产妇,不能在短期内分娩者,破膜后产程无进展,病情恶化,不管胎儿存亡,均应及时行剖宫产术。

（三）并发症的防治

分娩后及时用缩宫素,以防止产后出血;严密观察病情,及早发现弥散性血管内凝血以便及时处理;缩短休克时间,补充血容量,防止急性肾衰竭;纠正贫血,应用抗生素,预防产褥感染。

四、评估要点

（一）一般情况

询问孕妇有无外伤史,有无妊娠期高血压疾病、慢性高血压、慢性肾脏病及血管性疾病等病史。

（二）专科情况

（1）评估孕妇阴道流血的量、颜色;是否伴有腹痛,腹痛的性质、持续时间、严重程度;是否伴有恶心、呕吐。

（2）评估孕妇贫血的程度,与外出血是否相符。腹部检查:子宫的质地,有无压痛,压痛的部位、程度,子宫大小与妊娠周数是否相符,胎心音是否正常,胎位情况等。观察是否有面色苍白、出冷汗、血压下降等休克体征。

（三）实验室及其他检查

（1）B超检查胎盘与子宫之间有无液性暗区。

（2）血常规检查了解孕妇的贫血程度。血小板计数、凝血时间、凝血酶原时间、纤维蛋白原测定和 3P 试验等,了解孕妇的凝血功能。

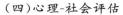

（四）心理-社会评估

评估时应了解孕妇及家属的心理状态,对大出血的情绪反应,有无恐惧心理,支持系统是否有力。

五、护理诊断

（一）潜在并发症

出血、凝血功能障碍,肾衰竭等。

（二）胎儿有受伤的危险

胎儿受伤与大出血有关。

（三）恐惧

恐惧与大出血、担心胎儿及自身安危有关。

六、护理措施

（一）绝对卧床休息

建议左侧卧位,定时间断吸氧,加强会阴护理。

（二）心理护理

允许孕产妇及家属表达心理感受,并给予心理方面的支持,讲解有关疾病的知识,解除由于出血引起的恐惧,以期配合治疗。

（三）病情观察

(1)严密监测生命体征并及时记录。

(2)观察阴道流血量、腹痛情况及伴随症状,重点注意宫底高度、子宫压痛、子宫壁的紧张度及在宫缩间歇期能否松弛。

(3)监测胎心、胎动,观察产程进展。

(4)疑有胎盘早剥,或破膜时见有血性羊水,应密切观察胎心、胎动情况,观察宫底高度,密切注意生命体征。

(5)在积极抗休克治疗的同时,配合做必要的辅助检查。

（四）手术准备

一经确诊为胎盘早剥,立即配合做好阴道分娩或即刻手术的准备工作,积极准备新生儿抢救器材。

（五）治疗配合

确诊胎盘早剥后,应密切观察凝血功能,以防 DIC 的发生。及时足量输入新鲜血,补充血容量和凝血因子,根据医嘱给予纤维蛋白原、肝素或抗纤溶剂等药物治疗。

（六）尿量观察

重症胎盘早剥应观察尿量,防止肾衰竭,注意尿色,警惕 DIC 的发生。若出现少尿或无尿症状时,应考虑肾衰竭的可能。

（七）术后护理

分娩过程中及胎盘娩出后立即给予子宫收缩药物,防止产后出血。产后仍应注意观察生命体征和阴道流血量,若流出的血液不凝固,应考虑 DIC。

七、急救措施

（1）重型胎盘早剥患者可突然出现持续性腹痛、腰酸或腰背痛，以及面色苍白、四肢湿冷、脉细数、血压下降等休克症状，并伴恶心、呕吐。腹部检查见子宫硬如板状，宫缩间歇不松弛，胎位扪不清，胎心消失。此时应积极开放静脉通道，迅速补充血容量，改善血液循环。最好输新鲜血，既可补充血容量又能补充凝血因子。并及时给孕妇吸氧。

（2）一旦确诊重型胎盘早剥应及时终止妊娠，根据孕妇病情及胎儿状况决定终止妊娠的方式。①阴道分娩：适于以外出血为主，Ⅰ度胎盘早剥，患者一般情况良好，宫口已扩张，估计短时间内能结束分娩者。护士应立即备好接产用物，密切观察胎心及产程进展情况。②剖宫产：适于Ⅱ度胎盘早剥，特别是初产妇，不能在短时间内结束分娩者；Ⅰ度胎盘早剥，出现胎儿窘迫征象，需抢救胎儿者；Ⅲ度胎盘早剥，产妇病情恶化，胎儿已死，不能立即分娩者；破膜后产程无进展者。要求护士在输血、输液的同时，迅速做好术前准备，配血备用。

（3）并发症的处理。①如患者阴道出血不止，且为不凝血，考虑为凝血功能障碍，遵医嘱补充凝血因子，应用肝素及抗纤溶药物。②肾衰竭：若尿量<30 mL/h，应及时补充血容量，若血容量已补足而尿量<17 mL/h，可给予甘露醇或呋塞米。出现尿毒症时，应及时行透析治疗挽救孕妇生命。③产后出血：胎儿娩出后立即给予子宫收缩药物，如缩宫素、麦角新碱等；胎儿娩出后行人工剥离胎盘、持续子宫按摩等。若仍有不能控制的子宫出血，或血不凝、凝血块较软，应快速输入新鲜血，同时行子宫次全切除术。

八、健康教育

（1）妊娠期定期产前检查，积极防治妊娠期高血压疾病、慢性高血压、慢性肾脏疾病等。

（2）妊娠晚期或分娩期，应鼓励孕妇适量活动，睡眠时取左侧卧位，避免长时间仰卧，避免腹部外伤。

（3）指导产妇出院后注意休息，加强营养，多进食富含铁的食物如瘦肉、动物内脏、豆类等，纠正贫血，增强抵抗力。

（4）死产者及时给予退乳措施，遵医嘱给予大剂量雌激素口服，嘱患者少进汤汁等。

（李苗云）

第十章

骨 科 护 理

第一节 正 骨

一、正骨疗法概念

正骨疗法是指用推、拽、按、捺等手法治疗骨折、脱臼等疾病,使移位的骨折端正确地复位并治疗软组织损伤的一种方法。

二、适应证

(1)大部分的骨折,如尺桡骨骨折、胫腓骨骨折等。

(2)各部位关节脱位以及下颌关节脱位等。

(3)各部位软组织损伤,如腰关节扭伤、距小腿关节扭伤、腕关节扭伤等。

(4)各部位软组织慢性劳损,如颈、腰肌劳损,关节退生性变所致的关节疼痛、功能障碍等。

(5)损伤后遗症,如骨折后关节僵直粘连等。

(6)内伤,如胸胁内伤、腰部岔气等,但对老年骨质疏松患者慎用。

三、禁忌证

(1)高热、急性传染病、骨髓炎、骨关节结核、骨恶性肿瘤、血友病等。

(2)手法区域有皮肤痛或化脓性感染的患者。

(3)诊断不明的急性脊柱损伤或伴有脊髓压迫症状的不稳定性脊柱骨折或者脊柱重度滑脱的患者。

(4)肌腱、韧带完全断裂或部分断裂者。

(5)妊娠 3 个月左右的妇女性患者、慢性腰痛者。

(6)精神患者患骨伤疾患而对手法治疗不合作者。

(7)其他:如患有严重内科疾病者。

四、评估要点

(1)复位时间原则上越早越好,此时局部肿胀不严重,疼痛少,手法操作容易。但如肢体严重肿胀,亦可等待肿消后再进行。但儿童不要等待,例如儿童肱骨髁上骨折局部严重肿胀者,应及早医治,迅速用手法使骨折端复位,以减少松质骨出血和对软组织的损伤,使肿胀能较快消退,防止肿胀进一步发展。

(2)要有完善的医治方案,手法复位往往是在瞬间完成的,因此手法复位前必须制定一个比较完善的方案,做到心中有数。方案包括:①明确病史和骨折情况。在有条件的情况下,医治前认真阅读 X 线片或报告单,了解骨折移位情况,如不够了解,复位时就达不到目的,甚至错诊。②医者和助手在医治前要达成共识,才能配合默契,以免增加患者痛苦。③准备好外固定的器材,以便复位后马上固定。④根据医治应用的手法,复位者将医治手法、步骤及执行中的注意事项向助手交代清楚,以便助手在手法上主动配合。⑤尽量缩短医治时间,受伤者不单肢体受伤,心理上亦很害怕,特别是小孩表现出不合作。因此,应对患者进行安慰,使其转移注意力,同时以轻快的手法医治。

(3)在手法复位时,要尽量减少伤员的恐惧和疼痛,对于一般的骨折和关节脱位,在复位前采用手法按摩、推拿,分散伤员注意力,使之尽快适应。医者思想集中、沉着、果敢、敏捷、准确,做到手法轻、准、快。

(4)伴有循环障碍和神经损伤的骨折,不可急于医治,须慎重拟订复位方案。

(5)折骨矫正法不宜滥用于陈旧性骨折,术前必须进行认真仔细的分析。

(6)早期开放性骨折,应遵循外科无菌原则,在严格清毒扩创的前提下,施行正骨手法,使骨折对位,然后做创口缝合或引流,并根据具体情况采用外固定或内固定等治疗方法。

五、护理操作规范要点

(一)常用操作手法

1.手摸心会

用手指指腹触摸骨折局部,并用心体会,手法由轻逐渐加重,由浅及深,从远到近了解骨折移位情况,是分离还是骨碎等,医师在头脑中要建立一个骨折移位的立体形象。虽然通过 X 线片可清楚地看到骨骼的形态,但 X 线片只能给人以平面的指示,而手摸心会有助于了解全貌。因此,手摸心会是临床运用其他手法对证施治的先导手法。

2.拔伸牵引

整复骨折的起始手法。由一人或是数人持握骨折远近端,先使肢体在原来畸形的位置下,沿肢体纵轴方向对抗牵引,然后按照正骨步骤改变肢体方向,持续牵引以矫正肢体的短缩畸形,恢复肢体长度,为其他正骨手法的实施创造条件。

3.旋转屈伸

近侧骨折段位置不易改变,远端段因失去连续可以活动,故应用旋转、屈伸、外展、内收等方法,整复骨折断端的旋转或成角移位。

4.提按端挤

用于整复骨折侧方移位的方法,古称捺正。骨折的侧方移位分为前后侧移位和内外侧移位;前者用提按法纠正,后者用端挤手法矫正。医者一只手固定骨折近端,另一只手握住骨折远段,或上下提按,或左右端挤。

5.摇摆触碰

用于横断、锯齿型骨折,可使骨折面紧密接触,增加复位的稳定。用双手固定骨折部,在助手

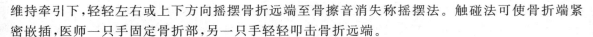

维持牵引下,轻轻左右或上下方向摇摆骨折远端至骨擦音消失称摇摆法。触碰法可使骨折端紧密嵌插,医师一只手固定骨折部,另一只手轻轻叩击骨折远端。

5.挤捏分骨

用于矫正两骨并列部位骨折移位的手法,医者用两手拇指及示、中三指由骨折部的掌背侧对面挤捏或夹挤两骨间隙,使骨间膜紧张,靠拢的骨折断端便分开,远近骨折端相对稳定,并列的双骨折就能像单骨折一样一起复位。

6.折顶回旋

折顶法用于矫正肌肉丰厚部位的骨折,且较大的重叠移位仅靠拔伸牵引法不能矫正者。双拇指并列抵压骨折突出的一端,两手余指环抱骨折下陷的一端,用力挤按突出的一端使骨折处原有成角加大至30°~50°,当骨折端的骨皮质接近后,骤然用环抱的四指将远折端的成角伸直,进行反折,矫正畸形。回旋法用于矫正背向移位的斜形骨折、螺旋形骨折、软组织嵌入骨折。双手分别握住远近折端,按原来骨折移位方向逆向回旋,使断端相对。

7.推拿按摩

本法是理筋手法在整复骨折时的具体运用,目的是骨折复位后调理骨折周围受损的筋络,但使用理筋手法时要轻柔,仅作为结束时的辅助性手法。

（二）护理要点

（1）护理工作对骨折的治疗颇为重要。患者的被褥单、内衣要经常换洗,保持清洁,尤其患部更应注意。

（2）大、小便时要保持患肢稳定。要防止褥疮的发生,经常注意勿使夹板移位及保持绷带的松紧度。要很好调理饮食和起居。

（3）饮食方面,骨折初期阶段,宜食稀粥、水果、蔬菜类,牛、羊等的新鲜奶酪、酸奶、奶油等,禁食肥肉、酒、鱼肉等食物。中期阶段,宜食炒米,小米等谷物类、牛、羊和猪等之软骨、肝、肾及瓜类及黄豆等于营养之物,并经常给羊骨汤,禁食病死畜肉、醋及豆腐之类食物。后期宜食五谷类,牛奶、雉、鸡、鹌鹑等禽肉和蛋、蔬菜,禁食变质之肉类及不易消化之生冷食物。

（4）起居方面,宜在安静、凉爽的环境中疗养,睡眠要充足,心情要舒畅;慎勿忧虑与劳累过度,绝对禁止房事。

（5）功能锻炼是骨折治疗全过程中不可缺少的辅助疗法。它可以进一步改善局部和全身血液循环,使患部获得充足的养料,有助于加速骨痂形成。促进骨折愈合。

（6）正骨治疗后首先注意的是静养,不要急于运动,从事体力劳动的患者,不要急于上班干活;因为这是错位或是侧弯的关节还没有完全的固定好。

（7）改变过去不好的生活工作习惯,不要坚持长时间一个姿势,尝试着改变自己的习惯,比如原来习惯有右手干活或是提东西改成左手或左右手交替着。

（8）全身正骨患者最好坚持仰卧姿势休息,因为仰卧可以使脊椎保持直立状态,避免刚刚正骨完成导致脊椎再次缓慢错位。

六、注意事项

（1）在治疗时,患者不能空腹,更不能酒后治疗,要精神放松,安静,呼吸自然,体位要保持正确,应相信医师,积极配合治疗。

（2）接受治疗前排除大小便,以免在治疗时出现不适。

（3）接受治疗时，如果出现疼痛，麻木，头晕、恶心等不适症状，及时与医师沟通。

（4）治疗中可能会听到复位的声响，属于复位过程中正常情况，不要紧张。

（5）偶尔出现不舒服也不要紧张，因为被调整好的脊椎也会有新的适应过程，24 小时后即能适应。要求做到坐正、站直、躺平。如果症状不能解除，请及时联系医师。

（6）因为错位后相应的骨关节韧带以及肌肉都会因为错位而出现相应的变化，来适应错位的位置关系，部分患者在治疗后会在不同的时期出现疲劳症、酸痛甚至其他不舒服症状，在清晨睡醒觉或者一个姿态过久之后尤为明显，属于恢复期正常反应。部分患者会出现再次错位，所以需要短期内（1～5 天）再次调整整复，逐渐达到正常。

（7）每次整脊复位部分不应太多，治疗后患者不要剧烈运动。可以做相关的康复练习。

（杨　琳）

第二节　断肢(指)再植

一、病史

（1）了解离断肢体或手指是属于压砸伤、撕脱伤，还是切割伤。

（2）了解受伤时间，估计离断的肢体或手指缺血时间的长短。

（3）断肢或断指的保存方法，是否经过特殊处理。

（4）是否合并有颅脑、胸部、腹部等重要脏器损伤。

（5）有无全身性慢性疾病，能否耐受较长时间的再植手术。

二、检查

（一）体检

（1）离断肢体或手指的近端创面可有活动性出血。

（2）断肢或断指可分为完全性或不完全性两种，不完全性断肢或断指可有少许组织相连，但肢体远端完全无血运或严重缺血。

（3）严重出血时发生失血性休克。

（二）实验室检查

血、尿常规检查。

（三）特殊检查

必要时作手部和上肢 X 线拍片。

三、处理

（一）断肢或断指的现场处理

（1）近端创面活动性出血，采用局部加压包扎，一般均可止血。如经加压包扎仍不能止血时，可应用止血带止血。手指离断后可用橡皮条在指根部加压止血。前臂或手掌等处离断，最好选取用气囊止血带，在上臂近端加压，压力不得超过 39.99 kPa(300 mmHg)，并记录好止血带的时间,每小时放松 1 次,防止止血带以下的组织缺血时间过长,切忌用止血钳任意钳夹止血,以免加重神经、血管等重要组织的损伤。

（2）创面用无菌敷料或清洁布类包扎,防止再度污染。

（3）不完全离断的肢体,必须采用夹板固定,避免在转送患者过程中加重组织损伤。

（4）离断的肢体或手指应采用干燥冷藏法保存。用无菌纱布包好后,装入塑料袋内密封,周围放置冰块。防止肢体与冰块直接接触或浸泡在液体中。

（5）密切观察全身情况。

（6）根据医疗条件就近治疗,减少肢体缺血时间,有利再植成功。

（二）再植禁忌证

（1）年老体弱或有全身性疾病,不能耐受长时间手术者。

（2）缺血时间过长,特别是天气炎热又未能很好冷藏者。

（3）多段性离断伤。

（4）离断部分的血管床损伤严重,如严重的挤压伤、皮下广泛淤血等。

（5）严重组织挫伤,再植需要缩短肢体过多,或神经根撕脱伤,虽然可以再植,但是再植后无法恢复功能者。

（6）经过低渗、高渗或消毒溶液长时间浸泡过的肢体。

（三）再植适应证

（1）全身情况允许,无头、胸和腹部等重要脏器损伤。

（2）肢体的离断部分保持一定的完整性。

（3）肢体离断后的缺血时间在室温下最好不超过 6～8 小时。

（4）患者有再植要求,同时估计再植后能恢复一定的功能。

（5）具备再植的技术条件。

（四）再植手术的要求

（1）选用连续硬膜外麻醉或连续臂丛麻醉。

（2）彻底清创不能因为要保留再植的长度而采用姑息的方法清创,使清创不彻底,导致术后感染,造成再植失败。

（3）恢复骨支架缩短要适当,应用必要的内固定,做到切实可靠。

（4）缝接血管如缺损过多,可采用血管移植,避免张力过大。静脉的吻合数应多于动脉的吻合数。

（5）如果一期修复肌腱和神经有困难时,可做好标记,固定于伤口附近,防止挛缩,留待二期修复。

（6）要有良好的皮肤覆盖,但应避免张力缝合,影响再植部位的静脉回流。

（7）适当的外固定。

（五）术后处理

（1）严密观察患者全身情况,定时测血压、脉搏及体温,定期查血、尿常规,肝肾功能及血液生化检查等,并做出及时处理。

（2）维持室温 20～25 ℃,室内严格消毒。

（3）患者平卧 10 天,患肢抬至略高于心脏位。

（4）严密观察再植肢体或手指皮温、毛细血管充盈、肢体肿胀及皮肤颜色等情况,并做好记录。

(5)联合应用抗生素,防止感染。

(6)解痉常用方法有:硬膜外或臂丛持续给药 3～5 天,减轻疼痛,扩张血管;罂粟碱 30 mg 肌内注射,每 6 小时 1 次;其他口服药的应用。

(7)抗凝常用药物为低分子右旋糖酐 250～500 mL,每天 2 次静脉滴注。当出血较多时,可以减少用量。肝素的应用要慎重。

(8)破伤风抗毒素 1 500 U,经皮试无变态反应后,肌内注射。

(9)给予多种维生素和轻泻剂通便。

四、疗效评价

(一)治愈

再植后,血运正常,创面愈合,且外形及功能恢复较好。

(二)好转

再植后,血运正常,但功能差。

五、护理问题

(一)焦虑

(1)预感到个体健康受到威胁,形象将受到破坏,如截瘫、截肢等。

(2)疼痛预后不佳,如恶性骨肿瘤、脊髓或神经受损等。

(3)担心社会地位改变。受伤后可能遗留不同程度的残疾或功能障碍,工作将可能改变。

(4)不理解手术程序,担心术后效果。

(5)不理解特殊检查与治疗,如 CT、MRI 检查及高压氧治疗等。

(6)已经或预感到将要失去亲人,如家庭车祸、患者自身病情危重等。

(7)不适应住院环境。

(8)受到他人焦虑情绪感染,如同病室住有焦虑的患者。

(9)经济困难,如骨髓炎患者治疗费用较高且可能迁延难愈,骨与关节结核患者治疗时间较长,费用较高。

(二)自理缺陷

(1)骨折。

(2)医疗限制:牵引、石膏固定等。

(3)瘫痪。

(4)卧床治疗。

(5)体力或耐力下降。

(6)意识障碍,如合并有脑外伤。

(三)疼痛

1.化学刺激

炎症、创伤。

2.缺血、缺氧

创伤、局部受压。

3.机械性损伤

体位不当,组织受到牵拉。

4.温度不宜

热或冷。

5.心理因素

幻觉痛,紧张。

(四)潜在并发症

1.休克(失血性、中毒性)

(1)创伤大、出血量多,尤其是高位断肢。

(2)毒素吸收:肢体严重创伤、高平面断离,尤其是缺血时间较长的断肢。

2.肾衰竭

(1)休克。

(2)肾缺血。

(3)肾中毒。

3.再植肢(指)体血液循环障碍

(1)血管痉挛:吸烟、疼痛、寒冷。

(2)血管栓塞。

(3)血容量不足。

4.便秘

(1)长期卧床,缺少活动。

(2)中枢神经系统引起排泄反应障碍,脊髓损伤或病变。

(3)肠蠕动反射障碍:骨盆骨折、谷类、蔬菜摄入不足、轻泻剂使用时间过长。

(4)机械性障碍:腹部、盆腔及横膈肌等肌肉软弱。年老体弱,缺乏 B 族维生素,低钾。排便环境改变。

(6)液体摄入不足。

(7)摄入纤维素不足。

(8)正常排泄之解剖结构有机械性的障碍,如痔疮患者排便时疼痛与出血。

(9)心理因素:担心排便导致邻近会阴部的伤口影响(搬运后移位、出血、疼痛),担心床上排便污染房间空气而遭他人嫌弃或不愿给人添麻烦等而未能定时排便。

(五)知识缺乏

缺乏功能锻炼知识。

(1)未接受过专业知识教育。

(2)畏惧。

六、护理目标

(一)焦虑

(1)患者能说出焦虑的原因及自我感受。

(2)患者能运用应付焦虑的有效方法。

(3)患者焦虑有所减轻,表现在生理上、心理上的舒适感有所增加。

（二）自理缺陷

（1）患者卧床期间生活需要能得到满足。

（2）患者能恢复或部分恢复到原来的自理能力。

（3）患者能达到病情允许下的最佳自理水平,如截瘫患者能坐轮椅进行洗漱、进食等。

（三）疼痛

（1）患者疼痛的刺激因素被消除或减弱。

（2）患者痛感消失或减轻。

（四）休克

（1）患者能得到及时观察,出现休克先兆时能得到及时处理。

（2）患者未发生休克。

（五）肾衰竭

（1）患者能得到及时观察,肾衰竭早期即能得到处理。

（2）患者未发生肾衰竭。

（六）再植肢(指)体血液循环障碍

（1）患者无明显血液循环障碍的潜在因素。

（2）患者无明显再植肢(指)体血液循环障碍。

（3）患者一旦出现再植肢(指)体血液循环障碍,能得到及时处理。

（七）便秘

（1）患者便秘症状解除,不适感消失。

（2）患者已重建正常排便型态。

（3）患者身体清洁,感觉舒适。

（八）知识缺乏

（1）患者了解并掌握功能锻炼的方法。

（2）患者再植肢(指)体功能逐步恢复。

七、护理措施

（一）术前护理

1.心理护理

由于再植手术风险大、再植肢体存在功能难以完全复原、外观不同程度的破坏甚至再植肢体不能成活,患者对手术效果担忧。应对患者进行心理护理,使其正视现实,树立信心。

2.体位

患肢或受伤局部抬高、制动,避免不必要的搬动,以减少出血或再损伤。

3.术前准备

改善患者全身情况,如补充血容量等,争取尽早手术。

（二）术后护理

1.体位

绝对卧床休息,避免肢体受压,预防血管痉挛。

2.局部情况的观察与处理

（1）皮肤温度。①正常指标:再植肢(指)皮温应在 33～35 ℃,一般比健侧低 2 ℃以内。手术结束时皮温一般较低,通常在 3 小时内恢复。②变化规律之平行曲线:移植组织与健侧组织的皮温相差±(0.5～2)℃,0 ℃以内呈平行变化,说明动、静脉吻合口通畅,移植组织血液循环良好。骤降曲线:移植组织与健侧组织的皮温突然相差 3 ℃以上时,系动脉栓塞所致,应立即行手术探查;分离曲线:移植组织与健侧组织的皮温相差逐渐增大,一般 24～48 小时后皮温相差达 3 ℃,系静脉栓塞所致。③干扰因素:其一,室温及患肢局部温度干扰:再植的肢体为失神经组织,温度调节功能已丧失,易受外界温度的影响,局部有烤灯时皮温的高低不能反映实际情况。其二,暴露时间的干扰:移植组织一般均用多层纱布、棉垫包裹而保暖。一旦暴露后,皮温即随外界温度的变化而变化,暴露的时间越长,皮温变化越大。其三,因血液循环危象而行减张切开后,组织的渗血渗液也可干扰皮温的测定。④测量要点:测量皮温(包括再植组织和健侧组织)的部位应固定,可用圆珠笔标出,以便定位观察;测量先后次序及每次测量时间要恒定;压力也要恒定。一般应用半导体点温测量计,当压力较大时,点的接触面积较大,测出的温度也较高。

(2)皮肤颜色。①正常指标:再植肢体的皮肤颜色与健侧一致。②变化规律:皮肤颜色变淡或苍白,提示动脉痉挛或栓塞;皮肤出现散在性瘀点,提示静脉部分栓塞或早期栓塞;随着栓塞程度的加重,散在性瘀点相互融合成片,并扩展到整个再植组织表面,提示栓塞已近完全;移植组织的皮肤颜色大片或整片变暗,乃至变为紫黑色,提示静脉完全性栓塞。③干扰因素:光线的明暗。在自然光线下观察皮肤颜色比较可靠;皮肤色素的影响随民族、地域及个体不同而有所差异。

(3)肿胀程度。①正常指标:一般患肢均有微肿为(-);皮肤肿胀但皮纹存在为(+);肿胀明显,皮纹消失为(++);极度肿胀,皮肤上出现水疱为(+++)。②变化规律:当血管痉挛或吻合口栓塞时,动脉血液供应不足,组织干瘪;静脉回流受阻或栓塞时,组织肿胀明显;当动、静脉同时栓塞时,肿胀程度不发生变化。③干扰因素:再植肢体的肿胀程度很少受外界因素干扰,因此,肿胀是比较可靠的血液循环观察指标。

(4)毛细血管回流测定。①正常指标:指压皮肤后,皮肤毛细血管迅速回流充盈,在 1～2 秒内恢复。②变化规律:动脉栓塞时回流消失;静脉栓塞时回流早期增快,后期消失;而不论动脉痉挛或静脉痉挛,肢体毛细血管回流均不会消失,故毛细血管回流是鉴别栓塞或痉挛最重要的指标。③干扰因素:毛细血管很少受外界干扰,对临床判断再植肢体有无血液循环障碍有最直接的价值。

3.并发症的观察与处理

(1)休克:患者经过创伤和长时间的再植手术后,失血较多,加之血液循环恢复后肢体的灌注,术后创面不可避免地渗出等,均可出现血容量不足导致休克。早期表现为烦躁不安或表情淡漠、皮肤黏膜苍白、湿冷、尿量减少、脉搏快而弱。而血压下降后,周围血管痉挛,引起血流变慢,血管吻合口容易栓塞,使再植手术失败。因此,术后患者应每 10～15 分钟观察呼吸、血压、神志、皮肤黏膜的色泽 1 次,观察每小时尿量和尿相对密度,以便及早发现休克迹象,从而采取积极有效的措施:补液、输血以纠正贫血与休克。患者还可因肢体严重创伤,缺血时间长而致中毒性休克,可出现中枢神经刺激症状,如神志不清、四肢痉挛、抽搐、口吐白沫、牙关紧闭。不宜使用升压药物,因其对周围血管引起收缩性痉挛,会造成再植肢体和肾脏等脏器的缺血,加重再植肢体组织缺氧,并增加急性肾衰竭发生机会。

(2)急性肾衰竭:是术后的严重并发症,也是导致死亡的主要原因之一。相关因素有长时间低血压、肢体挤压伤、断离肢体缺血时间长、清创不彻底并发感染、升压药物的滥用等。因此应严密观察尿量与尿相对密度、血钾、非蛋白氮、血 pH 等,并准确记录液体出入量。应遵医嘱预防性应用抗生素等药物。

（3）脂肪栓塞综合征：在创伤性断肢患者中有一定的发病率，应引起重视。观察患者有无咳嗽、呼吸困难和低氧血症，皮下、结膜下及眼底有无出血点，是否神志不清、谵语、昏迷，少尿或尿中检查出脂肪滴等。一旦出现，立即报告医师给予抢救。

4.功能训练

（1）上肢（尤其是断掌、断腕）离断再植后：①术后 5 天，即可开始在控制下被动轻度活动手指，包括掌指关节和指间关节。否则，极易发生肌腱粘连，影响功能恢复。应指导和协助患者有控制地进行，活动的力量和幅度由小到大，循序渐进；②术后 3 周，缝合的肌腱已基本愈合，主动和被动活动力量和幅度即可加大。但切忌做粗暴的被动活动或用力主动活动，以免将缝合的肌腱撕脱。并注意防止拇指内收、掌指关节伸直及腕关节屈曲等非功能位，以免严重影响手的功能。

（2）断指再植后：①术后 3 周，对再植手指的关节开始功能锻炼。锻炼的幅度由小到大，次数由少到多。对已行理想内固定的骨折部位也可以做轻度的被动活动，待指骨连接、克氏针拔除后锻炼每天 3～5 次，每次 10～20 分钟，并逐渐加大活动量，用伤手做捏、握、抓的训练，如捏皮球、握擀面棍、拣核桃、火柴梗、花生米等；②术后 3 个月可恢复正常生活与劳动，从而使伤手的功能获得较满意的恢复。

八、健康指导

（一）饮食

合理饮食，增加营养，提高机体抵抗力。

（二）药物

对继续进行神经营养药物治疗的患者，详细介绍药物的用法、剂量、作用，以及可能发生的不良反应和停药指征。

（三）强调功能锻炼

对患者及其家属反复进行指导，嘱其按照功能训练计划进行功能锻炼。

（四）复查

定期复查再植肢（指）体功能恢复情况。

（刘　会）

第三节　手部骨折与脱位

一、病史

（1）了解是因直接暴力还是间接暴力所致伤。手部受伤时姿势如何。

（2）受伤后手部疼痛及肿胀范围。

（3）有无运动障碍和异常活动。

二、检查

（一）体检

1.舟状骨骨折

（1）腕部肿胀，以桡侧为重，鼻咽窝消失。

（2）腕舟骨结节及鼻咽窝内有明显压痛。

2.月骨脱位

（1）腕关节活动受限，手指呈半屈曲立，被动伸展手指时，正中神经支配区出现麻痛感。

（2）脱位的月骨在腕管内压迫或损伤正中神经，出现感觉和运动障碍。

（3）第3掌骨头塌陷，并有纵向叩击痛。

3.经舟骨-月骨周围脱位

（1）腕关节伸直立固定，腕部活动受限。

（2）腕部周围有明显肿胀及压痛。

4.掌骨骨折

（1）手背部有明显肿胀及压痛。

（2）第1掌骨干骨折，因内收肌牵拉，可向桡背侧成角畸形，拇指呈内收位。

（3）第1掌骨基底部骨折伴掌腕关节脱位（Bernnett 骨折），则可出现第1掌骨基底部向桡背侧突出，按压即可复位，松开后第1掌骨基底部又弹出。拇指呈内收状，外展及对掌功能受限。

（4）第2～5掌骨干骨折，常因屈指肌腱及骨间肌牵拉，向背侧成角，也可产生侧方移位。

5.掌指关节脱位

（1）受伤处有明显肿胀及压痛。

（2）掌指关节背伸，指间关节半屈位畸形，若伴有侧副韧带损伤时，可出现尺、桡偏畸形。

（3）脱位的掌骨头于皮下可触及。

6.近侧指间关节脱位

（1）局部肿胀，可出现侧偏畸形，伴有侧副韧带断裂时，关节侧方活动度增大。

（2）患者缩短畸形，指骨头突出于皮下可触及。

（3）此关节呈弹性固定。

7.指骨骨折

（1）骨折处有明显畸形。当骨折发生在近节指骨时，骨折的近端受骨间肌、蚓状肌牵拉，形成向掌侧成角畸形。

（2）中节指骨骨折时，若骨折处位于指浅屈肌腱止点近端，则骨折向背侧成角畸形，当骨折处位于指浅屈肌腱止点的远端，骨折向掌侧成角畸形。

（3）末节指骨骨折常为粉碎性骨折，多移位不大，仅有局部肿胀。

（二）实验室检查

血、尿常规检查。

（三）特殊检查

手部 X 线拍片，可证实骨折与脱位，并了解移位的情况。

三、处理

（一）舟状骨骨折

（1）早期一旦发现，应及时采用无衬垫前臂管形石膏于腕关节轻度背伸、尺偏位、拇指对掌位固定，做到固定可靠，3个月后复查。

（2）有明显的外伤史及上述体征，虽经X线拍片未发现骨折，但仍以按舟状骨骨折固定，两周后再行X线拍片复查。然后根据复查结果，做出下一步处理。如无骨折时，可以拆除固定，发现有骨折时，则继续上述固定。

（3）陈旧性舟状骨骨折不愈合，如症状轻微，无须特殊处理，做功能锻炼。

（4）桡骨茎突切除术适用于舟状骨腰部骨折、骨折线无明显硬化者。

（5）自体骨栓植骨术适用于骨折线清晰、两侧有轻度硬化、腕关节桡偏活动好且桡骨茎突不触及骨折部者。

（6）近排腕骨切除术适用于同时伴有月骨或头状骨病变、复位不满意而无明显的创伤性关节炎者，术后尚可保留一定的腕关节活动度。

（7）腕关节融合适用于舟状骨骨折不连接伴有严重的创伤性关节炎者。

（二）月骨脱位

（1）早期的闭合性脱位，采用手法复位，复位后，石膏托固定腕关节屈曲位3周，然后行功能锻炼。

（2）手法复位有困难时，可行手术复位。也可在X线透视下，用细克氏针经皮肤穿刺，直接推动月骨使之复位。

（3）陈旧性月骨脱位手法难以复位，可行手术复位，术中应注意保护月骨与桡骨相连的韧带，保证月骨的血液供应，防止月骨坏死。在手术复位亦有困难时，可以摘除脱位的月骨。

（4）月骨脱位后伴有无菌性坏死者，手术切除坏死的月骨，术后腕关节功能位固定3周，然后再行功能锻炼。

（三）经舟骨-月骨周围脱位

（1）要求做到早期、及时处理。

（2）早期可以手法复位，复位后以石膏托或夹板在屈腕位固定3周，然后再按舟状骨骨折处理。

（3）手法复位有困难时，改用手术复位。

（4）陈旧性经舟骨-月骨周围脱位，可以考虑做近排腕骨切除术。

（四）掌骨骨折

（1）第1掌骨干骨折经手法复位后，采用石膏托于前臂旋后，腕背伸，拇指背伸及外展位固定4～6周。

（2）第1掌骨基底部骨折伴掌腕关节脱位复位容易，但固定难，经手法复位后，在第一掌骨外展位固定，必须注意保证掌骨外展，防止仅作掌指关节外展，如固定不可靠，可用细克氏针经皮闭合穿刺复位内固定，仍不满意者，可行切开复位内固定。

（3）第2～5掌骨骨折无移位者，可用石膏或铝板固定4周。骨背侧成角或侧方移位时，经手法复位后稳定者，仍采用上法固定。掌骨斜面形骨折为不稳定骨折，在手法复位以后，采用管形石膏加铅丝胶布持续牵引，其方法是在前臂管形石膏上加两条铅丝，待石膏结晶后，将置于掌面

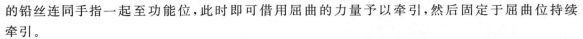

的铅丝连同手指一起至功能位,此时即可借用屈曲的力量予以牵引,然后固定于屈曲位持续牵引。

(4)掌骨颈骨折常产生骨折向背侧成角,掌指关节过伸畸形,因此复位后,用石膏托固定掌指关节屈曲90°位,以保证掌指关节侧副韧带紧张状态,限制手指活动,使复位后不再发生移动。固定时间4~6周。

(5)以上骨折经手法复位后,固定确有困难,可采用手术复位及内固定术。开放性骨折,经清创后同时完成手术复位内固定术。

(6)陈旧性第2~5掌骨骨折对功能影响较小者,无须特殊处理。对手部功能影响较大时,可重新手术复位,并予以内固定。

(7)陈旧性第一掌骨基底部骨折伴掌腕关节脱位,严重影响第一掌骨外展时可做关节功能位融合术。

(五)掌指关节脱位

(1)先行手法复位,牵引患指后,同时推挤脱位的掌骨头和指骨基底部,使其复位。复位后,掌指关节半屈曲位固定3周。

(2)脱位的掌骨头有时被四周的肌腱及韧带卡住,手法复位不易成功,此时可以考虑手术切开复位,同时修补破裂的侧副韧带。术后固定方式同上。

(3)陈旧性掌指关节脱位伴有损伤性关节炎时,掌指关节活动受限,可行关节成形术或人工关节置换术。

(六)近侧指间关节脱位

(1)早期采用手法复位多无困难,复位后用小夹板或铝板将指间关节固定于屈曲40°~60°位3周。3周后拆除固定,开始功能锻炼。

(2)如有破裂的韧带卡在关节内而致手法复位不满意时,应予以手术切开复位,同时修复损伤的关节囊及侧副韧带。术后屈曲位固定3周。

(3)陈旧性近侧指间关节脱位若对功能影响较小时,不必做特殊处理。若关节疼痛、无力,影响工作时,行手术复位或关节融合术。条件允许时也可做人工关节置换术。

(七)指骨骨折

(1)多为开放性骨折,可按开放性损伤的处理原则进行处理;不稳定的骨折,可用克氏针内固定。

(2)无移位的指骨骨折经复位后较稳定时,可用铝板固定4~6周。

(3)向背侧成角的骨折,应固定于伸直位,但这种非功能位固定时间不宜太长。向掌侧成角的骨折,可固定于手指半屈曲位。

(4)末节指骨骨折多无移位,可按软组织损伤处理。若为背侧基底部撕脱性骨折,则按锤状指进行处理。

四、疗效评价

(一)治愈

(1)脱位复位后,关节运动恢复。

(2)骨折复位后,无骨不连接及严重畸形,手部运动无障碍。

（二）好转

骨折或脱位复位后，手部功能有所改善。

五、护理问题

（一）自理缺陷

（1）骨折。

（2）医疗限制：牵引、石膏固定等。

（3）瘫痪。

（4）卧床治疗。

（5）体力或耐力下降。

（6）意识障碍，如合并有脑外伤。

（二）疼痛

（1）化学刺激：炎症、创伤。

（2）缺血、缺氧：创伤、局部受压。

（3）机械性损伤：体位不当，组织受到牵拉。

（4）温度不宜：热或冷。

（5）心理因素：幻觉痛，紧张。

（三）有皮肤受损的危险

神经损伤后手部感觉、运动障碍和肌萎缩。

（1）患者了解皮肤受损的危险因素与避免方法。

（2）患者未出现皮肤受损。

（四）潜在并发症

手部血液循环障碍。

（1）骨折。

（2）外伤：如骨筋膜室综合征。

（3）血管损伤。

（4）局部受压。

（五）知识缺乏

（1）缺乏医学知识。

（2）不了解功能锻炼的重要性和方法。

（3）疼痛、畏惧。

六、护理目标

（一）自理缺陷

（1）患者卧床期间生活需要能得到满足。

（2）患者能恢复或部分恢复到原来的自理能力。

（3）患者能达到病情允许下的最佳自理水平，如截瘫患者能坐轮椅进行洗漱、进食等。

（二）疼痛

（1）患者疼痛的刺激因素或被消除或减弱。

(2)患者痛感消失或减轻。

（三）有皮肤受损的危险

神经损伤后手部感觉、运动障碍和肌萎缩。

(1)患者了解皮肤受损的危险因素与避免方法。

(2)患者未出现皮肤受损。

（四）肢体血液循环障碍

(1)四肢损伤、手术患者肢体血液循环得到重点观察。

(2)患者一旦出现血液循环障碍能得到及时处理。

（五）知识缺乏

(1)患者及其家属了解功能锻炼对手外伤治疗与康复的重要性。

(2)患者基本掌握功能锻炼的计划、步骤与方法。

(3)患者未出现或少出现功能障碍。

七、护理措施

（一）术前护理

1.心理护理

意外致伤，顾虑手术效果，易产生焦虑心理。应给予耐心地开导，介绍治疗方法及预后情况，并给予悉心地护理，同时争取家属的理解与支持，减轻或消除心理问题，积极配合治疗。

2.体位

平卧位，患手高于心脏，有利于血液回流，减轻水肿和疼痛。

3.症状护理

手部创伤常伴有明显疼痛，与手部神经末梢丰富、感觉神经末端的位置表浅（特别是在桡侧与尺侧）、腕管内容相对拥挤有关。剧烈的疼痛会引起血管痉挛，还可引起情绪、凝血机制等一系列的变化，因此，应及时遵医嘱使用止痛药。

4.病情观察

病情观察包括生命体征及患肢局部情况，尤其应警惕失血性休克，正确使用止血带。

（二）术后护理

1.体位

平卧位，抬高患肢，以利静脉回流，防止和减轻肿胀。手部尽快消肿，可减少新生纤维组织的形成，防止关节活动受限。

2.饮食

宜高能量、高蛋白、高维生素、高铁、粗纤维饮食。

3.局部保温

应用 60～100 W 照明灯，距离 30～40 cm 照射局部，保持室温在 22～25 ℃（当室温接近30 ℃时可免用烤灯），使局部血管扩张，改善末梢血液循环。术后 3～4 天内进行持续照射，以后可以在早晨、夜间室温较低时照射，术后 1 周即可停用。

4.用药护理

及时、准确地执行医嘱，正确使用解痉、抗凝药物，如罂粟碱、妥拉苏林、右旋糖酐-40，以降低红细胞之间的凝集作用和对血管壁的附着作用，并可增加血容量，降低血液的黏稠度，利于血液的流通及伤口愈合;用药过程中,注意观察药物不良反应(如出血倾向等)。

5.病情的观察与处理

(1)全身情况:伤员经受创伤和手术后,失血较多而致低血压。而低血压容易使吻合的血管栓塞,直接影响肢体的成活。因此,术后要及时补充血容量,纠正贫血。

(2)局部情况:手部皮肤颜色、温度、毛细血管回流反应、有无肿胀等。损伤后的肿胀程度与损伤部位的结缔组织特征和血管分布有关,即结缔组织、血管丰富的部位肿胀明显。疼痛与损伤的程度和局部活动度有关:损伤越严重,局部活动度越大,疼痛越剧烈。疼痛一般在伤后2~3天开始缓解,1周左右可适应。此时,若疼痛未减轻且有加重趋势,应考虑感染的可能。

6.潜在并发症的预防

(1)感染:①患者入院后,注意保护患手,避免或防止污染程度增加;妥善固定患肢,防止加重损伤;②术前认真细致地备皮;③及时应用破伤风抗毒素和广谱抗生素。

(2)关节活动障碍:①手指尽量制动在功能位;②尽量缩小固定范围和缩短固定时间,如血管吻合后固定2周,肌腱缝合后固定3~4周,神经修复后固定4~6周;③一旦拆除固定,及时进行患肢功能练习,以免造成关节僵直。

(3)肌肉失用性萎缩:①患肢充分进行肌力练习;②新近修复的肌腱肌肉,在静息约2周后应随着缝合处抗扩张强度的恢复而逐渐开始由轻而重的主动收缩;③肌力为1~2级时进行感应电刺激;④肌力达3级以上时必须进行抗阻练习,如揉转石球、捏皮球或海绵卷及挑皮筋网。

7.功能锻炼

(1)主动练习法:一般可在术后3~4周开始。主动充分地屈曲和伸直手的各关节,以减少肌腱粘连。对于肌腱移位术后的患者,在主动锻炼其移位的肌腱功能时,应结合被移植的肌腱原先的功能进行锻炼。

(2)被动活动法:被动活动开始的时间及力量大小,要依手术缝合方法、愈合是否牢固而定。如编织法缝合可在术后5~6周开始被动活动,力量由小到大,缓慢进行,不可用力过猛;在开始锻炼之前先做物理疗法,如理疗、按摩等。术后5周内不做与缝合肌腱活动方向相反的被动活动及牵拉肌腱活动,可做被动牵拉肌腱活动,使轻度的粘连被动拉开,但不可用力过猛,以防肌腱断裂。

(3)作业疗法:为患者提供有助于改善关节活动度、肌力及手部协调运动的练习,如包装、木工、装配、编织、镶嵌、制陶、园艺、弹奏乐器、玩纸牌、球类活动等。

八、健康指导

(1)讲究卫生,及时修剪指甲,保持伤口周围皮肤清洁。

(2)注意营养,有利神经、血管的修复。

(3)坚持康复训练,改善手部功能用两手相对练习腕背伸,两手背相对练掌屈,手掌平放桌上练腕背伸,腕放桌边练掌屈,拇指外展练习虎口,手部关节按压练习等。避免过度用力,以防神经损伤、肌腱断裂。

(4)复诊:①神经损伤的患者,3周时进行肌电图检查,此后每隔3个月复查1次,观察神经功能恢复情况。同时测试患指的感觉和运动情况;②肌腱损伤患者出院后3周复查。此后可在1.5个月、3个月、6个月复查。

(刘　会)

第四节 锁 骨 骨 折

锁骨骨折是常见的骨折之一,占全身骨折的 6% 左右,见于青少年及儿童。

一、病因及分类

锁骨骨折好发于中 1/3 处,多由间接暴力引起,如跌倒时手掌及肘部着地,传导暴力冲击锁骨发生骨折,多为横行或短斜行骨折。直接暴力亦可以从前方或上方作用于锁骨发生横断形或粉碎性骨折,幼儿多为青枝骨折。

完全性骨折后,近骨折段因受胸锁乳突肌的牵拉而向上、向后移位。远折段因肢体重量作用向下移位,又因胸大肌、胸小肌、斜方肌、背阔肌的作用向前、向内移位而致断端重叠。

二、临床表现及诊断

有外伤史,伤后肩锁部疼痛,肩关节活动受限。因锁骨全长位于皮下,骨折后局部有明显肿胀、畸形、压痛,扪诊可摸到移位的骨折端。其典型体征是痛苦表情、头偏向患侧使胸锁乳突肌松弛而减轻疼痛,同时健侧手支托患肢肘部以减轻因上肢重量牵拉所引起的疼痛。

婴幼儿不能诉说外伤经过和疼痛部位,多为青枝骨折。当局部畸形及肿胀不明显、但活动患肢及压迫锁骨患儿啼哭叫痛时,应考虑有锁骨骨折的可能,必要时拍摄锁骨正位 X 线片以协助诊断。

诊断骨折的同时,还应检查有无锁骨下动、静脉以及臂丛神经的损伤,是否合并有气胸。

三、治疗

(一)幼儿青枝骨折

可仅用三角巾悬吊 3 周。

(二)有移位的锁骨骨折

可行手法复位后以"8"字形绷带固定 4 周。复位时,患者取坐位,双手叉腰,挺胸,双肩后伸以使两骨折端接近,术者此时可复位骨折。然后,在双侧腋窝用棉垫保护后以宽绷带做 X 形固定双肩,经固定后要密切观察有无血管、神经压迫症状,卧床时应取仰卧位,在肩胛区垫枕使两肩后伸。

(三)切开复位内固定

对开放性骨折或合并血管神经损伤者可行内固定。血管损伤者以及不愈合的病例,可行切开复位克氏针内固定。

锁骨骨折绝大多数皆可采用非手术治疗,虽然多数骨折复位并不理想,但一般都可达到骨折愈合。畸形愈合并不影响功能,儿童锁骨骨折日久后,甚至外观可不残留畸形,因此不必要为追求解剖复位而反复整复及行手术治疗。

四、护理问题

（一）有体液不足的危险

危险与创伤后出血有关。

（二）疼痛

疼痛与损伤、牵引有关。

（三）有周围组织灌注异常的危险

危险与神经血管损伤有关。

（四）有感染的危险

危险与损伤有关。

（五）躯体移动障碍

躯体移动障碍与骨折脱位、制动、固定有关。

（六）潜在并发症

脂肪栓塞综合征、骨筋膜室综合征、关节僵硬等。

（七）知识缺乏

缺乏康复锻炼知识。

（八）焦虑

焦虑与担忧骨折预后有关。

五、护理目标

(1)患者生命体征稳定。

(2)患者疼痛缓解或减轻，舒适感增加。

(3)能维持有效的组织灌注。

(4)未发生感染或感染得到控制。

(5)保证骨折固定效果，患者在允许的限度内保持最大的活动量。

(6)预防并发症的发生或及早发现及时处理。

(7)患者了解功能锻炼知识。

(8)患者焦虑程度减轻。

六、护理措施

（一）非手术治疗及术前护理

1.心理护理

青少年及儿童锁骨骨折后，因担心肩部、胸部畸形及影响发育和美观，常会产生焦虑、烦躁心理。应告知其锁骨骨折只要不伴有锁骨下神经、血管损伤，即使是在叠位愈合，也不会影响患侧上肢的功能，局部畸形会随着时间的推移而减轻甚至消失，治疗效果较好，以消除患者心理障碍。

2.饮食

给予高蛋白、高维生素、高钙及粗纤维饮食。

3.体位

局部固定后，宜睡硬板床，取半卧位或平卧位，避免侧卧位，以防外固定松动。平卧时不用枕

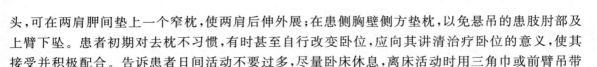

头,可在两肩胛间垫上一个窄枕,使两肩后伸外展;在患侧胸壁侧方垫枕,以免悬吊的患肢肘部及上臂下坠。患者初期对去枕不习惯,有时甚至自行改变卧位,应向其讲清治疗卧位的意义,使其接受并积极配合。告诉患者日间活动不要过多,尽量卧床休息,离床活动时用三角巾或前臂吊带将患肢悬吊于胸前,双手叉腰,保持挺胸、提肩姿势,可缓解对腋下神经、血管的压迫。

4.病情观察

观察上肢皮肤颜色是否发白或青紫,温度是否降低,感觉是否麻木。如有上述现象,可能系"8"字绷带包扎过紧所致。应指导患者双手叉腰,尽量使双肩外展后伸,如症状仍不缓解,应报告医师适当调整绷带,直至症状消失。"8"字绷带包扎时禁忌做肩关节前屈、内收动作,以免腋部血管神经受压。

5.功能锻炼

(1)早、中期:骨折急性损伤经处理后 2~3 天,损伤反应开始消退,肿胀和疼痛减轻,在无其他不宜活动的前提下,即可开始功能锻炼。

准备:仰卧于床上,两肩之间垫高,保持肩外展后伸位。

第 1 周,做伤肢近端与远端未被固定的关节所有轴位上的运动,如握拳、伸指、分指、屈伸、腕绕环、肘屈伸,前臂旋前、旋后等主动练习,幅度尽量大,逐渐增大力度。

第 2 周,增加肌肉的收缩练习,如捏小球、抗阻腕屈伸运动。

第 3 周,增加抗阻的肘屈伸与前臂旋前、旋后运动。

(2)晚期:骨折基本愈合,外固定物去除后进入此期。此期锻炼的目的是恢复肩关节活动度,常用的方法有主动运动、被动运动、助力运动和关节主动牵伸运动。

第 1~2 天,患肢用三角巾或前臂吊带悬挂胸前站立位,身体向患侧侧屈,做肩前后摆动;身体向患侧侧屈并略向前倾,做肩内外摆动。应努力增大外展与后伸的运动幅度。

第 3~7 天,开始做肩关节各方向和各轴位的主动运动、助力运动和肩带肌的抗阻练习,如双手握体操棒或小哑铃,左右上肢互助做肩的前上举、侧后举和体后上举,每个动作 5~20 次。

第 2 周,增加肩外展和后伸主动牵伸:双手持棒上举,将棍棒放颈后,使肩外展、外旋,避免做大幅度和用大力的肩内收与前屈练习。

第 3 周,增加肩前屈主动牵伸、肩内外旋牵伸:双手持棒体后下垂将棍棒向上提,使肩内旋。以上练习的幅度和运动量以不引起疼痛为宜。

(二)术后护理

1.体位

患侧上肢用前臂吊带或三角巾悬吊于胸前,卧位时去枕,在肩胛区垫枕使两肩后伸,同时在患侧胸壁侧方垫枕,防止患侧上肢下坠,保持上臂及肘部与胸部处于平行位。

2.症状护理

(1)疼痛:疼痛影响睡眠时,适当给予止痛、镇静剂。

(2)伤口:观察伤口有无渗血、渗液情况。

3.一般护理

协助患者洗漱、进食及排泄等,指导并鼓励患者做些力所能及的自理活动。

4.功能锻炼

在术后固定期间,应主动进行手指握拳、腕关节的屈伸、肘关节屈伸及肩关节外展、外旋和后伸运动,不宜做肩前屈、内收的动作。

七、健康指导

(一)休息

早期卧床休息为主,可间断下床活动。

(二)饮食

多食高蛋白、高维生素、含钙丰富、刺激性小的食物。

(三)固定

保持患侧肩部及上肢于有效固定位,并维持 3 周。

(四)功能锻炼

外固定的患者需保持正确的体位,以维持有效固定,进行早、中期的锻炼,避免肩前屈、内收动作。解除外固定后则加强锻炼,着重练习肩的前屈、肩旋转活动,如两臂做划船动作。值得注意的是应防止两种倾向:①放任自流,不进行锻炼;②过于急躁,活动幅度过大,力量过猛,造成软组织损伤。

(五)复查时间及指征

术后 1 个月、3 个月、6 个月需进行 X 线片复查,了解骨折愈合情况。有内固定者,于骨折完全愈合后取出。对于手法复位外固定患者,如出现下列情况须随时复查:骨折处疼痛加剧,患肢麻木,手指颜色改变,温度低于或高于正常等。

(任焕新)

第五节　肱骨干骨折

肱骨干骨折指肱骨髁上与胸大肌止点之间的骨折。

一、解剖概要

肱骨干中段后外侧有桡神经沟,桡神经在其内紧贴。当肱骨中、下 1/3 交界处骨折时,易合并桡神经损伤。上臂有多个肌肉附着点,故不同平面骨折所致骨折移位也不同。

二、病因及移位

(1)直接暴力多致中、上 1/3 骨折,多为横行或粉碎骨折。

(2)传导暴力多见于中、下 1/3 段骨折,多为斜行或螺旋形。

(3)旋转暴力多可引起肱骨中、下 1/3 交界处骨折,所引起的肱骨骨折多为典型螺旋形骨折。如骨折平面在三角肌止点上者,近折端受胸大肌、大圆肌、背阔肌牵拉向内移位,远折端因三角肌、肱二头肌、肱三头肌作外上移位。如骨折平面在三角肌止点以下,近折端受三角肌和喙肱肌牵拉向外前移位,远折端受肱二头肌、肱三头肌作用向上重叠移位。

三、临床表现及诊断

此种骨折均有明显的外伤史。若有局部肿胀、压痛、畸形、反常活动及骨擦音,均可诊断骨折。X线检查可确诊骨明确骨折部位、类型及移位情况,以供治疗参考。如合并神经损伤者,可出现典型垂腕、伸拇及伸掌指关节功能丧失以及手背桡侧皮肤有大小不等的感觉麻木区。

四、治疗

肱骨被丰厚的肌肉包绕,轻度的成角短缩畸形在外观不明显,对功能也无影响。因此无须为追求良好的复位而滥用手术治疗。

（一）对横断、斜行或粉碎性骨折

可于复位后用夹板或石膏练习肩关节活动时应弯腰90°,做钟摆样活动。因为直立位练习易引起骨折部位成角畸形。

（二）对螺旋形或长斜行骨折

可采用小夹板固定,亦可采用悬垂石膏固定,通过石膏重量牵引使骨折复位,但患者不能平卧,睡觉时需取半卧位。

（三）对肱骨开放性骨折

断端嵌入软组织或手法复位失败的闭合骨折,同一肢体多发骨折或合并神经血管损伤需手术探查者,可行切开复位内固定。

闭合性肱骨干骨折合并桡神经损伤时,一般采用非手术方法治疗。观察2～3个月后,若桡神经仍无神经功能恢复的表现,可再行手术探查。在观察期间将腕关节置于功能位,多做伤侧手指伸直活动以防畸形或僵硬。

五、护理问题

（一）有体液不足的危险

危险与创伤后出血有关。

（二）疼痛

疼痛与损伤、牵引有关。

（三）有周围组织灌注异常的危险

危险与神经血管损伤有关。

（四）有感染的危险

危险与损伤有关。

（五）躯体移动障碍

躯体移动障碍与骨折脱位、制动、固定有关。

（六）潜在并发症

脂肪栓塞综合征、骨筋膜室综合征、关节僵硬等。

（七）知识缺乏

缺乏康复锻炼知识。

（八）焦虑

焦虑与担忧骨折预后有关。

六、护理目标

（1）患者生命体征稳定。

(2)患者疼痛缓解或减轻,舒适感增加。

(3)能维持有效的组织灌注。

(4)未发生感染或感染得到控制。

(5)保证骨折固定效果,患者在允许的限度内保持最大的活动量。

(6)预防并发症的发生或及早发现及时处理。

(7)患者了解功能锻炼知识。

(8)患者焦虑程度减轻。

七、护理措施

(一)手术治疗及术前护理

1.心理护理

肱骨干骨折,特别是伴有桡神经损伤时,患肢伸腕、伸指功能障碍,皮肤感觉减退,患者心理压力大,易产生悲观情绪。应向患者介绍神经损伤修复的特殊性,告知骨折端将按 1 mm/d 的速度由近端向远端生长,治疗周期长,短期内症状改善不明显,使患者有充分的思想准备。关注患者感觉和运动恢复的微小变化,并以此激励患者,使其看到希望。

2.饮食

给予高蛋白、高热量、高维生素、含钙丰富的饮食,以利于骨折愈合。

3.体位

U 形石膏托固定时可平卧,患侧肢体以枕垫起,保持复位的骨折不移动。悬垂石膏固定 2 周内只能取坐位或半卧位,以维持其下垂牵引作用。但下垂位或过度牵引,易引起骨折端分离,特别是中、下 1/3 处横行骨折,其远折端血供差,可致骨折延迟愈合或不愈合,需予以注意。

4.皮肤护理

桡神经损伤后,引起支配区域皮肤营养改变,使皮肤萎缩干燥,弹性下降,容易受伤,而且损伤后伤口易形成溃疡。

预防:①每天用温水擦洗患肢,保持清洁,促进血液循环;②定时变换体位,避免皮肤受压引起压疮;③禁用热水袋,防止烫伤。

5.观察病情

(1)夹板或石膏固定者,观察伤口及患肢的血运情况,如出现患肢青紫、肿胀、剧痛等,应立即报告医师处理。

(2)伴有桡神经损伤者,应观察其感觉和运动功能恢复情况。通过检查汗腺功能,可了解自主神经恢复情况。

(3)如骨折后远端皮肤苍白、皮温低,且摸不到动脉搏动,在排除夹板、石膏固定过紧的因素外,应考虑有肱动脉损伤的可能;如前臂肿胀严重,皮肤发绀、湿冷,则可能有肱静脉损伤。出现上述情况应及时报告医师处理。

6.早、中期功能锻炼

骨折固定后立即进行上臂肌肉的早期舒缩活动,可加强两骨折端在纵轴上的压力,以利于愈合。握拳、腕屈伸及主动耸肩等动作每天 3 次,并根据骨折的部位,选择相应的锻炼方法。

(1)肱骨干上 1/3 段骨折,骨折远端向外上移位。①第 8 天站立位,上身向健侧侧屈并前倾 30°,患肢在三角巾或前臂吊带支持下,自由下垂 10～20 秒,做 5～10 次。②第 15 天增加肩前后摆动 8~20 次,做伸肘的静力性收缩练习 5~10 次,抗阻肌力练习,指屈伸、握拳和腕屈伸练习,前臂旋前、旋后运动。③第 22 天增加身体上身向患侧侧屈,患肢在三角巾或吊带支持下左右摆动 8~20 次。

(2)肱骨干中 1/3 段骨折,骨折远端向上、向内移位。①第 8 天站立位上身向患侧侧屈并前倾约 30°,患肢在三角巾或吊带支持下,自由下垂 10~20 秒,做 5~10 次。②第 15 天增加肩前后摆动练习,做屈伸肘的静力性收缩练习 5~10 次。伴有桡神经损伤者,用弹性牵引装置固定腕关节功能位,用橡皮筋将掌指关节牵拉,进行手指的主动屈曲运动。在健肢的帮助下进行肩、肘关节的运动,健手握住患侧腕部,使患肢向前伸展,再屈肘后伸上臂。

(3)肱骨干下 1/3 段身骨折此型骨折易造成骨折不愈合,更应重视早期锻炼。①第 3 天患肢三角巾胸前悬吊位,上身向患侧侧屈并前倾约 30°做患肢前后、左右摆动各 8~20 次。②第 15 天增加旋转肩关节运动,即身体向患侧倾斜,屈肘 90°,使上臂与地面垂直,以健手握患侧腕部做画圆圈动作。双臂上举运动,即两手置于胸前,十指相扣,屈肘 45°,用健肢带动患肢,先使肘屈曲 120%双上臂同时上举,再缓慢放回原处。

7.晚期功能锻炼

去除固定后第 1 周可进行肩摆动练习,站立位上身向患侧侧屈并略前倾,患肢做前后、左右摆动,垂直轴做绕环运动;第 2 周用体操棒协助进行肩屈、伸、内收、外展、内旋、外旋练习,并做手爬墙练习,用拉橡皮带做肩屈、伸、内收、外展及肘屈等练习,以充分恢复肩带肌力。

(二)术后护理

1.体位

内固定术后,使用外展架固定者,以半卧位为宜。平卧位时,可于患肢下热垫一软枕,使之与身体平行,并减轻肿胀。

2.疼痛的护理

(1)找出引起疼痛的原因:手术切口疼痛在术后 3 天内较剧烈,以后逐天递减。组织缺血引起的疼痛表现为剧烈疼痛且呈进行性,肢体远端有缺血体征。手术 3 天后,如疼痛呈进行性加重或搏动性疼痛,伴皮肤红、肿、热、伤口有脓液渗出或有臭味,则多为继发感染引起。

(2)手术切口疼痛可用镇痛药;缺血性疼痛须及时解除压迫,松解外固定物;如发生骨筋膜室综合征须及时切开减压;发现感染时报告医师处理伤口,并应用有效抗生素。

(3)移动患者时,对损伤部位要重点托扶保护,缓慢移至舒适体位,以免引起或加重疼痛。

3.预防血管痉挛

行神经修复和血管重建术后,可能出现血管痉挛。①避免一切不良刺激:严格卧床休息,石膏固定患肢 2 周;患肢保暖,保持室温 25 ℃左右。不在患肢测量血压、镇痛,禁止吸烟与饮酒。②1 周内应用扩血管、抗凝药,保持血管的扩张状态。③密切观察患肢血液循环的变化:检查皮肤颜色、温度、毛细血管回流反应、肿胀或干瘪、伤口渗血等。

4.功能锻炼

详见术前护理相关内容。

八、健康指导

(一)饮食

多食高蛋白、高维生素、含钙丰富的饮食。

（二）体位

对桡神经损伤后行外固定者,应确保外固定的稳定,以保持神经断端于松弛状态有利于恢复。

（三）药物

对伴有神经损伤者,遵医嘱口服营养神经药物。

（四）进行功能锻炼

防止肩、肘关节僵硬或强直而影响患肢功能。骨折 4 周内,严禁做上臂旋转活动。

（五）复查指征及时间

U 形石膏固定的患者,在肿胀消退后,石膏固定会松动,应复诊;悬吊石膏固定 2 周后,更换长臂石膏托,继续维持固定 6 周左右。伴桡神经损伤者,定期复查肌电图,了解神经功能恢复情况。

（任焕新）

第六节　股骨干骨折

股骨干骨折多发于青壮年,一般多由于外界强大直接的暴力所致。

一、临床表现及诊断

股骨干骨折可分为上 1/3 骨折、中 1/3 骨折、下 1/3 骨折。上 1/3 骨折后,近端受髂腰肌、臀中肌、臀小肌及其他外旋肌群的牵引而有屈曲、外旋、外展移位,远端因受内收肌群牵拉而向上、内移位,造成成角短缩畸形。中 1/3 骨折常随暴力作用方向而变化。下 1/3 骨折因远端受腓肠肌牵拉而向后倾斜,可压迫或刺激窝部的神经血管。患者有外伤史,患肢有剧烈疼痛、肿胀、缩短、畸形,完全骨折时出现骨擦音、假关节活动。X 线片可显示骨折类型。

二、治疗

大多数人可用非手术疗法,应注意防治失血性或创伤性休克。

（一）非手术法

产伤引起者,可将伤肢用绷带固定于胸部或做垂直悬吊牵引 2 周。3 岁以内儿童一般采用垂直悬吊牵引 3～4 周。对成人股骨干骨折,可用固定持续牵引或平衡持续牵引治疗,一般牵引 8～10 周,牵引期间应加强大腿肌肉特别是股四头肌的锻炼。

（二）手术治疗

股骨干上、中 1/3 横骨折,髓内钉内固定已取代钢板内固定成为首选。但应严格掌握手术指征,现多主张采用闭合插针。开放伤口污染严重和软组织损伤严重的情况下,多采用外固定架固定。手术指征参考如下。

（1）非手术治疗失败。

（2）伴多发性损伤者或多发骨折者。

（3）骨折不愈合或畸形愈合,影响功能者。

(4)伴股部血管、神经损伤者。

(5)老年患者不宜长久卧床者。

三、护理问题

（一）有体液不足的危险

危险与创伤后出血有关。

（二）疼痛

疼痛与损伤、牵引有关。

（三）有周围组织灌注异常的危险

危险与神经血管损伤有关。

（四）有感染的危险

危险与损伤有关。

（五）躯体移动障碍

躯体移动障碍与骨折脱位、制动、固定有关。

（六）潜在并发症

脂肪栓塞综合征、骨筋膜室综合征、关节僵硬等。

（七）知识缺乏

缺乏康复锻炼知识。

（八）焦虑

焦虑与担忧骨折预后有关。

四、护理目标

(1)患者生命体征稳定。

(2)患者疼痛缓解或减轻,舒适感增加。

(3)能维持有效的组织灌注。

(4)未发生感染或感染得到控制。

(5)保证骨折固定效果,患者在允许的限度内保持最大的活动量。

(6)预防并发症的发生或及早发现及时处理。

(7)患者了解功能锻炼知识。

(8)患者焦虑程度减轻。

五、护理措施

（一）非手术治疗及术前护理

1.心理护理

由于股骨干骨折多由强大的暴力所致,骨折时常伴有严重软组织损伤,大量出血、内脏损伤、颅脑损伤等可危及生命安全,患者多恐惧不安。应稳定患者的情绪,配合医师采取有效的抢救措施。

2.饮食

高蛋白、高钙、高维生素饮食,需急诊手术者则禁食。

3.体位

抬高患肢。

4.保持牵引有效效能

不能随意增、减牵引重量,以免导致过度牵引或达不到牵引效果。小儿悬吊牵引时,牵引重量以能使臀部稍稍悬离床面为宜,且应适当约束躯干,防止牵引装置滑脱至膝下而压迫腓总神经。在牵引过程中,要定时测量肢体长度和进行床旁 X 线检查,了解牵引重量是否合适。

5.病情观察

(1)全身情况:包括神志、瞳孔、脉搏、呼吸、腹部情况以及失血征象。创伤初期应警惕颅脑、内脏损伤及休克发生。

(2)肢体情况:观察患肢末梢血液循环、感觉和运动情况,尤其对于股骨下 1/3 骨折的患者,应注意有无刺伤或压迫腘动脉、静脉和神经征象。

6.指导、督促患者进行功能锻炼

(1)伤后 1～2 周内应练习患肢股四头肌等长收缩;同时被动活动髌骨(左右推动髌骨);还应练习踝关节和足部其他小关节,乃至全身其他关节活动。

(2)第 3 周健足踩床,双手撑床或吊架抬臀练习髋、膝关节活动,防止股间肌和膝关节粘连。

(二)术后护理

1.饮食

鼓励进食促进骨折愈合的饮食,如排骨汤、牛奶、鸡蛋等。

2.体位

抬高患肢。

3.病情观察

监测生命体征、患肢及伤口局部情况。

4.功能锻炼

方法参见术前。

六、健康指导

(一)体位

股骨中段以上骨折患者下床活动时,应始终保持患肢的外展位,以免因负重和内收肌的作用而发生继发性向外成角突起畸形。

(二)扶拐锻炼

由于股骨干骨折后的愈合及重塑时间延长,因此需较长时间扶拐锻炼。扶拐方法的正确与否与发生继发性畸形、再损伤甚至臂丛神经损伤等有密切关系。因此,应教会患者正确使用双拐。

拐杖是辅助步行的一种工具,常用的有前臂拐和腋拐。前臂拐轻便,使用方便,拐的把手位置可依患者上肢长短调节;腋拐靠腋下支撑,应用普遍。用拐注意事项:①拐杖下端必须安装橡皮头,以免拐杖压在地上滑动而致不稳;拐杖上端的横梁上须垫软垫,以免使用时压迫腋下软组织。②腋拐高度:以患者直立时,拐从腋窝到地面并向身体两侧分开,橡皮头距足 20 cm 为宜。过高,行走时拐杖将撑至腋下,引起疼痛不适,甚至难以行走;过低,则可发生驼背,感到疲劳。③单拐与双拐的选择与使用:腋拐可用单拐也可用双拐。单拐适用于因手术后恢复期、患肢不能完全负重,而需借助单拐来增加健侧对整个身体重量的支撑,大部分置于健侧。当一侧下肢完全不能负重时,必须使用双拐,这样可增加行走时的平衡,且省力。双腋拐使用方法:先将两拐同时稳放在两腿前方,然后提起健肢移到两拐的前方,再将两拐同时向前方移到健肢前方,如此反复,保持两拐及一健肢形成一个等边三角形。④防跌倒:患者初次下地时,应有护理人员在旁扶助,并及时给予帮助与鼓励,指导用拐,防止患者因不习惯而失去重心而跌倒及出现情绪低落。初次下地时间不可过长,以后逐渐延长下地时间。

(三)复查

2～3个月后行 X 线片复查。若骨折已骨性愈合,可酌情使用单拐而后弃拐行走。

(任焕新)

第七节 骨 盆 骨 折

一、分类

(1)稳定型骨折:①骨盆环前侧耻骨支或坐骨支骨折。②撕脱骨折:髂前上棘、髂前下棘、坐骨结节处肌肉强力收缩,发生撕脱骨折。③髂骨翼裂隙骨折。

(2)不稳定型骨折:①骶髂关节脱位。②骶髂关节韧带损伤。③髂骨翼后部直线骨折。④骶孔直线骨折。

(3)骶骨骨折。

二、诊断

有明确外伤史,局部肿胀、疼痛,可有皮下瘀斑,骨盆挤压分离试验阳性。骶髂关节脱位时,双侧髂后上棘不对称。

骨盆正位 X 线检查是首选,可对 90% 的病例做出准确诊断。必要时可行骨盆斜位拍片。CT 检查是金标准,但不是急诊评估的方法,可在患者情况稳定后进行。

此外,还需对骨折并发症,如休克、直肠肛管损伤等做出诊断。

三、治疗

骨盆骨折治疗原则是首先救治危及生命的内脏损伤及出血性休克等并发症,其次才是骨盆骨折本身。

(一)骨盆骨折并发症的治疗

1.出血性休克

一般应输血治疗,快速输血一定量后血压仍不能维持者,可先结扎髂内动脉,同时继续输血。此时仍不能稳定血压者,再找出血处止血,也可行血管造影和血管栓塞。

2.膀胱破裂及尿道损伤

膀胱破裂应手术治疗。尿道部分撕裂可保留导尿管,然后定期扩张尿道,可防止尿道狭窄。

3.神经损伤

先保守治疗,无效者需手术探查。

4.直肠肛管损伤

可给予彻底清创,缝合修补,局部引流,合理使用抗生素。

5.女性骨盆骨折合并生殖道损伤

应及时修补破裂阴道。

(二)骨盆骨折本身的治疗

1.稳定型骨折

一般不需整复,可卧床休息、止痛治疗。

2.不稳定型骨折

可行手法复位或牵引复位,持续牵引外固定法。牵引重量要大,以占体重 $1/7\sim1/5$ 为宜,6 个月之内不应减重,牵引应不少于 8 周。对于耻骨联合不稳定、髂骨翼、骶髂关节不稳定、经骶骨的不稳定也可考虑行内固定治疗。

四、护理问题

(一)体液不足

体液不足与骨盆骨折失血过多有关。

(二)疼痛

疼痛与骨盆骨折有关。

(三)躯体移动障碍

躯体移动障碍与神经肌肉损伤、骨盆悬吊牵引有关。

(四)有皮肤完整性受损的危险

危险与长期卧床、局部皮肤受压有关。

(五)有感染的危险

危险与长期卧床有关。

(六)潜在并发症

腹膜后血肿、膀胱及尿道损伤、直肠损伤、神经损伤等。

(七)尿潴留

尿潴留与骨盆骨折有关。

(八)知识缺乏

缺乏康复功能锻炼知识。

五、护理目标

(1)患者的生命体征稳定。

(2)患者疼痛缓解或舒适感增加。

(3)患者能最大限度地生活自理。

(4)患者皮肤完整无破损。

(5)患者未发生感染。

(6)并发症得到预防或早期发现及时处理。

（7）患者恢复正常的排尿功能。

（8）患者获得康复锻炼知识。

六、护理措施

（一）非手术治疗及术前护理

1.急救

患者入院后迅速建立有效的静脉通道，必要时2个或多个通道，且输液通道应建立在上肢或颈部，而不宜在下肢，以免液体不能有效进入血液循环。

2.心理护理

骨盆骨折多由较强大的暴力所致，常常引起严重的并发症，如休克、尿道、膀胱及直肠等损伤。患者伤势较重，易产生恐惧心理。应给予心理支持，并以娴熟的抢救技术控制病情发展，减少患者的恐惧。

3.饮食

饮食宜高蛋白、高维生素、高钙、高铁、粗纤维及果胶成分丰富的食物，以补充失血过多导致的营养失调。食物应易消化，且根据受伤程度决定膳食种类，若合并有直肠损伤，则应酌情禁食。

4.卧位

不影响骨盆环完整的骨折，可取仰卧与侧卧交替，侧卧时健侧在下，严禁坐立，伤后1周可取半卧位；影响骨盆环完整的骨折，伤后应平卧硬板床，且应减少搬动，必须搬动时则由多人平托，以免引起疼痛、增加出血。尽量使用智能按摩床垫，既可减少翻身次数，又能预防压疮，但床垫充气要足，以不影响骨折稳定为原则。

5.症状护理

（1）压疮：维持骨盆兜带悬吊有效牵引，牵引量以臀部抬高床面5 cm为宜。在骨盆两侧的兜带内置衬垫，以预防压疮。

（2）便秘：鼓励患者多饮水，多食含粗纤维丰富的蔬菜。经常按摩腹部，促进肠蠕动，必要时服用缓泻剂，利于排便。术前日必须排出肠道内淤积的大便，以利手术操作，减轻术后腹胀。

6.病情观察与处理

（1）全身情况：包括生命体征、意识和精神状态、尿量、皮肤黏膜、甲床毛细血管回流时间、皮肤弹性等，必要时检测中心静脉压、血红蛋白、红细胞计数及血细胞比容等各项指标，以确定是否有休克及程度。导致血容量不足乃至休克的相关因素主要有骨盆各骨主要为松质骨，骨折后本身出血较多；其邻近有较丰富的动脉及静脉丛，加之静脉丛多无静脉瓣阻挡回流，骨折后可引起广泛出血。出血量若达1 000 mL以上，则可能合并有腹腔脏器损伤出血；如合并髂内、外动脉或股动脉损伤，可引起盆腔内更严重出血，甚至因失血过多而死亡。处理：迅速高流量给氧；快速补液输血；保暖：提高室温或用棉被和毛毯，忌用热水袋，以免增加微循环耗氧。

（2）腹部情况：观察有无腹痛、腹胀、呕吐、肠鸣音和腹膜刺激征，并定时测量腹围，以判断是否合并有腹膜后血肿、腹腔脏器损伤及膀胱损伤。由于骨折出血沿腹膜后疏松结缔间隙蔓延到肾区或膈下，形成腹膜后血肿，不仅可造成失血性休克，还可引起麻痹性肠梗阻；严重创伤时可合并腹腔脏器损伤，出现腹腔内出血，表现为腹痛、腹肌紧张，腹腔穿刺抽出不凝血；膀胱充盈时易受直接打击或被骨折刺伤而致膀胱破裂，表现为腹痛明显，并有明显的腹肌紧张、压痛、反跳痛，腹腔可抽出血性尿液。处理：按损伤部位做相应专科处理。

(3)排尿情况:有无血尿、尿道口滴血、排尿困难或无尿,以判断膀胱、尿道损伤程度。护理:尿道不完全撕裂时,留置导尿管 2 周并妥善固定;对于行膀胱造口的患者,需保持引流管通畅,防止扭曲或折叠。造口管一般留置 1～2 周,拔管前先夹管,观察能否自行排尿,如排尿困难或切口处有漏尿则延期拔管。

(4)肛门情况:有无疼痛、触痛、出血,必要时做肛门指诊,以确定直肠损伤的程度。护理:严格禁食,并遵医嘱应用抗生素预防感染。若行结肠造口术,保持造口周围皮肤清洁干燥,观察有无局部感染征象。

(5)神经损伤情况:有无会阴区、下肢麻木及运动障碍,以判断有无腰骶和坐骨神经损伤。护理:及早鼓励并指导患者做肌肉锻炼,定时按摩、理疗,促进局部血液循环,防止失用性肌萎缩;对有足下垂者穿丁字鞋或应用衬垫支撑,保持踝关节功能位,防止跟腱挛缩畸形。

7.功能锻炼

(1)未影响骨盆环完整的骨折:早期可在床上做上肢伸展运动及下肢肌肉收缩活动;1 周后可进行半卧位及坐立练习,同时做髋关节、膝关节的伸屈运动;4～6 周后下床站立并缓慢行走,逐天加大活动量,然后再练习正常行走及下蹲。

(2)影响骨盆环完整的骨折:伤后无并发症者卧硬板床,同时进行上肢锻炼;2 周后开始练习半卧位,并进行下肢肌肉收缩的锻炼,以保持肌力,预防关节僵硬;3 周后在床上进行髋关节、膝关节的锻炼,由被动锻炼逐渐过渡到主动锻炼;6～8 周后拆除牵引固定,扶拐行走;12 周后逐渐弃拐行走。

8.术前准备

备足够的血,会阴区备皮、导尿、清洁灌肠等。

(二)术后护理

1.心理护理

因术后卧床时间长,易产生厌烦情绪,应多开导,并取得家属的支持,共同为患者制订比较周密的康复计划并督促实施,适时鼓励,提高患者治疗的积极性。

2.饮食

多吃含粗纤维较多的蔬菜、果胶成分丰富的水果。

3.体位

尽量减少大幅度搬动患者,防止内固定断裂、脱落。术后置于智能按摩气垫上,或给予骶尾部垫水垫,每 2～3 小时更换 1 次,平卧和健侧卧交替换位,以预防压疮。

4.伤口

观察切口渗血情况,保持引流瓶适当负压,以便及时引流出伤口积血,防止伤口感染。

5.功能锻炼

7～10 周下床运动,并逐步加强患肢的功能锻炼。

七、健康指导

(1)合理安排饮食,补足营养,提高体质,促进骨折愈合。

(2)按康复计划进行功能锻炼。

(3)出院后 1 个月、3 个月复查,检查内固定有无移位及骨折愈合等情况。

(任焕新)

第八节 跟 骨 骨 折

一、诊断

患者有足跟着地外伤史,足跟肿胀、压痛,可通过 X 线正、侧位片及轴位片来确定损伤类型。

二、分类及治疗

(一)不波及跟距关节面的骨折

1.跟骨结节纵行骨折

很少移位,一般不必处理。如骨折移位较大,可行跟骨结节牵引复位、石膏固定或手术复位以克氏针固定,外用石膏固定 4 周。

2.跟骨结节横行骨折

跟骨结节横行骨折亦称"鸟嘴"形骨折。移位不多,可用小腿石膏固定。如骨折移位且有旋转及严重倾斜应手术复位。

3.跟骨前结节骨折

骨折移位少,短腿石膏固定 4～6 周即可。

4.载距突骨折

一般移位不多,用短石膏固定 4～6 周。

5.接近跟距关节的骨折

如骨折明显移位,可行手法复位。如手法整复不满意,可行牵引复位。

(二)波及跟距关节的跟骨骨折

1.外侧跟距关节塌陷骨折

移位不明显,可用石膏固定 4～6 周。如关节面塌陷严重,须切开复位。

2.全部跟距关节塌陷骨折

对年龄较大、骨折移位不多者,可采用加压包扎。对移位明显者,可行跟骨牵引,同时纠正跟骨侧方移位。

三、跟骨骨折的后遗症

(一)距下关节痛

可行跟距关节固定术或三关节融合术。

(二)腓骨长肌腱鞘炎

可行局部封闭,症状严重可切除骨刺。

(三)跟骰关节炎

局部封闭,严重行三关节固定术。

（四）神经卡压

应手术松解。

四、护理问题

(1)有合并颅底骨折的可能。

(2)有合并脊柱骨折与脊髓损伤的可能。

(3)潜在并发症:创伤性关节炎。

五、护理目标

患者无并发症发生。

六、护理措施

（一）非手术治疗及术前护理

(1)心理护理:老年人意外致伤,常常自责,顾虑手术效果,担忧骨折预后,易产生焦虑、恐惧心理。应给予耐心开导,介绍骨折的特殊性及治疗方法,并给予悉心照顾,以减轻或消除心理问题。

(2)宜进食高蛋白、高维生素、高钙、粗纤维及果胶成分丰富的食物。品种多样,色、香、味俱全,且易消化,以适合于老年骨折患者。

(3)体位:抬高患肢,促进血液回流,减轻肢体肿胀。

(4)合并症的观察与处理。①颅底骨折:注意患者神志、瞳孔有无异常,有无头痛及其严重程度,有无喷射性呕吐,有无耳、鼻流液及"熊猫眼"迹象。出现脑脊液耳漏和鼻漏时处理:避免用力咳嗽;不可局部冲洗、阻塞外耳道和鼻腔;随时以无菌棉球吸干流出的脑脊液,保持口、鼻、耳清洁;抬高头部。②脊柱骨折:有无双下肢感觉、活动异常,大小便有无障碍。

(5)功能锻炼:抬高患肢,24小时后开始主动活动踝关节。

（二）术后护理

1.体位

抬高患肢,促进血液回流,减轻肢体肿胀。

2.功能锻炼

锻炼方法参见术前护理,以预防关节僵硬及创伤性关节炎的发生。

七、健康指导

(1)锻炼功能:鼓励患者坚持功能锻炼,骨折愈合后,可负重锻炼。

(2)心理与营养:保持心情愉快,增加营养,以促使骨折愈合。

(3)定期拍 X 线片复查。

（刘　会）

第九节 脊髓损伤

一、分类

脊柱骨折或者无骨折脱位合并脊髓或马尾神经损伤是一种严重的并发症。根据损伤部位、程度及临床表现可分以下几类。

(一)完全性脊髓损伤
损伤节段以下感觉、运动均丧失。

(二)不完全性脊髓损伤
(1)中央脊髓损伤综合征。

(2)脊髓半切征。

(3)前脊髓综合征。

(4)后脊髓综合征。

(5)脊髓圆锥综合征。

(6)马尾综合征。

二、诊断

脊髓损伤的诊断应从以下几方面着手:与受伤机制相关的详细病史采集、全面的体格检查、神经功能的评估(确定截瘫的平面以及深浅感觉丧失的程度等)、影像学资料(X线、CT、MRI检查,明确损伤的位置及类型)。

三、治疗

(一)早期治疗
合适的固定,在搬运过程中避免加重脊髓损伤。

(二)药物治疗
(1)脱水药物:20%甘露醇,或与呋塞米联用以增加脱水疗效。

(2)甲泼尼龙冲击疗法:按 30 mg/kg 体重的剂量 30 分钟内滴完,间隔 45 分钟后,按 5.4 mg/(kg·h)的剂量维持 23 小时。但目前仍有争议,部分学者认为伤后 8 小时内使用后患者神经功能改善更明显,仍有部分学者认为对于急性非穿透性脊髓损伤的患者不应使用甲泼尼龙冲击疗法,疗效不确切的同时反而增加了伤口感染和消化道出血的风险。

(3)营养神经药物。

(三)手术治疗
整复脊柱骨折、脱位,使脊髓减压,对不稳定脊柱损伤立即行内固定,以防其移位压迫脊髓。

(四)康复治疗和功能锻炼
行电针、推拿、按摩、高压氧舱等促进神经功能恢复。

（五）积极预防及治疗并发症

（1）保持呼吸道通畅，防止肺部感染。定期翻身拍背，帮助咳痰、排痰，对高位截瘫呼吸肌无力者行气管切开，同时应用抗生素。

（2）防治泌尿系感染：截瘫者早期留置导尿管，定期更换导尿管并膀胱冲洗。

（3）防治压疮：每隔 2～3 小时翻身一次，骨隆起部用软垫或气垫保护，保持皮肤干燥。如发生压疮，注意防止感染。

（4）防治下肢深静脉血栓：可使用气压泵治疗，加强双下肢主动或被动功能锻炼。

四、护理问题

（一）低效性呼吸型态或清理呼吸道无效

低效性呼吸型态或清理呼吸道无效与颈脊髓损伤及活动受限有关。

（二）有脊髓损伤加重的危险

危险与脊柱骨折压迫脊髓有关。

（三）体温异常

体温异常与体温调节中枢受损有关。

（四）躯体移动障碍

躯体移动障碍与脊髓损伤、牵引有关。

（五）自理能力障碍

自理能力障碍与脊髓损伤、卧床有关。

（六）营养失调

低于机体需要量与消化功能降低、患者心理影响有关。

（七）排便异常

排便异常与支配排便的神经损伤或神经反射抑制、长期卧床有关。

（八）排尿异常

排尿异常与膀胱功能障碍有关。

（九）有失用性综合征的危险

危险与瘫痪、长期卧床有关。

（十）潜在并发症

肺部感染、泌尿系感染、压疮。

（十一）绝望、焦虑、恐惧、愤怒

绝望、焦虑、恐惧、愤怒与疾病知识缺乏、认识到疾病预后不良、担心社会角色发生变化有关。

五、护理目标

（1）生命体征平稳。

（2）避免加重脊髓损伤程度。

（3）体温正常。

（4）能最大限度地恢复肢体功能。

（5）患者生活需要得到满足并达到最大限度的自理状态。

（6）维持适当的营养。

(7)患者恢复正常的排便功能。

(8)患者恢复正常的排尿功能。

(9)患者及家属了解功能锻炼知识,患者未发生失用性综合征。

(10)无并发症发生。

(11)消除患者的不良情绪反应,患者能正确面对现实及顺应治疗。

六、护理措施

(一)维持呼吸循环功能

(1)高位颈脊髓损伤时,胸壁肌肉瘫痪,易发生呼吸困难甚至呼吸衰竭。应密切观察呼吸型态、频率、深浅,注意有无发绀、烦躁及呼吸困难,必要时做气管切开,使用呼吸机辅助呼吸。根据病情注意血气检测,了解缺氧程度,必要时给予吸氧。病床旁备好各种急救药物及器械。

(2)$C_{1\sim4}$脊髓损伤患者膈神经、横膈及肋间肌的活动丧失,无法深呼吸及咳嗽,易出现呼吸困难,可早期做气管切开,保证有效呼吸。

(3)保持呼吸道通畅,可行雾化吸入,必要时吸痰,防止坠积性肺炎或窒息的发生。

(4)鼓励患者做深呼吸及咳嗽练习,肋间肌麻痹者鼓励用膈肌呼吸。

(5)监测血压、脉搏变化,观察有无休克征兆。

(二)饮食指导

给予高蛋白、高热量、高维生素、富含纤维素、易消化的流质或半流质食物,预防便秘。脊髓损伤后,因交感神经功能下降,胃肠蠕动减慢,易发生腹胀。如有腹胀时应禁食,并给予静脉补液,必要时行胃肠减压。如长时间卧床,应限制食用含钙高的食物,预防泌尿系结石。

(三)维持正常体温

颈脊髓损伤患者由于自主神经系统功能紊乱,丧失对外界环境温度的调节和适应能力,常出现体温高热达 40 ℃以上或体温不升,应密切注意体温的变化。高热时一般采取物理降温,如用空调调节室温、减少盖被、冰敷、乙醇擦浴、温水擦浴、冰水灌肠等方法降低体温,同时使用抗生素治疗并发症;体温不升时,给予毛毯、棉被、热水袋保暖,给予温热饮料,热水袋应用布袋包好,以防烫伤皮肤。

(四)保护脊髓功能,防止再损伤

(1)患者应卧硬板床,保持脊柱的平直。颈椎损伤使用砂袋固定头部。

(2)协助颈脊髓损伤患者翻身时,一人固定颈部,其余两人分站患者两侧,保持轴线滚动,防止脊柱扭曲。

(3)颈椎损伤时,立即做颅骨牵引,固定颈椎,防止脊髓损伤加重。应保持有效的牵引,牵引重量不能随意增减,牵引针眼每天消毒 2 次。

(4)按医嘱给予脱水剂及糖皮质激素(如甲泼尼龙),以减轻组织水肿。

(五)并发症的预防

1.预防肺部并发症

(1)定时翻身,拍背,鼓励患者深呼吸及咳嗽。练习深呼吸可采取吹气球或吹气泡等方法,有效咳嗽的方法是:深吸气,在呼气 2/3 时咳嗽,反复进行,使痰液咳出。

(2)每天 1～2 次雾化吸入,以利于排痰。

(3)注意保暖,防止受凉而诱发呼吸道感染。

（4）对颈髓损伤高位截瘫患者可早期行气管切开，减少肺部并发症的发生。对气管切开的患者，应注意保持气管通畅，定时消毒更换内套管，严格遵守无菌原则，预防感染。

（5）保持口腔清洁，每天 2 次口腔护理。

2.预防泌尿系感染

脊髓损伤后，患者排尿功能紊乱或丧失，表现为尿潴留或尿失禁。

（1）对排尿异常的患者，可留置导尿管。应每周更换导尿管，每天更换引流袋，注意严格遵守无菌操作原则。

（2）妥善固定导尿管，保持引流通畅。引流管及引流袋不可高于耻骨水平，引流管应从两腿之间通过，注意引流管且不可从身上跨过，防止逆行感染。翻身前，先夹管再翻身，以防尿液逆流。

（3）保持会阴部清洁，每天 2 次清洁消毒尿道口；鼓励患者多饮水，每天饮水量不少于 3 000 mL，使每天尿量保持在 1 500 mL 以上，预防泌尿系感染和结石形成。

（4）每天可用 1∶5 000 呋喃西林溶液 500 mL 进行膀胱冲洗 1～2 次，可清除膀胱内沉渣，防止导尿管堵塞，预防感染。

（5）预防性使用抗生素、交替服用碱性及酸性药物，预防泌尿系感染的发生。

（6）训练膀胱功能：导尿管夹管，每 3～4 小时开放 1 次，以避免膀胱痉挛及感染。拔除导尿管后，每 2～3 小时按摩膀胱 1 次，可由轻到重从下腹部慢慢向下推按，挤压膀胱，直至膀胱内尿液全部排出，以协助排尿及训练膀胱的反射排尿功能。

（7）勤翻身，加强功能锻炼，防止骨质脱钙，预防泌尿系结石的形成。

3.预防压疮

脊髓损伤患者由于损伤平面以下皮肤感觉丧失，神经营养功能差，极易发生压疮。

（1）勤翻身，每 2～3 小时翻身 1 次，避免局部皮肤长时间受压。要按摩受压皮肤，按摩时可加用少量樟脑乙醇以促进局部血液循环，动作应轻柔。

（2）保护骨突处，如脑后、肩胛部、骶尾部、大转子、足跟等部位易发生压疮，可放置气垫、水垫或棉圈等用具加以保护。

（3）保持床单清洁平整，床垫软硬适度。使用便盆时避免托、拉、拽，防止损伤皮肤。

（4）已发生压疮者，应切除坏死组织，定时更换敷料，必要时可植皮。

4.便秘

（1）合理安排饮食：多进食富含纤维素的食物如蔬菜、水果及粗粮，多饮水，以刺激肠蠕动，防止大便干结。

（2）训练每天定时排便，可顺结肠走向，由右侧向上向左再向下进行腹部环形按摩，以促进肠蠕动，促进排便。

（3）给予缓泻剂如麻仁丸、番泻叶等，或使用开塞露等导泻。

（4）必要时给予灌肠。

（六）功能锻炼

截瘫患者非常容易发生肌肉萎缩、关节僵硬或足下垂等畸形，要指导患者进行功能锻炼。其方法包括已瘫痪与未瘫痪的肌肉和关节的活动。

（1）进行瘫痪肢体的被动运动：髋关节练习伸直、外展活动，防止发生屈曲、内收、内旋畸形。膝关节练习伸屈活动，防止膝关节强直。踝关节练习背屈活动，防止发生足下垂，影响行走功能。

以上功能锻炼应每天 3～4 次,每次 15～20 分钟。

(2)进行肌肉按摩,促进血液循环,有利于功能恢复。

(3)进行健肢的主动运动:可用哑铃或拉弹簧锻炼上肢和胸背部肌肉。

(4)病情允许时在床上练习坐起,逐渐过渡到借用辅助工具下地站立、行走。指导患者独立完成翻身,穿脱衣裤,自己放便器大小便等。通过锻炼使患者逐渐恢复生活自理能力。

(七)心理护理

脊柱骨折合并脊髓损伤患者由于发生肢体功能障碍或瘫痪,丧失生活工作能力,给患者及家属造成心理和生活上的沉重负担。患者常表现为绝望、焦虑、恐惧或愤怒等心理反应。因此,要多与患者沟通,注意观察患者心理反应,给予患者心理支持和心理疏导,逐步地向患者解释病情,使其面对现实,配合治疗和护理,争取有最好的功能恢复结果。同时要鼓励患者家属及朋友多关心及照顾患者,使患者树立生活的信心。

七、健康指导

(一)康复锻炼

有条件者转入社区康复中心进行康复治疗。坚持进行功能锻炼,预防失用性肌萎缩及关节僵直,提高生活质量。

(二)复查

行内固定术后 1 个月、3 个月、6 个月后复查,检查内固定有无松动移位、骨折愈合及神经恢复情况。

（任焕新）

第十节　四肢血管伤

一、病理分型

(一)血管断裂

1.完全断裂

四肢主要血管完全性断裂,多伴有大出血,故常伴休克。由于血管壁弹力组织与平滑肌作用,血管收缩并回缩促成血栓形成,导致管腔闭塞。动脉断裂还可导致肢体缺血,缺血程度取决于损伤的性质、范围与程度。侧支循环可在一定程度上减轻肢体缺血程度。

2.部分断裂

动脉收缩使裂口扩大,不能自行闭合,常发生大出血,少数可形成假性动脉瘤或动-静脉瘘。

(二)血管痉挛

血管特别是动脉,当受到外界不同程度的刺激时,外膜中交感神经纤维过度兴奋,动脉壁平滑肌持续收缩导致痉挛。此时动脉呈细索状,血流受阻,远侧动脉搏动减弱或消失。血管痉挛常持续数小时或 24 小时以上,长时间血管痉挛后果与动脉完全断裂相同,可导致血管栓塞、血流中断,甚至造成肢体坏死。

（三）血管挫伤

血管受挫伤后，可发生内膜和中层断裂分离，导致血管痉挛、血栓形成或致外伤性动脉瘤。因无外出血表现，血管挫伤易被忽视。若术中发现动脉饱胀感，失去正常色泽，触之较硬，无搏动或搏动微弱，这段动脉变细，出现循环阻塞，则应根据肢体循环情况及时手术切除损伤部分，做对端吻合术或自体静脉移植修复术。

（四）血管受压

膝部、肘部的血管在解剖上较固定并邻近关节，可因局部骨折、血肿、异物等压迫血管，严重时可完全阻塞血管，引起血栓形成，致远端肢体坏死。

（五）假性动脉瘤

动脉部分破裂时，出血为局部张力受限，形成搏动性血肿。4～6周后因机化而形成包裹，囊内壁为新生血管内膜所覆盖，形成假性动脉瘤。

（六）动静脉瘘

伴行的动、静脉同时部分受损，内腔直接交通所形成。肢体循环受影响，致远端循环差。

二、诊断要点

（1）出血：肢体主要血管断裂、破裂都有大量出血。开放性动脉出血多为喷射性或搏动性出血，闭合性动脉出血则因内出血而明显肿胀，偶尔形成张力性或搏动性大血肿。

（2）低血压及休克。

（3）肢体远端血供障碍：表现为肢体远端动脉搏动消失或微弱、皮肤苍白、皮温下降、毛细血管充盈时间延长、感觉和运动障碍。

（4）搏动性血肿。

（5）多普勒血流检测、动脉造影往往可显示动脉损伤，对难以确诊的病例应早期手术探查。

三、治疗

四肢血管伤处理的目的，首先应及时止血、纠正休克、抢救生命，其次是伤口清创、处理血管损伤、恢复肢体循环、保全肢体，减少病残。

（一）急救止血

有加压包扎法、指压法、止血带法、钳夹止血法、血管结扎法，应根据不同情况进行选择。

（二）治疗休克和合并伤

在止血的同时，应输血和补液，恢复血容量，并迅速处理危及生命的合并伤。

（三）清创

应争取在伤后6～8小时内进行彻底清创，对血管挫伤或有栓塞者，应切除伤段，注意切除内膜分离部分至正常组织。

（四）血管结扎术

当肢体组织损伤广泛而严重、不能修复血管或修复后也不能保存肢体者，或病情危重、有多处重要脏器伤、不能耐受血管修复手术者，或缺乏必要的修复血管技术或输血血源者，或次要动脉损伤、结扎后不影响肢体血液循环者，可行血管结扎术，采用双重结扎。

（五）血管的修复

用温热盐水纱布覆盖创面，以减少对血管的刺激，预防血管痉挛。在此前提下，对损伤血管进行修复,通常是切除损伤部分后行对端吻合。如缺损过大,可用自体静脉移植修复。对锐器伤不超过周径1/2的病例,可行局部缝合。

（六）正确处理血管伤的合并伤

如骨折、神经损伤。

（七）切开深筋膜

因骨折、血管损伤、软组织挫伤和感染等,静脉回流受阻,使下肢或上肢筋膜间隙内压力增加,肢体高度肿胀,肌肉、神经缺血,应早期切开减压。深筋膜切开术是处理四肢动脉伤中常用的辅助手术,切开深筋膜可使血管、神经和肌肉减压及引流,减少肢体和肌肉坏死的机会。

（八）术后处理

固定关节于半屈曲位4周,保持血管吻合口无张力,保持伤肢稍高于心脏平面。密切观察伤肢血运,看脉搏、颜色、温度等是否正常,防治感染,尽量避免使用抗凝血药物。

（九）正确处理血管伤的晚期并发症

如肢体缺血、假性动脉瘤和动脉静脉瘘。

四、护理目标

(1)患者生命体征平稳。

(2)患者焦虑、恐惧心理得到缓解。

(3)患者肢体血管神经功能正常。

(4)术后并发症得到预防,及时评估和处理。

(5)通过静脉等渠道给予足够的营养,维持水、电解质平衡。

(6)患者和家属了解相关康复知识。

五、护理措施

（一）术前护理

(1)迅速以无菌敷料加压包扎肢体残端,如有搏动性出血应使用止血带,减少出血量,每1小时放松5分钟,以防止肢体缺血坏死。加强对脉搏、呼吸、血压、神志、尿量等全身情况的观察。迅速开放静脉通路做好抗休克准备,及时补充血容量,完成术前准备工作,包括皮肤准备、配血型、麻醉前用药、留置导尿及有关化验等。

(2)针对性做好解释工作,鼓励患者面对现实,并说明通过治疗和康复锻炼,术后患肢哪些功能将得到恢复,以树立患者的信心,使之配合治疗。

（二）术后护理

(1)抬高患肢超过心脏平面,辅以手法按摩和适量的被动活动,促进静脉回流;检查肢体有无受压,及时松解过紧的包扎,观察有无水疱、血肿等现象;同时配以高压氧、能量合剂及舒筋活血的中草药,缓解肢体缺氧和创伤反应。

(2)护理操作动作轻柔,抬高肢体并制动,必要时遵医嘱使用镇痛剂以减轻疼痛,注意肢体保暖,使用烤灯时注意灯距为30～40 cm,防止烫伤;禁止吸烟,可适当使用血管舒张剂和抗凝血药物。

(3)患者住院期间应避免或减少感染:早期使用广谱抗生素,加强体温动态监测;鼓励患者进食高热量、高蛋白食物,增加抵抗力;术后对渗出物做细菌培养和药敏试验,合理选择和应用抗生素。

(4)观察患肢有无皮肤苍白、指腹萎陷、皮温降低、毛细血管充盈时间延长、肢体残端搏动减弱及消失。一旦发生血管危象,应立即松开绷带敷料。若1~2小时未见好转,立即行手术探查。

(5)高位截瘫或缺血时间延长的术后应特别注意全身情况变化,重点观察患者尿量、血钾、尿素氮、血 pH 等,及时纠正水、电解质和酸碱平衡,观察神志、呼吸的变化,以防尿毒症发生。

六、健康指导

(一)早期(术后 2 周内)

预防感染,促进软组织愈合,多做深呼吸和健侧肢体活动,绝对卧床休息,禁止主动及被动吸烟。

(二)中期(术后 4~6 周)

防止关节僵硬、肌肉萎缩和神经肌腱的粘连,主动活动为主。

(三)后期(术后 6 周以后)

促进神经功能的恢复,主动和被动活动各关节,局部可用磁疗、超短波理疗等方法。

(李　坤)

第十一节　四肢关节损伤

四肢关节脱位可分以下几种。①关节损伤:为一种暂时性的半脱位,迅即自行复位病理为部分关节囊和韧带的轻度或严重断裂。②半脱位:是关节面持久地、部分地失去正常关系,关节周围的韧带和关节囊有较重的或严重的断裂。③脱位:关节面持久地、完全地失去正常关系,组成关节的骨端之一穿破关节囊,撕断关节一侧韧带,脱出关节外。④骨折并脱位:是伴有关节内或外骨折的脱位。

关节脱位根据不同分类方法又可分为新鲜脱位(3 周以内)、陈旧性脱位(3 周以上)、累发性脱位、闭合性脱位和开放性脱位以及创伤性脱位和病理性脱位。

由于各种关节脱位和损伤所累及的组织、损伤程度以及局部病理等各不相同,故治疗也不相同。但其总的原则就是尽快恢复关节的正常骨骼关系,重视治疗关节囊、韧带等周围软组织损伤以及关节内、外骨与软骨的损伤,以达到早期恢复关节的正常功能。

一、肩关节前脱位

(一)病因

肩关节多为跌倒后致伤,肩关节处于外展外旋位,肱骨头由前下方脱出肩盂。

(二)诊断

(1)伤后肩关节主动活动丧失,被动活动受限,且伴有剧痛。

(2)肩部呈方肩畸形,上肢处于轻度外展位。触之三角肌下空虚,可在腋部或肩前方摸到肱骨头,Dugas 征阳性,还应注意有无并发的神经、血管损伤。

(3)肩关节正位、腋位或穿胸位 X 线平片可以明确脱位的部位,如盂下、喙突下或锁骨下等类型。

（三）治疗

诊断一旦明确，应及早在麻醉下施行复位。

常用的闭合复位方法如下。

1.Kocher 法

患者仰卧，助手用宽布带绕过患者腋下向上牵引，术者握住肘部持续向下牵引，1～2分钟后将肩外旋，再逐渐内收及内旋。如有肩部突然弹跳感，大多已复位。X线片证实后，屈肘后上肢固定于胸壁，维持3周。

2.Hippocrates 法

患者仰卧，术者以足掌用力蹬推腋部，同时双手握住腕部向下牵引。持续1～2分钟，外旋上肢并轻度内收。如肩部有弹跳感，多已复位。以角巾悬吊或屈肘将上臂用绷带固定于胸壁3周。

（四）预后

肩关节创伤性脱位复位后，严格固定3周。其后开始肩部活动，肩部功能大都可恢复正常。由于原始损伤的关系，可能有部分病例再发生脱位而成为习惯性脱位。

（五）护理问题

1.疼痛、肿胀

疼痛、肿胀与脱位、牵引有关。

2.躯体移动障碍

躯体移动障碍与骨折脱位、制动、固定有关。

3.知识缺乏

缺乏外固定与康复锻炼知识。

4.焦虑

焦虑与担忧预后有关。

（六）护理目标

（1）患者生命体征稳定。

（2）患者疼痛缓解或减轻，舒适感增加。

（3）保证固定效果，患者在允许的限度内保持最大的活动量。

（4）患者了解功能锻炼知识。

（5）患者焦虑程度减轻。

（七）护理措施

（1）常规护理。①心理护理：给予患者生活上的照顾，及时解决患者的困难，给患者精神安慰，减轻紧张心理。②活动指导：抬高患肢，利于静脉回流，减轻肿胀。指导患者进行正确的功能锻炼。协助医师及时复位，并向患者讲述复位后固定的重要性，防止习惯性脱位。

（2）病情观察：①石膏固定者，观察末梢血液循环情况。肢端出现肿胀、麻木、皮肤青紫、皮温降低及疼痛，说明有血液循环障碍，应报告医师及时处理。②牵引患者应观察是否为有效牵引，有无压迫神经的症状，保持患肢的功能位。

（3）疼痛的护理：①疼痛时给止痛剂，局部早期可冷敷，超过24小时局部热敷以减轻肌肉痉挛引起的疼痛。②抬高患肢，保持功能位，利于消除肿胀。③指导患者早期进行功能锻炼。

（4）准备手术的患者，做好术前准备及术后护理。

（八）健康指导

为了促进关节功能的早日恢复，防止关节功能障碍，避免发生再脱位，在关节脱位复位数天后，就要开始适当的关节周围肌肉的收缩活动和其他关节的主动运动。

二、肩锁关节脱位

（一）病因

肩锁关节脱位多为直接暴力引起，或跌倒从高处摔下，肩外侧着地所致。

（二）诊断

（1）肩外侧疼痛，活动受限，特别是外展动作时。

（2）锁骨外端肿胀、隆起，用力向下按之可恢复，松手后又隆起。

（3）肩部正位 X 线片可见锁骨外端上移，在半脱位时可不甚明显。

（三）治疗

（1）老年人无论何种脱位均无须特殊治疗，颈腕吊带制动数天，即应开始肩、腕关节活动。

（2）闭合复位胶布固定：适于半脱位及全脱位者。屈肘后将上臂上推，同时向下按压锁骨可复位。锁骨外端及肘下各置棉垫一块，用胶布自背部向上经肩压住锁骨外端，在上肢前方向下绕过肘部，再经上臂后侧向上，从后向前再越过锁骨外端至胸前重叠 2～3 层。患肢前臂以颈腕吊带固定胸前，4 周后去掉胶布，开始活动。

（3）手术治疗：全脱位及有特殊要求者可考虑切开复位内固定。在锁骨外端做切口，剥离三角肌及斜方肌，复位后用 1～2 枚钢针经肩峰穿入锁骨，再将肩锁韧带修复，三角肌及斜方肌重叠缝合。

（4）陈旧性脱位：如无明显症状可不予特殊治疗，有疼痛及肩活动受限者，可考虑将锁骨外端切除。

（四）护理问题

1.疼痛、肿胀

疼痛、肿胀与脱位、牵引有关。

2.躯体移动障碍

躯体移动障碍与脱位、制动、固定有关。

3.知识缺乏

缺乏外固定与康复锻炼知识。

4.焦虑

焦虑与担忧预后有关。

（五）护理目标

（1）患者生命体征稳定。

（2）患者疼痛缓解或减轻，舒适感增加。

（3）保证固定效果，患者在允许的限度内保持最大的活动量。

（4）患者了解功能锻炼知识。

（5）患者焦虑程度减轻。

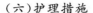

（六）护理措施

1.非手术治疗及术前护理

（1）心理护理：患者因脱位后关节活动受限可感到不安。及时给患者以精神安慰，减轻紧张心理。同时应向患者及家属说明关节脱位可伴软组织损伤，以引起他们对后期治疗的重视。

（2）饮食：易消化食物，补充维生素。

（3）体位：保持肩关节中立位。移动患者时需托扶患肢，动作要轻柔，避免引起疼痛。

（4）肿胀的护理：①早期冷敷，减轻损伤部位的出血和水肿；②24 小时后热敷，以减轻肌肉的痉挛；③后期理疗，改善血液循环，促进渗出液的吸收。

（5）外固定护理：①经常查看固定位置有无移动，有无局部压迫症状；②让患者了解固定时限（一般为 4 周，如合并骨折可适当延长时间）。若固定时间过长易发生关节僵硬、过短，损伤的关节囊、韧带得不到充分修复，易发生再脱位。

（6）病情观察：观察患肢的血液循环、感觉、运动情况。

2.术后护理

（1）心理、体位、饮食护理：参见术前护理相关内容。

（2）用三角巾或前臂吊带固定患肩，避免前臂下垂。进行患手抓握练习，以促进血液循环，减轻水肿。

（七）健康指导

1.休息、饮食

保持患肩制动 4 周，注意补充维生素，易消化饮食。

2.功能锻炼

固定期间进行前臂屈伸、手指抓捏练习；4 周后去除外固定，逐步活动肩关节。

3.随诊

术后 4 周拍 X 线片复查。

三、肘关节脱位

（一）肘关节后脱位

1.病因

肘关节后脱位多见于外伤，偶见病理性脱位。

2.诊断

（1）有外伤史，如跌倒时手撑地等。

（2）肘关节多处于半伸直位，肘后饱满，肘前可摸到肱骨下端，肘后三角关系紊乱，主动及被动关节活动丧失。

（3）肘部正、侧位 X 线片：可确定脱位的方向、移位程度及有无骨折。

3.治疗

（1）手法复位：麻醉后，伤者仰卧，两助手分别在上臂及腕部牵引。术者双手握住肘部，两手拇指在肘后向前下推挤鹰嘴，其余手指从肘前向后推压肱骨下端，渐屈肘即可复位。

（2）复位后处理：以长臂石膏后托将肘置于功能位固定 3 周，去除固定后练习屈肘活动，避免被动活动。

（3）预后：大多数患者在 3～4 个月内基本恢复功能。切忌关节被动牵拉、捏揉及提重物。

（二）肘关节前脱位

1.病因

肘关节前脱位多由于外伤或跌倒时肘伸直而手掌撑地,身体及上臂、前臂纵轴旋转所致。

2.诊断

(1)脱位多在较重外伤时发生,伤后肘关节主动伸屈活动丧失。

(2)肘后空虚、肘后二角关系失常,可在肘前内或前外摸到尺骨鹰嘴,前臂可能旋前或旋后畸形。

(3)肘部侧位X线平片可见鹰嘴位于肘前方。

3.治疗

复位方式:应遵循从哪个方向脱出还从该方向复位的原则进行。如鹰嘴从内向前脱出,复位则由前向内复位。

（三）肘关节侧方脱位

1.病因

肘关节内侧脱位多由外伤时肘内翻应力所致,为肘外翻应力造成。

2.诊断

(1)有明显外伤史。

(2)肘部除有明显侧方移位畸形外,肘部功能明显障碍。

(3)肘部X线平片可确诊。

3.治疗

闭合复位易成功,以右肘外侧脱位为例。术者双手推肘部,两拇指由外向内按压桡骨头,其余手指由内侧向外侧推挤肱骨下端,复位时有弹跳感。复位后,功能位固定3周,其后主动练习肘关节伸屈活动,为2～3个月后可恢复正常。

（四）肘关节脱位护理

1.护理问题

(1)疼痛、肿胀:与脱位、牵引有关。

(2)躯体移动障碍:与骨折脱位、制动、固定有关。

(3)知识缺乏:缺乏外固定与康复锻炼知识。

(4)焦虑:与担忧预后有关。

2.护理目标

(1)患者生命体征稳定。

(2)患者疼痛缓解或减轻,舒适感增加。

(3)保证固定效果,患者在允许的限度内保持最大的活动量。

(4)患者了解功能锻炼知识。

(5)患者焦虑程度减轻。

3.护理措施

(1)非手术治疗及术前护理。

1)一般护理。①心理护理:患者因脱位后关节活动受限可感到不安。及时给患者以精神安慰,减轻紧张心理。同时应向患者及家属说明关节脱位可伴软组织损伤,以引起他们对后期治疗的重视。②饮食:易消化食物,补充维生素。③体位:保持肩关节中立位。移动患者时须托扶患

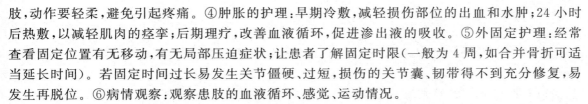

肢,动作要轻柔,避免引起疼痛。④肿胀的护理:早期冷敷,减轻损伤部位的出血和水肿;24小时后热敷,以减轻肌肉的痉挛;后期理疗,改善血液循环,促进渗出液的吸收。⑤外固定护理:经常查看固定位置有无移动,有无局部压迫症状;让患者了解固定时限(一般为4周,如合并骨折可适当延长时间)。若固定时间过长易发生关节僵硬、过短,损伤的关节囊、韧带得不到充分修复,易发生再脱位。⑥病情观察:观察患肢的血液循环、感觉、运动情况。

2)警惕前臂缺血性坏死:因肘关节前方有血管、神经,肿胀后容易受压,需要随时调整外固定装置的松紧度。密切观察手的感觉、运动和循环情况,出现麻木、疼痛、发凉时,应及时报告医师处理。

3)正确指导患者功能锻炼,预防关节僵硬、前臂旋转受限及骨化性肌炎。①用石膏托将肘关节固定于90°,前臂固定于旋前、旋后中间位。固定期间可做伸指握拳等锻炼,同时在外固定保护下做肩、腕关节的活动。②外固定去除后,练习肘关节的屈伸活动及肘关节周围肌力和前臂旋转。锻炼时应以主动锻炼为主。被动活动时应轻柔,以不引起剧烈疼痛为度;切忌粗暴,以免引起骨化性肌炎而加重肘关节僵硬。

(2)术后护理:①心理、体位、饮食护理。②用三角巾或前臂吊带固定患肩,避免前臂下垂。进行患手抓握练习,以促进血液循环,减轻水肿。

4.健康指导

(1)休息、饮食:保持患肩制动4周,注意补充维生素。

(2)功能锻炼:固定期间进行前臂屈伸、手指抓捏练习;4周后去除外固定,逐步活动肩关节。

(3)关节成形术后,3周左右拆除固定,加强伤肢功能锻炼。

(4)随诊:术后4周拍X线片复查。

四、髋关节脱位

(一)髋关节后脱位

1.病因

(1)髋关节屈曲或屈曲内收时,暴力沿大腿轴线传导到髋部,使股骨头穿出后关节囊。

(2)弯腰工作时,重物落在腰背部相当于股骨头和后关节囊的相对运动,也可引起后脱位。

2.诊断

(1)有明确外伤史。

(2)髋痛、主动活动丧失,被动活动时引起疼痛。

(3)髋关节处于屈曲、内收、内旋畸形,下肢缩短上移、大粗隆重位于Nelaton线后上方。

(4)拍髋关节X线正位或切线位片乃可确诊。

3.治疗

(1)闭合复位:麻醉后,置患者于地板上,助手向下按压两髂前上棘部以固定骨盆。术者站于患侧,一手握住踝部,并用对侧前臂套住腘窝,渐将髋及膝屈曲90°,然后用套在腘窝的前臂沿股骨长轴牵引,并用握住踝部的手向下按压小腿。经牵引片刻后,可突感有弹响声,说明已复位,然后将髋膝伸直,畸形消失被动活动自如。

(2)术后处理:经证实复位后应行皮肤牵引3~4周,其间应避免髋屈曲及内收等动作。

（二）髋关节前脱位

1.病因

髋关节外展位受伤时,大粗隆抵住髋臼后部,股骨头可通过前关节囊脱出。

2.诊断

（1）有明显外伤史,特别是髋外展位时。

（2）患肢较腱侧长,髋处于外展外旋位畸形,大粗隆在 Nelaton 线前。

（3）髋部 X 线片可确诊。

3.治疗

（1）闭合复位:应充分麻醉下复位。助手按压骨盆固定之,术者沿肢体纵轴牵引,片刻后可感股骨头有弹响感。牵引后如不能复位可在牵引的同时再外展、屈曲、内收及内旋髋关节,大多能复位。

（2）术后处理:证实复位后,应行皮牵引 3～4 周,避免髋外展及过伸动作,预后良好。

（三）髋关节中心型脱位

1.病因

髋关节中心型脱位多为传导暴力致伤,暴力沿肢体纵轴传导至大粗隆及股骨头部,再作用于髋臼。使髋臼骨折,股骨头可突入臼内,严重者可突入盆腔。

2.诊断

（1）髋关节中心性脱位是一种严重损伤,往往合并有其他部位的损伤,诊断时不要遗漏。

（2）髋臼骨折后,股骨头突入不多者往往无明显畸形,可有髋部肿胀。骨盆分离挤压试验时疼痛。髋关节被动活动时疼痛,有轴心叩击痛。

（3）如股骨头突入盆腔明显时,可有肢体短缩或内旋、外旋畸形,主动及被动活动髋关节受限。

（4）髋部 X 线片,可确诊是髋臼底或是负重面的骨折以及移位程度。

3.治疗

髋臼骨折后、特别在有股骨头突入盆腔者,难于做切开复位内固定,故以非手术疗法为主。

（1）牵引及早期活动:髋臼骨折,但股骨头未入盆腔者可用此法。牵引过程中可早期坐起活动,以期用股骨头磨造出适宜髋臼,利于日后髋关节活动。牵引应维持 10 周。

（2）切开复位加牵引:股骨头突入盆腔后,髋臼骨折影响股骨头的复位或是髋臼底骨折经牵引不能满意的复位,可考虑切开复位,术后用牵引维持 10 周。

（四）髋关节脱位护理

1.护理问题

（1）疼痛、肿胀:与脱位、牵引有关。

（2）躯体移动障碍:与骨折脱位、制动、固定有关。

（3）知识缺乏:缺乏外固定与康复锻炼知识。

（4）焦虑:与担忧预后有关。

2.护理目标

（1）患者生命体征稳定。

（2）患者疼痛缓解或减轻,舒适感增加。

（3）保证固定效果,患者在允许的限度内保持最大的活动量。

322

（4）患者了解功能锻炼知识。

（5）患者焦虑程度减轻。

3.护理措施

（1）非手术治疗及术前护理。

1）心理护理：患者意外致伤，常常自责，顾虑预后，易产生焦虑。应给予耐心开导，介绍治疗方法，并给予悉心照顾，以减轻或消除心理问题。

2）牵引护理：①单纯髋关节前、后脱位：手法复位后，可用皮肤牵引固定3～4周，其中后脱位于轻度外展，前脱位于内收、内旋、伸直位；②髋关节中心型脱位：股骨头突入盆腔明显者，在大粗隆侧方和股骨髁上纵向骨牵引同时进行，将患肢外展，做大牵引量骨牵引，争取3天内达到满意复位。髋臼粉碎骨折但股骨头未突入盆腔者，则在牵引下早期活动，以期用股骨头模造出适宜的髋臼，牵引持续10～12周。

3）功能康复：①复位后在皮牵引固定下行双上肢及患肢踝关节的活动。②3天后进行抬臀练习。③单纯髋关节前、后脱位，去除皮牵引后，用双拐练习步行。但2～3个月内患肢不负重，以免缺血的股骨头因受压而塌陷；中心型脱位，肢体完全负重宜在4～6个月后。

（2）预防并发症：预防便秘、压疮、下肢深静脉血栓形成及坠积性肺炎、泌尿道感染等。

1）便秘。重建正常排便形态：定时排便，食用促进排泄的食物，摄取充足水分，进行力所能及的活动等。①可于早餐前适当饮用较敏感的刺激物（如咖啡、茶、开水或柠檬汁等热饮料），以促进排便。②在早餐后协助患者排便。因在饭后，尤其是早餐后，由于肠蠕动刺激而产生多次的胃结肠反射。③给患者创造合适的环境（如用屏风或布帘遮挡）、充足的时间排便。④利用腹部环状按摩协助排便。在左腹部按摩，可促进降结肠上端之粪便往下移动。⑤轻压肛门部位促进排便。⑥使用甘油栓塞肛，刺激肠壁引起排便反应并起局部润滑作用，以协助和养成定时排便的习惯。⑦使用轻泻剂，如口服大黄碳酸氢钠（每次3g，每6小时1次，连服3次）以软化大便而排出结成团的"粪石"，该药还有一定的降温作用。在此提醒医务人员，对于发热患者应首先询问有无便秘，再给予相应处理。⑧告诉患者在排便时适当用力，以促进排便。协助进行增强腹部肌肉力量的锻炼。⑨合理饮食：多食植物油，起润肠作用；选用富含植物纤维的食物，如粗粮、蔬菜、水果、豆类及其他粗糙食物。这些不易被消化的植物纤维可增加食物残渣，刺激肠壁促进肠管蠕动，使粪便及时排出；多饮水和多喝饮料，每天饮水量＞3000 mL，可防止粪便干燥；少食多餐，利于消化吸收；避免食用刺激性食物，如辣椒、生姜等。⑩协助医师积极为患者消除引起便秘的直接因素，如妥善处理骨盆骨折、痔疮局部用药等。

解除不适症状：①肛门注入甘油灌肠剂10～20 mL，临床证明对直肠型便秘效果尤佳；②对便秘伴有肠胀气时，用肛管排气；③在软化大便的前提下，油类保留灌肠；④戴手套用手指挖出粪便，但应防止损伤直肠黏膜或导致痔疮出血。

维持身体清洁和舒适：大便后清洁肛门周围并洗手，更换污染床单，倾倒大便并开窗排除异味等。

2）压疮。预防压疮：原则是防止组织长时间受压，立足整体治疗；改善营养及血液循环状况；重视局部护理；加强观察，对发生压疮危险度高的患者不但要查看受压皮肤的颜色，而且要触摸质地。

具体措施：①采用Braden评分法来评估发生压疮的危险程度，详见表10-1。评分值越小，说明器官功能越差，发生压疮的危险性越高；②间歇性解除压迫：这是预防压疮的关键。卧床患者每 2～3 小时翻身 1 次,有条件的可使用特制的翻身床、气垫床垫、智能按摩床垫等专用器具;对长期卧床或坐轮椅的患者,在骨隆突处使用衬垫、棉垫、气圈,有条件者可使用减压贴等,以减轻局部组织长期受压;对使用夹板的患者需经常调整夹板位置、松紧度、衬垫等。若患者在夹板固定后出现与骨折疼痛性质不一样的持续疼痛,则有可能形成了压疮,应立即报告医师给予松解、调整固定以解除局部受压;对使用石膏的患者,要勤翻身,预防压疮;减少摩擦力和剪切力。半坐卧位时,可在足底部放一坚实的木垫,并屈髋 30°,臀下衬垫软枕,防止身体下滑移动而产生摩擦,损害皮肤角质层;搬动患者时避免拖、拉、推等;平卧位抬高床头一般不高于 30°,以防剪切力的作用;③保持皮肤清洁和完整:每天用温水擦浴 2 次,以保持皮肤清洁;抹洗擦干皮肤后外敷"肤疾散"或痱子粉以润滑皮肤;对瘫痪肢体与部位勿用刺激性强的清洁剂且勿用力擦拭,防止损伤皮肤;对易出汗部位(腋窝、腘窝、腹股沟部)随时擦拭,出汗多的部位不宜用肤疾散等粉剂,以免堵塞毛孔;及时用温水擦拭被大小便、伤口渗出液污染的皮肤。当大便失禁时,每次擦拭后涂鞣酸软膏,以防肛门周围皮肤糜烂;小便失禁时,女性患者用吸水性能良好的"尿不湿",男性患者用男性接尿器外接引流管引流尿液,阴囊处可用肤疾散或痱子粉保持干爽,避免会阴部皮肤长期被尿液浸渍而溃烂;④正确实施按摩:变换患者体位后,对受压部位辅以按摩,尤其是骶尾部、肩胛区、髂嵴、股骨大转子、内踝、外踝、足跟及肘部;对病情严重、骨折极不稳定(如严重的颈椎骨折合并脱位)、大手术后当天的患者,翻身可能促使病情恶化、加重损伤,需对骨突受压处按摩,以改善局部血液循环。按摩手法:用大、小鱼际肌,力量由轻-重-轻,每个部位按摩 5～10 分钟,每 2～3 小时按摩 1 次;按摩时可使用药物,如 10% 樟脑乙醇或 50% 红花乙醇,以促进局部血液循环;若受压软组织变红,不宜进行按摩。因软组织受压变红是正常的保护性反应,解除压力后一般 30～40 分钟褪色;若持续发红,则提示软组织已损伤,按摩必将加重损伤;⑤加强营养:补充丰富蛋白质、足够热量、维生素 C 和维生素 A 及矿物质等。

表 10-1 Braden 评分表

评分内容	评分及依据			
	1 分	2 分	3 分	4 分
对压迫有关的感觉	不完全丧失	严重丧失	轻度丧失	未受损害
皮肤接触潮湿的程度	潮湿	持久潮湿	十分潮湿	很少潮湿
身体活动的程度	卧床不起	局限于椅上	偶可步行	经常步行
活动能力改变或控制体位的能力	完全不能	严重受限	轻度限制	不受限
营养状况	恶劣	不足	适当	良好
摩擦力和剪切力	有	有潜在危险	无	无

压疮的处理。①红斑期:局部淤血、组织呈轻度硬结。应立即解除压迫,并用红外线照射,冷光紫外线照射,避免局部摩擦而致皮肤破溃。②水疱期:表皮水疱形成或脱落,皮下组织肿胀、硬结明显。应在无菌条件下,用注射器抽出泡液后,涂 2% 碘酊或 0.5% 碘伏。破溃处也可用红外线、烤灯配合理疗。一般不主张涂以甲紫溶液。③溃疡期:溃疡可局限于皮肤全层或深入筋膜、肌肉,甚至侵犯滑膜、关节、骨组织。必须进行创面换药,范围大者需采用外科手术(如肌瓣移植术)进行治疗。换药可清除坏死组织,取分泌物做培养和药敏试验,局部使用抗生素和营养药。过去普遍认为创面干爽、清洁有利于愈合。目前则提出湿润疗法,认为在无菌条件下,湿润有利于创面上皮细胞形成,促进肉芽组织生长和创面的愈合。另外认为高压氧也是一种有效的治疗

方法。但也有主张采用封闭性敷料,认为缺氧可以刺激上皮的毛细血管生长和再生,有利于形成健康的肉芽组织,促进上皮的再形成。总之,各种处理方法有优点也有局限性,须权衡利弊,根据实际情况酌用,尤其是深部溃疡时更应慎重对待。

3)下肢深静脉栓塞。评估危险因素,以便有的放矢地采取预防措施。①手术:与手术种类、创伤程度、手术时间及术后卧床时间密切相关。其中下肢骨关节较大手术属高危因素。②年龄:随着年龄的增加,发病率明显升高。80 岁较 30 岁的发病率可增加 30 倍。③制动:长时间卧床、固定姿势状态下发病机会增加。卧床 2 周的发病率明显高于卧床 3 天的患者。④既往史:既往有静脉血栓形成史者的发病率为无既往史者的 5 倍。⑤恶性肿瘤。⑥其他:肥胖、血管内插管等。

预防。①活动:卧床患者至少每 3 小时翻身 1 次,被动锻炼每 4 小时 1 次。手术患者术后抬高双腿 6°,可使股动脉平均最高血流增加 33%,利于静脉回流。同时鼓励早期下床活动;②穿弹力长袜:加压弹力长袜可减少静脉淤滞和增加回流,降低末端腓肠静脉血栓;③间歇外部加压:使用间歇外部加压装置能迅速挤压足部静脉,增加血流速度;④静脉穿刺时注意:尽量避开下肢尤其是左下肢的血管,保证一次性穿刺成功,减少不必要的股静脉穿刺;⑤遵医嘱使用药物:小剂量低分子肝素、血小板抑制剂(阿司匹林、右旋糖酐)等。

深静脉血栓出现后的处理。①绝对卧床休息:抬高患肢 20°～30°,膝关节屈曲 15°,注意保暖;床上活动时避免动作过大,禁止患肢按摩,避免用力排便,以防血栓脱落而致肺栓塞;观察患肢肿胀程度、末梢循环等变化;用 10 cm 厚的枕心垫于患肢下,以免患肢血液循环差而致压疮。②遵医嘱使用抗凝、溶栓药物:观察有无出血倾向,监测凝血功能。溶栓后患者不宜过早下床活动,患肢不能过冷、过热,以免栓塞部分溶解后血栓脱落而致肺栓塞。③配合医师对患者进行手术治疗:术后患肢用弹力绷带包扎并抬高,注意观察患肢远端的动脉搏动、皮肤温度及肿胀消退等情况,术后 3 天内给予抗凝、溶栓治疗。④警惕肺栓塞的形成:临床无症状性肺栓塞多见,一般在血栓形成 1～2 周内发生,且多发生在久卧开始活动时,必须予以警惕。当深静脉血栓患者出现气促、咳嗽、呼吸困难、咯血样泡沫痰等症状时应及时处理。

4)坠积性肺炎。肺部感染:①鼓励患者有效咳嗽及咳痰,积极协助深吸气,在呼气约 2/3 时咳嗽,反复进行,以解除呼吸道阻塞,使不张的肺重新膨胀。如患者无力咯出时,可用右手示指和中指按压气管,以刺激气管引起咳嗽;或用双手自患者上腹部压到下腹部,以加强膈肌反弹的能力,协助咳嗽咳痰。②翻身按摩叩击背每 2 小时 1 次,痰液黏稠不易咳出时行雾化吸入,每天 2 次,以稀释痰液,利于引流。③深呼吸训练:有吹气球和吹气泡的训练,吹气泡训练方法是用一输液空瓶,内盛半瓶清水,嘱患者用塑料吸管向瓶内水中吹气泡,以增大肺活量,减少呼吸道阻力和无效气无效腔。

5)泌尿道感染和结石:①早期留置导尿,持续引流尿液;2～3 周后,改为定时(每 3～4 小时)开放,以预防膀胱挛缩,训练膀胱反射或自主性收缩功能。②多饮水,每天达 3 000 mL,可使血钙及尿钙浓度下降;同时使尿量增加,起到冲洗尿路作用,是防治尿路结石及感染的重要措施。③用 0.5%碘伏擦洗会阴,每天 2 次。

(3)术后护理:①若伤口渗血过多,应及时更换敷料,保持干燥。②伴有骨折的患者,维持股骨髁上牵引,外展中立位 6～8 周。③伴有神经、血管损伤的患者,要经常观察血运、感觉、运动恢复情况。

4.健康指导

(1)休息、饮食:保持患肩制动 4 周,注意补充维生素。

(2)功能锻炼:固定期间进行前臂屈伸、手指抓捏练习;4 周后去除外固定,逐步活动肩关节。

(3)随诊:术后 4 周拍 X 线片复查。

(4)每半年复查 X 线片,观察 5 年以上,预防创伤后股骨头坏死。

(李　坤)

第十二节　急性化脓性关节炎

关节的化脓性感染称为化脓性关节炎,多见于儿童,常发生于髋关节和膝关节。儿童多为血源性,成人多为外伤感染所致。常见致病菌为金黄色葡萄球菌。

一、诊断

(1)患肢近期内有外伤史或邻近部位感染史。

(2)全身症状:起病急,出现高热、畏寒、全身不适、食欲减退等急性感染症状。

(3)局部症状:关节处疼痛、红肿,皮温增高,关节腔内有积液。晚期常合并关节功能障碍或关节半脱位。

(4)化验:血中白细胞及中性粒细胞计数增高,白细胞计数可达 $10×10^9/L$ 以上。

(5)关节液可为浆液性、血性、混浊性或脓性,镜下可见大量白细胞、脓细胞和革兰氏阳性球菌。

(6)X 线早期可见关节间隙增宽,关节周围软组织影扩大;晚期则为关节间隙变窄或消失,骨质疏松。

二、鉴别诊断

(一)急性血源性骨髓炎

压痛在干骺端,关节肿大多为反应性积液。

(二)急性风湿热

多为游走性疼痛,关节液无脓细胞,无细菌。

三、治疗

(1)早期大剂量联合抗生素治疗,高热患者给予降温,纠正酸中毒。

(2)皮牵引或石膏托固定患肢于功能位。

(3)关节内抽脓,注射抗生素。

(4)关节行切开排脓引流术,以确保关节功能。

(5)急性炎症消退后,早期锻炼关节。

(6)关节强直于非功能位,可于炎症消退 6 个月后行矫正手术。

四、疗效标准及预后

早期无关节软骨破坏时,积极治疗可完全愈合而无功能障碍,治疗不当可遗留关节功能障碍及关节畸形。

五、护理问题

（一）体温过高

体温过高与局部感染细菌、毒素侵入血液有关。

（二）疼痛

疼痛与炎症刺激、关节肿胀、粘连有关。

（三）活动无耐力

活动无耐力与关节疼痛、肿胀、功能障碍有关。

（四）知识缺乏

对疾病的相关知识缺乏了解。

（五）有关节功能丧失的可能

有关节功能丧失的可能与关节粘连、骨性强直有关。

（六）潜在并发症

肢体的失用性综合征。

六、护理目标

（1）体温正常,炎症得到控制。

（2）患者自诉疼痛消失或减轻。

（3）患者的活动耐力逐渐增加。

（4）患者能掌握疾病的有关知识,进行自我护理和主动功能锻炼。

（5）关节功能最大限度地得到恢复。

（6）无并发症发生。

七、护理措施

（一）卧床休息

急性期患者应适当抬高患肢,限制活动。保持患肢功能位,以减轻疼痛,消除肿胀,并预防关节畸形。急性期过后,鼓励患者做主动活动。

（二）高热护理

给予乙醇擦浴、温水擦浴、头置冰袋等方法进行物理降温,必要时遵医嘱行药物降温。

（三）药物观察

根据细菌培养和药物敏感试验合理选用抗生素。注意用药浓度和药物滴速,观察药物的毒副作用。

（四）病情观察

观察患者的生命体征,根据肢体局部的红肿、疼痛程度来判断感染的严重程度。

（五）引流管的护理

对一般治疗效果不理想的患者,可行关节切开置管冲洗引流。保持冲洗管和引流管通畅,维持引流管呈负压状态。观察引流液的性质,有无渗漏,及时更换污染的敷料。每天更换负压吸引器,注意无菌操作。妥善固定引流管,避免堵塞、扭曲、脱落。

（六）石膏固定的护理

临床上常采用石膏固定限制患肢活动,防止炎症扩散;减轻疼痛,防止肌肉萎缩。在石膏未干前减少搬动,勿使其折断,冬季可用电吹风吹干。从膝关节凹处将患肢抬高,观察末梢血液循环及有无石膏压迫症状;保持石膏清洁,尤其是女性患者,教会其仰卧排便的方法,避免尿液、粪便污染;髋人字形石膏固定的患者,要观察臀部、骶尾部是否石膏过紧,以防压疮。有无恶心、呕吐、腹胀等石膏综合征的发生,给予对症处理,必要时在腹部开窗,并在背部适当垫枕以减轻对腹部的压迫。

（七）功能锻炼

急性期患者可做等长收缩和舒张运动。待炎症消退后,关节没有明显破坏者,应鼓励患者逐渐锻炼关节功能,并配合理疗和热敷,防止关节内粘连和强直;对正常的关节应该做主动功能训练,防止失用性萎缩。

八、健康指导

(1)向患者及家属介绍疾病的发生原因、治疗方法和预后情况。

(2)讲解石膏护理的方法。

(3)教会患者戴石膏活动方法。①翻身法:必须待石膏干后进行。患者仰卧向患侧床边移动,然后伸直健腿,双手抓紧头侧栏杆,在护理人员协助下向健侧翻转,然后将身体移至床中央。②坐起法:患者先向患侧移动,臀部抵达床沿,然后双手抓住固定在床尾的拉绳,用力坐起。③下地法:将患肢用绷带在下面兜住患肢石膏足底部,上面挂在颈部,使患肢悬空不负重,借助双拐下地活动。

(4)强调功能锻炼的重要性和方法。

(5)介绍压疮产生的原因及预防压疮的方法。

(6)自我检测的方法及定期复查的意义,安排复查时间。

（李　坤）

第十三节　类风湿关节炎

类风湿关节炎是一种以关节病变为主、发病原因尚未完全清楚的全身慢性结缔组织疾病。其特点为侵犯多个关节,常以手足小关节起病,多呈对称性。构成关节的各种组织,如滑膜、肌腱、韧带都有病变,而后发生软骨和骨的破坏。病程长,具有多发性、对称性,关节疼痛、肿胀,有急性发作和自行缓解并反复交替出现等特点。后期患者可出现关节强直和畸形、功能丧失,病变趋于自行静止。

一、诊断

(1)晨僵至少持续 1 小时。

(2)有 3 个或 3 个以上的关节同时肿胀或有积液,包括近侧指间关节、掌指关节、腕关节、肘关节、膝关节、踝关节和跖趾关节。

(3)掌指关节、近侧指间关节或腕关节中至少有一个关节肿胀或积液。

(4)在上述关节中有 3 个关节,同时出现对称性肿胀或积液关节。

(5)皮下类风湿结节。

(6)类风湿因子阳性。

(7)手和腕的后前位 X 线片显示有骨侵蚀或明确的骨质疏松。第 2～5 项必须由医师认可,第 1～4 项必须持续 6 周以上,第 2～7 项中有 4 项者可以诊断为类风湿关节炎。

二、鉴别诊断

(一)风湿性关节炎

常伴有风湿热,多见于儿童,常侵犯大关节。游走性关节疼痛和肿胀,肿痛消失后,关节恢复正常。

(二)骨关节炎

多见于男性,65 岁以上的人几乎普遍存在。X 线片可见软骨下骨硬化,边缘骨及囊性变。

三、治疗

(一)全身治疗

(1)本病为慢性反复发作的疾病,首先应对患者做好思想工作,树立乐观精神,正确对待疾病。

(2)改善休养环境,使室内空气新鲜,阳光充足,避免冷湿。

(3)早期急性发作时应卧床休息,后期应结合药物治疗。对关节进行有规律的功能锻炼,防止关节畸形和肌肉萎缩。

(二)药物治疗

1.阿司匹林

阿司匹林治疗风湿病已有百年历史,疗效肯定。每天 4～6 g,分 3～4 次口服,待病情缓解后逐渐减量,主要不良反应是胃肠道出血。

2.非甾体抗炎药

常用的有布洛芬每天 1 200 mg,分 2 次口服;双氯芬酸每天 200 mg,分 3～4 次口服;吲哚美辛每天 75 mg,分 2～3 次口服。

此类药物常见的不良反应有:①胃肠道刺激症状,可嘱餐后服用;②肾毒性:老年及肾功能不全者应慎用。

3.肾上腺皮质激素

有强大的抗炎、抗过敏和抑制免疫反应作用,但停药后即复发,长期应用有明显不良反应。泼尼松 10 mg,每天一次,根据病情在短期内增减。

4.免疫抑制剂

甲氨蝶呤是二氢叶酸还原酶的抑制剂,剂量为 5～10 mg,每周一次,口服或注射。

5.其他药物

如蜂毒、蛇毒注射或局部涂搽。异体蛋白疗法、制剂疗法也再一定疗效。目前有关类风湿关节炎的治疗方案很多,有经典的金字塔模式和下台阶模式。

6.中药

雷公藤、青藤碱亦具有抗炎、镇痛及免疫抑制作用。

四、护理问题

(一)疼痛

疼痛与关节炎性反应、肿胀有关。

(二)躯体移动障碍

躯体移动障碍与关节疼痛、强直、畸形有关。

(三)皮肤完整性受损

皮肤完整性受损与风湿性血管炎引起的皮肤损伤有关。

(四)有失用性综合征的危险

危险与关节炎反复发作、畸形有关。

(五)预感性悲哀

预感性悲哀与疾病长期不愈、可能致残有关。

(六)知识缺乏

缺乏疾病有关知识。

五、护理目标

(1)患者学会运用减轻疼痛的技术和方法,使疼痛减轻,症状改善。

(2)患者活动受限减轻,能参加力所能及的日常生活或工作。

(3)患者学会自我护理皮肤的方法,受损皮肤面积缩小或愈合。

(4)患者掌握功能锻炼的方法,防止关节僵直。

(5)患者接受疾病事实,并能做些对家庭、社会有意义的事情。

(6)患者了解类风湿关节炎的诱因、症状、药物用法及不良反应、常规护理知识。

六、护理措施

(一)疼痛护理

(1)在急性炎症期注意休息,协助患者满足日常生活需要,帮助患者取舒适体位,并尽可能保持关节在功能位。

(2)遵医嘱使用消炎镇痛药物,告诉患者服药的重要性及药物不良反应,督促患者按指导方法按时服药。

(3)教会患者掌握一些放松技术,如缓慢深呼吸、全身肌肉放松、转移注意力等方法,减轻疼痛。

(4)关节局部进行热敷、理疗、按摩、红外线等治疗,缓解疼痛。

(二)生活护理

(1)协助患者满足日常生活需要,将常用物品放在患者易于取放的地方。

(2)关节僵硬明显者,进行局部理疗、按摩等缓解症状,帮助恢复关节功能。

(3)注意关节保暖,防止晨僵频繁发作、持续时间延长。

(4)症状缓解期注重关节功能锻炼,从事力所能及的生活和工作。

(三)皮肤护理

(1)保持皮肤清洁干燥,每天用温水轻轻擦洗,少用刺激性的洗涤用品。

(2)保持床铺平整、干燥、无屑,衣裤宽大、柔软。有躯体移动障碍者,注意定时翻身、按摩。

(3)对于皮肤的丘疹样红斑、溃疡者,需遵医嘱使用抗生素治疗、局部软膏涂擦、局部清创换药处理。

(4)有雷诺现象者,指导患者避免寒冷时外出,注意保暖,勿用冷水洗手洗脚,避免吸烟、饮咖啡等。

(四)预防失用性综合征

(1)向患者讲解关节失用的危害,希望患者配合以后的治疗和护理。

(2)对关节炎发作急性期、多关节患病、其他脏器受损的重症状者,宜采取卧床休息,并取关节功能位,保护关节功能,同时避免脏器受损。

(3)对急性发作期消退、患者症状明显改善后,可早期下床活动,并逐渐进行运动锻炼。根据病情选择适当的运动时间和强度。主要采取:①日常生活和步行训练;②关节可动范围的训练;③伸张运动;④增强肌力运动4种运动方法。

(五)心理护理

由于类风湿关节炎是一种反复发作、久治不愈的慢性疾病,患者极易产生焦虑或预感性悲哀的心理,加之疼痛、活动受限、功能障碍等更是影响患者的生活质量,医务人员要及时、耐心做好患者的心理护理。

(1)帮助患者正确认识到不良情绪对疾病的影响,长期的抑郁、焦虑等不良刺激,可导致细胞及各脏器功能下降,免疫功能低下,并发其他疾病,反过来加重本病病情。

(2)向患者介绍治疗成功的病例,同时查阅最新治疗进展,让患者树立战胜疾病的信心。

(3)做好患者家属和亲友的工作,帮助患者建立良好的社会支持系统,让患者体会到关心和他人的需要。

(4)教会患者掌握一些自我护理的知识和功能锻炼的方法,并从事力所能及的日常生活和工作,实现自我价值感。

七、健康指导

(1)教会患者掌握该病发作的诱因,避免寒冷、潮湿、过度劳累、感染等;居住的房间最好通风、干燥,按季节和天气的变化来增减衣服;平常用温水洗脸、洗手;发热时勿用冰袋降温;注意保暖、避免受寒、以免疾病复发,加重病情损害。

（2）教会患者掌握一些自我护理的知识和功能锻炼的方法。如休息与运动的护理：除关节炎急性期卧床休息外，日常要养成良好的生活方式和习惯，每天有计划地进行锻炼，维持关节功能，防止失用性综合征。用药的护理：各种药物的疗效因人而异，毒副作用也有个体差异，非甾体抗炎药大多有胃肠道反应，应在饭后服用，同时注重胃黏膜的保护；慢作用抗风湿药多有恶心、呕吐、皮疹、白细胞和血小板计数减少、严重肝肾功能损害、骨髓抑制等，用药过程中需定期监测血尿常规、肝肾功能及骨髓象；糖皮质激素因停药后容易反跳，须严格按医嘱用药，不得擅自减量和停药等。

（3）使患者了解疾病的症状、体征、病程、治疗方案，遵从医嘱，病情复发、症状加重时立即就医。

（李　坤）

第十一章

手术室护理

第一节 手术室规章制度

随着科技的不断发展,外科手术也日益更新、不断完善,新技术、新设备不断投入临床使用,对手术室提出了更高的要求,手术室必须建立一套科学的管理体系和严密的组织分工,健全的规章制度和严格的无菌技术操作常规,创造一个安静、清洁、严肃的良好工作环境。由于手术室负担着繁重而复杂的手术医疗和抢救患者的工作,具有工作量大,各类工作人员流动性大等特点,造成手术室工作困难。因而,要求各类工作人员务必严格贯彻遵守手术室各项规章制度。

一、手术室管理制度

(一)手术室基本制度

(1)为严格执行无菌技术操作,除参加手术的医疗人员和有关工作人员外,其他人员一律不准进入手术室(包括直系家属)。患有呼吸道感染,面部、颈部、手部有创口或炎症者,不可进入手术室,更不能参加手术。

(2)手术室内不可随意跑动或嬉闹,不可高声谈笑、喊叫,严禁吸烟,保持肃静。

(3)凡进入手术室人员,必须按规定更换手术室专用的手术衣裤、口罩、帽子、鞋等。穿戴时头发、衣袖不得外露,口罩遮住口鼻;外出时更换指定的外出鞋。

(4)手术室工作人员,应坚守工作岗位,不得擅离、接私人电话和会客,遇有特殊情况必须和护士长联系后,把工作妥善安排,方准离开。

(二)手术室参观制度

如无教学参观室,必须进入手术室者,应执行以下制度。

(1)外院来参观手术者必须经医务科同意;院内来参观者征得手术室护士长同意后,方可进入手术室。

(2)学员见习手术必须按计划进行,由负责教师联系安排。

(3)参观及见习手术者,先到指定地点,更换参观衣裤、帽子、口罩及拖鞋。

(4)参观及见习手术者,手术开始前在更衣室等候,手术开始时方可进入手术间。

(5)参观及见习手术者,严格遵守无菌原则,接受医护人员指导,不得任意走动和出入。

(6)每一手术间参观人员不得超过2人,术前1天手术通知单上注明参观人员姓名。

(7)对指定参观手术人员发放参观卡,持卡进入,用后交回。

(三)更衣管理制度

(1)手术人员包括进修医师进入手术室前,必须先办理登记手续,如科室、姓名及性别等,由手术室安排指定更衣柜和鞋柜,并发给钥匙。

(2)进入手术室先换拖鞋,然后取出手术衣裤、帽子和口罩到更衣室更换,穿戴整齐进入手术间。

(3)手术完毕,交回手术衣裤、口罩和帽子,放入指定衣袋内,将钥匙退还。

(4)管理员必须严格根据每天手术通知单、手术者名单,发给手术衣裤和更衣柜钥匙,事先未通知或未写入通知单内的人员,一律不准进入手术室。

(四)更衣室管理制度

(1)更衣室设专人管理,保持室内清洁整齐。

(2)脱下的衣裤、口罩和帽子等放入指定的袋内,不得随便乱扔。

(3)保持淋浴间、便池清洁,便后立即冲净,并将手纸丢入筐内,防止下水道阻塞。

(4)除参加手术人员在工作时间使用淋浴外,任何人不得随意使用淋浴并互相监督。

(5)参加手术人员应保持更衣室清洁整齐,严禁吸烟,谨防失火,随时关紧水龙头和电源开关,爱护一切公物。

二、手术室工作制度

(一)手术间清洁消毒制度

(1)保持手术间内医疗物品清洁整齐,每天手术前后,用固定抹布擦拭桌面、窗台、无影灯及托盘等,擦净血迹,托净地面,通风消毒。

(2)手术间每周扫除 1 次,每月彻底大扫除 1 次,扫除后空气消毒,并做空气细菌培养。手术间拖把、敷料桶等应固定使用。

(3)每周室内空气培养 1 次,细菌数不得超过 500 个/m³。如不合格,必须重新关闭消毒,再做培养,合格后方可使用。

(4)污染手术后,根据不同类型分别按消毒隔离制度处理。

(二)每天手术安排制度

(1)每天施行的常规手术,由手术科负责医师详细填写手术通知单,一式 3 份,于手术前 1 天按规定时间送交手术室指定位置。

(2)无菌手术与污染手术应分室进行,若无条件时,应先做无菌手术,后做污染手术。手术间术后必须按消毒隔离制度处理后方可再使用。

(3)临时急诊手术,由值班负责医师写好急诊手术通知单送交手术室。如紧急抢救危重手术,可先打电话通知,手术室应优先安排,以免延误抢救时间,危及患者生命。

(4)夜间及节假日应有专人值班,随时进行各种急诊手术配合。

(5)每天施行的手术应分科详细登记,按月统计上报。同时经常和手术科室联系,了解征求工作中存在的问题,研究后及时纠正。

(三)接送患者制度

(1)接送患者一律用平车,注意安全,防止坠床。危重患者应有负责医师陪送。

(2)接患者时,遵守严格查对制度,对床号、住院号、姓名、性别和年龄,同时检查患者皮肤准

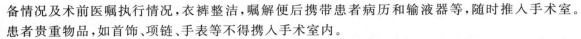

备情况及术前医嘱执行情况,衣裤整洁,嘱解便后携带患者病历和输液器等,随时推入手术室。患者贵重物品,如首饰、项链、手表等不得携入手术室内。

(3)患者进入手术室后必须戴手术帽,送到指定手术间,并与巡回护士当面交接,严格做好交接手续。

(4)患者进入手术间后,卧于手术台上,防止坠床。核对手术名称和部位,防止差错。

(5)患者步行入手术室者,更换指定的鞋、帽后护送到手术间,交巡回护士做好病历物品等交接手续。

(6)危重和全麻患者,术后由麻醉医师和手术医师送回病房。

(7)护送途中,注意保持输液通畅。到病房后详细交代患者术后注意事项,交清病历和输液输血情况及随带的物品,做好交接手续并签名。

(四)送标本制度

(1)负责保存和送检手术采集标本,放入10%甲醛溶液标本容器内固定保存,以免丢失。

(2)对病理申请单填写不全、污染、医师未签字的,通知医师更正,2天内不改者按不要处理。

(3)负责医师详细登记患者姓名、床号、住院号、科室、日期,在登记本上签名,由手术室专人核对,每天按时与病理科交接,查对后互相签名。

(五)借物制度

(1)凡手术室物品、器械,除抢救外一律不准外借。特殊情况需经医务科批准方可外借。

(2)严格执行借物登记手续,凡经批准或经护士长同意者,应登记签字。外借物品器械如有损坏或遗失,及时追查,照价赔偿。

(3)外借物品器械,应消毒处理后方可使用。

(六)安全制度

(1)手术室电源和蒸气设备应定期检查,手术后应拔去所有电源插头,检查各种冷热管道是否漏水漏气。

(2)剧毒药品应标签明确,专柜存放,专人保管,建立登记簿,经仔细检对后方能取用。

(3)各种易燃药品及氧气筒等,应放置指定通风阴暗地点,专人领取保管。

(4)各手术间无影灯、手术床、接送患者平车等应定期检查其性能;检查各种零件、螺丝、开关等是否松解脱落,使用时是否正常运转。

(5)消防设备、灭火器等,应定期检查。

(6)夜班和节假日值班人员交班后,应检查全手术室水电、门窗是否关紧,手术室大门随时加锁。非值班人员不得任意进入手术室。

(7)发生意外情况,应立即向有关部门及院领导汇报。

(于 洋)

第二节 手术室护理人员工作制度

现代科学技术的发展,对我们的护理职业提出了更高的要求。许多创新的科学仪器和新设备,扩大了手术配合工作范围同时也增加工作难度,因此手术室护士必须有热爱本职工作的态度和广泛的知识和技术,才能高标准的完成各科日益复杂的手术配合任务。

一、手术室护士应具备的素质

护理人员在工作中应不断提高个人素质,加强对护理事业重要意义的认识,把护理工作看作是光荣的神圣的职业。因此,要努力做到以下几点。

(一)具有崇高的医德和奉献精神

一名护士的形象,通过他的精神面貌和行动表现出内在的事业品德素质,胜过一个护士的经验和业务水平所起的作用,甚至可能给患者带来希望、光明和再生。所以,护士要具备高尚的医德和崇高的思想,具有承受压力、吃苦耐劳、献身的精神,并有自尊、自爱、自强的思想品质,为护理科学事业的发展做出自己的贡献,无愧于"白衣天使"的光荣称号。

(二)树立全心全意为患者服务的高尚品德

手术室的工作和专业技术操作都具有独特性。要求手术室护士必须自觉的忠于职守、任劳任怨,无论工作忙闲、白班夜班,都要把准备工作、无菌技术操作、贯彻各种规章制度等认真负责地做好。对患者要亲切、和蔼、诚恳,不怕脏、不怕累、不厌烦,使患者解除各种顾虑,树立信心,主动与医护人员配合,争取早日康复。

(三)要有熟练的技能和知识更新

随着医学科学的发展,特别是外科领域手术学的不断发展,新的仪器设备不断出现,因而护理工作范围也日益扩大,要求也越来越高。护理工作者如无广泛的相关学科的基本知识,对今天护理的工作复杂技能就不能理解和运用。所以今天作为一名有远大眼光的护士,必须熟悉各种有关护理技能的基本知识,才能达到最好的职业效果。护理学已成为一门专业科学,因此,作为一名手术室护士,除了伦理道德修养外,还应有基础医学、临床医学和医学心理学等新知识。努力学习解剖学、生理学、微生物学、化学、物理学,以及各种疾病的诊断和治疗等知识,特别是外科学更应深入学习。此外,还要了解各种仪器的基本结构、使用方法,熟练掌握操作技能。只有这样,才能高质量完成护理任务。

二、手术室护士长应具备的条件

护理工作范围极广,有些工作简单、容易,有些工作却很复杂,需要有高度的判断力和精细的技术、熟练的技巧。今天的护理工作,一个人已不能独当重任,而需要既分工又协作来共同完成。因此,必须有一名护士长,把每个护理人员的思想和行为统一起来,才能使人的积极性、主动性和创造性得到充分发挥,团结互助,共同完成任务。护士长应具备的条件归纳如下。

(一)有一定的领导能力及管理意识

有一整套工作方法和决策能力。善于出主意想办法,提出方案,做出决定,推动下级共同完成;并具有发现问题、分析问题的能力,了解存在问题的因素,掌握本质,抓住关键,分清轻重缓急,提出中肯意见。出现无法协商的问题时能当机立断,勇于负责。有创新的能力,对新事物敏感,思路开阔,能提出新的设想。要善于做思想工作,能适时的掌握护士的心理动向,并进行针对性的思想教育,使之正确对待个人利益和整体利益的关系。不断提高思想水平,是提高积极性和加强凝聚力最根本的问题。

(二)有一定组织能力和领导艺术

管理是一门艺术,也是一门科学。首先处理好群体间人际关系。护士长需要具有丰富的才智和领导艺术,才能胜任手术室护士护理管理任务。具体要求如下。

(1)护士长首先应把自己置身于工作人员之中,经常想到自己与护士之间只是分工的不同,而无地位高低之分。要有民主作风,虚心听取护士的意见,甚至批评意见,认真分析,不埋怨、不沮丧,不迁怒于人,有助于建立自己的威信。

(2)护士长首先想到的是别人,是护士和工作人员,而不是自己,不管是关心任务完成情况,还要关心她们的生活、健康、思想活动及学习情况,都使每个护士和工作人员能亲身感到群体的温暖,对护士长产生亲切感。

(3)护士长要善于调动护士的积极性,培养集体荣誉感,善于抓典型,树标兵,运用先进榜样推动各项手术室工作,充分调动护士群体的积极性,这样护士长的领导作用才能得到体现。

(三)有较高的素质修养

手术室护士长应较护士具备更高的觉悟和更多的奉献精神。科里出现的问题应主动承担责任,实事求是向上级反映,且不责怪下级。凡要求护士做到的,首先自己要做到,严格要求自己,树立模范行为,才能指挥别人。要注意廉洁,不要利用工作之便谋私,更不能要患者的礼物,注意自身形象。此外,要做到知识不断更新,经常注意护理方面的学术动态,接受新事物,应在这方面较护士略高一筹,使护士感到护士长是名副其实的护理业务带头人。

三、手术室护士的分工和职责

(一)洗手护士职责

(1)洗手护士必须有高度的责任心,对无菌技术有正确的概念。如有违反无菌操作要求者,应及时提出纠正。

(2)术前了解患者病情,具体手术配合,充分估计术中可能发生的意外,术中与施术者密切配合,保证手术顺利完成。

(3)洗手护士应提前30分钟洗手,整理无菌器械台上所用的器械、敷料、物品是否完备,并与巡回护士共同准确清点器械、纱布脑棉、缝针,核对数字后登记于手术记录单上。

(4)手术开始时,传递器械要主动、敏捷、准确。器械用过后,迅速收回,擦净血迹。保持手术野、器械台的整洁、干燥,器械及用物按次序排列整齐。术中可能有污染的器械和用物,按无菌技术及时更换处理,防止污染扩散。

(5)随时注意手术进行情况,术中若发生大出血、心脏骤停等意外情况,应沉着果断,及时和巡回护士联系,尽早备好抢救器械及物品。

(6)切下的病理组织标本要防止丢失,术后将标本放在10％甲醛溶液中固定保存。

(7)关闭胸腹腔前,再次与巡回护士共同清点纱布及器械数,防止遗留在体腔中。

(8)手术完毕后协助擦净伤口及引流管周围的血迹,协助包扎伤口。

(二)巡回护士职责

(1)在指定手术间配合手术,对患者的病情和手术名称应事先了解,做到心中有数,有计划的主动配合。

(2)检查手术间各种物品是否齐全、适用,根据当天手术需要落实补充、完善一切物品。

(3)患者接来后,按手术通知单核对姓名、性别、床号、年龄、住院号和所施麻醉等,特别注意核对手术部位(左侧或右侧),避免发生差错。

(4)安慰患者,解除思想顾虑。检查手术区皮肤准备是否合乎要求,患者的假牙、发卡和贵重物品是否取下。将患者头发包好或戴帽子。

（5）全麻及神志不清的患者或儿童,应适当束缚在手术台上或由专人看护,防止发生坠床。根据手术需要固定好体位,使手术野暴露良好。注意患者舒适,避免受压部位损伤。用电刀时,负极板要放于臀部肌肉丰富的部位,防止灼伤。

（6）帮助手术人员穿好手术衣,安排各类手术人员就位,随时调整灯光,注意患者输液是否通畅。输血和用药时,根据医嘱仔细核对,避免差错。补充室内手术缺少的各种物品。

（7）手术开始前,与洗手护士共同清点器械、纱布、缝针及线卷等,准确地登记在专用登记本上并签名。在关闭体腔或手术结束前和洗手护士共同清点上述登记物品,以防遗留在体腔或组织内。

（8）手术中要坚守工作岗位,不可擅自离开手术间,随时供给手术中所需一切物品,经常注意病情变化。重大手术要充分估计术中可能发生的意外,做好应急准备工作,及时配合抢救。监督手术人员无菌技术操作,如有违犯,立即纠正。随时注意手术台一切情况,以免污染。保持室内清洁、整齐、安静,注意室温调节。

（9）手术完毕后,协助施术者包扎伤口,向护送人员清点患者携带物品。整理清洁手术间,一切物品归还原处,进行空气消毒,切断一切电源。

（10）若遇手术中途调换巡回护士,须做到现场详细交待,交清患者病情、医嘱执行情况、输液是否通畅,查对物品,在登记本上互相签名。必要时通知施术者。

（三）夜班护士职责

（1）要独立处理夜间一切患者的抢救手术配合工作,必须沉着、果断、敏捷、细心地配合各种手术。

（2）要坚守工作岗位,负责手术室的安全,不得随意外出和会客。大门随时加锁,出入使用电铃。

（3）白班交接班时,如有手术必须现场交接,如患者手术进行情况和各种急症器械、物品、药品等。认真写好交接班本,当面和白班值班护士互相签名。

（4）接班后认真检查门窗、水电、氧气,注意安全。

（5）严格执行急症手术工作人员更衣制度和无菌技术操作规则。

（6）督促夜班工友清洁工作,保持室内清洁整齐,包括手术间、走廊、男女更衣室、值班室和办公室。

（7）凡本班职责范围内的工作一律在本班完成,未完成不宜交班,特殊情况例外。

（8）每晨下班前,巡视各手术间、辅助间的清洁、整齐、安全情况。详细写好交接班报告,当面交班后签字方可离去。

（四）器械室护士职责

（1）负责手术科室常规和急症手术器械准备和料理工作,包括每天各科手术通知单上手术的准备供应,准确无误。

（2）保证各种急症抢救手术器械物品的供应。

（3）定期检查各类手术器械的性能是否良好,注意器械的关节是否灵活,有无锈蚀等,随时保养、补充、更新,做好管理工作,保证顺利使用。特殊精密仪器应专人保管,损坏或丢失时,及时督促寻找,并和护士长联系。

（4）严格执行借物制度,特殊精密仪器需取得护士长同意后,两人当面核对并签名后方能外借。

(5)保持室内清洁整齐,包括器械柜内外整齐排列,各科器械柜应贴有明显的标签;定期通风消毒。

(五)敷料室护士职责

(1)制定专人负责管理。严格按高压蒸汽消毒操作规程操作,定期监测灭菌效果。

(2)每天上午检查敷料柜1次,补充缺少的各种敷料。

(3)负责一切布类敷料的打包,按要求保证供应。

(六)技师职责

(1)负责对各种仪器使用前检查,使用时巡查,使用后再次检查其运转情况,以保证各种电器、精密仪器的正常运转。

(2)定期检查各种器械台、接送患者平车的零件和车轮是否运转正常,负责各种仪器的修理或送交技工室修理。

(3)坚守工作岗位,手术过程中主动巡视各手术间,了解电器使用情况。有问题时做到随叫随到随维修。协助器械组检查维修各种医疗器械。

(4)帮助护士学习掌握电的基本知识和各种精密仪器基本性能、使用方法与注意事项等。

(于 洋)

第三节 手术室布局和净化

手术是外科治疗的重要手段。随着医学科学的发展,外科技术也迅猛发展,为适应外科手术的发展,对手术室的建筑也提出了更高的要求。

一、手术室的建筑布局

根据不同的内部装修、设备及空调系统,可将手术室分为普通手术室和净化手术室两类。

(一)普通手术室

手术室应有较好的无菌条件,临近外科病房、重症监护室、血库、病理科等。手术室一般应设在低层建筑的上层或顶层,高层建筑2~4层,可获得较好的大气环境。普通手术室采用通风换气系统,可用中央式、分体式和柜式等。手术室的门窗关闭应紧密以防止尘埃和飞虫进入;地面和墙壁应光滑、无孔隙、易清洗和不易受化学消毒剂侵蚀;墙面最好用油漆或用瓷砖,不宜有凹凸;地面可采用水磨石材料,可设地漏。墙面、地面及天花板交界处呈弧形,防止积聚尘埃。一般大手术室面积50~60 m²,中手术间面积30~40 m²,小手术间面积20~30 m²,室内净高3 m,走廊宽2.2~2.5 m。温度保持在22~25 ℃,相对湿度50%~60%。

(二)洁净手术间

洁净手术间是通过采用净化空调系统,有效控制室内的温度湿度和尘埃含量,实现理想的手术环境。既能降低手术感染率,又可提高手术质量。手术间应选择在大气含尘浓度较低,自然环境较好的地方,避免在有严重空气污染、交通频繁、人流集中的环境。洁净手术室应有洁净走廊和污染走廊,做到洁污分流,减少交叉感染。污物走廊除作为污物通道外,还作为参观走廊以减

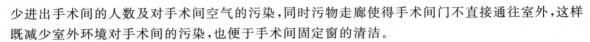

少进出手术间的人数及对手术间空气的污染,同时污物走廊使得手术间门不直接通往室外,这样既减少室外环境对手术间的污染,也便于手术间固定窗的清洁。

(三)手术室分区

手术室分为 3 区,即限制区、非限制区和半限制区。限制区包括手术间、洗手间、手术间内走廊、无菌物品间、储药室、麻醉准备室;半限制区包括器械室、敷料室、器械清洗室、消毒室、手术间外走廊、恢复室等;非限制区包括办公室、会议室、实验室、标本室、污物室、资料室、示教室、值班室、更衣室、医护人员休息室等。3 区必须严格分区。

(四)手术间房间的配置

1.手术间

手术间应设立急诊手术间和感染手术间。由于急诊手术患者时间紧迫,手术前准备不充分,创口清洁度差等原因,急诊手术间应设在限制区的最外面;感染手术具有污染性或传染性,应设在最近外走廊的一端,尽量减少对其他手术间的污染。

2.洗手间

应采用分散布置的方式,以便使消毒过手的手术人员通过最近的距离进入手术间。通常设在两个手术间之间,洗手间有自动出水龙头、洗手液、擦手液、无菌毛巾、消毒毛刷、计时钟。

3.无菌物品间

无菌手术器械、敷料、一次性手术用品等放在此间。室内物品架应距离墙壁 5 cm、距离房顶 50 cm、距离地面 20 cm。如无空气净化装置,需备有消毒装置,使用有门的物品柜定期消毒。

4.储药间

室内备有各种注射液、常用药物、急救药物、麻醉药物、外用药物、消毒液等;备有冰箱存放药物。

5.消毒间

设有高温高压蒸汽灭菌器、低温灭菌器、气体灭菌器、煮沸消毒锅等。

6.麻醉准备间

备有各种麻醉插管用具、导管、呼吸囊、急救箱等。

7.器械准备室

采用玻璃器械柜,按专科分类放手术器械,便于使用、清点和包装;备有长方形桌用于准备器械包。

8.敷料室

设壁柜式放物柜。柜的大小应按敷料相应尺寸、类别进行设计,便于存放。

9.清洗室

备有多个水池,排水量要够大,排水管要利于拆卸便于清除堵塞物。水池、清洁工具应严格按用途分类使用,有条件可安装器械自动清洗机。

10.麻醉恢复室

有交换车或病床、氧气、负压吸引器、监护仪、呼吸机、起搏器、除颤器及各种药品等。

(五)手术间室内设置要求

1.墙面

应使用具有光滑、少缝、易清洁、易消毒、耐腐蚀、保温、隔声、防火的材料;颜色采用浅绿、淡蓝为佳,能消除术者视觉疲劳;齐墙面安装阅片灯和控制面板等。

2.地面

采用抗静电塑料地板,具有防滑、抗菌、保温、隔声、防火、易刷洗等特点,不设地漏;墙面与地面的交界处呈弧形,防积尘埃。

3.门

采用滑动密闭推拉门或电动门、感应门,具有移动轻快、隔声、密闭、坚固、耐用等特点,可维护房间正压;门上有玻璃小窗利于观察和采光;手术间设有前后门,前门通向内走廊,后门通向外走廊。

4.窗

采用双层密闭玻璃窗,与墙面取齐,不留窗台避免积灰,有利于采光和从外走廊向内观察;两层玻璃之间可安装电控或手摇的百叶窗,以便窥镜手术时采光。

5.医用供气系统

手术间有氧气、氧化亚氮、二氧化碳、压缩空气、麻醉废气的排除管道及负压吸引等终端,一式两套,分别安装在吊塔和墙上。吊塔分旋转吊塔、固定吊塔两种,旋转吊塔移动方便、随意取向,便于麻醉机调整位置,不妨碍手术操作,尤其适用于颅脑、颜面部手术,但造价高;在使用固定吊塔时,吊塔与墙上的气体终端要错开,即当吊塔安装在手术床左侧时,墙上的终端尽量安装在右侧,以便在头部手术时,麻醉机及其管道能有效避开手术野。每个终端要有明显标记,并有不同的颜色区别,以防误插。

6.供电系统

每个手术间至少设 3 组电插座,最好每侧墙 1 组,每组插座上有 4 个多用插口(能插不同规格插头)。安装插座时,注意平齐手术床的中后部,以便在使用高频电刀等仪器时近距离连接。手术时尽量使用吊塔上的插座,不用接线板,避免地面拉线过多。有备用供电系统,每个手术间有独立的配电箱,带保险管电源插座,以防一个手术间故障影响整个手术室工作。

7.数据、通信系统

每个手术间有温度、湿度表、温度调节开关、医用数据通讯系统、内部电话系统接口、电脑联网插口等。手术室最好具有对讲、群呼等功能系统,以便迅速、及时沟通信息或紧急呼叫,争取抢救时机。备有播放背景音乐系统,可创造一个轻松的手术环境,减轻患者的恐惧感。

8.电视教学系统

在无影灯上安装正中式、旁置式或单悬臂可移动摄像头接口,建立图像传出系统,减少进入手术间的观摩人员。

9.壁柜的设计

室内设计时,对空位应尽量利用,安装与墙壁厚度一致的不同规格与用途的壁柜,如物品柜、液体柜、踏脚凳柜、体位垫柜、吸引瓶柜和除颤器柜等,使手术间物品密闭化、定位化,有利于保持整齐、减少手术用房,减少积灰,避免频繁开门取物扰乱空气流层,确保护士在位率高等优点。

二、手术室空气净化

手术室中空气的类型、总量及供气和循环方式对由空气传播的微生物在手术区上方的积聚有很大影响。供给手术室的空气应尽可能没有细菌。中央空调系统中的高效空气过滤器可减少在循环空气中的细菌。惯用的通气系统每小时应使室内空气更新 25 次,以尽量减少灰尘颗粒的积聚。用空气层流时,空气持续恒定的单向直线流动,或为水平方向,或为垂直方向;安装在手术室内的独立装置,包括通气管、过滤器和支持系统,将手术区域室内四周的环境隔离开,空气只通过装置一次,即被排除。空气更换次数因设备而异,高者可每小时 250 次。

（一）手术室空气净化分型

1.按气流分型

（1）乱流型:流线不平行、流速不均匀、方向不单一,有交叉回旋的气流流过工作区整个截面。

（2）层流型:流线平行、流速均匀、方向单一的气流流过房间工作区整个截面的洁净室。又分为垂直层流和水平层流,气流垂直于地面的为垂直单向流洁净室;气流平行于地面的为水平单向流洁净室。

（3）辅流型:气流流线似向一个方向流动,性能接近水平单向流。

（4）混流型:又称局部单向流,用满布比来区分。垂直流满布比＜60%,水平流＜40%,均属于局部单向流。

2.按净化空间分型

（1）全室净化:采用天花板或单侧墙全部送风,使整个手术间达到所要求的洁净度。这是一种较高级的净化方式,但由于手术野以外区域空气洁净度对手术切口污染不大,而全室空气净化造价高,因而建设受到一定限制。

（2）局部净化:仅对手术区采用局部顶部送风或侧送风,使手术区达到所要求的洁净度。一般认为,以手术床为中心的 2.4 m×1.2 m 的范围是手术室无菌要求最严格的部位。

3.按用途分型

（1）工业洁净室:以无生命微粒的控制为对象,主要控制无生命微粒对工作对象的污染。

（2）生物洁净室:以有生命微粒控制为对象,分为一般生物洁净室、生物学安全洁净室。

（二）手术室净化级别

空气洁净的程度以含尘浓度来衡量的。含尘浓度越高则净化洁净度越低,反之则越高。空气洁净手术室指空气洁净度不低于 100 000 级的手术室。根据每立方米中粒径≥0.5 μm 空气灰尘粒子数的多少,洁净手术室可分为 100 级,1 000 级,10 000 级,100 000 级 4 种。其中,数字越高,净化级别越低。

1.100 级

粒径≥0.5 μm 的尘粒数 0.35～3.5 个/L。

2.1 000 级

粒径≥0.5 μm 的尘粒数 3.5～35 个/L。

3.10 000 级

粒径≥0.5 μm 的尘粒数 35～350 个/L。

4.100 000 级

粒径≥10.5 μm 的尘粒数 350～3 500 个/L。

（于　洋）

第四节　手术室常用消毒灭菌方法

作为医院的重点科室,手术室如何做好各项消毒隔离措施是整个手术室工作流程的关键。手术室是进行手术治疗的场所,完善消毒隔离管理是切断外源性感染的主要手段。

一、消毒灭菌基本知识

手术室护士应掌握消毒灭菌的基本知识,并且能够根据物品的性能及分类选用适合的物理或化学方法进行消毒与灭菌。

(一)相关概念

1.清洁

指清除物品上的一切污秽,如尘埃、油脂、血迹等。

2.消毒

清除或杀灭外环境中除细菌芽胞外的各种病原微生物的过程。

3.灭菌

清除或杀灭外环境中的一切微生物(包括细菌芽胞)的过程。

4.无菌操作

防止微生物进入人体或其他物品的操作方法。

(二)消毒剂分类

1.高效消毒剂

高效消毒剂指可杀灭一切细菌繁殖体(包括分枝杆菌)病毒、真菌及其孢子等,对细菌芽胞(致病性芽胞)也有一定杀灭作用,达到高水平消毒要求的制剂。

2.中效消毒剂

中效消毒剂指仅可杀灭分枝杆菌、真菌、病毒及细菌繁殖体等微生物,达到消毒要求的制剂。

3.低效消毒剂

低效消毒剂指仅可杀灭细菌繁殖体和亲脂病毒,达到消毒要求的制剂。

(三)物品的危险性分类

1.高度危险性物品

高度危险性物品是指凡接触被损坏的皮肤、黏膜和无菌组织、器官及体液的物品,如手术器械、缝针、腹腔镜、关节镜、体内导管、手术植入物等。

2.中度危险性物品

中度危险性物品是指凡接触患者完整皮肤、黏膜的物品,如气管镜、尿道镜、胃镜、肠镜等。

3.低度危险性物品

仅直接或间接地和健康无损的皮肤黏膜相接触的物品,如牙垫、喉镜等,一般可用低效消毒方法或只做一般清洁处理即可。

二、常用的消毒灭菌方法

手术室消毒灭菌的方法主要分为物理消毒灭菌法和化学消毒灭菌法两大类,而其中压力蒸汽灭菌法、环氧乙烷气体密闭灭菌法和低温等离子灭菌法是最为普遍使用的手术室灭菌方法(表 11-1)。

表 11-1 消毒灭菌的方法

物理消毒灭菌法	热力消毒灭菌法	干热法	燃烧法
			干烤法
		湿热法	压力蒸汽灭菌法
			煮沸法
		紫外线灯消毒法	
	光照消毒法	日光暴晒法	
	低温等离子灭菌(过氧化氢)法		
化学消毒灭菌法	电离辐射灭菌法		
	空气生物净化法		
	环氧乙烷气体密闭灭菌法		
	2%戊二醛浸泡法		
	甲醛熏蒸法		
	低温湿式灭菌(过氧乙酸)等		

(一)物理消毒灭菌法

1.干热消毒灭菌法

适用于耐高温、不耐高湿等物品器械的消毒灭菌。

(1)燃烧法:包括烧灼和焚烧,是一种简单、迅速、彻底的灭菌方法。常用于无保留价值的污染物品,如污纸、特殊感染的敷料处理。某些金属器械和搪瓷类物品,在急用时可用此法消毒。但锐利刀剪禁用此法,以免刀锋钝化。

注意事项包括使用燃烧法时,工作人员应远离易燃、易爆物品。在燃烧过程中不得添加乙醇,以免火焰上窜而致烧伤或火灾。

(2)干烤法:采用干热灭菌箱进行灭菌,多为机械对流型烤箱。适用于高温下不损坏、不变质、不蒸发物品的灭菌,不耐湿热器械的灭菌,以及蒸汽或气体不能穿透的物品的灭菌,如玻璃、油脂、粉剂和金属等。干烤法的灭菌条件为 160 ℃,2 小时;或 170 ℃,1 小时;或 180 ℃,30 分钟。

注意事项包括:①待灭菌的物品需洗净,防止造成灭菌失败或污物炭化;②玻璃器皿灭菌前需洗净并保证干燥;③灭菌时物品勿与烤箱底部及四壁接触;④灭菌后要待温度降到 40 ℃以下再开箱,防止炸裂;⑤单个物品包装体积不应超过 10 cm×10 cm×20 cm,总体积不超过烤箱体积的 2/3,且物品间需留有充分的空间;油剂、粉剂的厚度不得超过 0.635 cm;凡士林纱布条厚度不得超过 1.3 cm。

2.湿热消毒灭菌法

湿热的杀菌能力比干热强,因为湿热可使菌体含水量增加而使蛋白质易于被热力所凝固,加

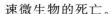

速微生物的死亡。

（1）压力蒸汽灭菌法：是目前使用范围最广、效果最可靠的一种灭菌方法。适用于耐高温、耐高湿的医疗器械和物品的灭菌；不能用于凡士林等油类和粉剂类的灭菌。根据排放冷空气方式和程度不同，压力蒸汽灭菌法可分为下排式压力蒸汽灭菌器和预真空压力蒸汽灭菌器两大类。预真空压力蒸汽灭菌是利用机械抽真空的方法，使灭菌柜内形成负压，蒸汽得以迅速穿透到物品内部，当蒸汽压力达到 205.8 kPa（2.1 kg/cm^2），温度达到 132 ℃或以上时灭菌开始，到达灭菌时间后，抽真空使灭菌物品迅速干燥。

预真空灭菌容器操作方法：①将待灭菌的物品放入灭菌容器内，关闭容器。蒸汽通入夹层，使压力达 107.8 kPa（1.1 kg/cm^2），预热 4 分钟。②启动真空泵，抽除容器内空气使压力达 2.0～2.7 kPa。排除容器内空气 98% 左右。③停止抽气，向容器内输入饱和蒸汽，使容器内压力达 205.8 kPa（2.1 kg/cm^2），温度达 132 ℃，维持灭菌时间 4 分钟。④停止输入蒸汽，再次抽真空使压力达 8.0 kPa，使灭菌物品迅速干燥。⑤通入过滤后的洁净干燥的空气，使灭菌容器内压力回复为零。当温度降至 60 ℃以下，即可开容器取出物品。整个过程需 25 分钟（表 11-2）。

表 11-2 蒸汽灭菌所需时间（min）

	下排气（Gravity）121 ℃	真空（Vacuum）132 ℃
硬物（未包装）	15	4
硬物（包装）	20	4
织物（包裹）	30	4

注意事项包括：①高压蒸汽灭菌须由持专业上岗证人员进行操作，每天合理安排所需消毒物品，备齐用物，保证手术所需。②每天早晨第一锅进行 B-D 测试，检查是否漏气，具体要求如下：放置在排气孔上端，必须空锅做，锅应预热。用专门的 B-D 测试纸，颜色变化均匀视为合格。③下排式灭菌器的装载量不得超过柜室内容量的 80%，预真空的装载量不超过 90%。同时预真空和脉动真空的装载量又分别不得小于柜室内容量的 10% 和 5%，以防止"小装量效应"残留空气影响灭菌效果。④物品装放时，相互间应间隔一定的距离，以利蒸汽置换空气；同时物品不能贴靠门和四壁，以防止吸入较多的冷凝水。⑤应尽量将同类物品放在一起灭菌，若必须将不同类物品装在一起，则以最难达到灭菌物品所需的温度和时间为准。⑥难于灭菌的物品放在上层，较易灭菌的小包放在下层，金属物品放下层，织物包放在上层。金属包应平放，盘、碗等应处于竖立的位置，纤维织物应使折叠的方向与水平面成垂直状态，玻璃瓶等应开口向下或侧放，以利蒸汽和空气排出。启闭式筛孔容器，应将筛孔打开。

（2）煮沸消毒法：现手术室一般较少使用此方法。适用于一般外科器械、胶管和注射器、饮水和食具的消毒。水沸后再煮 15～20 分钟即可达到消毒水平，但无法作灭菌处理。

注意事项包括：①煮沸消毒前，物品必须清洗干净并将其全部浸入水中；②物品放置不得超过消毒容器容积的 3/4；③器械的轴节及容器的盖要打开，大小相同的碗、盆不能重叠，空腔导管需先在管腔内灌水，以保证物品各面与水充分接触；④根据物品性质决定放入水中的时间，玻璃器皿应从冷水或温水时放入，橡胶制品应在水沸后放入；⑤消毒时间应从水沸后算起，在消毒过程中加入物品时应重新计时；⑥消毒后应将物品及时取出，置于无菌容器中，取出时应在无菌环境下进行。

3.光照消毒法

其中最常用的是紫外线灯消毒。适用于室内、物体表面和水及其他液体的消毒。紫外线属电磁波辐射,消毒使用的为 C 波紫外线,波长为 $200\sim275$ nm,杀菌较强的波段为 $250\sim270$ nm。紫外线的灭菌机制主要是破坏微生物及细菌内的核酸、原浆蛋白和菌体糖,同时可以使空气中的氧电离产生具有极强杀菌能力的臭氧。

注意事项包括:①空气消毒采用 30 W 室内悬吊式紫外线灯,室内安装紫外线灯的数量为每立方米不少于 1.5 W 来计算,照射时间不少于 30 分钟,有效距离不超过 2 m。紫外线灯安装高度应距地面 $1.5\sim2$ m。②紫外线消毒的适宜温度范围为 $20\sim40$ ℃,消毒环境的相对湿度应 $\leqslant60\%$,如相对湿度 $>60\%$ 时应延长照射时间,因此消毒时手术间内应保持清洁干燥,减少尘埃和水雾。③紫外线辐射能量低,穿透力弱,仅能杀灭直接照射到的微生物,因此消毒时必须使消毒部位充分暴露于紫外线照射范围内。④使用过程中,应保持紫外线灯表面的清洁,每周用 95%酒精棉球擦拭一次,发现灯管表面有灰尘、油污时应随时擦拭。⑤紫外线灯照射时间为 $30\sim60$ 分钟,使用后记录照射时间及签名,累计照射时间不超过 1 000 小时。⑥每 $3\sim6$ 个月测定消毒紫外线灯辐射强度,当强度低于 $70\ \mu\text{W/cm}^2$ 时应及时更换。新安装的紫外线灯照射强度不低于 $90\ \mu\text{W/cm}^2$。

4.低温等离子灭菌法

低温等离子灭菌法是近年来出现的一项物理灭菌技术,属于新的低温灭菌技术。适用于不耐高温、湿热如电子仪器、光学仪器等诊疗器械的灭菌,也适用于直接进入人体的高分子材料,如心脏瓣膜等,同时低温等离子灭菌法可在 50 ℃ 以下对绝大多数金属和非金属器械进行快速灭菌。等离子体是某些中性气体分子在强电磁场作用下,产生连续不断的电离而形成的,其产生的紫外线、γ 射线、β 粒子、自由基等都可起到杀菌作用,且作用快,效果可靠,温度低,无残留毒性。

注意事项包括:①灭菌前物品应充分干燥,带有水分湿气的物品容易造成灭菌失败;②灭菌物品应使用专用包装材料和容器;③灭菌物品及包装材料不应含植物性纤维材质,如纸、海绵、棉布、木质类、油类、粉剂类等。

5.电离辐射灭菌法

电离辐射灭菌法又称"冷灭菌",用放射性核素 γ 射线或电子加速器产生加速粒子辐射处理物品,使之达到灭菌。目前国内多以核素钴-60 为辐射源进行辐射灭菌,具有广泛的杀菌作用,适用于金属、橡胶、塑料、一次性注射器、输液、输血器等,精密的医疗仪器均可用此法。

(二)化学消毒灭菌

化学消毒灭菌法是利用化学药物渗透到菌体内,使其蛋白质凝固变性,酶蛋白失去活性,引起微生物代谢障碍,或破坏细胞膜的结构,改变其通透性,使细菌破裂、溶解,从而达到消毒灭菌作用。现手术室常用的化学消毒剂有 2%戊二醛、环氧乙烷、过氧化氢、过氧乙酸等,下面对几种化学消毒灭菌方法进行简介。

1.环氧乙烷气体密闭灭菌法

环氧乙烷气体是一种化学气体高效灭菌剂,其能有效穿透玻璃、纸、聚乙烯等材料包装,杀菌力强,杀菌谱广,可杀灭各种微生物,包括细菌芽胞,是目前主要的低温灭菌方法之一。适用于不耐高温、湿热如电子仪器、光学仪器等诊疗器械的灭菌。此外,由于环氧乙烷灭菌法有效期较长,因此适用于一些呈备用状态、不常用物品的灭菌。但是影响环氧乙烷灭菌的因素很多,例如环境温湿度、灭菌物品的清洗度等,只有严格控制相关因素,才能达到灭菌效果。

注意事项包括:①待灭菌物品需彻底清洗干净(注意不能用生理盐水清洗),灭菌物品上不能有水滴或水分太多,以免造成环氧乙烷的稀释和水解;②环氧乙烷易燃易爆且具有一定毒性,因此灭菌必须在密闭的灭菌器内进行,排出的残余环氧乙烷气体需经无害化处理。灭菌后的无菌物品存放于无菌敷料间,应先通风处理,以减少毒物残留。在整个灭菌过程中注意个人防护;③环氧乙烷灭菌的包装材料,需经过专门的验证,以保证被灭菌物品灭菌的可靠性。

2.戊二醛浸泡法

戊二醛属灭菌剂,具有广谱、高效杀菌作用,对金属腐蚀性小,受有机物影响小。常用戊二醛消毒灭菌的浓度为2%。适用于不耐热的医疗仪器和精密仪器的消毒灭菌,如腹腔镜、膀胱镜等内镜器械。

注意事项包括:①盛装戊二醛消毒液的容器应加盖,放于通风良好处。②每天由专人监测戊二醛的浓度并记录。浓度>2.0%(指示卡为均匀黄色)即符合要求,若浓度<2.0%(指示卡全部或部分白色)即失效。失效的消毒液应及时处置,浸泡缸清洗并高压蒸汽灭菌后方可使用。③戊二醛消毒液的有效期为7天,浸泡缸上应标明有效起止日期。④戊二醛对皮肤黏膜有刺激,防止溅入眼内或吸入体内。⑤浸泡时,应使物品完全浸没于液面以下,打开轴节,使管腔内充满药液。⑥灭菌后的物品需用大量无菌注射用水冲洗表面及管腔,待完全冲净后方能使用。

3.低温湿式灭菌法

使用的灭菌剂为碱性强氧化灭菌剂,适用于各种精密医疗器械,如牙科器械、内镜等多种器械(软式和硬式内视镜、内视镜附属物、心导管和各种手术器械)的灭菌。该法通过以下机制起到灭菌作用。①氧化作用:灭菌剂可直接对细菌的细胞壁蛋白质进行氧化使细胞壁和细胞膜的通透性发生改变,破坏了细胞的内外物质交换的平衡,致使生物死亡。②破坏细菌的酶系统:当灭菌剂分子进入细胞体内,可直接作用于酶系统,干扰细菌的代谢,抑制细菌生长繁殖。③碱性作用:碱性(pH=8)过氧乙酸溶液,使器械的表面不会粘贴有机物质,其较强的表面张力可快速有效地作用于器械的表面及内腔。

注意事项包括:①放置物品时应先放待灭菌器械,后放灭菌剂;②所需灭菌器械应耐湿,灭菌前必须彻底清洗,除去血液、黏液等残留物质,并擦干;③灭菌后工艺监测显示"达到灭菌条件"才能使用。

三、器械的清洗、包装、消毒和灭菌

正确的清洗、包装、灭菌是保障手术成功的关键之一,手术室护士应严格按规范流程对手术器械进行相应处理。

(一)器械的清洗流程及注意事项

1.器械的清洗流程

(1)冲洗:流动水冲洗。

(2)浸泡:将器械放入多酶溶液中预浸泡10分钟,根据污染程度更换多酶溶液,每天至少更换一次。

(3)超声清洗:将浸泡后的器械放入自动超声清洗箱内清洗10分钟。

(4)冲洗:放入冲洗箱内冲洗2次,每次为3分钟。

(5)上油:在煮沸上油箱内加入器械专用油进行煮沸上油。

(6)滤干:将上好油的器械放入滤干器中滤干水分。

(7)烘干:将器械放入烘干箱,调节时间为5~6分钟,温度为150~160 ℃。

2.清洗器械自我防护措施

应严格按照消毒供应中心个人防护要求进行穿戴防护措施。

3.器械清洗注意事项

机械清洗适用于大部分常规器械的清洗。手工清洗适用于精密、复杂器械的清洗和有机物污染较重器械的初步处理,遇复杂的管道类物品应根据其管径选择合适口径的高压水枪进行冲洗。精密器械的清洗,应遵循生产厂家提供的使用说明或指导手册。使用超声波清洗之前应检查是否已去除较大的污物,并且在使用前让机器运转5~10分钟,排除溶解于内的空气。

(二)器械的包装

1.包装材料

包装材料必须符合 GB/T19633 的要求。常用的包装材料包括硬质容器、一次性医用皱纹纸、一次性无纺布、一次性纸塑袋,一次性纸袋、纺织物等。纺织物还应符合以下要求:为非漂白织物,包布除四边外不应有缝补针眼。

2.包装方法

灭菌物品包装分为闭合式与密封式包装。①闭合式包装适用于整套器械与较多敷料合包在一起,应有 2 层以上包装材料分 2 次包装。贴包外指示胶带及标签,填写相关信息,签名确认;②密封式包装如使用纸袋、纸塑袋等材料,可使用一层,适用器械单独包装。待包装物品必须清洁干燥,轴节打开,放入包内化学指示卡后封口。包外纸面上应有化学指示标签。

3.包装要求

(1)无纺布包装应根据待包装的物品大小、数量、重量,选择相应厚度与尺寸的材料,2 层分 2 次闭合式包装,包外用 2 条化学指示带封包,指示胶带上标有物品名、灭菌期及有效期,并有签名。

(2)全棉布包装应有 4 层分 2 次闭合式包装。包布应清洁、干燥、无破损、大小适宜。初次使用前应高温洗涤,脱脂去浆、去色。包布使用后应做到"一用一清洗",无污迹,用前应在灯光下检查无破损并有使用次数的记录。

(3)纸塑袋封口密封宽度应≥6 mm,包内器械距包装袋封口处≥2.5 cm。密封带上应有灭菌期及有效期。

(4)用预真空和脉动真空压力蒸汽灭菌器的物品包,体积不能超过 30 cm×30 cm×50 cm,金属包的重量不超过 7 kg,敷料包的重量不超过 5 kg;下排气式压力蒸汽灭菌器的物品包,体积不能超过 30 cm×30 cm×25 cm。盆、碗等器皿类物品,尽量单个包装,包装时应将盖打开,若必须多个包装在一起时,所用器皿的开口应朝向一个方向。摆放时,器皿间应用纱布隔开,以利蒸汽渗入。

(5)能拆卸的灭菌物品必须拆卸,暴露物品的各个表面(如剪刀和血管钳必须充分撑开),以利灭菌因子接触所有物品表面;有筛孔的容器,应将盖打开,开口向下或侧放,管腔类物品如导管、针和管腔内部先用蒸馏水或去离子水湿润,然后立即灭菌。

(6)根据手术物品性能做好保护措施,如为尖锐精密性器械应用橡皮套或加垫保护。

(三)器械的灭菌

(1)高度危险性物品,必须灭菌;中度危险性物品,消毒即可;低度危险性物品,消毒或清洁。

(2)耐热、耐湿物品灭菌首选压力蒸汽灭菌。如:手术器具及敷料等。

(3)油、粉、膏等首选干热灭菌。

(4)灭菌首选物理方法,不能用物理方法灭菌的选化学方法。

(5)不耐热物品如各种导管、精密仪器、人工移植物等可选用化学灭菌法,如环氧乙烷灭菌等,内镜可选用环氧乙烷灭菌、低温等离子灭菌、低温湿式灭菌器。

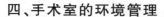

四、手术室的环境管理

手术室环境管理是控制手术部位感染的重要环节,目前手术室环境可分为洁净手术室与非洁净手术室两大类。洁净手术室因采用空气层流设备与高效能空气过滤装置,达到控制一定细菌浓度和空气洁净度级别(动态),无须进行空气消毒。而非洁净手术室在手术前后,通常采用紫外线灯照射、化学药物熏蒸封闭等空气消毒方法(静态)。

（一）紫外线照射消毒法

手术室常采用 30 W 和 40 W 直管式紫外线消毒灯进行空气消毒,同时控制电压至 220 V 左右,紫外线吊装高度至 1.8～2.2 m,空气相对湿度至 40%～60%,使消毒效果发挥最佳。紫外线照射消毒方式以固定式照射法最为常见,即将紫外线消毒灯悬挂于室内天花板上,以垂直向下照射或反向照射方式进行照射消毒。照射消毒要求手术前、后及连台手术间连续照射时间均＞30分钟,紫外线灯亮 5～7 分钟后开始计时。

（二）过氧乙酸熏蒸消毒法

一般将 15% 的过氧乙酸配制成有效浓度为 0.75～1.0 g/m³ 后加热蒸发,现配现用。要求室温控制在 22～25 ℃,相对湿度控制在 60%～80%,密闭熏蒸时间为 2 小时,消毒完毕后进行通风,过氧乙酸熏蒸消毒法可杀灭包括芽胞在内的各种微生物。由于具有腐蚀和损伤作用,在进行过氧乙酸熏蒸消毒时,应做好个人防护措施。

（三）甲醛熏蒸消毒法

常温,相对湿度 70% 以上,可用 25 mL/m³ 甲醛添加催化剂高锰酸钾或使用加热法释放甲醛气体,密闭手术间门窗 12 小时以上,进行空气消毒。由于甲醛可产生有毒气体,该空气消毒方法已逐渐被淘汰。

五、无菌物品的存放

（一）无菌物品存放原则

无污染、无过期、放置有序等。

（二）存放环境质量控制

保证良好的温度(<24 ℃)、湿度(<70%),每天紫外线灯空气消毒 2 次,每次≥30 分钟。

（三）无菌物品存放方法

将无菌器材包置于标准灭菌篮筐悬挂式存放(从灭菌到临床使用都如此)。应干式储存,灭菌后物品应分类、分架存放在无菌物品存放区。一次性使用无菌物品应去除外包装后,进入无菌物品存放区。要求载物架离地 20～25 cm,离顶 50 cm,离墙远于 5～10 cm,按顺序分类放置。

（四）无菌物品的有效期

无菌物品存放的有效期受包装材料、封口严密性、灭菌条件、存放环境等诸多因素影响。当无菌物品存放区的温度<24 ℃,相对湿度<70%,换气次数达到 4～10 次/小时,使用纺织品材料包装的无菌物品有效期宜为 14 天;未达到环境标准时,有效期宜为 7 天。医用一次性纸袋包装的无菌物品,有效期宜为 1 个月;使用一次性医用皱纹纸、医用无纺布包装的无菌物品,有效期宜为 6 个月;使用一次性纸塑袋包装的无菌物品,有效期宜为 6 个月。硬质容器包装的无菌物品,有效期宜为 6 个月。

（于　洋）

第十二章

危急重症护理

第一节 中 暑

一、中暑的病因、发病机制与分类

中暑,广义上它类似于热病,泛指高温高湿环境对人体的损伤。按严重程度递增顺序可细分为热昏厥、热痉挛、热衰竭和热射病(也就是狭义的中暑概念)。其他还有先兆中暑、轻症中暑等概念,因较含糊或与许多夏季感染性疾病的早期表现难以鉴别,仅用热昏厥、热痉挛、热衰竭和热射病等诊断已可描述各种中暑类型,故本节不做介绍。

民间喜欢将暑天发生的大部分疾病往中暑上套,事实上很多仅为病毒或细菌感染的早期表现(如感冒、胃肠炎等),需注意鉴别。同时民间还盛传中暑不能静脉补液的谬论,需注意与患者沟通解释。2010年7月,"中暑"已被列入了国家法定职业病目录。

(一)病因及发病机制

下丘脑通过调节渴感、肌张力、血管张力、汗腺来平衡产热与散热。

1.散热受限

散热机制有3种:出汗、传导对流、辐射。辐射为通过红外线散射,正常时占散热的65%,其与传导对流方式相比优点在于基本不耗能,但在高温环境下失效。而出汗在正常时占散热的20%,在高温环境下则成为主要散热方式,但需消耗水、电解质与能量,并在高湿环境性能下降,100%相对湿度时完全失效。

(1)环境因素:高温高湿环境如日晒、锅炉房,厚重、不透气的衣物。一般温度>32 ℃或湿度>70%就有可能发生。

(2)自身体温调节功能下降:①自身出汗功能下降。肥胖、皮肤病如痂皮过厚、汗腺缺乏、皮肤血供不足、脱水、低血压、心脏病导致的心排血量下降如充血性心力衰竭导致皮肤水肿散热不良及老年人或体弱者等。②抑制出汗。酗酒、抗胆碱能药如阿托品等、抗精神病药物、三环抗抑郁药、抗组胺药、单胺氧化酶抑制剂、缩血管药和β受体抑制剂等。③脱水。饮水不足、利尿剂、泻药等。④电解质补充不足。

2.产热过多

强体力活动时多见于青壮年或健康人,或药物如苯环利定、麦角酸二乙酰胺、苯异丙胺、可卡

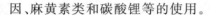

因、麻黄素类和碳酸锂等的使用。

3.脱水、电解质紊乱

中暑时因大量出汗、呼吸道水分蒸发和摄入水分不足造成大量失水,同时电解质丢失。但是往往丢水大于丢钠造成高渗性脱水。不同类型的脱水之间也可相互转化,如若伤员单纯补充饮用淡水会导致低渗性脱水。

（二）不同的中暑类型

1.热昏厥

脑血供不足。皮肤血管扩张及血容量不足导致突然低血压,脑及全身血供不足而意识丧失,多为体力活动后。此时皮肤湿冷,脉弱。收缩压低于 13.3 kPa(100 mmHg)。

2.热痉挛

低钠血症,为大量出汗而脱水、电解质损失,血液浓缩,然后单纯饮淡水导致稀释性低钠血症,引起骨骼肌缓慢的、痛性痉挛、颤搐,一般持续 1～3 分钟。由于体温调节、口渴机制正常,此时血容量尚未明显不足,生命体征一般尚稳定,如体温多正常或稍升高,皮肤多湿冷。

3.热衰竭

脱水、电解质缺乏造成发热、头晕、恶心、头痛、极度乏力,但体温调节系统尚能工作,治疗不及时会转变为热射病。与热射病在表现上的主要区别在于没有严重的中枢神经系统紊乱。此时口渴明显,肛温＞37.8 ℃,皮肤湿,大量出汗,脉细速,可有轻度的中枢神经症状（头痛、乏力、焦虑、感觉错乱、歇斯底里）,高通气（为了排出热量）而导致呼吸性碱中毒。其他症状还有恶心、呕吐、头晕、眼花、低血压等及热晕厥及热痉挛的症状。治疗关键是补液。

4.热射病

体温调节功能失调。为在热衰竭基础上再进一步发展,体温调节功能失调而引起的高热及中枢神经系统症状在内的一系列症状体征,在热衰竭的症状基础上会有典型的热射病三联症:超高热,标志性特点,肛温＞41 ℃。意识改变是标志性特点,神志恍惚并继发突发的癫痫、谵妄或昏迷;无汗,在早期可能有汗,但很快会进展到无汗。

除以上 3 点外还有以下表现:血压先升后降,高通气导致呼吸性碱中毒,伴随心、肝、凝血、肾等损伤。

热射病可分为两型:经典型以上症状在数天时间内慢慢递增,多见于湿热环境或老年、慢性病伤员,此型无汗;劳累型以上症状可迅速发生,多为青壮年,伴有体力活动,但可能还会继续出汗。治疗关键是降温补液并处理并发症。

二、现场评估与救护

（1）病史、查体。了解发病原因:①环境,包括环境温度与湿度、通风情况、持续时间、动作强度、身体状况及个体适应力等。②症状:如口干、乏力、恶心、呕吐、头晕、眼花、神志恍惚等。③查体:测量生命体征,如肛温、脉搏和血压等。

（2）评估体温:接诊可能为中暑的伤员后首先评估体温,如体温是否 39 ℃以上。若否,并考虑可能为热晕厥时。通过平卧位、降温、补充水分（肠内,必要时静脉）可恢复,必要时需观察监护以发现某些潜在的疾病。

体位治疗:平卧位,可将腿抬高,保证脑血供。若否,并考虑可能为热痉挛时。通过阴凉处休息、补充含电解质及糖分的饮料可恢复,在恢复工作前一般需休息 1～3 天并持续补充含钠饮料直到症状完全缓解。同时可通过被动伸展运动、冰敷或按摩来缓解痉挛。

口服补液方法：神志清时，饮用冷的含电解质及糖分的饮料（稀释的果汁、牛奶、市场上卖的运动饮料或稀盐汤等）来补充。

若是，则可能为热衰竭或热射病。

（3）评估意识状态：若意识改变，可能为热射病，否则为热衰竭。若为热衰竭，马上开始静脉补液。补液方法为严重时需要静脉输液来补充等张盐水，0.9％生理盐水、5％葡萄糖或林格液均可。2～4小时内可补充1 000～2 000 mL液体；并根据病情判断脱水的类型，判断后续补液种类。严重的低钠血症可静脉滴注最高3％的高张盐水。有横纹肌溶解风险时可加用甘露醇或碱化尿液，监测出入量，留置导尿管，维持尿量50 mL/h以上，来预防肾衰竭。神志清时也可口服补液。若为热射病，在气道管理、维持呼吸、维持循环的基础上马上降温到39 ℃（蒸发降温），处理并发症。

评估气道、保持呼吸道通畅，维持呼吸：注意气道的开放，必要时气管插管；置鼻胃管，可用于神志不清时补液及预防误吸。给氧，高流量给氧如100％氧气吸入直到体温降到39 ℃。

降温方法：脱离湿热环境，防止病情加重。置于凉快、通风的地点（室内、树荫下）；松开去除衣物，尽量多的暴露皮肤。①蒸发法降温：用冷水（15 ℃）喷到全身，并用大风量风扇对着伤员吹。其他方法还有腋窝、颈部、腹股沟、腘窝等浅表动脉处放置降温物品如冰袋等，以及冷水洗胃或灌肠，但效果不及蒸发法。有条件的使用降温毯。必要时可将身体下巴以下或仅四肢浸入冷水，直到体温降到39 ℃就停止浸泡，这对降温非常有效，但很可能会导致低血压及寒战，甚至可考虑使用肌松药来辅助降温。②寒战的控制：氯丙嗪25～50 mg静脉注射或静脉滴注，或地西泮5～10 mg静脉注射，减少产热，注意血压呼吸监护。目标是迅速（1小时内）控制体温。

非甾体抗炎药应禁用（如阿司匹林、消炎痛、对乙酰氨基酚等），因中暑时NSIAD类药已无法通过控制体温调节中枢来达到降温效果，反而会延误其他有效治疗措施的使用。但可考虑使用糖皮质激素。

补液方法：参见热衰竭。但在神志障碍时口服补液要慎用，防止误吸。

三、进一步评估与救护

（一）辅助检查

辅助检查主要用来了解电解质及评估脏器损伤。血电解质（热痉挛：低钠；热射病：高钠、低钠、低钾、低钙、低磷均可能）、肾功能（肌酐、尿素氮升高，高尿酸）、血气分析（呼碱、代酸、乳酸酸中毒）、尿常规（比重）、血常规（白细胞增多、血小板减少）、心肌酶学、转氨酶、出凝血时间（PT延长，DIC）、心电图（心肌缺血，ST-T改变），必要时血培养。评估肾衰竭、心力衰竭、呼吸窘迫、低血压、血液浓缩、电解质平衡、凝血异常的可能。

（二）评估脱水的类型

根据病情判断是等渗、高渗还是低渗性脱水。中暑时多为高渗性脱水，但若伤员单纯饮用淡水会导致低渗性脱水。

（三）鉴别是否为药物或其他疾病引

比如恶性综合征，如抗精神病药物引起的高烧、强直及昏迷；恶性高热，如麻醉药引起；血清素综合征，如选择性5-羟色胺再吸收抑制剂与单胺氧化酶抑制剂合用引起；抗胆碱能药、三环抗抑郁药、抗组胺药、吸毒、甲状腺功能亢进、持续长时间的癫痫、感染性疾病引起的发热。

（四）注意病情进展

热衰竭伤员体温进一步升高并出汗，停止时会转为热射病。

（五）各种并发症的处理

呼吸衰竭如低氧、气道阻力增加时若考虑 ARDS，需呼吸机 PEEP 模式支持人工呼吸。监测血容量及心源性休克的可能，血流动力学监测如必要时漂浮导管测肺动脉楔压、中心静脉压等，低血压、心力衰竭时补液、使用血管活性药物如多巴酚丁胺。持续的昏迷癫痫需进一步查头颅 CT、腰穿、气管插管、呼吸机支持。凝血异常如紫癜、鼻衄、呕血或 DIC 等，监测出凝血血小板等，考虑输注血小板及凝血因子，若考虑 DIC 早期给予肝素。少尿、无尿、肌酐升高、肌红蛋白尿等肾衰竭表现：补液维持足够尿量，必要时透析治疗。

若在急性期得到恰当及时治疗，没有意识障碍或血清酶学升高的伤员多数能在 1～2 天内恢复。

四、健康教育

最重要的是预防。教育公众，中暑是可预防的。避免长时间暴露于湿热环境，使用遮阳设备，多休息。在进入湿热环境前及期间多饮含电解质及糖分的冷饮如稀释的果汁、市场上卖的运动饮料或 1% 稀盐汤、非碳酸饮料来补充水分电解质。特别是告知一些老年人不要过分限制食盐摄入。避免含咖啡因的饮料，因其会兴奋导致产热增多。教育高危人群：体力劳动者、运动员、老年、幼儿、孕妇、肥胖、糖尿病、酗酒、心脏病等及使用吩噻嗪类、抗胆碱能类等药时的人都是高危人群，不要穿厚重紧身衣物，认识中暑的早期症状体征。告知中暑伤员，曾经中暑过，以后也容易中暑，如对热过敏，起码 4 周内避免再暴露。暑天有条件的使用空调降温。在暑天不能把儿童单独留在车内。

（李献婷）

第二节　冻　　伤

一、疾病介绍

（一）定义

冻伤即冷损失，是指低温作用于机体的局部或全身引起的损伤，部位大多在颜面、耳廓、手、足等处。

（二）病因

在寒冷的环境中、长时间在户外，由于环境条件的限制，机体被迫保持固定的体位，或者因受冷、醉酒、患病、年老、体弱、局部血液循环障碍等原因，加之疲劳与饥饿，又遭遇意外低温、寒风和潮湿的作用，在既无御寒条件又无防冻常识的情况下发生。寒冷低温是冻伤最主要的致病原因。

（三）发病机制

冻伤的主要发病机制是血液循环障碍和细胞代谢不良。冻伤后组织充血肿胀、渗出等反应是细胞损伤，尤其是血管内皮损伤及血管功能改变的主要表现。当皮肤温度降到 0 ℃以下时，在细胞外间隙冰结晶形成。近年来对冻伤组织内皮细胞损伤研究认为,冰结晶的形成及对毛细血管和小血管,尤其是血管内皮细胞的形态、结构有直接和间接的损伤,可导致血管通透性增加、血液浓缩、血管内皮细胞受损、暴露的基底膜引起血小板黏附和凝集,诱导凝血机制的启动,使冻伤区域血栓形成,血管栓塞导致进行性缺血,毛细血管营养性血流减少,使本已受伤的细胞加快死亡。

(四)临床表现

冻伤按损伤范围可分为全身性冻伤和局部性冻伤,按损伤性质可分为冻结性冻伤和非冻结性冻伤。

1.非冻结性冻伤

长时间暴露于0～10 ℃的低温、潮湿环境所造成的局部损伤,组织不发生冻结性病理改变。包括冻疮、战壕足与浸泡足。冻疮为受冻处暗紫红色隆起的水肿性红斑,边缘呈鲜红色,界限不清,痒感明显,受热后更甚。有的可出现水疱,去除水疱表皮后可见创面发红,有渗液,如并发感染时可形成溃疡。

2.冻结性冻伤

短时间暴露于极低气温或长时间暴露于0 ℃以下低温所造成的损伤,组织发生冻结性病理改变。包括局部冻伤和冻僵。

(1)局部冻伤:常发生于颜面、耳廓、手、足等暴露部位。根据损害程度可分为四度,Ⅰ、Ⅱ度主要是组织血液循环障碍,Ⅲ、Ⅳ度常有不同程度的坏死。①Ⅰ度:损伤表皮层,为轻度冻伤,表现为局部红肿、痒感及刺痛等,愈合后不留瘢痕。②Ⅱ度:损伤真皮层,为中度冻伤,表现为局部红肿,有水疱,疼痛但麻木。水疱破后如无感染,一般2～3周干枯脱痂,一般不留瘢痕,如并发感染,创面溃烂,愈合后可有瘢痕。③Ⅲ度:损伤达皮肤全层或深达皮下组织,为重度冻伤,表现为局部皮肤和皮下组织坏死,愈合后留有瘢痕。④Ⅳ度:损伤达皮肤、皮下组织,甚至肌肉、骨骼等组织,为极重度冻伤,局部皮肤深紫黑色,皮温降低,剧痛,发生干性坏死,如并发感染将呈湿性坏疽,而导致肢端残缺。

(2)冻僵:常发生在冷水或冰水淹溺,表现为低体温,受伤早期可表现为神经兴奋,排汗停止并出现寒战,随体温持续下降,寒战停止、心动过缓、意识模糊、瞳孔散大,严重者出现昏迷、皮肤苍白或青紫,四肢肌肉和关节僵硬、脉搏和血压测不到、呼吸心跳停止等。

(五)治疗要点

1.现场急救

(1)局部冻伤:①迅速脱离冻伤现场。②保暖。③如没有再冻伤危险时,应积极对冻伤局部进行复温,以防增加组织损伤。④不可摩擦或按摩冻伤局部,以免造成继发性机械损伤,一般可用衣物、软布包裹保护受冻部位。

(2)冻僵:①迅速脱离冻伤现场。②保暖。③积极复温,在伤员的颈部、腋下等置热水袋,一般水温不超过50 ℃,有条件时可换下伤员的衣裤、鞋袜等。④尽快将患者送至医院,注意在搬动伤员时应保持水平位,动作轻柔。⑤如判断为心跳呼吸骤停时,应立即给予心肺复苏。

2.急诊治疗

(1)局部冻伤。①快速复温是救治冻伤的最好方法。可将冻伤肢体浸泡于38～42 ℃温水中,至冻伤肢体皮肤转红,尤其是指(趾)甲床潮红、组织变软为止,时间以30～60分钟为宜。对于颜面冻伤者,可用温水不断淋洗或湿热敷。复温过程中应注意保持水温,但不可对容器直接加热,以免烫伤。如手套、鞋袜与手足冻在一起时,不可强行分离,应将其浸入温水中复温,严禁火烤、雪搓或按摩患处,如复温过程中出现剧烈疼痛,可适当给予镇静剂。②局部处理:Ⅰ度冻伤,保持创面干燥。Ⅱ度冻伤,复温消毒,清洁布类或纱布包扎。Ⅲ度、Ⅳ度冻伤,保持创面清洁干燥,采用暴露疗法,待坏死组织边界清楚时予以切除。③抗感染:重度冻伤应口服或注射抗生素,并注射破伤风抗毒血清,保守治疗时应严密观察和及时处理气性坏疽等严重并发症。④改善局部微循环:滴注右旋糖酐,必要时可用抗凝剂、溶栓剂或血管扩张剂等。⑤全身支持:加强营养支持,抬高患肢,适当活动或功能锻炼等。

(2)冻僵。①复温:最好是让伤员利用自身产生的热量进行缓慢、逐渐复温,以免快速复温而导致不可逆的低血压。尤其是优先恢复中心温度(即将热量输入伤员体内,先提高内脏的温度),而不能先单纯将四肢复温,以免由于外周血管收缩解除,血压降低,引起"复温休克"。②抗休克:复温过程中易出现低血容量性休克,补液尤为重要,因此,应及时给伤员补充血容量,输入液体以葡萄糖注射液或生理盐水为宜,温度为37~40 ℃。③吸氧:以及时纠正低氧血症。④维持酸碱平衡:及时纠正酸中毒。另外,对于伤者出现高缸钾、低血钾或低血糖者应及早纠正。⑤防治并发症:如肺炎、胰腺炎、肝肾衰竭等,并预防血栓形成和继发感染。

二、护理评估与观察要点

(一)护理评估

1.一般情况

年龄、性别、婚姻、职业、饮食、睡眠、文化程度及宗教信仰等。

2.受伤史

了解患者冻伤的原因、冻伤持续时间,开始施救时间,保暖及转运途中情况等。

3.既往史

了解患者有无呼吸系统疾病、营养不良、接受化疗或应用肾上腺皮质激素等,有无吸烟及酗酒史等。

4.身体状况

(1)局部情况:冻伤局部皮肤情况、冻伤类型、分度等。

(2)评估低体温程度,复温效果。

(3)评估患者意识、脉搏、呼吸、血压等,及时判断心脏骤停。

(4)辅助检查:血常规、尿常规、血生化检查、血气分析及影像学检查等。

5.心理和社会支持情况

评估患者和家属的心理承受能力,对疾病的认识。

6.危险因素评估

压疮、跌倒、血栓危险因素评估。

7.并发症的评估

如肺炎、胰腺炎、肝肾衰竭、应激性溃疡、感染、心肌梗死、脑血管意外、深部静脉血栓形成、肺不张、肺水肿等。

(二)观察要点

1.现存问题观察

(1)密切监测体温,一般选择测肛温,另外,应严格掌握复温速度,避免因周围血管迅速扩张导致内脏缺血,或较冷的外周血流入内脏造成内脏进一步降温而致死。

（2）观察肢端血液循环情况。

（3）患者神志、瞳孔、生命体征、血氧饱和度及尿量等变化并详细记录,发现病情变化,及时通知医师,并积极配合医师采取应对措施。

2.并发症的观察

复温后的主要并发症是肺炎（包括溺水所致的吸入性肺炎）、胰腺炎、肝肾衰竭、应激性溃疡等。尤其是复温后几天,甚至几周内,机体的体温调节及其他功能仍可异常,不能准确反映感染或其他疾病的存在,应密切观察,及时对症处理,保护肝、肾、脑功能,预防血栓形成和继发感染。

三、急诊救治流程

冻伤的急诊救治流程详见图 12-1。

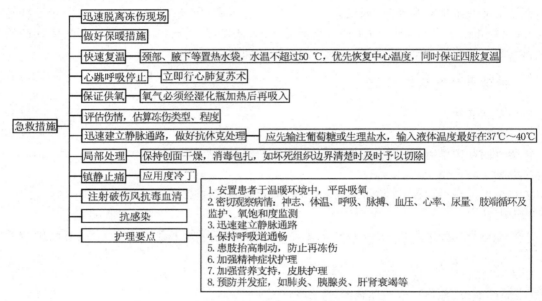

图 12-1　冻伤急诊救治流程

（李献婷）

第三节　休　克

休克是人体在各种病因打击下引起的以有效循环血量急剧减少,组织器官的氧和血液灌流不足,末梢循环障碍为特点的一种病理综合征。

目前休克分为低血容量性休克、感染性休克、创伤性休克、心源性休克、神经源性休克和过敏性休克六类。在外科中常见的是低血容量性休克、感染性休克和创伤性休克。

一、特级护理

对休克患者 24 小时专人护理,制订护理计划,在实施过程中根据患者休克的不同阶段和病

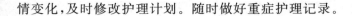

情变化,及时修改护理计划。随时做好重症护理记录。

二、严密观察病情变化

除至少每 15～30 分钟为患者测量脉搏、呼吸、血压外,还应观察以下变化。

（一）意识和表情

休克患者的神态改变如烦躁、淡漠、恐惧,昏迷是全身组织器官血液灌注不足的一种表现,应将患者仰卧位,头及躯干部抬高20°～30°,下肢抬高 15°～20°,防止膈肌及腹腔脏器上移,影响心肺功能,并可增加回心血量,改善脑血流灌注量。

（二）皮肤色泽及温度

休克时患者面色及口唇苍白,皮肤湿冷,四肢发凉,皮肤出现出血点或瘀斑,可能为休克已进入弥散性血管内凝血阶段。

（三）血压、脉压及中心静脉压

休克时一般血压常低于 10.6/6.6 kPa(80/50 mmHg),脉压<4 kPa(<30 mmHg)。因其是反应血容量最可靠的方法,对心功能差的患者,可放置 Swan-Ganz 导管,监测右房压、肺动脉压、肺毛细血管嵌压及心排血量,以了解患者的血容量及心功能情况。

（四）脉搏及心率

休克患者脉搏增快,随着病情发展,脉搏减速或出现心律不齐,甚至脉搏摸不到。

（五）呼吸频率和深度

注意呼吸的次数和节律,如呼吸增快、变浅,不规则为病情恶化,当呼吸每分钟增至 30 次以上或下降至 8 次以下,为病情危重。

（六）体温

休克患者体温一般偏低,感染性休克的患者,体温可突然升高至 40 ℃以上,或骤降至常温以下,均反映病情危重。

（七）瞳孔

观察双侧瞳孔的大小,对光反射情况,如双侧瞳孔散大,对光反射消失,说明脑缺氧和患者病情严重。

（八）尿量及尿比重

休克患者应留置导尿管,每小时测尿量一次,如尿量每小时少于 30 mL,尿比重增高,说明血容量不足;每小时尿量在 30 mL 以上,说明休克有好转。若输入相当量的液体后尿量仍不足平均每小时 30 mL,则应监测尿比重和血肌酐,同时注意尿沉渣的血细胞、球型等。疑有急性肾小球坏死者,更应监测血钠、尿钠和尿肌酐,以便了解肾脏的损害情况。

三、补充血容量注意输液速度

休克主要是全身组织、器官血液灌注不足引起。护士应在血压及血流动力学监测下调节输液速度。当中心静脉压低于正常值(6～12 cmH_2O)时,应加快输液速度;高于正常值时,说明液体输入过多、过快,应减慢输液速度,防止肺水肿及心肺功能衰竭。

四、保持呼吸道通畅

休克(尤其是创伤性休克)有呼吸反常现象,应随时注意清除患者口腔及鼻腔的分泌物,以保持呼吸道通畅,同时给予 O_2 吸入。昏迷患者口腔内应放置通气管,并注意听诊肺部,监测动脉血气分析,以便及时发现缺 O_2 或通气不足。吸 O_2 浓度一般为 40%～50%,每分钟 6～8 L 的流量。

五、应用血管活性药物的护理

(一)从低浓度慢速开始

休克患者应用血管活性药,应从低浓度慢速开始,每 5 分钟监测血压 1 次,待血压平稳后改为每 15～30 分钟监测 1 次。并按等量浓度严格掌握输液滴数,使血压维持在稳定状态。

(二)严防液体外渗

静脉滴入升压药时,严防液体外渗,造成局部组织坏死。出现液体外渗时,应立即更换输液部位,外渗部位应用 0.25%普鲁卡因做血管周围组织封闭。

六、预防并发症的护理

(一)防止坠床

对神志不清、烦躁不安的患者,应固定输液肢体,并加床挡防止坠床,必要时将四肢以约束带固定于床旁。

(二)口腔感染

休克、神志不清的患者,由于唾液分泌少容易发生口腔感染,床旁应备口腔护理包。根据口腔 PH 选择口腔护理液,每天做 4 次口腔护理,保持口腔清洁,神志不清的患者做口腔护理时,要认真检查黏膜有无异常。

(三)肺部感染

休克、神志不清的患者由于平卧位,活动受限,易发生坠积性肺炎。因此,应每天 4 次雾化吸入,定时听诊双肺部以了解肺部情况,必要时给予吸痰。

(四)压疮

休克患者由于血液在组织灌注不足,加之受压部位循环不良,极易发生压疮。因此,应保持皮肤护理,保持皮肤清洁、干燥、卧位舒适,定时翻身,按摩受压部位及骨突处,检查皮肤有无损伤,并严格接班。

(李献婷)

第四节 昏 迷

昏迷是一种严重的意识障碍,随意运动丧失,对体内外(如语言、声音、光、疼痛等)一切刺激均无反应并出现病理反射活动的一种临床表现。在临床上,可由多种原因引起,并且是病情危重的表现之一。因此,如遇到昏迷的患者,应及时判断其原因,选择正确的措施,争分夺秒地抢救,以挽救患者生命。

昏迷的原因分为颅内、颅外因素。①颅内因素有中枢神经系统炎症(脑膜炎、脑脓肿、脑炎等),脑血管意外(脑出血、脑梗死、蛛网膜下隙出血),占位性病变(脑肿瘤、颅内血肿),脑外伤,癫

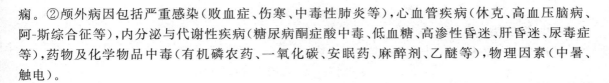

痫。②颅外病因包括严重感染(败血症、伤寒、中毒性肺炎等),心血管疾病(休克、高血压脑病、阿-斯综合征等),内分泌与代谢性疾病(糖尿病酮症酸中毒、低血糖、高渗性昏迷、肝昏迷、尿毒症等),药物及化学物品中毒(有机磷农药、一氧化碳、安眠药、麻醉剂、乙醚等),物理因素(中暑、触电)。

一、昏迷的临床表现

昏迷是病情危重的标志,病因不同其临床表现也各异。

(1)伴有抽搐者,见于癫痫、高血压脑病、脑水肿、尿毒症、脑缺氧、脑缺血等。

(2)伴有颅内压增高者,见于脑水肿、脑炎、脑肿瘤、蛛网膜下隙出血等。

(3)伴有高血压者见于高血压脑病、脑卒中、嗜铬细胞瘤危象。

(4)伴有浅弱呼吸者见于肺功能不全、药物中毒、中枢神经损害。

(5)患者呼出气体的气味对诊断很有帮助,如尿毒症患者呼出气体有氨气味,酮症酸中毒有烂苹果味,肝昏迷有肝臭味,乙醇中毒者有乙醇味,敌敌畏中毒有敌敌畏味。

二、护理评估

(一)健康史

应向患者的家属或有关人员详细询问患者以往有无癫痫发作、高血压病、糖尿病以及严重的心、肝、肾和肺部等疾病。了解患者发作现场情况,发病之前有无外伤或其他意外事故(如服用毒物、高热环境下长期工作、接触剧毒化学药物和煤气中毒等),最近患者的精神状态和与周围人的关系。

(二)身体状况

1.主要表现

应向患者家属或有关人员详细询问患者的发病过程、起病时有无诱因、发病的急缓、持续的时间、演变经过;昏迷是首发症状还是由其他疾病缓慢发展而来的,昏迷前有无其他表现(指原发病的表现:如有无剧烈头痛、喷射样呕吐;有无心前区疼痛;有无剧烈的咳嗽、咳粉红色痰液、严重的呼吸困难、发绀;有无烦躁不安、胡言乱语;有无全身抽搐;有无烦渴、多尿、烦躁、呼吸深大、呼气呈烂苹果味等),以往有无类似发作史,昏迷后有无其他的表现。

2.体格检查

(1)观察检查生命体征。

体温:高热提示有感染性或炎症性疾患。过高可能为中暑或中枢性高热(脑干或下丘脑损害)。过低提示为休克、甲状腺功能低下、低血糖、冻伤或镇静安眠药过量。

脉搏:不齐可能为心脏病。微弱无力提示休克或内出血等。过速可能为休克、心力衰竭、高热或甲状腺功能亢进危象。过缓可能为房室传导阻滞或阿-斯综合征。缓慢而有力提示颅内压增高。

呼吸:深而快的规律性呼吸常见于糖尿病酸中毒,称为 Kussmual 呼吸;浅而快速的规律性呼吸见于休克、心肺疾患或安眠药中毒引起的呼吸衰竭;脑的不同部位损害可出现特殊的呼吸类型,如潮式呼吸提示大脑半球广泛损害,中枢性过度呼吸提示病变位于中脑被盖部,长吸式呼吸为桥脑上部损害所致,丛集式呼吸系脑桥下部病变所致,失调式呼吸是延髓特别是其下部损害的特征性表现。

血压:过高提示颅内压增高、高血压脑病或脑出血。过低可能为脱水、休克、心肌梗死、镇静安眠药中毒、深昏迷状态等。

昏迷时不同水平脑组织受损的表现见表 12-1。

表 12-1　昏迷对不同水平脑组织受损的表现

脑受损部位	意识	呼吸	瞳孔	眼球运动	运动功能
大脑	嗜睡、昏睡、昏迷、去皮质状态	潮式呼吸	正常	游动、向病灶侧凝视	偏瘫、去皮质强直
间脑	昏睡、昏迷、无动性缄默	潮式呼吸	小	游动、向病灶侧凝视	偏瘫、去皮质强直
中脑	昏睡、昏迷、无动性缄默	过度换气	大、光反应消失	向上或向下偏斜	交叉偏、去大脑强直
脑桥	昏睡、昏迷、无动性缄默	长吸气性、喘息性	小如针尖样	浮动向病灶对侧凝视	交叉偏、去大脑强直较轻
延髓	昏睡、昏迷、无动性缄默	失调性、丛集性呼吸	小或大	眼-脑反射消失	交叉性瘫呈迟缓状态

(2)神经系统检查。

瞳孔:正常瞳孔直径为 2.5～4 mm,<2 mm 为瞳孔缩小,>5 mm 为瞳孔散大。双侧瞳孔缩小见于吗啡中毒、有机磷杀虫药中毒、巴比妥类药物中毒、中枢神经系统病变等,如瞳孔针尖样缩小(<1 mm),常为桥脑病变的特征,1.5～2.0 mm 常为丘脑或其下部病变。双侧瞳孔散大见于阿托品、山莨菪碱、多巴胺等药物中毒,中枢神经病变见于中脑功能受损;双侧瞳孔散大且对光反射消失表示病情危重。两侧瞳孔大小若相差 0.5 mm 以上,常见于小脑天幕病及 Horner 征。

肢体瘫痪:可通过自发活动的减少及病理征的出现来判断昏迷患者的瘫痪肢体。昏迷程度深的患者可重压其眶上缘,疼痛可刺激健侧上肢出现防御反应,患侧则无;可观察患者面部疼痛的表情判断有无面瘫;也可将患者双上肢同时托举后突然放开任其坠落,瘫痪侧上肢坠落较快,即坠落试验阳性;偏瘫侧下肢常呈外旋位,且足底的疼痛刺激下肢回缩反应差或消失,病理征可为阳性。

脑膜刺激征:伴有发热者常提示中枢神经系统感染;不伴发热者多为蛛网膜下隙出血。如有颈项强直应考虑有无中枢神经系统感染、颅内血肿或其他造成颅内压升高的原因。

神经反射:昏迷患者若没有局限性的脑部病变,各种生理反射均呈对称性减弱或消失,但深反射也可亢进。昏迷伴有偏瘫时,急性期患侧肢体的深、浅反射减退。单侧病理反射阳性,常提示对侧脑组织存在局灶性病变,如果同时出现双侧的病理反射阳性,表明存在弥漫性颅内损害或脑干病变。

姿势反射:观察昏迷患者全身的姿势也很重要。临床上常见两种类型:一种为去大脑强直,表现为肘、腕关节伸直,上臂内旋和下肢处于伸展内旋位。提示两大脑半球受损且中脑及间脑末端受损。另一种为去皮质强直,表现为肘、腕处于弯曲位,前臂外翻和下肢呈伸展内旋位。提示中脑以上大脑半球受到严重损害。这两种姿势反射,可为全身性,亦可为一侧性。

(3)检查患者有无原发病的体征:有无大小便失禁,呼气有无特殊气味,皮肤颜色有无异常,肢端是否厥冷,肺部听诊有无湿啰音,听诊心脏的心音有无低钝,有无心脏杂音,腹肌有无紧张,四肢肌肉有无松弛,四肢肌力有无减退,眼球偏向哪侧,眼底检查有无视盘水肿。

（三）心理状况

由于患者病情发展快，病情危重，抢救中紧张的气氛，繁多的抢救设施，常引起患者家属的焦虑，而病情的缓解需要时间，家属常因关心患者而产生对治疗效果不满意。

（四）实验室检查

1.CT 或 MRI 检查

怀疑脑血管意外的患者可采取本项目，可显示病变的性质、部位和范围。

2.脑脊液检查

怀疑脑膜炎、脑炎、蛛网膜下隙出血的患者可选择，可提示病变的原因。

3.血糖、尿酮测定

怀疑糖尿病酮症酸中毒、高渗性昏迷、低血糖的患者可选择本项目，能及时诊断，并在治疗中监测病情变化。此外，根据昏迷患者的其他病因选择相应的检查项目，以尽快做出诊断，为挽救患者生命争取时间。

（五）判断昏迷程度

由于昏迷患者无法沟通，导致询问病史困难，因此，护士能够正确地进行病情观察和判断就显得非常重要，首先应先确认呼吸和循环系统是否稳定，而详细完整的护理体检应等到对患者昏迷的性质和程度判断后再进行。

1.临床分级法

主要是给予言语和各种刺激，观察患者反应情况，加以判断，如呼叫姓名、推摇肩臂、压迫眶上切迹、针刺皮肤、与之对话和嘱其执行有目的的动作等。注意区别意识障碍的不同程度。①嗜睡：是程度最浅的一种意识障碍，患者经常处于睡眠状态，唤醒后定向力基本完整，但注意力不集中，记忆稍差，如不继续对答，很快又入睡。②昏睡：处于较深睡眠状态，不易唤醒，醒时睁眼，但缺乏表情，对反复问话仅能做简单回答，回答时含混不清，常答非所问，各种反射活动存在。③昏迷：意识活动丧失，对外界各种刺激或自身内部的需要不能感知。按刺激反应及反射活动等可分3度（表12-2）。

表 12-2　昏迷的临床分级

昏迷分级	疼痛刺激反应	无意识自发动作	腱反射	瞳孔对光反射	生命体征
浅昏迷	有反应	可有	存在	存在	无反应
中昏迷	重刺激可有	很少	减弱或消失	迟钝	轻度变化
深昏迷	无反应	无	消失	消失	明显变化

2.昏迷量表评估法

（1）格拉斯哥昏迷计分法（GCS）：是在 1974 年英国 Teasdale 和 Jennett 制定的。以睁眼（觉醒水平）、言语（意识内容）和运动反应（病损平面）3 项指标的 15 项检查结果来判断患者昏迷和意识障碍的程度。以上 3 项检查共计 15 分，凡积分低于 8 分，预后不良；5～7 分预后恶劣；积分＜4 分者罕有存活。即以 GCS 分值愈低，脑损害的程度愈重，预后亦愈差。而意识状态正常者应为满分（15 分）。

此评分简单易行，比较实用。但临床发现：3 岁以下小孩不能合作；老年人反应迟钝，评分偏低；语言不通、聋哑人、精神障碍患者等使用受到限制；眼外伤影响判断；有偏瘫的患者应根据健侧作判断依据。此外，有人提出，Glasgow 昏迷计分法用于评估患者意识障碍的程度，不能反映出极为重要的脑干功能状态（表12-3）。

表 12-3　GCS 计分法

记分项目	反应	计分
Ⅰ.睁眼反应	自动睁眼	4
	呼唤睁眼	3
	刺激睁眼	2
	任何刺激不睁眼	1
Ⅱ.语言反应	对人物、时间、地点定向准确	5
	不能准确回答以上问题	4
	胡言乱语、用词不当	3
	散发出无法理解的声音	2
	无语言能力	1
Ⅲ.运动反应	能按指令动作	6
	对刺痛能定位	5
	对刺痛能躲避	4
	刺痛时肢体屈曲(去皮质强直)	3
	刺痛时肢体过伸(去大脑强直)	2
	对刺痛无任何反应	1
总分		

（2）Glasgow-Pittsburgh 昏迷观察表：在 GCS 的临床应用过程中,有人提出尚需综合临床检查结果进行全面分析,同时又强调脑干反射检查的重要性。为此,Pittsburgh 又加以改进补充了另外 4 个昏迷观察项目,即对光反射、脑干反射、抽搐情况和呼吸状态,称之 Glasgow-Pittsburgh 昏迷观察表,见表 12-4。合计为 7 项 35 级,最高为 35 分,最低为 7 分。在颅脑损伤中,35～28 分为轻型,27～21分为中型,20～15 分为重型,14～7 分为特重型颅脑损伤。该观察表即可判定昏迷程度,也反映了脑功能受损水平(表 12-4)。

表 12-4　Glasgow-Pittsburgh 昏迷观察表

项目		评分	项目		评分
Ⅰ.睁眼反应	自动睁眼	4		大小不等	2
	呼之睁眼	3		无反应	1
	疼痛引起睁眼	2	Ⅴ.脑干反射	全部存	5
	不睁眼	1		睫毛反射消失	4
Ⅱ.语言反应	言语正常(回答正确)	5		角膜反射消失	3
	言语不当(回答错误)	4		眼脑及眼前庭反射消失	2
	言语错乱	3		上述反射皆消失	1
	言语难辨	2	Ⅵ.抽搐情况	无抽搐	5
	不语	1		局限性抽搐	4

续表

项目		评分		项目	评分
Ⅲ.运动反应	能按吩咐动作	6		阵发性大发作	3
	对刺激能定位	5		连续大发作	2
	对刺痛能躲避	4		松弛状态	1
	刺痛肢体屈曲反应	3	Ⅶ.呼吸状态	正常	5
	刺痛肢体过伸反应	2		周期性	4
	无反应(不能运动)	1		中枢过度换气	3
Ⅳ.对光反应	正常	5		不规则或低换气	2
	迟钝	4		呼吸停止	1
	两侧反应不同	3			

三、护理诊断

（一）意识障碍

意识障碍与各种原因引起的大脑皮质和中脑的网状结构发生有度抑制有关。

（二）清理呼吸道无效

清理呼吸道无效与患者意识丧失不能正常咳嗽有关。

（三）有感染的危险

有感染的危险与昏迷患者的机体抵抗力下降、呼吸道分泌物排出不畅有关。

（四）有皮肤完整性受损的危险

有皮肤完整性受损的危险与患者意识丧失而不能自主调节体位、长期卧床有关。

四、护理目标

(1)患者的昏迷减轻或消失。

(2)患者的皮肤保持完整,无压疮发生。

(3)患者无感染的发生。

五、昏迷的救治原则

昏迷患者的处理原则主要是维持基本生命体征,避免脏器功能的进一步损害,积极寻找和治疗病因。具体包括以下内容。

(1)积极寻找和治疗病因。

(2)维持呼吸遭通畅,保证充足氧供,应用呼吸兴奋剂,必要时进行插管行辅助呼吸。

(3)维持循环功能,强心,升压,抗休克。

(4)维持水、电解质和酸碱平衡。对颅内压升高者,应迅速给予脱水治疗。每天补液量 1 500～2 000 mL,总热量 1 500～2 000 kcal。

(5)补充葡萄糖,减轻脑水肿,纠正低血糖。用法是每次 50% 葡萄糖溶液 60～100 mL 静脉滴注,每4～6小时一次。但疑为高渗性非酮症糖尿病昏迷者,最好等血糖结果回报后再给葡萄糖。

(6)对症处理。防治感染,控制高血压、高热和抽搐,注意补充营养。注意口腔呼吸道、泌尿道和皮肤护理。

(7)给于脑细胞代谢促进剂。

六、护理措施

(一)急救护理

(1)速使患者安静平卧,下颌抬高以使呼吸通畅。

(2)松解腰带、领扣,随时清除口咽中的分泌物。

(3)呼吸暂停者立即给氧或口对口人工呼吸。

(4)注意保暖,尽量少搬动患者。

(5)血压低者注意抗休克。

(6)有条件尽快输液。

(7)尽快呼叫急救站或送医院救治。

(二)密切观察病情

(1)密切观察患者的生命指征,神志、瞳孔的变化,神经生理反射有无异常,注意患者的抽搐、肺部的啰音、心音、四肢肢端温度、尿量、眼底视神经、脑膜刺激征、病理反射等,并及时、详细记录,随时对病情做出正确的判断,以便及时通知医师并及时做出相应的护理,并预测病情变化的趋势,采取措施预防病情的恶化。

(2)如患者出现呼吸不规则(潮式呼吸或间停呼吸)、脉搏减慢变弱、血压明显波动(迅速升高或下降)、体温骤然升高、瞳孔散大、对光反射消失,提示患者病情恶化,须及时通知医师,并配合医师进行抢救。

(三)呼吸道护理

协助昏迷患者取平卧位,头偏向一侧,防止呕吐物误吸造成窒息(图12-2)。帮助患者肩下垫高,使颈部舒展,防止舌后坠阻塞呼吸道,保持呼吸道通畅。立即检查口腔、喉部和气管有无梗阻,及时吸引口、鼻内分泌物,痰黏稠时给予雾化吸入。用鼻管或面罩吸氧,必要时需插入气管套管,机械通气。一般应使 PaO_2 至少高于 10.67 kPa(80 mmHg),$PaCO_2$ 在 4～4.67 kPa(30～35 mmHg)。

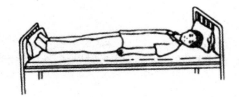

图 12-2　昏迷患者的卧位

(四)基础护理

1.预防感染

每 2～3 小时翻身拍背一次,并刺激患者咳嗽,及时吸痰。口腔护理 3～4 次/天,为防止口鼻干燥,可用 0.9%氯化钠水溶液纱布覆盖口鼻。患者眼睑不能闭合时,涂抗生素眼膏加盖纱布。

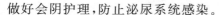

做好会阴护理,防止泌尿系统感染。

2.预防压疮

昏迷患者由于不能自主调整体位,肢体长期受压容易发生压疮,护理人员应每天观察患者的骶尾部、股骨大转子、肩背部、足跟、外踝等部位,保持床单柔软、清洁、平整,勤翻身,勤擦洗,骨突处做定时按摩,协助患者被动活动肢体,并保持功能位,有条件者可使用气垫床。

3.控制抽搐

可镇静止痉,目前首选药物是地西泮,10～20 mg 静脉滴注,抽搐停止后再静脉滴注苯妥英钠 0.5～1.0 g,可在4～6 小时内重复给药。

4.营养支持

给昏迷患者插胃管,采取管喂补充营养,应保证患者每天摄入高热量、高蛋白、高维生素、易消化的流质饮食,如牛奶、豆浆或混合奶、菜汤、肉汤等。B 族维生素有营养神经的作用,应予以补充。鼻饲管应每周清洗、消毒一次。

5.清洁卫生

(1)每天帮患者清洁皮肤,及时更换衣服,保持床铺的清洁干燥;如患者出现大小便失禁,应及时清除脏衣服,用清水清洁会阴部皮肤,迅速更换干净的衣服,长期尿失禁或尿潴留的患者,可留置尿管,定期开放(每 4 小时一次),每天更换一次尿袋,每周更换一次导尿管,每天记录尿量和观察尿液颜色,如患者意识转清醒后,应及时拔出导尿管,鼓励和锻炼患者自主排尿;如患者出汗,应及时抹干净,防止患者受凉。

(2)每天对患者进行口腔清洁,观察口腔和咽部有无痰液或其他分泌物、呕吐物积聚,如发现有,应及时清理口咽部和气管,防止患者误吸造成窒息。

(五)协助医师查明和去除病因

(1)遵医嘱采取血液、尿液、脑脊液、呕吐物等标本进行相应的检查,以查明患者昏迷的病因。

(2)及时建立静脉通道,为临床静脉用药提供方便。

(3)针对不同病因,遵照医嘱采取相应的医疗措施进行抢救。如有开放性伤口应及时止血、缝合、包扎;如消化道中毒者,及时进行催吐、洗胃、注射解毒剂;如糖尿病酮症酸中毒患者,及时应用胰岛素治疗并迅速补充液体;如癫痫持续状态患者,应及时应用苯妥英钠等药物。

(4)遵照医嘱维持患者的循环和脑灌注压,对直接病因已经去除的患者,可行脑复苏治疗(应用营养脑细胞的药物)以促进神经功能的恢复。

(六)健康教育

应向患者家属介绍如何照顾昏迷的患者,应注意哪些事项,如病情恶化,应保持镇静,及时与医师和护士联系。患者意识清醒后,应向患者和家属宣传疾病的知识,指导他们如何避免诱发原发病病情恶化的因素,并指导患者学会观察病情,及时发现恶化征象,及时就诊,以防止昏迷的再次发生。

七、护理评价

(1)患者的意识是否转清醒。

(2)患者的痰液是否有效排出。

(3)呼吸道是否保持通畅。

(4)皮肤是否保持完整,有无压疮,肺部有无感染发生。

(李献婷)

第五节　超高热危象

发热是多种疾病的常见症状。若腋温超过 37 ℃,且一天间体温波动超过 1 ℃以上,即可认为发热。腋温为 37.5～38 ℃称为低热、38.1～39 ℃称中度热、39.1～40 ℃称高热、41 ℃以上则为超高热。发热时间超过两周为长期发热。持续高热对身体损害很大,尤其是对脑组织有严重损伤,可引起脑细胞不可逆性损害。超高热危象系指高热同时伴有抽搐、昏迷、休克、出血等,是临床常见的危急重症之一,稍有疏忽,即可导致严重后果。

一、病因

（一）感染性发热

病毒、肺炎支原体、立克次体、细菌、螺旋体、真菌、寄生虫等各种病原体所致的感染,均可引起,为常见的病因。

1.传染病

多数急症患者的高热是由传染病引起,其中多半是上呼吸道感染,如普通感冒和流行性感冒、菌痢、疟疾、伤寒、传染性肝炎、粟粒性肺结核、急性血吸虫病、传染性单核细胞增多症、流行性脑脊髓膜炎、乙脑等均可引起发热或高热。

2.器官感染性炎症

器官感染性炎症常见有急性扁桃体炎、副鼻窦炎、中耳炎、支气管炎、肺炎、脓胸、肾盂肾炎、胆道感染、肝脓肿、细菌性心内膜炎、败血症、淋巴结炎、睾丸或副睾丸炎、输卵管炎、丹毒、深部脓肿等。

（二）非感染性发热

1.结缔组织疾病及变态反应

如系统性红斑狼疮、皮肌炎、风湿热、荨麻疹、药物热、输血输液反应等。

2.无菌性坏死

如广泛的组织创伤、大面积烧伤、心肌梗死、血液病等。

3.恶性肿瘤

如白血病、淋巴瘤、恶性网状细胞增多症、肝、肺和其他部位肿瘤等。

4.内分泌及代谢障碍

如甲状腺机能亢进（产热过多）、严重失水（散热过少）。

5.体温调节中枢功能障碍

如中暑、重度安眠药中毒、脑血管意外及颅脑损伤等。

二、病情评估

发热的原因复杂,临床表现千变万化,往往给诊断带来困难,因此,对一些非典型的疑难病例,除仔细询问病史,全面的体格检查和进行一些特殊实验室检查外,更应注意动态观察,并对搜集来的资料仔细进行综合分析,才能及时得出确切的诊断。

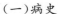

(一)病史

现病史和过去史的详细询问,常常对发热性疾病的诊断和鉴别诊断能提供重要的线索。例如黑热病、血吸虫病、丝虫病、华枝睾吸虫病等有相对严格的地区性;疟疾、流行性乙型脑炎、流行性脑脊髓膜炎、细胞性痢疾等有一定的季节性;麻疹、猩红热、天花患者痊愈后有长期免疫力;食物中毒多见于集体发病,有进食不洁食物史;有应用广谱抗生素、激素、抗肿瘤药物及免疫抑制剂病史者,经应用抗生素治疗无效,要考虑二重感染的可能性;有应用解热镇痛药、抗生素、磺胺等药物,要警惕药物热;如果同时有皮疹出现,药物热的可能性更大;输血后发热时间长,要考虑疟疾、病毒性肝炎、巨细胞病毒感染的可能性;既往有肺结核或有与肺结核患者密切接触史者,要警惕结核或结核播散的可能;有恶性肿瘤史,不管是手术后或化疗后,再次发热不退要警惕肿瘤转移。例如:有一例患者,10年前有鼻腔恶性肉芽肿,经化、放疗后,10年后出现高热不退,多种抗生素治疗无效,最后证实是恶性组织细胞病。

(二)发热伴随症状

详细观察分析发热的伴随症状,对分析发热原因及严重程度均有重要价值。主要包括有无淋巴结肿大、结膜充血、关节肿痛、出血、皮疹(疱疹、玫瑰疹、丘疹、荨麻疹等),有无肝脾大、神经系统症状、腹痛等。

(三)超高热危象早期表现

凡遇高热患者出现寒战、脉搏快、呼吸急促、烦躁、抽搐、休克、昏迷等,应警惕超高热危象的发生。

(四)实验室及其他检查

1.血象

血象以白细胞计数和分类计数最具初筛诊断意义。白细胞总数偏低,应考虑疟疾或病毒感染;白细胞总数增高和中性粒细胞左移者,常为细菌性感染;有大量幼稚细胞出现时要考虑白血病,但须与类白血病反应相鉴别。

2.尿粪检查

尿液检查对尿路疾病的诊断有很大帮助。对昏迷、高热病员而无阳性神经系统体征时,应做尿常规检查,以排除糖尿病酸中毒合并感染的可能。对高热伴有脓血便或有高热、昏迷、抽搐而无腹泻在疑及中毒性菌痢时应灌肠做粪便检查。

3.X线检查

常有助于肺炎、胸膜炎、椎体结核等疾病的诊断。

4.其他检查

对诊断仍未明确的病员,可酌情做一些特殊意义的检查如血培养、抗"O"、各种穿刺及活组织检查。还可依据病情行B超、CT、内窥镜检查等。

5.剖腹探查的指征

如果能适当应用扫描检查、超声检查以及经皮活检,一般不需要剖腹探查。但对扫描的异常发现需要进一步阐明其性质,或制定准确的处理方案,或需做引流时,剖腹术可作为最后确诊的步骤而予以实施。

6.诊断性治疗试验

不主张在缺乏明确诊断的病例中应用药物治疗,但是如果在仔细检查和培养后,临床和实验室资料支持某种病因诊断但又未能完全明确时,治疗性试验是合理的。

(1)血培养阴性的心内膜炎：有较高的死亡率，如果临床资料表明此诊断是最有可能的，抗生素试验治疗可能是救命性的，常推荐应用广谱抗生素 2～3 种以上，联合、足量、早期、长疗程应用，一般用药4～6 周，人工瓣膜心内膜炎者疗程应更长，培养阳性者应根据药敏给药。

(2)结核：对有结核病史的患者，应高度怀疑有结核病的活动性病灶，2～3 周的抗结核治疗很可能导致体温的下降，甚至达到正常。

(3)疟疾：如果热型符合疟疾（间日疟或三日疟）改变，伴有脾大，白细胞计数减少，流行季节或从流行区来的患者，而一时未找到疟原虫的确切证据，可试验性抗疟治疗，或许能得到良好的疗效，并有助于诊断。

(4)疑为系统性红斑狼疮，而血清学检查未能进一步证实的患者，激素试验性用药可获良效而进一步证实诊断。

由于多数不明原因的高热是由感染引起，所以一般抗生素在未获得确诊前是常规地使用以观疗效。

三、急救措施

(一)一般处理

将患者置于安静、舒适、通风的环境。有条件时应安置在有空调的病室内，无空调设备时，可采用室内放置冰块、电扇通风等方法达到降低室温的目的。高热惊厥者应置于保护床内，保持呼吸道通畅，予足量氧气吸入。

(二)降温治疗

可选用物理降温或药物降温。

1.物理降温法

利用物理原理达到散热目的，临床上有局部和全身冷疗两种方法。

(1)局部冷疗：适用于体温超过 39 ℃者，给予冷毛巾或冰袋及化学制冷袋，将其放置于额部、腋下或腹股沟部，通过传导方式散发体内的热量。

(2)全身冷疗：适用于体温超过 39.5 ℃者，采用酒精擦浴、温水擦浴、冰水灌肠等方法。

酒精擦浴法：酒精是一种挥发性的液体，擦浴后酒精在皮肤上迅速蒸发，吸收和带走机体的大量热量；同时酒精和擦拭又具有刺激皮肤血管扩张的作用，使散热增加。一般选用 25%～35%的酒精100～200 mL，温度为 30 ℃左右。擦浴前先置冰袋于头部，以助降温，并可防止由于擦浴时全身皮肤血管收缩所致头部充血；置热水袋于足底，使足底血管扩张有利散热，同时减少头部充血。擦浴中应注意患者的全身情况，若有异常立即停止。擦至腋下、掌心、腘窝、腹股沟等血管丰富处应稍加用力且时间稍长些，直到皮肤发红为止，以利散热。禁擦胸前区、腹部、后颈、足底，以免引起不良反应。擦拭完毕，移去热水袋，间隔半小时，测体温、脉搏、呼吸，做好记录，如体温降至 39 ℃以下，取下头部冰袋。

温水擦浴法：取 32～34 ℃温水进行擦浴，体热可通过传导散发，并使血管扩张，促进散热。方法同酒精擦浴法。

冰水灌肠法：用于体温高达 40 ℃的清醒患者，选用 4 ℃的生理盐水 100～150 mL 灌肠，可达到降低深部体温的目的。

2.药物降温法

应用解热剂使体温下降。

（1）适应证：①婴幼儿高热，因小儿高热引起"热惊厥"。②高热伴头痛、失眠、精神兴奋等症状，影响患者的休息与疾病的康复。③长期发热或高热，经物理降温无效者。

（2）常用药物：有消炎痛、异丙嗪、哌替啶、氯丙嗪、激素如地塞米松等。对于超高热伴有反复惊厥者，可采用亚冬眠疗法、静脉滴注氯丙嗪、异丙嗪各 2 mg/（kg·次）。降温过程中严密观察血压变化，视体温变化调整药物剂量。

必要时物理降温与药物降温可联合应用，注意观察病情。

（三）病因治疗

诊断明确者应针对病因采取有效措施。

（四）支持治疗

注意补充营养和水分，保持水、电解质平衡，保护心、脑、肾功能及防治并发症。

（五）对症处理

如出现惊厥、颅内压增高等症状，应及时处理。

四、护理要点

（一）一般护理

做好患者皮肤、口腔等基础护理，满足患者的基本需要，尽可能使患者处于舒适状态，预防并发症的发生；做好发热患者的生活护理，如发热患者的衣被常被汗液浸湿，应及时更换。

（二）心理护理

患者由于疾病和高热的折磨，容易出现烦躁、焦虑等心理变化，需要更多的关心、抚慰和鼓励。护士要多接近患者，耐心解答患者提出的各种问题，使患者从精神、心理上得到支持。

（三）病情观察与护理

（1）严密观察体温、脉搏、呼吸、血压、神志变化，以了解病情及观察治疗反应。在物理降温或药物降温过程中，应持续测温或每5分钟测温 1 次，昏迷者应测肛温。体温的突然下降伴有大量出汗，可导致虚脱或休克，此种情况在老年、体弱患者尤应注意。

（2）观察与高热同时存在的其他症状，如是否伴有寒战、大汗、咳嗽、呕吐、腹泻、出疹或出血等，以协助医师明确诊断。

（3）观察末梢循环情况，高热而四肢末梢厥冷、发绀者，往往提示病情更为严重。经治疗后体温下降和四肢末梢转暖、发绀减轻或消失，则提示治疗有效。

五、健康教育

（一）饮食指导

告知患者发热是一种消耗性疾病，饮食中注意高热量、高蛋白、高维生素的摄取是必要的。鼓励患者多食一些营养丰富、易消化、自己喜爱的流质或半流质饮食，保证每天总热量不低于12 552 kJ（3 000 kcal）；同时注意水分和盐分补充，保证每天入水量在3 000 mL左右，防止脱水，促进毒素和代谢产物的排出。

（二）正确测量体温

体温测量的正确性对于判断疾病的转归有一定的意义。应教会患者正确测量体温的方法，应告知成人口腔温度和腋下温度测量的方法、时间及测量中的注意事项；应向婴幼儿家属说明婴幼儿肛温测量的方法、时间及注意事项。

(三)加强自我保健教育

指导患者建立有规律的生活;适当的体育锻炼和户外活动,增加机体的耐寒和抗病能力;在寒冷季节或气候骤变时,注意保暖,避免受凉,预防感冒、流行性感冒等;向患者和家属介绍有关发热的基本知识,避免各种诱因;改善环境卫生,重视个人卫生;告诫患者重视病因治疗,如系感染性发热,当抗生素使用奏效时,体温便会下降。

(李献婷)

第六节　高血压危象

高血压是一组表现为体循环动脉血压增高的疾病,按照高血压发病的原因及病程进展缓急,可分为良性和恶性两型。其中恶性高血压又称急进型高血压,舒张压常>17.3 kPa(130 mmHg),引起急性肾衰竭、氮质血症,如不积极有效地治疗,大约 1 年内死亡。恶性高血压在原发性高血压中发生率为 1%。

高血压危象指在高血压病程中,由于某些诱因,致外周小动脉发生暂时的强烈收缩,血压急剧升高,以舒张压突然升高达 18.7 kPa(140 mmHg)以上或更高为特征,收缩压相应升高达33.3 kPa(250 mmHg)以上,可伴有重要器官的功能障碍和不可逆的损害。高血压危象可发生在缓慢型或急进型高血压,也可发生在过去血压完全正常者,多为急性肾小球肾炎。由于原发性高血压占高血压的 90% 以上,故高血压危象也以原发性高血压为多。

1999 年 WHO/ISH 高血压诊断标准见表 12-5。

表 12-5　1999 年 WHO/ISH 高血压诊断标准

类型	收缩压(mmHg)	舒张压(mmHg)
理想血压	<120	<80
正常血压	<130	<85
1 级高血压(轻度)	140~159	90~99
亚组:临界高血压	140~149	90~94
2 级高血压(中度)	160~179	100~109
3 级高血压(重度)	≥180	≥110
单纯收缩期高血压	≥140	<90
亚组:临界收缩期高血压	140~149	<90

一、高血压危象分型

(1)高血压脑病:血压突然急剧升高,导致急性脑血液循环障碍而致脑水肿和颅内高压,而产生剧烈头痛、呕吐、意识障碍等神经系统症状。

(2)高血压危象伴颅内出血:包括脑出血或蛛网膜下隙出血。

(3)儿茶酚胺释放所致高血压危象:见于嗜铬细胞瘤。肿瘤可产生和释放大量去甲基肾上腺素和肾上腺素。表现为血压急剧升高,伴心动过速、头痛、面色苍白、大量出汗、末梢循环障碍。

发作持续数分钟至数小时。通常都有诱因存在,如情绪激动等,发作间歇可无症状。

(4)高血压危象伴急性肺水肿。

(5)高血压危象伴肾功能损害。

(6)高血压危象伴主动脉夹层动脉瘤。

(7)妊娠高血压综合征:妊娠后期出现高血压、蛋白尿和水肿,严重时发生子痫。

二、护理评估

(一)健康史

询问既往有无高血压病史,有无过劳、精神刺激或内分泌功能紊乱,是否服用抗高血压药物或其他药物,及详细服药情况。此外还应了解患者家族成员中有无高血压病史。

(二)身心状况

1.血压

血压突然升高,舒张压常高于 17.3 kPa(130 mmHg)。

2.急性靶器官系统损害

常伴心、脑、肾、腹部内脏器官、眼底等急性损害。

(1)视网膜病变:出血、渗出或(和)视盘水肿。

(2)神经系统表现:头痛、嗜睡、抽搐、昏迷,常伴半身感觉障碍和一侧肢体活动失灵。

(3)心脏:心绞痛或心肌梗死,严重时可出现急性左心衰竭。

(4)肾脏:少尿、氮质血症、尿毒症的表现。

(5)胃肠道:有恶心、呕吐、阵发性腹部绞痛等。

3.心理、社会状况

患者常出现焦虑、恐惧、消极悲观等情绪,这些心理负担会令血压更易波动,给治疗带来负面效果。

(三)辅助检查

1.尿常规

尿中是否存在蛋白、红细胞、管型,了解有无肾实质的受损。

2.肾功能检查

伴急性肾功能损害者,血尿素氮和肌酐升高。

3.香草基杏仁酸(VMA)

疑嗜铬细胞瘤者所致的高血压可行 VMA 检查。

4.脑脊液(CSF)检查

CSF 压力增高。

5.胸片

观察有无心脏增大、充血性心力衰竭、肺水肿等征象。

6.肾上腺 CT

疑嗜铬细胞瘤者所致的高血压可行肾上腺 CT 检查。

7.动态血压(ABPM)监测

了解和观察 24 小时内患者血压变化情况。

三、护理诊断

（一）舒适的改变

舒适的改变与血压急剧升高、颅内压力升高有关。

（二）有受伤的危险

有受伤的危险与头晕、视力模糊、意识障碍有关。

（三）有体液过多的危险

有体液过多的危险与尿少,急性肾功能损害有关。

（四）焦虑和（或）恐惧

焦虑和（或）恐惧与患者担心疾病预后有关。

（五）知识缺乏

患者及家属缺乏与本病防治的相关知识。

四、护理目标

(1)患者血压稳定,不适症状消失。

(2)患者有安全感和归属感,对医务人员信任,接受并配合治疗护理。

(3)患者尿量正常,水、电解质、酸碱维持平衡,肾功能有效改善。

(4)患者初步了解高血压危象可能发生的因素,能遵医嘱服药并自我监测。

五、高血压危象的护理措施

（一）监护

患者以在 CCU 或 ICU 安静治疗为宜,尽量避光,以获得密切的监测,绝对卧床休息,床头抬高 30°,使颅内压减轻。

（二）给氧

常规使用鼻导管给氧。

（三）迅速开放静脉通道,给予有效降压药物

遵医嘱做到迅速、安全、有效降压。其中以硝普钠最为理想。避免血压下降过快过猛可导致冠状动脉或脑动脉供血不足或少尿,其安全的血压水平是 $(21.3\sim24.0)/(13.3\sim14.7)$ kPa $[(160\sim180)/(100\sim110)$ mmHg]。开始时降压药剂量宜小。密切观察是否有神经系统症状、心排血量降低、少尿等现象。然后逐渐增加剂量,应使患者能够耐受血压下降的速度。静脉用药者 $1\sim2$ 天内应加上口服降压药,争取短期内停用静脉给药。可合并用药以提高疗效减少不良反应。

（四）防治脑水肿

避免脱水或补液过多,前者可引起肾前性氮质血症,后者可使血压进一步升高,并可引起心力衰竭。用脱水剂甘露醇、呋塞米(速尿)等治疗;脑水肿、惊厥者镇静止惊,如肌注苯巴比妥钠、地西泮、水合氯醛灌肠等。头痛严重可针刺百会穴(两耳尖连线在头顶正中点)使之出血,以缓解头痛。

（五）抗心力衰竭

合并急性左心衰竭时给予强心、利尿及扩血管治疗,选用硝普钠最为理想。

（六）合并氮质血症者

合并氮质血症者应予血液透析治疗。

（七）嗜铬细胞瘤合并高血压危象

由于瘤体分泌大量儿茶酚胺引起血压急剧升高，手术前应选用 α 受体阻滞剂酚妥拉明降低血压。

（八）合并妊娠高血压综合征时

早期限制活动和盐的摄入。头痛应引起重视，提示可能发生子痫，在子痫发生之前应终止妊娠。若患者发生子痫，应绝对卧床休息，静脉注射硫酸镁，给予镇静剂，避免激惹而病情加重，并积极降压治疗。子痫发生后应延缓分娩，以子痫停止发作 24～48 小时分娩为宜。

（九）心理护理

保持患者情绪稳定，增加心理支持，使患者愿意并积极配合治疗护理。

（十）健康教育

（1）指导患者坚持低盐、低脂饮食，戒烟、酒等不良生活习惯，合理安排休息与活动，避免过劳。

（2）保持情绪平稳，避免不良精神刺激。

（3）遵医嘱规律服用降压药物，保持血压稳定在安全范围内，学会自我检测血压，并及时到医院复查。

（李献婷）

第七节　高血糖危象

高血糖危象指的是糖尿病昏迷，而糖尿病是由多种病因引起的以慢性高血糖为特征的代谢紊乱，其基本病理生理为绝对或相对性胰岛素分泌不足所引起的糖代谢紊乱，严重时可导致酸碱平衡失常。特征性的病理改变包括高血糖、高酮血症及代谢性酸中毒，发展到严重时可发生酮症酸中毒昏迷和高渗性非酮症性昏迷。

一、糖尿病酮症酸中毒

糖尿病酮症酸中毒（DKA）为最常见的糖尿病急症，是由于体内胰岛素缺乏引起的以高血糖、高血酮和代谢性酸中毒为主要表现的临床综合征。当代谢紊乱发展至脂肪分解加速、血清酮体积聚超过正常水平时称为酮血症，尿酮体排出增多称为酮尿，临床上统称为酮症。当酮酸积聚而发生代谢性酸中毒时称为酮症酸中毒，常见于 1 型糖尿病患者或 B 细胞功能较差的 2 型糖尿病患者伴应激时。

（一）病因

DKA 发生在有糖尿病基础，在某些诱因作用下发病。DKA 多见于年轻人，1 型糖尿病易发，2 型糖尿病可在某些应激情况下发生。发病过程大致可分为代偿性酮症酸中毒与失代偿性酮症酸中毒两个阶段。诱发 DKA 的原因如下。

1.急性感染

急性感染以呼吸、泌尿、胃肠道和皮肤的感染最为常见。伴有呕吐的感染更易诱发急性感染。

2.胰岛素和药物治疗中断

胰岛素和药物治疗中断是诱发 DKA 的重要因素,特别是胰岛素治疗中断。有时也可因体内产生胰岛素抗体致使胰岛素的作用降低而诱发。

3.应激状态

糖尿病患者出现精神创伤、紧张或过度劳累、外伤、手术、麻醉、分娩、脑血管意外、急性心肌梗死等。

4.饮食失调或胃肠疾患

严重呕吐、腹泻、厌食、高热等导致严重失水,过量进食含糖或脂肪多的食物,酗酒,或每天糖类摄入过少(<100 g)时。

5.不明病因

发生 DKA 时往往有几种诱因同时存在,但部分患者可能找不到明显诱因。

(二)发病机制

主要病理基础为胰岛素相对或绝对不足、拮抗胰岛素的激素(胰高血糖素、皮质醇、儿茶酚胺类、生长激素)增加以及严重失水等,因此产生糖代谢紊乱,血糖不能正常利用,导致血糖增高、脂肪分解增加、血酮增高和继发性酸中毒与水、电解质平衡失调等一系列改变。本病发病机制中各种胰岛素拮抗激素相对或绝对增多起重要作用。

1.脂肪分解增加、血酮增高与代谢性酸中毒的出现

DAK 患者脂肪分解的主要原因有:①胰岛素的严重缺乏,不能抑制脂肪分解。②糖利用障碍,机体代偿性脂肪动员增加。③生长激素、胰高血糖素和糖皮质激素的作用增强,促进脂肪的分解。此时因脂肪动员和分解加速,大量脂肪酸在肝经 B 氧化生成乙酰辅酶 A。正常状态下的乙酰辅酶 A 主要与草酰乙酸结合后进入三羧酸循环。DAK 时,由于草酰乙酸的不足,使大量堆积的乙酰辅酶 A 不能进入三羧酸循环,加上脂肪合成受抑制,使之缩合为乙酰乙酸,再转化为 β-羟丁酸、丙酮,三者总称为酮体。与此同时,胰岛素的拮抗激素作用增强,也成为加速脂肪分解和酮体生成的另一个主要方面。在糖、脂肪代谢紊乱的同时,蛋白质的分解过程加强,出现负氮平衡,血中生酮氨基酸增加,生糖氨基酸减少,这在促进酮血症的发展中也起了重要作用。当肝内产生的酮体量超过了周围组织的氧化能力时,便引起高酮血症。

病情进一步恶化将引起:①组织分解加速。②毛细血管扩张和通透性增加,影响循环的正常灌注。③抑制组织的氧利用。④先出现代偿性通气增强,继而 pH 下降,当 pH<7.2 时,刺激呼吸中枢引起深快呼吸(Kussmaul 呼吸),pH<7.0 时,可导致呼吸中枢麻痹,呼吸减慢。

2.胰岛素严重缺乏、拮抗激素增高及严重脱水

当胰岛素严重缺乏和拮抗激素增高情况下,糖利用障碍,糖原分解和异生作用加强,血糖明显增高,可超过 19.25 mmol/L,继而引起细胞外高渗状态,使细胞内水分外移,引起稀释性低钠。一般来说,血糖每升高 5.6 mmol/L,血浆渗量增加 5.5 mmol/L,血钠下降 2.7 mOsm/L。此时,增高的血糖由肾小球滤过时,可比正常的滤过率[5.8~11 mmol/(L·min)]高出 5~10 倍,大大超过了近端肾小管回吸收糖[16.7~27.8 mmol/(L·min)]的能力,多余的糖由肾排出,带走大量水分和电解质,这种渗透性利尿作用必然使有效血容量下降,机体处于脱水状态。此外,由此

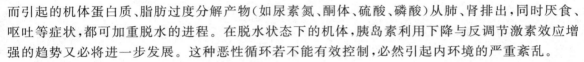

而引起的机体蛋白质、脂肪过度分解产物(如尿素氮、酮体、硫酸、磷酸)从肺、肾排出,同时厌食、呕吐等症状,都可加重脱水的进程。在脱水状态下的机体,胰岛素利用下降与反调节激素效应增强的趋势又必将进一步发展。这种恶性循环若不能有效控制,必然引起内环境的严重紊乱。

3.电解质失衡

因渗透性利尿作用,从肾排出大量水分的同时也丢失 K^+、Na^+ 和 Cl^- 等离子。血钠在初期可由于细胞内液外移和排出增多而引起稀释性低钠,但若失水超过失钠程度,血钠也可增高。血钾降低多不明显,有时由于 DKA 时组织分解增加使大量细胞内 K^+ 外移而使测定的血钾不低,但总体上仍以低钾多见。

(三)临床表现

绝大多数 DKA 见于 1 型糖尿病患者,有使用胰岛素治疗史,且有明显诱因,小儿则多以 DKA 为首先症状出现。一般起病急骤,但也有逐渐起病者。早期患者常感软弱、乏力、肌肉酸痛,是为 DKA 的前驱表现,同时糖尿病本身症状也加重,常因大量尿糖及酮尿使尿量明显增加,体内水分丢失,多饮、多尿更为突出,此时食欲缺乏、恶心、呕吐、腹痛等消化道症状及胸痛也很常见。老年有冠心病者可并发心绞痛,甚而心肌梗死及心律失常或心力衰竭等。由于 DKA 时心肌收缩力降低,每搏量减少,加以周围血管扩张,血压常下降,导致周围循环衰竭。

1.严重脱水

皮肤黏膜干燥、弹性差,舌干而红,口唇樱桃红色,眼球下陷,心率增快,心音减弱,血压下降;并可出现休克及中枢神经系统功能障碍,如头痛、神志淡漠、恍惚,甚至昏迷。少数患者尚可在脱水时出现上腹部剧痛、腹肌紧张并压痛,酷似急性胰腺炎或外科急腹症,胰淀粉酶亦可升高,但非胰腺炎所致,系与严重脱水和糖代谢紊乱有关,一般在治疗 2~3 天后可降至正常。

2.酸中毒

可见深而快的 Kussmaul 呼吸,呼出气体呈酮味(烂苹果味),但患者常无呼吸困难感觉,少数患者可并发呼吸窘迫综合征。酸中毒可导致心肌收缩力下降,诱发心力衰竭。当 pH<7.2 时中枢神经系统受抑制则出现倦怠、嗜睡、头痛、全身痛、意识模糊和昏迷。

3.电解质失衡

早期低血钾常因病情发展而进一步加重,可出现胃肠胀气、腱反射消失和四肢麻痹,甚至有麻痹性肠梗阻的表现。当同时合并肾功能损害,或因酸中毒致使细胞内大量钾进入细胞外液时,血钾也可增高。

4.其他

肾衰竭时少尿或无尿,尿检出现蛋白、管型;部分患者可有发热,病情严重者体温下降,甚至降至 35 ℃ 以下,这可能与酸血症时血管扩张和循环衰竭有关;尚有少数患者可因 6-磷酸葡萄糖脱氢酶缺乏而产生溶血性贫血或黄疸。

(四)实验室检查

1.尿糖、尿酮检查

尿糖、尿酮强阳性,但当有严重肾功能损害时由于肾小球滤过率减少而导致肾糖阈增高时,尿糖和尿酮亦可减少或消失。

2.血糖、血酮检查

血糖明显增高,多高达 16.7~33.3 mmol/L,有时可达55.5 mmol/L 以上;血酮体增高,正常 <0.6 mmol/L,>1.0 mmol/L 为高血酮,>3.0 mmol/L 提示酸中毒。

3.血气分析

代偿期 pH 可在正常范围，HCO_3^- 降低；失代偿期 pH<7.35，HCO_3^- 进一步下降，BE 负值增大。

4.电解质测定

血钾正常或偏低，尿量减少后可偏高，血钠、血氯多偏低，血磷低。

5.其他

肾衰竭时，尿素氮、肌酐增高，尿常规可见蛋白、管型，白细胞计数多增加。

（五）诊断及鉴别诊断

DKA 的诊断基于如下条件：①尿糖强阳性。②尿酮体阳性，但在肾功能严重损伤或尿中以 β-羟丁酸为主时尿酮可减少甚至消失。③血糖升高，多为 16.7～33.3 mmol/L，若>33.3 mmol/L，要注意有无高血糖高渗状态。④血 pH 常<7.35，HCO_3^-<10 mmol/L。在早期代偿阶段血 pH 可正常，但 BE 负值增大。关键在于对临床病因不明的脱水、酸中毒、休克、意识改变进而昏迷的患者应考虑到 DKA 的可能。若尿糖、尿酮体阳性，血糖明显增高，无论有无糖尿病史，都可结合临床特征而确立诊断。

DKA 可有昏迷，但在确立是否为 DKA 所致时，除需与高血糖高渗状态、低血糖昏迷和乳酸性酸中毒进行鉴别外，还应注意脑血管意外的出现，应详查神经系统体征，特别要急查头颅 CT，以资鉴别，必须注意二者同时存在的可能性。

（六）急诊处理

治疗原则为尽快纠正代谢紊乱，去除诱因，防止各种并发症。补液和胰岛素治疗是纠正代谢紊乱的关键。

1.补液

输入液体的量及速度应根据患者脱水程度、年龄及心脏功能状态而定。一般每天总需量按患者原体重的 10％估算。首剂生理盐水1 000～2 000 mL，1～2 小时静脉滴注完毕，以后每 6～8 小时输 1 000 mL 左右。补液后尿量应在每小时 100 mL 以上，如仍尿少，表示补液不足或心、肾功能不佳，应加强监护，酌情调整。昏迷者在苏醒后，要鼓励口服液体，逐渐减少输液，较为安全。

2.胰岛素治疗

常规以小剂量胰岛素为宜，这种用法简单易行，不必等血糖结果；无迟发低血糖和低血钾反应，经济、有效。实施时可分两个阶段进行。

（1）第 1 阶段：患者诊断确定后（或血糖>16.7 mmol/L），开始先静脉点滴生理盐水，并在其中加入短效胰岛素，每小时给予每千克体重 0.1 U 胰岛素，使血清胰岛素浓度恒定达到 100～200 μU/mL，每1～2 小时复查血糖，如血糖下降<30％，可将胰岛素加量；对有休克和（或）严重酸中毒和（或）昏迷的重症患者，应酌情静脉注射首次负荷剂量 10～20 U 胰岛素；如下降>30％，则按原剂量继续静脉滴注，直至血糖下降为≤13.9 mmol/L 后，转第 2 阶段治疗；当血糖≤8.33 mmol/L 时，应减量使用胰岛素。

（2）第 2 阶段：当患者血糖下降至≤13.9 mmol/L 时，将生理盐水改为 5％葡萄糖（或糖盐水），胰岛素的用量则按葡萄糖与胰岛素之比为（3～4）：1（即每 3～4 g 糖给胰岛素 1 U）继续点滴，使血糖维持在11.1 mmol/L 左右，酮体阴性时，可过渡到平日治疗剂量，但在停止静脉滴注胰岛素前 1 小时酌情皮下注射胰岛素 1 次，以防血糖的回升。

3.补钾

DKA 者从尿中丢失钾,加上呕吐与摄入减少,必须补充。但测定的血钾可因细胞内钾转移至细胞外而在正常范围内,因此,除非患者有肾功能障碍或无尿,一般在开始治疗即进行补钾。补钾应根据血钾和尿量:治疗前血钾低于正常,立即开始补钾,头 2～4 小时通过静脉输液每小时补钾为 13～20 mmol/L(相当于氯化钾 1.0～1.5 g);血钾正常、尿量＞40 mL/h,也立即开始补钾;血钾正常、尿量＜30 mL/h,暂缓补钾,待尿量增加后再开始补钾;血钾高于正常,暂缓补钾。使用时应随时进行血钾测定和心电图监护。如能口服,用肠溶性氯化钾 1～2 g,3 次/天。用碳酸氢钠时,鉴于它有促使钾离子进入细胞内的作用,故在滴入 5％碳酸氢钠 150～200 mL 时,应加氯化钾 1 g。

4.纠正酸中毒

患者酸中毒系因酮体过多所致,而非 HCO_3^- 缺乏,一般情况下不必用碳酸氢钠治疗,大多可在输注胰岛素及补液后得到纠正。反之,易引起低血钾、脑水肿、反常性脑脊液 pH 下降和因抑制氧合血红蛋白解离而导致组织缺氧。只有 pH＜7.1 或 CO_2 结合力＜4.5 mmol/L、HCO_3^-＜5 mmol/L时给予碳酸氢钠 50 mmol/L。

5.消除诱因,积极治疗并发症

并发症是关系到患者预后的重要方面,也是酮症酸中毒病情加重的诱因,如心力衰竭、心律失常、严重感染等,都须积极治疗。此外,对患者应用鼻导管供氧,严密监测神志、血糖、尿糖、尿量、血压、心电图、血气、血浆渗量、尿素氮、电解质及出入量等,以便及时发现病情变化,及时予以处理。

(七)急救护理

1.急救护理要点

(1)补液:是抢救 DKA 首要的、极其关键的措施。补液可以迅速纠正失水以改善循环血容量与肾功能。通常使用 0.9％氯化钠注射液。一般补液应遵循以下原则。

若血压正常或偏低,血钠＜150 mmoL/L,静脉输入 0.9％氯化钠注射液。发生休克者,还应间断输入血浆或全血。

若血压正常,血钠高于或等于 150 mmol/L,或伴有高渗状态,可开始就用低渗液体。

血糖降至 13.9 mmol/L 以下,改用 5％葡萄糖注射液。补充的量及速度须视失水程度而定。一般按患者体重(kg)的 10％估计输液。补液按先快后慢的原则进行。头 4 个小时补充总量的1/4～1/3,头8～12 小时补充总量的 2/3,其余的量在 24～48 小时内补足。补液途径以静脉为主,辅以胃肠内补液。

(2)应用胰岛素:静脉滴注或静脉推注小剂量胰岛素治疗,此法简单易行,安全有效,较少发生低血钾、脑水肿及后期低血糖等严重不良反应。每小时胰岛素用量 0.1 U/kg(可用 50 U RI 加入500 mL 0.9％氯化钠注射液中以 1 mL/min 的速度持续静脉滴注)。

(3)保持呼吸道通畅,吸氧,提供保护性措施。

2.一般护理要点

(1)严密观察生命体征和神志变化,低血钾患者应做心电图监测,为病情判断和观察治疗反应提供客观依据。

(2)及时采血、留尿,送检尿糖、尿酮、血糖、血酮、电解质及血气等。

(3)准确记录 24 小时出入量。

(4)补液时密切监测肺水肿发生情况。

(5)遵医嘱用药,纠正电解质及酸碱失衡:轻症患者经补液及胰岛素治疗后,酸中毒可逐渐得到纠正,不必补碱。重症酸中毒,二氧化碳结合力<8.92 mmol/L,pH<7.1,应根据血 pH 和二氧化碳结合力变化,给予适量碳酸氢钠溶液静脉输入。酸中毒时细胞内缺钾,治疗前血钾水平不能真实反映体内缺钾程度,治疗后 4~6 小时血钾常明显下降,故在静脉输入胰岛素及补液同时应补钾,最好在心电监护下,结合尿量和血钾水平,调整补钾量和速度。在使用胰岛素 4 小时后,只要有尿排出(>30 mL/h),则应当补钾。

(6)对症护理:针对休克、严重感染、心力衰竭、心律失常、肾衰竭、脑水肿等进行处理,加强护理,注意口腔、皮肤的护理,预防压疮和继发性感染。昏迷患者应加强生活护理。

二、糖尿病高渗性非酮症昏迷

非酮症性高血糖高渗性糖尿病昏迷(NKHDC)是糖尿病的严重急性合并症。特点是血糖极高,没有明显的酮症酸中毒,因高血糖引起血浆高渗性脱水和进行性意识障碍的临床综合征。

(一)病因及发病机制

诱发因素常见的有大量口服或静脉输注糖液,使用糖皮质激素、利尿剂(如呋塞米、噻嗪类、山梨醇)、免疫抑制剂、氯丙嗪、苯妥英钠、普萘洛尔等药物,急性感染,手术,以及脑血管意外、急性心肌梗死、心力衰竭等应激状态,腹膜透析和血液透析等。详细的发病机制还有待于进一步阐明。可能由于本病患者体内仍有一定数量的胰岛素,虽然由于各种不同原因而使其生物效应不足,但其数量足以抑制脂肪细胞脂肪分解,而不能抑制肝糖原分解和糖原异生,肝脏产生葡萄糖增加释入血流,同时葡萄糖因胰岛素不足不能透过细胞膜而为脂肪、肌肉摄取与利用,导致血糖上升。脂肪分解受抑制,游离脂肪酸增加不多,使肝脏没有足够的底物形成较多的酮体。加以本病患者抗胰岛素激素(如生长激素、糖皮质激素等)水平虽然升高,但其出现时间较酮症酸中毒患者为迟,且其上升程度不足以引起生酮作用。血糖升高,大量尿糖从肾排出,引起高渗性利尿,从而导致脱水和血容量减少。

(二)临床表现

1.前驱期表现

NKHDC 起病多隐蔽,在出现神经系统症状和进入昏迷前常有一段过程,即前驱期,表现为糖尿病症状如口渴、多尿和倦怠、无力等症状的加重,反应迟钝,表情淡漠,引起这些症状的基本原因是由于渗透性利尿失水。这一期可由几天到数周不等,发展比糖尿病酮症酸中毒慢,如能对NKHDC 提高警惕,在前驱期及时发现并诊断,则对患者的治疗和预后大有好处,但可惜往往由于前驱期症状不明显,一则易被患者本人和医师所忽视,再者常易被其他合并症症状所掩盖和混淆,而使诊断困难和延误。

2.典型期的临床表现

如前驱期得不到及时治疗,则病情继续发展,由于严重的失水引起血浆高渗和血容量减少,患者主要表现为严重的脱水和神经系统两组症状和体征,我们观察的全部患者都有明显的脱水表现,外观患者的唇舌干裂、眼窝塌陷、皮肤失去弹性,由于血容量不足,大部分患者有血压降低、心跳加速,少数患者呈休克状态,有的由于严重脱水而无尿,神经系统方则表现为不同程度的意识障碍,从意识模糊、嗜睡直至昏迷,可以有一过性偏瘫。病理反射和癫痫样发作,出现神经系统症状常是促使患者前来就诊的原因,因此常误诊为一般的脑血管意外而导致误诊、误治,后果严重。和酮症酸中毒不一样,NKHDC 没有典型的酸中毒呼吸,如患者出现中枢性过度换气现象时,则应考虑是否合并有败血症和脑血管意外。

(三)实验室及其他检查

(1)血常规。由于脱水血液浓缩,血红蛋白增高,白细胞计数多$>10 \times 10^9/L$。

(2)血糖极高>33.3 mmol/L(多数>44.4 mmol/L)。

(3)血电解质改变不明显。

(4)尿糖强阳性,尿酮体阴性或弱阳性。

(5)血浆渗透压增高血浆渗透压可按下面公式计算。

$$血浆渗透压(mOsm/L) = 2(Na^+ + K^+) + \frac{血糖\ mg/dL}{18} + \frac{BUN\ mg/dL}{2.8}$$

正常范围 280～300 mOsm/L,NKHDC 多>340 mOms。

其他血肌酐和尿素氮多增高,原因可由于肾脏本身因素,但大部分患者是由于高度脱水肾前因素所致,因而血肌酐和尿素氮一般随急性期补液治疗后而下降,如仍不下降或特别高者预后不良。

(四)诊断

NKHDC 的病死率极高,能否及时诊断直接关系到患者的治疗和预后。从上述 NKHDC 的临床表现看,对本症的诊断并不困难,关键是所有的临床医师要提高对本症的警惕和认识,特别是对中、老年患者有以下临床症状者,无论有无糖尿病历史,均提示有 NKHDC 的可能,应立即做实验室检查:①进行性意识障碍和明显脱水表现者。②中枢神经系统症状和体征,如癫痫样抽搐和病理反射征阳性者。③合并感染、心肌梗死、手术等应激情况下出现多尿者。④大量摄糖,静脉输糖或应用激素、苯妥因钠、心得安等可致血糖增高的药物时出现多尿和意识改变者。⑤水入量不足、失水和用利尿药、脱水治疗与透析治疗等。

实验室检查和诊断指标:对上述可疑 NKHDC 者应立即取血查血糖、血电解质(钠、钾、氯)、尿素氮和肌酐、CO_2CP,有条件做血酮和血气分析,查尿糖和酮体,做心电图。NKHDC 实验室诊断指标:①血糖>33.3 mmol/L。②有效血浆渗透压>320 mOsm/L,有效血浆渗透压指不计算血尿素氮提供的渗透压。③尿糖强阳性,尿酮体阴性或弱阳性。

(五)鉴别诊断

首先,需与非糖尿病脑血管意外患者相鉴别,这种患者血糖多不高,或有轻度应激性血糖增高,但不可能>33.3 mmol/L。其次,需与其他原因的糖尿病性昏迷相鉴别。

(六)危重指标

所有的 NKHDC 患者均为危重患者,但有下列表现者大多预后不良。①昏迷持续 48 小时尚未恢复者。②高血浆渗透压于 48 小时内未能纠正者。③昏迷伴癫痫样抽搐和病理反射征阳性者。④血肌酐和尿素氮增高而持续不降低者。⑤患者合并有革兰氏阴性细菌性感染者。

(七)治疗

尽快补液以恢复血容量,纠正脱水及高渗状态,降低血糖,纠正代谢紊乱,积极查询并清除诱因,治疗各种并发症,降低病死率。

1.补液

迅速补液,扩充血容量,纠正血浆高渗状态,是本症治疗中的关键。

(1)补液的种类和浓度:具体用法可按以下 3 种情况。①有低血容量休克者,应先静脉滴注等渗盐水,以较快地提高血容量,升高血压,但因其含钠高,有时可造成血钠及血浆渗透压进一步升高而加重昏迷,故应在血容量恢复,血压回升至正常且稳定而血浆渗透压仍高时,改用低张液(4.5 g/L氯化钠或6 g/L氯化钠)。②血压正常,血钠>150 mmol/L,应首先静脉滴注4.5~6g/L氯化钠溶液,使血浆渗透压迅速下降。因其含钠量低,输入后可有1/3进入细胞内,大量使用易发生溶血或导致继发性脑水肿及低血容量休克危险,故当血浆渗透压降至330 mmol/L以下,血钠在140~150 mmol/L时,应改输等渗氯化钠溶液。若血糖降至13.8~16.5 mmol/时,改用50 g/L有葡萄糖液或葡萄糖盐水。③休克患者或收缩压持续>10.6 kPa者,除补等渗液外,应间断输血浆或全血。

(2)补液量估计:补液总量可按体重的10%估算。

(3)补液速度:一般按先快后慢的原则,前4小时补总量的1/3,1.5~2 L,前8、12小时补总量的1/2加尿量,其余在24~48小时内补足。但在估计输液量及速度时,应根据病情随时调整仔细观察并记录尿量,血压和脉率,应注意监测中心静脉压和心电图等。

(4)鼻饲管内补给部分液体:可减少静脉补液量,减轻心肺负荷,对部分无胃肠道症状患者可试用,但不能以此代替输液,以防失去抢救良机。

2.胰岛素治疗

本症患者一般对胰岛素较敏感,有的患者尚能分泌一定量的胰岛素,故患者对胰岛素的需要量比酮症酸中毒者少。目前多采用小剂量静脉滴注,一般5~6 U/h与补液同时进行,大多数患者在4~8小时后血糖降至14 mmol/L左右时,改用50 g/L葡萄糖液或葡萄糖盐水静脉注射,病情稳定后改为皮下注射胰岛素。应1~2小时监测血糖1次,对胰岛素却有抵抗者,在治疗2~4小时内血糖下降不到30%者应加大剂量。

3.补钾

尿量充分,宜早期补钾。用量根据尿量、血钾值、心电监护灵活掌握。

4.无须补充碱剂

NKHDC患者一般无须补充碱剂。

5.治疗各种诱因与合并症

(1)控制感染:感染是本症最常见的诱因,也是引起患者后期死亡的主要因素,必须积极控制各种感染合并症。强调诊断一经确立,即应选用强有力抗生素。

(2)维持重要脏器功能:合并心脏疾患者,如心里衰竭,应控制输液量及速度,避免引起低血钾和高血钾;保持血渗透压,血糖下降速度,以免引起脑水肿;加强支持疗法等。

(八)急救护理

1.急救护理要点

(1)补液:与DKA相近,但因患者失水更严重,应更积极补液。迅速补液以恢复血容量,纠正高渗和脱水。早期静脉输入0.9%氯化钠注射液,以便较快扩张微循环而补充血容量,迅速纠正血压。但需注意迅速大量输液不当时,可发生肺水肿等并发症。补充大量低渗溶液,有发生溶血、脑水肿及低血容量休克的危险。故应随时观察患者,如发现患者咳嗽、呼吸困难、烦躁不安、脉搏加快,特别是在昏迷好转过程中出现上述表现,提示可能输液过量,应立即减慢输液速度并及时处理。尿色变粉红提示发生溶血,应停止输入低渗溶液并对症处理。

(2)应用胰岛素:需要量相对酮症酸中毒昏迷为少,一般用普通胰岛素,剂量为3~5 U/h。血糖降至13.9 mmol/L时停止注射胰岛素,防止因血糖下降太快、太低而发生脑水肿。也可一开始采用上述小剂量胰岛素治疗的方法,每2～4小时测定血糖。

2.一般护理要点

(1)严密观察病情:与糖尿病酮症酸中毒的观察大致相似,应随时观察患者的呼吸、脉搏、血压、神志变化,观察尿液颜色和量。

(2)遵医嘱用药,纠正电解质紊乱:主要是补充钾盐,若有低血钙、低血镁或低血磷时,可酌情给予葡萄糖酸钙、硫酸镁或磷酸钾缓冲液。

(3)积极治疗诱因及伴随症:患者死亡与潜在疾病和诱发因素密切相关,故应及时协助完善各项检查,仔细辨别原发疾病,包括控制感染,纠正休克,防止心力衰竭、肾衰竭、脑水肿的发生等。

3.健康教育

待病情稳定给予以下指导。

(1)增加对疾病的认识:指导患者和其亲属增加对疾病的认识,让患者和其亲属了解糖尿病的病因、临床表现,提高患者对治疗的依从性,使之积极配合治疗。

(2)了解糖尿病的控制目标,指导患者进行血糖的自我监测,掌握血糖仪的使用方法。了解糖尿病的控制目标。

(3)用药及饮食指导:向患者讲解降糖药物的种类及作用、给药方法和时间,使用胰岛素的患者应教会患者或其亲属掌握正确的注射方法。强调饮食治疗的重要性,指导患者通过营养师制订切实可行的饮食计划。

(4)指导患者定期复查,以了解病情控制情况。每3～6个月门诊定期复查,每年全身检查一次,以便及早防治慢性并发症。

(5)指导患者外出时携带识别卡,以便发生紧急情况时及时处理。

(李献婷)

第八节　急性呼吸窘迫综合征

急性呼吸窘迫综合征(acute respiratory distress syndrome,ARDS)是指严重感染、创伤、休克等非心源性疾病过程中,肺毛细血管内皮细胞和肺泡上皮细胞损伤造成弥漫性肺间质及肺泡水肿,导致的急性低氧性呼吸功能不全或衰竭,属于急性肺损伤(acute lung injury,ALI)的严重阶段。以肺容积减少、肺顺应性降低、严重的通气/血流比例失调为病理生理特征。临床上表现为进行性低氧血症和呼吸窘迫,肺部影像学表现为非均一性的渗出性病变。本病起病急、进展快、死亡率高。

ALI和ARDS是同一疾病过程中的两个不同阶段,ALI代表早期和病情相对较轻的阶段,而ARDS代表后期病情较为严重的阶段。发生ARDS时患者必然经历过ALI,但并非所有的ALI都要发展为ARDS。引起ALI和ARDS的原因和危险因素很多,根据肺部直接和间接损伤对危险因素进行分类,可分为肺内因素和肺外因素。肺内因素是指致病因素对肺的直接损伤,包括:①化学性因素,如吸入毒气、烟尘、胃内容物及氧中毒等。②物理性因素,如肺挫伤、放射性损伤等。③生物性因素,如重症肺炎。肺外因素是指致病因素通过神经体液因素间接引起肺损伤,

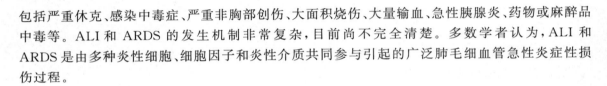

包括严重休克、感染中毒症、严重非胸部创伤、大面积烧伤、大量输血、急性胰腺炎、药物或麻醉品中毒等。ALI 和 ARDS 的发生机制非常复杂，目前尚不完全清楚。多数学者认为，ALI 和 ARDS 是由多种炎性细胞、细胞因子和炎性介质共同参与引起的广泛肺毛细血管急性炎症性损伤过程。

一、临床特点

ARDS 的临床表现可以有很大差别，取决于潜在疾病和受累器官的数目和类型。

（一）症状体征

（1）发病迅速：ARDS 多发病迅速，通常在发病因素攻击（如严重创伤、休克、败血症、误吸）后 12～48 小时发病，偶尔有长达 5 天者。

（2）呼吸窘迫：是 ARDS 最常见的症状，主要表现为气急和呼吸频率增快，呼吸频率大多在 25～50 次/分钟。其严重程度与基础呼吸频率和肺损伤的严重程度有关。

（3）咳嗽、咳痰、烦躁和神志变化：ARDS 可有不同程度的咳嗽、咳痰，可咳出典型的血水样痰，可出现烦躁、神志恍惚。

（4）发绀：是未经治疗 ARDS 的常见体征。

（5）ARDS 患者也常出现呼吸类型的改变，主要为呼吸浅快或潮气量的变化。病变越严重，这一改变越明显，甚至伴有吸气时鼻翼煽动及三凹征。在早期自主呼吸能力强时，常表现为深快呼吸，当呼吸肌疲劳后，则表现为浅快呼吸。

（6）早期可无异常体征，或仅有少许湿啰音；后期多有水泡音，亦可出现管状呼吸音。

（二）影像学表现

1.X 线胸片

早期病变以间质性为主，胸部 X 线片常无明显异常或仅见血管纹理增多，边缘模糊，双肺散在分布的小斑片状阴影。随着病情进展，上述的斑片状阴影进一步扩展，融合成大片状，或两肺均匀一致增加的毛玻璃样改变，伴有支气管充气征，心脏边缘不清或消失，称为"白肺"。

2.胸部 CT

与 X 线胸片相比，胸部 CT 尤其是高分辨 CT（HRCT）可更为清晰地显示出肺部病变分布、范围和形态，为早期诊断提供帮助。由于肺毛细血管膜通透性一致性增高，引起血管内液体渗出，两肺斑片状阴影呈现重力依赖性现象，还可出现变换体位后的重力依赖性变化。在 CT 上表现为病变分布不均匀：①非重力依赖区（仰卧时主要在前胸部）正常或接近正常。②前部和中间区域呈毛玻璃样阴影。③重力依赖区呈现实变影。这些提示肺实质的实变出现在受重力影响最明显的区域。无肺泡毛细血管膜损伤时，两肺斑片状阴影均匀分布，既不出现重力依赖现象，也无变换体位后的重力依赖性变化。这一特点有助于与感染性疾病鉴别。

（三）实验室检查

1.动脉血气分析

$PaO_2 < 8.0$ kPa（60 mmHg），有进行性下降趋势，在早期 $PaCO_2$ 多不升高，甚至可因过度通气而低于正常；早期多为单纯呼吸性碱中毒；随病情进展可合并代谢性酸中毒，晚期可出现呼吸性酸中毒。氧合指数较动脉氧分压更能反映吸氧时呼吸功能的障碍，而且与肺内分流量有良好的相关性，计算简便。氧合指数参照范围为 53.2～66.5 kPa（400～500 mmHg），在 ALI 时 ≤40.00 kPa（300 mmHg），ARDS 时 ≤26.66 kPa（200 mmHg）。

2.血流动力学监测

通过漂浮导管,可同时测定并计算肺动脉压(PAP)、肺动脉楔压(PAWP)等,不仅对诊断、鉴别诊断有价值,而且对机械通气治疗亦为重要的监测指标。肺动脉楔压一般<1.6 kPa(12 mmHg),若>2.4 kPa(18 mmHg),则支持左侧心力衰竭的诊断。

3.肺功能检查

ARDS发生后呼吸力学发生明显改变,包括肺顺应性降低和气道阻力增高,肺无效腔/潮气量是不断增加的,肺无效腔/潮气量增加是早期ARDS的一种特征。

二、诊断及鉴别诊断

1999年,中华医学会呼吸病学分会制定的诊断标准如下。

(1)有ALI和(或)ARDS的高危因素。

(2)急性起病、呼吸频数和(或)呼吸窘迫。

(3)低氧血症:ALI时氧合指数≤40.00 kPa(300 mmHg);ARDS时氧合指数≤26.66 kPa(200 mmHg)。

(4)胸部X线检查显示两肺浸润阴影。

(5)肺动脉楔压≤2.4 kPa(18 mmHg)或临床上能除外心源性肺水肿。

符合以上5项条件者,可以诊断ALI或ARDS。必须指出,ARDS的诊断标准并不具有特异性,诊断时必须排除大片肺不张、自发性气胸、重症肺炎、急性肺栓塞和心源性肺水肿(表12-6)。

表12-6 ARDS与心源性肺水肿的鉴别

类别	ARDS	心源性肺水肿
特点	高渗透性	高静水压
病史	创伤、感染等	心脏疾病
双肺浸润阴影	+	+
重力依赖性分布现象	+	+
发热	+	可能
白细胞增多	+	可能
胸腔积液	−	+
吸纯氧后分流	较高	可较高
肺动脉楔压	正常	高
肺泡液体蛋白	高	低

三、急诊处理

ARDS是呼吸系统的一个急症,必须在严密监护下进行合理治疗。治疗目标是改善肺的氧合功能,纠正缺氧,维护脏器功能和防治并发症。治疗措施如下。

(一)氧疗

应采取一切有效措施尽快提高PaO₂,纠正缺氧。可给高浓度吸氧,使PaO₂≥8.0 kPa(60 mmHg)或SaO₂≥90%。轻症患者可使用面罩给氧,但多数患者需采用机械通气。

（二）去除病因

病因治疗在 ARDS 的防治中占有重要地位，主要是针对涉及的基础疾病。感染是 ALI 和 ARDS 常见原因也是首位高危因素，而 ALI 和 ARDS 又易并发感染。如果 ARDS 的基础疾病是脓毒症，除了清除感染灶外，还应选择敏感抗生素，同时收集痰液或血液标本分离培养病原菌和进行药敏试验，指导下一步抗生素的选择。一旦建立人工气道并进行机械通气，即应给予广谱抗生素，以预防呼吸道感染。

（三）机械通气

机械通气是最重要的支持手段。如果没有机械通气，许多 ARDS 患者会因呼吸衰竭在数小时至数天内死亡。机械通气的指征目前尚无统一标准，多数学者认为一旦诊断为 ARDS，就应进行机械通气。在 ALI 阶段可试用无创正压通气，使用无创机械通气治疗时应严密监测患者的生命体征及治疗反应。神志不清、休克、气道自洁能力障碍的 ALI 和 ARDS 患者不宜应用无创机械通气。如无创机械通气治疗无效或病情继续加重，应尽快建立人工气道，行有创机械通气。

为了防止肺泡萎陷，保持肺泡开放，改善氧合功能，避免机械通气所致的肺损伤，目前常采用肺保护性通气策略，主要措施包括以下两方面。

1.呼气末正压

适当加用呼气末正压可使呼气末肺泡内压增大，肺泡保持开放状态，从而达到防止肺泡萎陷，减轻肺泡水肿，改善氧合功能和提高肺顺应性的目的。应用呼气末正压应首先保证有效循环血容量足够，以免因胸内正压增加而降低心排血量，而减少实际的组织氧运输；呼气末正压先从低水平 $0.29\sim0.49$ kPa（$3\sim5$ cmH$_2$O）开始，逐渐增加，直到 PaO$_2$>8.0 kPa（60 mmHg）、SaO$_2$ >90%时的呼气末正压水平，一般呼气末正压水平为 $0.49\sim1.76$ kPa（$5\sim18$ cmH$_2$O）。

2.小潮气量通气和允许性高碳酸血症

ARDS 患者采用小潮气量（$6\sim8$ mL/kg）通气，使吸气平台压控制在 $2.94\sim34.3$ kPa（$30\sim35$ cmH$_2$O）以下，可有效防止因肺泡过度充气而引起的肺损伤。为保证小潮气量通气的进行，可允许一定程度的 CO$_2$ 潴留［PaCO$_2$ 一般不宜高于 $10.7\sim13.3$ kPa（$80\sim100$ mmHg）］和呼吸性酸中毒（pH$7.25\sim7.30$）。

（四）控制液体入量

在维持血压稳定的前提下，适当限制液体入量，配合利尿药，使出入量保持轻度负平衡（每天 500 mL 左右），使肺脏处于相对"干燥"状态，有利于肺水肿的消除。液体管理的目标是在最低（$0.7\sim1.1$ kPa 或 $5\sim8$ mmHg）的肺动脉楔压下维持足够的心排血量及氧运输量。在早期可给予高渗晶体液，一般不推荐使用胶体液。存在低蛋白血症的 ARDS 患者，可通过补充清蛋白等胶体溶液和应用利尿药，有助于实现液体负平衡，并改善氧合。若限液后血压偏低，可使用多巴胺和多巴酚丁胺等血管活性药物。

（五）加强营养支持

营养支持的目的在于不但纠正现有的患者的营养不良，还应预防患者营养不良的恶化。营养支持可经胃肠道或胃肠外途径实施。如有可能应尽早经胃肠补充部分营养，不但可以减少补液量，而且可获得经胃肠营养的有益效果。

（六）加强护理、防治并发症

有条件时应在 ICU 中动态监测患者的呼吸、心律、血压、尿量及动脉血气分析等，及时纠正酸碱失衡和电解质紊乱。注意预防呼吸机相关性肺炎的发生，尽量缩短病程和机械通气时间，加

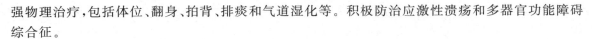

强物理治疗,包括体位、翻身、拍背、排痰和气道湿化等。积极防治应激性溃疡和多器官功能障碍综合征。

（七）其他治疗

糖皮质激素、肺泡表面活性物质替代治疗、吸入一氧化氮在 ALI 和 ARDS 的治疗中可能有一定价值,但疗效尚不肯定。不推荐常规应用糖皮质激素预防和治疗 ARDS。糖皮质激素既不能预防 ARDS 的发生,对早期 ARDS 也没有治疗作用。ARDS 发病＞14 天应用糖皮质激素会明显增加病死率。感染性休克并发 ARDS 的患者,如合并肾上腺皮质功能不全,可考虑应用替代剂量的糖皮质激素。肺表面活性物质,有助于改善氧合,但是还不能将其作为 ARDS 的常规治疗手段。

四、急救护理

在救治 ARDS 过程中,精心护理是抢救成功的重要环节。护士应做到及早发现病情,迅速协助医师采取有力的抢救措施。密切观察患者生命体征,做好各项记录,准确完成各种治疗,备齐抢救器械和药品,防止机械通气和气管切开的并发症。

（一）护理目标

(1)及早发现 ARDS 的迹象,及早有效地协助抢救。维持生命体征稳定,挽救患者生命。

(2)做好人工气道的管理,维持患者最佳气体交换,改善低氧血症,减少机械通气并发症。

(3)采取俯卧位通气护理,缓解肺部压迫,改善心脏的灌注。

(4)积极预防感染等各种并发症,提高救治成功率。

(5)加强基础护理,增加患者舒适感。

(6)减轻患者心理不适,使其合作、平静。

（二）护理措施

(1)及早发现病情变化:ARDS 通常在疾病或严重损伤的最初 24～48 小时后发生。首先出现呼吸困难,通常呼吸浅快。吸气时可存在肋间隙和胸骨上窝凹陷。皮肤可出现发绀和斑纹,吸氧不能使之改善。

护士发现上述情况要高度警惕,及时报告医师,进行动脉血气和胸部 X 线等相关检查。一旦诊断考虑 ARDS,立即积极治疗。若没有机械通气的相应措施,应尽早转至有条件的医院。患者转运过程中应有专职医师和护士陪同,并准备必要的抢救设备,氧气必不可少。若有指征行机械通气治疗,可以先行气管插管后转运。

(2)迅速连接监测仪,密切监护心率、心律、血压等生命体征,尤其是呼吸的频率、节律、深度及血氧饱和度等。观察患者意识、发绀情况、末梢温度等。注意有无呕血、黑粪等消化道出血的表现。

(3)氧疗和机械通气的护理治疗:ARDS 最紧迫问题在于纠正顽固性低氧,改善呼吸困难,为治疗基础疾病赢得时间。需要对患者实施氧疗甚至机械通气。

严密监测患者呼吸情况及缺氧症状。若单纯面罩吸氧不能维持满意的血氧饱和度,应予辅助通气。首先可尝试采用经面罩持续气道正压吸氧等无创通气,但大多需要机械通气吸入氧气。遵医嘱给予高浓度氧气吸入或使用呼气末正压呼吸(positive end expiratory pressure,PEEP)并根据动脉血气分析值的变化调节氧浓度。

使用 PEEP 时应严密观察,防止患者出现气压伤。PEEP 是在呼气终末时给予气道以一恒定正压使之不能回复到大气压的水平。可以增加肺泡内压和功能残气量改善氧合,防止呼气使肺泡萎陷,增加气体分布和交换,减少肺内分流,从而提高 PaO_2。由于 PEEP 使胸腔内压升高,静脉回流受阻,致心搏减少,血压下降,严重时可引起循环衰竭,另外正压过高,肺泡过度膨胀、破裂有导致气胸的危险。所以在监护过程中,注意 PEEP 观察有无心率增快、突然胸痛、呼吸困难加重等相关症状,发现异常立即调节 PEEP 压力并报告医师处理。

帮助患者采取有利于呼吸的体位,如端坐位或高枕卧位。

人工气道的管理有以下几方面:①妥善固定气管插管,观察气道是否通畅,定时对比听诊双肺呼吸音。经口插管者要固定好牙垫,防止阻塞气道。每班检查并记录导管刻度,观察有无脱出或误入一侧主支气管。套管固定松紧适宜,以能放入一指为准。②气囊充气适量。充气过少易产生漏气,充气过多可压迫气管黏膜导致气管食管瘘,可以采用最小漏气技术,用来减少并发症发生。方法:用 10 mL 注射器将气体缓慢注入,直至在喉及气管部位听不到漏气声,向外抽出气体 0.25～0.5 mL/次,至吸气压力到达峰值时出现少量漏气为止,再注入 0.25～0.5 mL 气体,此时气囊容积为最小封闭容积,气囊压力为最小封闭压力,记录注气量。观察呼吸机上气道峰压是否下降及患者能否发音说话,长期机械通气患者要观察气囊有无破损、漏气现象。③保持气道通畅。严格无菌操作,按需适时吸痰。过多反复抽吸会刺激黏膜,使分泌物增加。先吸气道再吸口、鼻腔,吸痰前给予充分气道湿化、翻身叩背、吸纯氧 3 分钟,吸痰管最大外径不超过气管导管内径的 1/2,迅速插吸痰管至气管插管,感到阻力后撤回吸痰管 1～2 cm,打开负压边后退边旋转吸痰管,吸痰时间不应超过 15 秒。吸痰后密切观察痰液的颜色、性状、量及患者心率、心律、血压和血氧饱和度的变化,一旦出现心律失常和呼吸窘迫,立即停止吸痰,给予吸氧。④用加温湿化器对吸入气体进行湿化,根据病情需要加入盐酸氨溴索、异丙阿托品等,每天 3 次雾化吸入。湿化满意标准为痰液稀薄、无泡沫、不附壁能顺利吸出。⑤呼吸机使用过程中注意电源插头要牢固,不要与其他仪器共用一个插座;机器外部要保持清洁,上端不可放置液体;开机使用期间定时倒掉管道及集水瓶内的积水,集水瓶安装要牢固;定时检查管道是否漏气、有无打折、压缩机工作是否正常。

(4)维持有效循环,维持出入液量轻度负平衡。循环支持治疗的目的是恢复和提供充分的全身灌注,保证组织的灌流和氧供,促进受损组织的恢复。在能保持酸碱平衡和肾功能前提下达到最低水平的血管内容量。①护士应迅速帮助完成该治疗目标。选择大血管,建立 2 个以上的静脉通道,正确补液,改善循环血容量不足。②严格记录出入量、每小时尿量。出入量管理的目标是在保证血容量、血压稳定前提下,24 小时出量大于入量 500～1 000 mL,利于肺内水肿液的消退。充分补充血容量后,护士遵医嘱给予利尿剂,消除肺水肿。观察患者对治疗的反应。

(5)俯卧位通气护理:由仰卧位改变为俯卧位,可使 75% ARDS 患者的氧合改善。可能与血流重新分布,改善背侧肺泡的通气,使部分萎陷肺泡再膨胀达到"开放肺"的效果有关。随着通气/血流比例的改善进而改善了氧合。但存在血流动力学不稳定、颅内压增高、脊柱外伤、急性出血、骨科手术、近期腹部手术、妊娠等为禁忌实施俯卧位。①患者发病 24～36 小时后取俯卧位,翻身前给予纯氧吸入 3 分钟。预留足够的管路长度,注意防止气管插管过度牵拉致脱出。②为减少特殊体位给患者带来的不适,用软枕垫高头部 15°～30°,嘱患者双手放在枕上,并在髋、膝、踝部放软枕,每 1～2 小时更换 1 次软枕的位置,每 4 小时更换 1 次体位,同时考虑患者的耐受程度。③注意血压变化,因俯卧位时支撑物放置不当,可使腹压增加,下腔静脉回流受阻而引起低血压,必要时在翻身前提高吸氧浓度。④注意安全、防坠床。

(6)预防感染的护理:①注意严格无菌操作,每天更换气管插管切口敷料,保持局部清洁干燥,预防或消除继发感染。②加强口腔及皮肤护理,以防护理不当而加重呼吸道感染及发生压疮。③密切观察体温变化,注意呼吸道分泌物的情况。

(7)心理护理,减轻恐惧,增加心理舒适度:①评估患者的焦虑程度,指导患者学会自我调整心理状态,调控不良情绪。主动向患者介绍环境,解释治疗原则,解释机械通气、监测及呼吸机的报警系统,尽量消除患者的紧张感。②耐心向患者解释病情,对患者提出的问题要给予明确、有效和积极的信息,消除心理紧张和顾虑。③护理患者时保持冷静和耐心,表现出自信和镇静。④如果患者由于呼吸困难或人工通气不能讲话,可提供纸笔或以手势与患者交流。⑤加强巡视,了解患者的需要,帮助患者解决问题。⑥帮助并指导患者及家属应用松弛疗法、按摩等。

(8)营养护理:ARDS患者处于高代谢状态,应及时补充热量和高蛋白、高脂肪营养物质。能量的摄取既应满足代谢的需要,又应避免糖类的摄取过多,蛋白摄取量一般为每天 1.2～1.5 g/kg。

尽早采用肠内营养,协助患者取半卧位,充盈气囊,证实胃管在胃内后,用加温器和输液泵匀速泵入营养液。若有肠鸣音消失或胃潴留,暂停鼻饲,给予胃肠减压。一般留置5～7天后拔除,更换到对侧鼻孔,以减少鼻窦炎的发生。

(三)健康指导

在疾病的不同阶段,根据患者的文化程度做好有关知识的宣传和教育,让患者了解病情的变化过程。

(1)提供舒适安静的环境以利于患者休息,指导患者正确卧位休息,讲解由仰卧位改变为俯卧位的意义,尽可能减少特殊体位给患者带来的不适。

(2)向患者解释咳嗽、咳痰的重要性,指导患者掌握有效咳痰的方法,鼓励并协助患者咳嗽、排痰。

(3)指导患者自己观察病情变化,如有不适及时通知医护人员。

(4)嘱患者严格按医嘱用药,按时服药,不要随意增减药物剂量及种类。服药过程中,需密切观察患者用药后反应,以指导用药剂量。

(5)出院指导指导患者出院后仍以休息为主,活动量要循序渐进,注意劳逸结合。此外,患者病后生活方式的改变需要家人的积极配合和支持,应指导患者家属给患者创造一个良好的身心休养环境。出院后1个月内来院复查1～2次,出现情况随时来院复查。

(金 好)

第九节 肺血栓栓塞症

肺栓塞是以各种栓子阻塞肺动脉系统为其发病原因的一组疾病或临床综合征的总称,包括肺血栓栓塞症、脂肪栓塞综合征、羊水栓塞、空气栓塞等。其中,肺血栓栓塞症占肺栓塞中的绝大多数,该病在我国绝非少见病,且发病率有逐年增高的趋势,病死率高,但临床上易漏诊或误诊,如果早期诊断和治疗得当,生存的希望甚至康复的可能性是很大的。

肺血栓栓塞症为来自静脉系统或右心的血栓阻塞肺动脉或其分支所致疾病,以肺循环和呼吸功能障碍为其主要临床和病理生理特征。引起肺血栓栓塞症的血栓主要来源于深静脉血栓形成。

急性肺血栓栓塞症造成肺动脉较广泛阻塞时,可引起肺动脉高压,至一定程度导致右心失代偿、右心扩大,出现急性肺源性心脏病。

一、病理与病理生理

引起肺血栓栓塞症的血栓可以来源于下腔静脉径路、上腔静脉径路或右心腔,其中,大部分来源于下肢深静脉,特别是从腘静脉上端到髂静脉段的下肢近端深静脉。肺血栓栓塞症栓子的大小有很大的差异,可单发或多发,一般多部位或双侧性的血栓栓塞更为常见。

（一）对循环的影响

栓子阻塞肺动脉及其分支达一定程度后,通过机械阻塞作用,加之神经体液因素和低氧所引起的肺动脉收缩,使肺循环阻力增加,肺动脉高压,继而引起右室扩大与右侧心力衰竭。右心扩大致室间隔左移,使左室功能受损,导致心排血量下降,进而可引起体循环低血压或休克;主动脉内低血压和右心房压升高,使冠状动脉灌注压下降,心肌血流减少,特别是右心室内膜下心肌处于低灌注状态。

（二）对呼吸的影响

肺动脉栓塞后不仅引起血流动力学的改变,同时还可因栓塞部位肺血流减少,肺泡无效腔量增大;肺内血流重新分布,通气/血流比例失调;神经体液因素引起支气管痉挛;肺泡表面活性物质分泌减少,肺泡萎陷,呼吸面积减小,肺顺应性下降等因素导致呼吸功能不全,出现低氧血症和低碳酸血症。

二、危险因素

肺血栓栓塞症的危险因素包括任何可以导致静脉血液淤滞、静脉系统内皮损伤和血液高凝状态的因素。原发性危险因素由遗传变异引起。继发性危险因素包括骨折、严重创伤、手术、恶性肿瘤、口服避孕药、充血性心力衰竭、心房颤动、因各种原因的制动或长期卧床、长途航空或乘车旅行和高龄等。上述危险因素可以单独存在,也可同时存在,协同作用。年龄可作为独立的危险因素,随着年龄的增长,肺血栓栓塞症的发病率逐渐增高。

三、临床特点

肺血栓栓塞症临床表现的严重程度差别很大,可以从无症状到血流动力学不稳定,甚至发生猝死,主要取决于栓子的大小、多少、所致的肺栓塞范围、发作的急缓程度,以及栓塞前的心肺状况。肺血栓栓塞症的临床症状也多种多样,不同患者常有不同的症状组合,但均缺乏特异性。

（一）症状

1.呼吸困难及气促（80%～90%）

呼吸困难及气促是肺栓塞最常见的症状,呼吸频率＞20次/分钟,伴或不伴有发绀。呼吸困难严重程度多与栓塞面积有关,栓塞面积较小,可基本无呼吸困难,或呼吸困难发作较短暂。栓塞面积大,呼吸困难较严重,且持续时间长。

2.胸痛

其包括胸膜炎性胸痛（40%～70%）或心绞痛样胸痛（4%～12%）,胸膜炎性胸痛多为钝痛,是由于栓塞部位附近的胸膜炎症所致,常与呼吸有关。心绞痛样胸痛为胸骨后疼痛,与肺动脉高压和冠状动脉供血不足有关。

3.晕厥(11%～20%)

其主要表现为突然发作的一过性意识丧失,多合并有呼吸困难和气促表现。多由于巨大栓塞所致,晕厥与脑供血不足有关;巨大栓塞可导致休克,甚至猝死。

4.烦躁不安、惊恐甚至濒死感(55%)

其主要由严重的呼吸困难和胸痛所致。当出现该症状时,往往提示栓塞面积较大,预后差。

5.咯血(11%～30%)

其常为小量咯血,大咯血少见;咯血主要反映栓塞局部肺泡出血性渗出。

6.咳嗽(20%～37%)

其多为干咳,有时可伴有少量白痰,合并肺部感染时可咳黄色脓痰。主要与炎症反应刺激呼吸道有关。

(二)体征

(1)呼吸急促(70%):是常见的体征,呼吸频率>20 次/分钟。

(2)心动过速(30%～40%):心率>100 次/分钟。

(3)血压变化:严重时出现低血压甚至休克。

(4)发绀(11%～16%):并不常见。

(5)发热(43%):多为低热,少数为中等程度发热。

(6)颈静脉充盈或搏动(12%)。

(7)肺部可闻及哮鸣音或细湿啰音。

(8)胸腔积液的相应体征(24%～30%)。

(9)肺动脉瓣区第二音亢进,$P_2 > A_2$,三尖瓣区收缩期杂音。

四、辅助检查

(一)动脉血气分析

其常表现为低氧血症,低碳酸血症,肺泡-动脉血氧分压差[$P_{(A-a)}O_2$]增大。部分患者的结果可以正常。

(二)心电图

大多数患者表现有非特异性的心电图异常。较为多见的表现包括 V_1～V_4 的 T 波改变和 ST 段异常;部分患者可出现 $S_I Q_{III} T_{III}$ 征(即 I 导 S 波加深,III 导出现 Q/q 波及 T 波倒置);其他心电图改变包括完全或不完全右束支传导阻滞、肺型 P 波、电轴右偏、顺钟向转位等。心电图的动态演变对于诊断具有更大意义。

(三)血浆 D-二聚体

D-二聚体是交联纤维蛋白在纤溶系统作用下产生的可溶性降解产物。对急性肺血栓栓塞有排除诊断价值。若其含量<500 μg/L,可基本除外急性肺血栓栓塞症。

(四)胸部 X 线片

胸部 X 线片多有异常表现,但缺乏特异性。可表现为:①区域性肺血管纹理变细、稀疏或消失,肺野透亮度增加。②肺野局部浸润性阴影,尖端指向肺门的楔形阴影,肺不张或膨胀不全。③右下肺动脉干增宽或伴截断征,肺动脉段膨隆以及右心室扩大征。④患侧横膈抬高。⑤少到

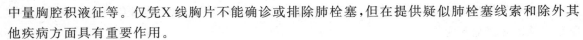

中量胸腔积液征等。仅凭X线胸片不能确诊或排除肺栓塞,但在提供疑似肺栓塞线索和除外其他疾病方面具有重要作用。

（五）超声心动图

超声心动图是无创的能够在床旁进行的检查,为急性肺血栓栓塞症的诊断提供重要线索。不仅能够诊断和除外其他心血管疾患,而且对于严重的肺栓塞患者,可以发现肺动脉高压、右室高负荷和肺源性心脏病的征象,提示或高度怀疑肺栓塞。若在右心房或右心室发现血栓,同时患者临床表现符合肺栓塞,可以做出诊断。超声检查偶可因发现肺动脉近端的血栓而确定诊断。

（六）核素肺通气/灌注扫描（V/Q显像）

其是肺血栓栓塞症重要的诊断方法。典型征象是呈肺段分布的肺灌注缺损,并与通气显像不匹配。但由于许多疾病可以同时影响患者的通气及血流状况,使通气灌注扫描在结果判定上较为复杂,需密切结合临床。通气/灌注显像的肺栓塞诊断分为高度可能、中度可能、低度可能及正常。如显示中度可能及低度可能,应进一步行其他检查以明确诊断。

（七）螺旋CT和电子束CT造影（CTPA）

由于电子束CT造影是无创的检查且方便,现指南中将其作为首选的肺栓塞诊断方法。该项检查能够发现段以上肺动脉内的栓子,是确诊肺栓塞的手段之一,但CT对亚段肺栓塞的诊断价值有限。直接征象为肺动脉内的低密度充盈缺损,部分或完全包在不透光的血流之间,或者呈完全充盈缺损,远端血管不显影;间接征象包括肺野楔形密度增高影,条带状的高密度区或盘状肺不张,中心肺动脉扩张及远端血管分支减少或消失等。CT扫描还可以同时显示肺及肺外的其他胸部疾患。电子束CT扫描速度更快,可在很大程度上避免因心搏和呼吸的影响而产生伪影。

（八）肺动脉造影

肺动脉造影为诊断肺栓塞的金标准,是一种有创性检查,且费用昂贵。发生致命性或严重并发症的可能性分别为0.1%和1.5%,应严格掌握其适应证。

（九）下肢深静脉血栓形成的检查

有超声技术、肢体阻抗容积图（IPG）、放射性核素静脉造影等。

五、诊断与鉴别诊断

（一）诊断

肺血栓栓塞症诊断分3个步骤,疑诊-确诊-求因。

1.根据临床情况疑诊肺血栓栓塞症

（1）对存在危险因素,特别是并存多个危险因素的患者,要有强的诊断意识。

（2）结合临床症状、体征,特别是在高危患者出现不明原因的呼吸困难、胸痛、晕厥和休克,或伴有单侧或双侧不对称性下肢肿胀、疼痛。

（3）结合心电图、X线胸片、动脉血气分析、D-二聚体、超声心动图下肢深静脉超声。

2.对疑诊肺栓塞患者安排进一步检查以明确肺栓塞诊断

（1）核素肺通气/灌注扫描。

（2）CT肺动脉造影（CTPA）。

（3）肺动脉造影。

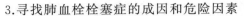

3.寻找肺血栓栓塞症的成因和危险因素

只要疑诊肺血栓栓塞症,即要明确有无深静脉血栓形成,并安排相关检查尽可能发现其危险因素,并加以预防或采取有效的治疗措施。

(二)急性肺血栓栓塞症临床分型

1.大面积肺栓塞

临床上以休克和低血压为主要表现,即体循环动脉收缩压<12.0 kPa(90 mmHg)或较基础血压下降幅度≥5.3 kPa(40 mmHg),持续15分钟以上。需除外新发生的心律失常、低血容量或感染中毒症等其他原因所致的血压下降。

2.非大面积肺栓塞

不符合以上大面积肺血栓栓塞症的标准,即未出现休克和低血压的肺血栓栓塞症。非大面积肺栓塞中有一部分患者属于次大面积肺栓塞,即超声心动图显示右心室运动功能减退或临床上出现右心功能不全。

(三)鉴别诊断

肺血栓栓塞症应与急性心梗、ARDS、肺炎、胸膜炎、支气管哮喘、自发性气胸等鉴别。

六、急诊处理

急性肺血栓栓塞症病情危重的,须积极抢救。

(一)一般治疗

(1)应密切监测呼吸、心率、血压、心电图及血气分析的变化。

(2)要求绝对卧床休息,不要过度屈曲下肢,保持大便通畅,避免用力。

(3)对症处理:有焦虑、惊恐症状的可给予适当使用镇静药;胸痛严重者可给吗啡5～10 mg皮下注射,昏迷、休克、呼吸衰竭者禁用。对有发热或咳嗽的给予对症治疗。

(二)呼吸循环支持

对有低氧血症者,给予吸氧,严重者可使用经鼻(面)罩无创性机械通气或经气管插管行机械通气,应避免行气管切开,以免在抗凝或溶栓过程发生不易控制的大出血。

对出现右心功能不全,心排血量下降,但血压尚正常的患者,可予多巴酚丁胺和多巴胺治疗。合并休克者给予增大剂量,或使用其他血管加压药物,如间羟胺、肾上腺素等。可根据血压调节剂量,使血压维持在 12.0/8.0 kPa(90/60 mmHg)以上。对支气管痉挛明显者,应给予氨茶碱0.25 g静脉滴注,必要时加地塞米松,同时积极进行溶栓、抗凝治疗。

(三)溶栓治疗

可迅速溶解血栓,恢复肺组织再灌注,改善右心功能,降低死亡率。溶栓时间窗为14天,溶栓治疗指征:主要适用于大面积肺栓塞患者,对于次大面积肺栓塞,若无禁忌证也可以进行溶栓;对于血压和右心室运动功能均正常的患者,则不宜溶栓。

1.溶栓治疗的禁忌证

(1)绝对禁忌证:有活动性内出血,近期自发性颅内出血。

(2)相对禁忌证:2 周内的大手术、分娩、器官活检或不能以压迫止血部位的血管穿刺;2 个月内的缺血性脑卒中;10 天内的胃肠道出血;15 天内的严重创伤;1 个月内的神经外科和眼科手术;难以控制的重度高血压;近期曾行心肺复苏;血小板计数低于 $100×10^9$/L;妊娠;细菌性心内膜炎及出血性疾病;严重肝肾功能不全。

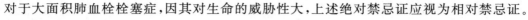

对于大面积肺血栓栓塞症,因其对生命的威胁性大,上述绝对禁忌证应视为相对禁忌证。

2.常用溶栓方案

(1)尿激酶 2 小时法:尿激酶 20 000 U/kg 加入 0.9%氯化钠液 100 mL 持续静脉滴注 2 小时。

(2)尿激酶 12 小时法:尿激酶负荷量 4 400 U/kg,加入 0.9%氯化钠液 20 mL 静脉注射 10 分钟,随后以 2 200 U/(kg·h)加入 0.9%氯化钠液 250 mL 持续静脉滴注 12 小时。

(3)重组组织型纤溶酶原激活剂 50 mg 加入注射用水 50 mL 持续静脉滴注 2 小时。使用尿激酶溶栓期间不可同用肝素。溶栓治疗结束后,应每 2~4 小时测定部分活化凝血活酶时间,当其水平低于正常值的2倍,即应开始规范的肝素治疗。

3.溶栓治疗的主要并发症为出血

为预防出血的发生,或发生出血时得到及时处理,用药前要充分评估出血的危险性,必要时应配血,做好输血准备。溶栓前宜留置外周静脉套管针,以方便溶栓中能够取血化验。

(四)抗凝治疗

抗凝治疗可有效地防止血栓再形成和复发,是肺栓塞和深静脉血栓的基本治疗方法。常用的抗凝药物为普通肝素、低分子肝素、华法林。

1.普通肝素

采取静脉滴注和皮下注射的方法。持续静脉泵入法:首剂负荷量 80 U/kg(或 5 000~10 000 U)静脉注射,然后以 18 U/(kg·h)持续静脉滴注。在开始治疗后的最初 24 小时内,每 4~6 小时测定 APTT,根据 APTT 调整肝素剂量,尽快使 APTT 达到并维持于正常值的 1.5~2.5 倍(表 12-7)。

2.低分子肝素

采用皮下注射。应根据体重给药,每天 1~2 次。对于大多数患者不需监测 APTT 和调整剂量。

表 12-7　根据 APTT 监测结果调整静脉肝素用量的方法

APTT	初始剂量及调整剂量	下次 APTT 测定的间隔时间
测基础 APTT	初始剂量:80 U/kg 静脉注射,然后按 18 U/(kg·h)静脉滴注	4~6 小时
APTT<35 秒	予 80 U/kg 静脉注射,然后增加静脉滴注剂量 4 U/(kg·h)	6 小时
APTT 35~45 秒	予 40 U/kg 静脉注射,然后增加静脉滴注剂量 2 U/(kg·h)	6 小时
APTT 46~70 秒	无须调整剂量	6 小时
APTT 71~90 秒	减少静脉滴注剂量 2 U/(kg·h)	6 小时
APTT>90 秒	停药 1 小时,然后减少剂量 3 U/(kg·h)后恢复静脉滴注	6 小时

3.华法林

在肝素或低分子肝素开始应用后的第 24~48 小时加用口服抗凝剂华法林,初始剂量为 3.0~5.0 mg/d。由于华法林需要数天才能发挥全部作用,因此与肝素需至少重叠应用 4~5 天,当连续2天测定的国际标准化比率(INR)达到 2.5(2.0~3.0)时,或 PT 延长至 1.5~2.5 倍时,即可停止使用肝素或低分子肝素,单独口服华法林治疗,应根据 INR 或 PT 调节华法林的剂量。在达到治疗水平前,应每天测定 INR,其后 2 周每周监测 2~3 次,以后根据 INR 的稳定情况每周监测 1 次或更少。若行长期治疗,每 4 周测定 INR 并调整华法林剂量 1 次。

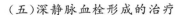

（五）深静脉血栓形成的治疗

70％～90％急性肺栓塞的栓子来源于深静脉血栓形成的血栓脱落,特别是下肢深静脉尤为常见。深静脉血栓形成的治疗原则是卧床、患肢抬高、溶栓（急性期）、抗凝、抗感染及使用抗血小板聚集药等。为防止血栓脱落肺栓塞再发,可于下腔静脉安装滤器,同时抗凝。

七、急救护理

（一）基础护理

为了防止栓子的脱落,患者绝对卧床休息 2 周。如果已经确认肺栓塞的位置应取健侧卧位。避免突然改变体位,禁止搬动患者。肺栓塞栓子86％来自下肢深静脉,而下肢深静脉血栓者51％发生肺栓塞。因此有下肢静脉血栓者应警惕肺栓塞的发生。抬高患肢,并高于肺平面20～30 cm。密切观察患肢的皮肤有无青紫、肿胀、发冷、麻木等感觉障碍。一经发现及时通知医师处理,严禁挤压、热敷、针刺、按摩患肢,防止血栓脱落,造成再次肺栓塞。指导患者进食高蛋白、高维生素、粗纤维、易消化饮食,多饮水,保持大便通畅,避免便秘、咳嗽等,以免增加腹腔压力,影响下肢静脉血液回流。

（二）维持有效呼吸

本组病例89％患者有低氧血症。给予高流量吸氧,5～10 L/min,均以文丘里面罩或储氧面罩给氧,既能消除高流量给氧对患者鼻腔的冲击所带来的不适,又能提供高浓度的氧,注意及时根据血氧饱和度指数或血气分析结果来调整氧流量。年老体弱或痰液黏稠难以咳出患者,每天给予生理盐水 2 mL 加盐酸氨溴索 15 mg 雾化吸入 2 次。使痰液稀释,易于咳出,必要时吸痰,注意观察痰液的量、色、气味、性质。呼吸平稳后指导患者深呼吸运动,使肺早日膨胀。

（三）加强症状观察

肺栓塞临床表现多样化、无特异性,据报道典型的胸痛、咯血、呼吸困难三联征所占比例不到1/3,而胸闷、呼吸困难、晕厥、咯血、胸痛等都可为肺栓塞首要症状。因此接诊的护士除了询问现病史外,还应了解患者的基础疾病。目前已知肺栓塞危险因素如静脉血栓、静脉炎、血液黏滞度增加、高凝状态、恶性肿瘤、术后长期静卧、长期使用皮质激素等。患者接受治疗后,我们注意观察患者发绀、胸闷、憋气、胸部疼痛等症状有无改善。有 21 例患者胸痛较剧,导致呼吸困难加重,血氧饱和度为 72％～84％,给予加大吸氧浓度,同时氨茶碱 0.25 g＋生理盐水 50 mL 微泵静脉推注 5 mL/h,盐酸哌替啶 50 mg 肌内注射。经以上处理,胸痛、呼吸困难缓解,病情趋于稳定。

（四）监测生命体征

持续多参数监护仪监护,专人特别护理。每 15～30 分钟记录 1 次,严密观察心率、心律、血氧饱和度、血压、呼吸的变化,发现异常及时报告医师,平稳后测 P、R、BP,1 次/小时。

（五）溶栓及抗凝护理

肺栓塞一旦确诊,最有效的方法是用溶栓和抗凝疗法,使栓塞的血管再通,维持有效的怖循环血量,迅速降低有心前阻力。溶栓治疗最常见的并发症是出血,平均为 7％,致死性出血约为1％。因此要注意观察有无出血倾向,注意皮肤、黏膜、牙龈及穿刺部位有无出血,是否有咯血、呕血、便血等现象。严密观察患者意识、神志的变化,发现有头痛、呕吐症状,要及时报告医师处理。谨防脑出血的发生。溶栓期间要备好除颤器、利多卡因等各种抢救用品,防止溶栓后血管再通,部分未完全溶解的栓子随血流进入冠状动脉,发生再灌注心律失常。用药期间应监测凝血时间及凝血酶原时间。

（六）注重心理护理

胸闷、胸痛、呼吸困难,易给患者带来紧张、恐惧的情绪,甚至造成濒死感。有文献报道,情绪过于激动也可诱发栓子脱落,因此我们要耐心指导患者保持情绪的稳定。尽量帮助患者适应环境,接受患者这个特殊的角色,同时向患者讲解治疗的目的、要求、方法,使其对诊疗情况心中有数,减少不必要的猜疑和忧虑。及时取得家属的理解和配合。指导加强心理支持,采取心理暗示和现身说教,帮助患者树立信心,使其积极配合治疗。

（金　好）

第十节　呼　吸　衰　竭

一、概述

呼吸衰竭是指各种原因引起的肺通气和(或)换气功能严重障碍,以至在静息状态下亦不能维持足够的气体交换,导致缺氧伴(或不伴)二氧化碳潴留,进而引起一系列病理生理改变和代谢紊乱的临床综合征。主要表现为呼吸困难、发绀、精神、神经症状等。常以动脉血气分析作为呼吸衰竭的诊断标准:在水平面、静息状态、呼吸空气条件下,动脉血氧分压(PaO_2)<7.98 kPa(60 mmHg),伴或不伴 CO_2 分压($PaCO_2$)>6.65 kPa(50 mmHg),并排除心内解剖分流和原发于心排血量降低等致低氧因素,可诊断为呼吸衰竭。

（一）病因

参与呼吸运动过程的任何一个环节发生病变,都可导致呼吸衰竭。临床上常见的病因有以下几种。

1.呼吸道阻塞性病变

气管-支气管的炎症、痉挛、肿瘤、异物、纤维化瘢痕,如慢性阻塞性肺疾病(COPD)、重症哮喘等引起呼吸道阻塞和肺通气不足。

2.肺组织病变

各种累及肺泡和(或)肺间质的病变,如肺炎、肺气肿、严重肺结核、弥漫性肺纤维化、肺水肿、肺不张、硅沉着病(矽肺)等均可导致肺容量减少、有效弥散面积减少、肺顺应性降低、通气/血流比值失调。

3.肺血管疾病

肺栓塞、肺血管炎、肺毛细血管瘤、多发性微血栓形成等可引起肺换气障碍,通气/血流比值失调,或部分静脉血未经氧合直接进入肺静脉。

4.胸廓与胸膜疾病

胸外伤引起的连枷胸、严重的自发性或外伤性气胸等均可影响胸廓活动和肺脏扩张,造成通气障碍。严重的脊柱畸形、大量胸腔积液或伴有胸膜增厚、粘连,亦可引起通气减少。

5.神经-肌肉疾病

脑血管疾病、颅脑外伤、脑炎以及安眠药中毒,可直接或间接抑制呼吸中枢。脊髓高位损伤、脊髓灰质炎、多发性神经炎、重症肌无力、有机磷中毒、破伤风以及严重的钾代谢紊乱,均可累及

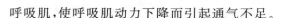

呼吸肌,使呼吸肌动力下降而引起通气不足。

(二)分类

1.按发病的缓急分类

(1)急性呼吸衰竭:多指原来呼吸功能正常,由于某些突发因素,如创伤、休克、溺水、电击、急性呼吸道阻塞、药物中毒、颅脑病变等,造成肺通气和(或)换气功能迅速出现严重障碍,短时间内引起呼吸衰竭。

(2)慢性呼吸衰竭:指在一些慢性疾病,包括呼吸和神经肌肉系统疾病的基础上,呼吸功能障碍逐渐加重而发生的呼吸衰竭。最常见的原因为COPD。

2.按动脉血气分析分类

(1)Ⅰ型呼吸衰竭:缺氧性呼吸衰竭,血气分析特点为 $PaO_2 < 7.98\ kPa\ (60\ mmHg)$,$PaCO_2$ 降低或正常。主要见于弥散功能障碍、通气/血流比值失调、动-静脉分流等肺换气障碍性疾病,如急性肺栓塞、间质性肺疾病等。

(2)Ⅱ型呼吸衰竭:高碳酸性呼吸衰竭,血气分析特点为 $PaO_2 < 7.98\ kPa\ (60\ mmHg)$,同时 $PaCO_2 > 6.65\ kPa\ (50\ mmHg)$。因肺泡有效通气不足所致。单纯通气不足引起的缺氧和高碳酸血症的程度是平行的,若伴有换气功能障碍,则缺氧更严重,如COPD。

(三)发病机制和病理生理

1.缺氧(低氧血症)和二氧化碳潴留(高碳酸血症)的发生机制

(1)肺通气不足:各种原因造成呼吸道管腔狭窄,通气障碍,使肺泡通气量减少,肺泡氧分压下降,二氧化碳排出障碍,最终导致缺氧和二氧化碳潴留。

(2)弥散障碍:指氧气、二氧化碳等气体通过肺泡膜进行气体交换的物理弥散过程发生障碍。由于氧气和二氧化碳通透肺泡膜的能力相差很大,氧的弥散力仅为二氧化碳的 1/20,故在弥散障碍时,通常表现为低氧血症。

(3)通气/血流比失调:正常成年人静息状态下,肺泡通气量为 4 L/min,肺血流量为5 L/min,通气/血流比为 0.8。病理情况下,通气/血流比失调有两种形式:①部分肺泡通气不足,如肺泡萎陷、肺炎、肺不张等引起病变部位的肺泡通气不足,通气/血流比减小,静脉血不能充分氧合,形成动-静脉样分流。②部分肺泡血流不足,肺血管病变如肺栓塞引起栓塞部位血流减少,通气正常,通气/血流比增大,吸入的气体不能与血流进行有效交换,形成无效腔效应,又称死腔样通气。通气/血流比失调的结果主要是缺氧,而无二氧化碳潴留。

(4)氧耗量增加:加重缺氧的原因之一。发热、战栗、呼吸困难和抽搐均增加氧耗量,正常人可借助增加通气量以防止缺氧。而原有通气功能障碍的患者,在氧耗量增加的情况下会出现严重的低氧血症。

2.缺氧对人体的影响

(1)对中枢神经系统的影响:脑组织对缺氧最为敏感。缺氧对中枢神经影响的程度与缺氧的程度和发生速度有关。轻度缺氧仅有注意力不集中、智力减退、定向障碍等;随着缺氧的加重可出现烦躁不安、神志恍惚、谵妄、昏迷。由于大脑皮质神经元对缺氧的敏感性最高,因此临床上缺氧的最早期表现是精神症状。

严重缺氧可使血管的通透性增加,引起脑组织充血、水肿和颅内压增高,压迫脑血管,可进一步加重缺血、缺氧,形成恶性循环。

(2)对循环系统的影响:缺氧可反射性加快心率,使血压升高、冠状动脉血流增加以维持心肌活动所必需的氧。心肌对缺氧十分敏感,早期轻度缺氧即可在心电图上表现出来,急性严重缺氧可导致心室颤动或心搏骤停。长期慢性缺氧可引起心肌纤维化、心肌硬化。缺氧、肺动脉高压以及心肌受损等多种病理变化最终导致肺源性心脏病。

(3)对呼吸系统的影响:呼吸的变化受到低氧血症和高碳酸血症所引起的反射活动及原发病的影响。轻度缺氧可刺激颈动脉窦和主动脉体化学感受器,反射性兴奋呼吸中枢,使呼吸加深加快。随着缺氧的逐渐加重,这种反射迟钝,呼吸抑制。

(4)对酸碱平衡和电解质的影响:严重缺氧可抑制细胞能量代谢的中间过程,导致能量产生减少,乳酸和无机磷大量积蓄,引起代谢性酸中毒。而能量的不足使体内离子转运泵受到损害,钾离子由细胞内转移到血液和组织间,钠和氢离子进入细胞内,导致细胞内酸中毒和高钾血症。代谢性酸中毒产生的固定酸与缓冲系统中碳酸氢盐起作用,产生碳酸,使组织的二氧化碳分压增高。

(5)对消化、血液系统的影响:缺氧可直接或间接损害肝细胞,使丙氨酸氨基转移酶升高。慢性缺氧可引起继发红细胞增多,增加了血黏度,严重时加重肺循环阻力和右心负荷。

3.二氧化碳潴留对人体的影响

(1)对中枢神经系统的影响:轻度二氧化碳潴留,可间接兴奋皮质,引起失眠、精神兴奋、烦躁不安等症状,随着二氧化碳潴留的加重,皮质下层受到抑制,表现为嗜睡、昏睡甚至昏迷,称为二氧化碳麻醉。二氧化碳还可扩张脑血管,使脑血流量增加,严重时造成脑水肿。

(2)对循环系统的影响:二氧化碳潴留可引起心率加快,心排血量增加,肌肉及腹腔血管收缩,冠状动脉、脑血管及皮肤浅表血管扩张,早期表现为血压升高。二氧化碳潴留的加重可直接抑制心血管中枢,引起血压下降、心律失常等严重后果。

(3)对呼吸的影响:二氧化碳是强有力的呼吸中枢兴奋剂,$PaCO_2$急骤升高,呼吸加深加快,通气量增加;长时间的二氧化碳潴留则会对呼吸中枢产生抑制,此时的呼吸运动主要靠缺氧对外周化学感受器的刺激作用得以维持。

(4)对酸碱平衡的影响:二氧化碳潴留可直接导致呼吸性酸中毒。血液 pH 取决于 HCO_3^-/H_2CO_3 比值,前者靠肾脏的调节(1~3 天),而 H_2CO_3 的调节主要靠呼吸(仅需数小时)。急性呼吸衰竭时二氧化碳潴留可使 pH 迅速下降;而慢性呼吸衰竭时,因二氧化碳潴留发展缓慢,肾减少 HCO_3^- 排出,不致使 pH 明显降低。

(5)对肾脏的影响:轻度二氧化碳潴留可使肾血管扩张,肾血流量增加而使尿量增加。二氧化碳潴留严重时,由于 pH 降低,使肾血管痉挛,血流量减少,尿量亦减少。

二、急性呼吸衰竭

(一)病因

1.呼吸系统疾病

严重呼吸系统感染、急性呼吸道阻塞病变、重度或持续性哮喘、各种原因引起的急性肺水肿、肺血管疾病、胸廓外伤或手术损伤、自发性气胸和急剧增加的胸腔积液等,导致肺通气和换气障碍。

2.神经系统疾病

急性颅内感染、颅脑外伤、脑血管病变等直接或间接抑制呼吸中枢。

3.神经-肌肉传导系统病变

脊髓灰质炎、重症肌无力、有机磷中毒及颈椎外伤等可损伤神经-肌肉传导系统,引起通气不足。

(二)临床表现

急性呼吸衰竭的临床表现主要是低氧血症所致的呼吸困难和多器官功能障碍。

1.呼吸困难

其是呼吸衰竭最早出现的症状。表现为呼吸节律、频率和幅度的改变。

2.发绀

发绀是缺氧的典型表现。当动脉血氧饱和度低于90％时,可在口唇、甲床等末梢部位出现紫蓝色称为发绀。血红蛋白增高和休克时易出现发绀,严重贫血者即使缺氧也无明显发绀。发绀还受皮肤色素及心功能的影响。

3.精神神经症状

急性缺氧可出现精神错乱、狂躁、抽搐、昏迷等症状。

4.循环系统表现

多数患者有心动过速;严重低氧血症、酸中毒可引起心肌损害,亦可引起周围循环衰竭、血压下降、心律失常、心搏骤停。

5.消化和泌尿系统表现

严重缺氧损害肝、肾细胞,引起转氨酶、尿素氮升高;个别病例可出现蛋白尿和管型尿。因胃肠道黏膜屏障功能损伤,导致胃肠道黏膜充血、水肿、糜烂或应激性溃疡,引起上消化道出血。

(三)诊断

根据急性发病的病因及低氧血症的临床表现,急性呼吸衰竭的诊断不难做出,结合动脉血气分析可确诊。

(四)治疗

急性呼吸衰竭时,机体往往来不及代偿,故需紧急救治。

1.改善与维持通气

保证呼吸道通畅是最基本最重要的治疗措施。立即进行口对口人工呼吸,必要时建立人工呼吸道(气管插管或气管切开)。用手压式气囊做加压人工呼吸,将更利于发挥气体弥散的作用,延长氧分压在安全水平的时间,为进一步抢救赢得机会。

若患者有支气管痉挛,应立即由静脉给予支气管扩张药。

2.高浓度给氧

及时给予高浓度氧或纯氧,尽快缓解机体缺氧状况,保护重要器官是抢救成功的关键。但必须注意吸氧浓度和时间,以免造成氧中毒。一般吸入纯氧<5小时。

3.其他抢救措施

见本节慢性呼吸衰竭。

三、慢性呼吸衰竭

慢性呼吸衰竭是由慢性胸肺疾病引起呼吸功能障碍逐渐加重而发生的呼吸衰竭。由于机体的代偿适应,尚能从事较轻体力工作和日常活动者称代偿性慢性呼吸衰竭;当并发呼吸道感染、呼吸道痉挛等原因致呼吸功能急剧恶化,代偿丧失,出现严重缺氧和二氧化碳潴留及代谢紊乱者称失代偿性慢性呼吸衰竭。以Ⅱ型呼吸衰竭最常见。

（一）病因

以慢性阻塞性肺疾病（COPD）最常见，其次为重症哮喘发作、弥漫性肺纤维化、严重肺结核、尘肺、广泛胸膜粘连、胸廓畸形等。呼吸道感染常是导致失代偿性慢性呼吸衰竭的直接诱因。

（二）临床表现

除原发病的相应症状外，主要是由缺氧和二氧化碳潴留引起的多器官功能紊乱。慢性呼吸衰竭的临床表现与急性呼吸衰竭大致相似，但在以下几方面有所不同。

1.呼吸困难

COPD所致的呼吸衰竭，病情较轻时表现为呼吸费力伴呼气延长，严重时呈浅快呼吸。若并发二氧化碳潴留，$PaCO_2$明显升高或升高过快，可出现二氧化碳麻醉，患者由深而慢的呼吸转为浅快呼吸或潮式呼吸。

2.精神神经症状

慢性呼吸衰竭伴二氧化碳潴留时，随着$PaCO_2$的升高，可表现为先兴奋后抑制。抑制之前的兴奋症状有烦躁、躁动、夜间失眠而白天嗜睡（睡眠倒错）等，抑制症状有神志淡漠、注意力不集中、定向力障碍、昏睡甚至昏迷，亦可出现腱反射减弱或消失、锥体束征阳性等，称为肺性脑病。

3.循环系统表现

二氧化碳潴留使外周体表静脉充盈、皮肤充血、温暖多汗、血压升高、心排血量增多而致脉搏洪大，多数患者有心率加快，因脑血管扩张产生搏动性头痛。

（三）诊断

根据患者有慢性肺疾患或其他导致呼吸功能障碍的疾病史，新近有呼吸道感染，有缺氧、二氧化碳潴留的临床表现，结合动脉血气分析可做出诊断。

（四）治疗

治疗原则是畅通呼吸道、纠正缺氧、增加通气量、纠正酸碱失衡及电解质紊乱和去除诱因。

1.保证呼吸道通畅

呼吸道通畅是纠正呼吸衰竭的首要措施。应鼓励患者咳嗽，对无力咳嗽、咳痰或意识障碍的患者要加强翻身拍背和体位引流，昏迷患者可采用多孔导管通过口腔、鼻腔、咽喉部，将分泌物或胃内反流物吸出。痰液黏稠不易咳出者，可采用雾化吸入稀释痰液；对呼吸道痉挛者可给予支气管解痉药，必要时建立人工呼吸道，并采用机械通气辅助呼吸。

2.氧疗

常用鼻塞或鼻导管吸氧，Ⅱ型呼吸衰竭应给予低流量（1～2 L/min）低浓度（25％～33％）持续吸氧。因Ⅱ型呼吸衰竭时，呼吸中枢对高二氧化碳的反应性差，呼吸的维持主要靠缺氧的刺激，若给予高浓度吸氧，可消除缺氧对呼吸的驱动作用，而使通气量迅速降低，二氧化碳分压更加升高，患者很快进入昏迷。Ⅰ型呼吸衰竭时吸氧浓度可较高（35％～45％），宜用面罩吸氧。应防止高浓度（>60％）长时间（>24小时）吸氧引起氧中毒。

3.增加通气量

减少二氧化碳潴留，二氧化碳潴留主要是由于肺泡通气不足引起的，只有增加肺泡通气量才能有效地排出二氧化碳。目前临床上常通过应用呼吸兴奋药和机械通气来改善肺泡通气功能。

（1）合理应用呼吸兴奋药可刺激呼吸中枢或周围化学感受器，增加呼吸频率和潮气量，使通气改善，还可改善神志，提高咳嗽反射，有利于排痰。常用尼可刹米1.875～3.75 g加入5％葡萄糖液 500 mL 中静脉滴注,但应注意供氧,以弥补其氧耗增多的弊端。氨茶碱、地高辛可增强膈肌收缩而增加通气量,可配合应用。必要时还可选用纳洛酮以促醒。

(2)机械通气的目的在于提供维持患者代谢所需的肺泡通气;提供高浓度的氧气以纠正低氧血症,改善组织缺氧;代替过度疲劳的呼吸肌完成呼吸作用,减轻心肺负担,缓解呼吸困难症状。对于神志尚清,能配合的呼吸衰竭患者,可采用无创性机械通气,如做鼻或口鼻面罩呼吸机机械通气;对于病情危重神志不清或呼吸道有大量分泌物者,应建立人工呼吸道,如气管插管气管切开安装多功能呼吸机机械通气。机械通气为正压送气,操作时各项参数(潮气量、呼吸频率、吸呼比、氧浓度等)应适中,以免出现并发症。

4.抗感染

慢性呼吸衰竭急性加重的常见诱因是感染,一些非感染因素诱发的呼吸衰竭也容易继发感染。因此,抗感染治疗是慢性呼吸衰竭治疗的重要环节之一,应注意根据病原学检查及药物敏感试验合理应用抗生素。

5.纠正酸碱平衡失调

慢性呼吸衰竭常有二氧化碳潴留,导致呼吸性酸中毒。呼吸性酸中毒的发生多为慢性过程,机体常常以增加碱储备来代偿。因此,在纠正呼吸性酸中毒的同时,要注意纠正潜在的代谢性碱中毒,可给予盐酸精氨酸和补充钾盐。

6.营养支持

呼吸衰竭患者由于呼吸功能增加、发热等因素,导致能量消耗上升,机体处于负代谢,长时间会降低免疫功能,感染不易控制,呼吸肌易疲劳。故可给予患者高蛋白、高脂肪和低糖,以及多种维生素和微量元素的饮食,必要时静脉滴注脂肪乳。

7.病因治疗

病因治疗是治疗呼吸衰竭的根本所在。在解决呼吸衰竭本身造成的危害的前提下,应针对不同病因采取适当的治疗措施。

(五)转诊

1.转诊指征

呼吸衰竭一旦确诊,应立即转上一级医院诊治。

2.转诊注意事项

转诊前需给予吸氧、吸痰、强心、应用呼吸兴奋药等。

(六)健康指导

缓解期鼓励患者进行耐寒锻炼和呼吸功能锻炼,以增强体质及抗病能力;注意保暖,避免受凉及呼吸道感染,若出现感染症状,应及时治疗;注意休息,掌握合理的家庭氧疗;加强营养,增加抵抗力,减少呼吸道感染的机会。

四、护理评估

(一)致病因素

引起呼吸衰竭的病因很多,凡参与肺通气和换气的任何一个环节的严重病变都可导致呼吸衰竭。

(1)呼吸系统疾病:常见于慢性阻塞性肺疾病(COPD)、重症哮喘、肺炎、严重肺结核、弥散性肺纤维化、肺水肿、严重气胸、大量胸腔积液、硅沉着病、胸廓畸形等。

(2)神经肌肉病变:如脑血管疾病、颅脑外伤、脑炎、镇静催眠药中毒、多发性神经炎、脊髓颈段或高位胸段损伤、重症肌无力等。

上述病因可引起肺泡通气量不足、氧弥散障碍、通气/血流比例失调,导致缺氧或合并二氧化碳潴留而发生呼吸衰竭。

(二)身体状况

呼吸衰竭除原发疾病症状、体征外,主要为缺氧、二氧化碳潴留所致的呼吸困难和多脏器功能障碍。

1.呼吸困难

呼吸困难是最早、最突出的表现。主要为呼吸频率增快,病情严重时辅助呼吸肌活动增加,出现"三凹征"。若并发二氧化碳潴留,$PaCO_2$升高过快或明显升高时,患者可由呼吸过快转为浅慢呼吸或潮式呼吸。

2.发绀

发绀是缺氧的典型表现,可见口唇、指甲和舌发绀。严重贫血患者由于红细胞和血红蛋白减少,还原型血红蛋白的含量降低可不出现发绀。

3.精神神经症状

主要是缺氧和二氧化碳潴留的表现。早期轻度缺氧可表现为注意力分散,定向力减退;缺氧程度加重,出现烦躁不安、神志恍惚、嗜睡、昏迷。轻度二氧化碳潴留,表现为兴奋症状,即失眠、躁动、夜间失眠而白天嗜睡;重度二氧化碳潴留可抑制中枢神经系统导致肺性脑病,表现为神志淡漠、间歇抽搐、肌肉震颤、昏睡,甚至昏迷等二氧化碳麻醉现象。

4.循环系统表现

二氧化碳潴留使外周体表静脉充盈、皮肤充血、温暖多汗、血压升高、心排血量增多而致脉搏洪大;多数患者有心率加快;因脑血管扩张产生搏动性头痛。

5.其他

可表现为上消化道出血、谷丙转氨酶升高、蛋白尿、血尿、氮质血症等。

(三)心理-社会状况

患者常因躯体不适、气管插管或气管切开、各种监测及治疗仪器的使用等感到焦虑或恐惧。

(四)实验室及其他检查

1.动脉血气分析

$PaO_2 < 8.0$ kPa(60 mmHg),伴或不伴 $PaCO_2 > 6.7$ kPa(50 mmHg),为最重要的指标,可作为呼吸衰竭的诊断依据。

2.血 pH 及电解质测定

呼吸性酸中毒合并代谢性酸中毒时,血 pH 明显降低常伴有高钾血症。呼吸性酸中毒合并代谢性碱中毒时,常有低钾和低氯血症。

3.影像学检查

胸部 X 线片、肺 CT 和放射性核素肺通气/灌注扫描等,可协助分析呼吸衰竭的原因。

五、护理诊断及医护合作性问题

(1)气体交换受损:与通气不足、通气/血流失调和弥散障碍有关。

(2)清理呼吸道无效:与分泌物增加、意识障碍、人工气道、呼吸肌功能障碍有关。

(3)焦虑：与呼吸困难、气管插管、病情严重、失去个人控制及对预后的不确定有关。

(4)营养失调：低于机体需要量与食欲缺乏、呼吸困难、人工气道及机体消耗增加有关。

(5)有受伤的危险：与意识障碍、气管插管及机械呼吸有关。

(6)潜在并发症：如感染、窒息等。

(7)缺乏呼吸衰竭的防治知识。

六、治疗及护理措施

(一)治疗要点

慢性呼吸衰竭治疗的基本原则是治疗原发病、保持气道通畅、纠正缺氧和改善通气，维持心、脑、肾等重要脏器的功能，预防和治疗并发症。

1.保持呼吸道通畅

保持呼吸道通畅是呼吸衰竭最基本、最重要的治疗措施。主要措施：清除呼吸道的分泌物及异物；积极使用支气管扩张药物缓解支气管痉挛；对昏迷患者采取仰卧位，头后仰，托起下颌，并将口打开；必要时采用气管切开或气管插管等方法建立人工气道。

2.合理氧疗

吸氧是治疗呼吸衰竭必需的措施。

3.机械通气

根据患者病情选用无创机械通气或有创机械通气。临床上常用的呼吸机分压力控制型及容量控制型两大类，是一种用机械装置产生通气，以代替、控制或辅助自主呼吸，达到增加通气量，改善通气功能的目的。

4.控制感染

慢性呼吸衰竭急性加重的常见诱因是呼吸道感染，因此应选用敏感有效的抗生素控制感染。

5.呼吸兴奋药的应用

必要时给予呼吸兴奋药如都可喜等兴奋呼吸中枢，增加通气量。

6.纠正酸碱平衡失调

以机械通气的方法能较为迅速地纠正呼吸性酸中毒，补充盐酸精氨酸和氯化钾可同时纠正潜在的碱中毒。

(二)护理措施

1.病情观察

重症患者需持续心电监护，密切观察患者的意识状态、呼吸频率、呼吸节律和深度、血压、心率和心律。观察排痰是否通畅、有无发绀、球结膜水肿、肺部异常呼吸音及啰音；监测动脉血气分析、电解质检查结果、机械通气情况等；若患者出现神志淡漠、烦躁、抽搐时，提示有肺性脑病的发生，应及时通知医师进行处理。

2.生活护理

(1)休息与体位：急性发作时，安排患者在重症监护病室，绝对卧床休息；协助和指导患者取半卧位或坐位，指导、教会病情稳定的患者缩唇呼吸。

(2)合理饮食：给予高热量、高蛋白、富含维生素、低糖类、易消化、少刺激性的食物；昏迷患者常规给予鼻饲或肠外营养。

3.氧疗的护理

(1)氧疗的意义和原则:氧疗能提高动脉血氧分压,纠正缺氧,减轻组织损伤,恢复脏器功能。临床上根据患者病情和血气分析结果采取不同的给氧方法和给氧浓度。原则是在畅通气道的前提下,Ⅰ型呼吸衰竭的患者可短时间内间歇给予高浓度(>35%)或高流量(4～6 L/min)吸氧;Ⅱ型呼吸衰竭的患者应给予低浓度(<35%)、低流量(1～2 L/min)鼻导管持续吸氧,使 PaO_2 控制在 8.0 kPa(60 mmHg)或 SaO_2 在 90%以上,以防因缺氧完全纠正,使外周化学感受器失去低氧血症的刺激而导致呼吸抑制,加重缺氧和 CO_2 潴留。

(2)吸氧方法:有鼻导管、鼻塞、面罩、气管内和呼吸机给氧。临床常用、简便的方法是鼻导管、鼻塞法吸氧,其优点为简单、方便,不影响患者进食、咳嗽。缺点为氧浓度不恒定,易受患者呼吸影响,高流量对局部黏膜有刺激,氧流量不能>7 L/min。吸氧过程中应注意保持吸入氧气的湿化,输送氧气的面罩、导管、气管应定期更换消毒,防止交叉感染。

(3)氧疗疗效的观察:若吸氧后呼吸困难缓解、发绀减轻、心率减慢、尿量增多、皮肤转暖、神志清醒,提示氧疗有效;若呼吸过缓或意识障碍加深,提示二氧化碳潴留加重。应根据动脉血气分析结果和患者的临床表现,及时调整吸氧流量或浓度。若发绀消失、神志清楚、精神好转、PaO_2>8.0 kPa(60 mmHg)、$PaCO_2$<6.7 kPa(50 mmHg),可间断吸氧几日后,停止氧疗。

4.药物治疗的护理

用药过程中密切观察药物的疗效和不良反应。使用呼吸兴奋药必须保持呼吸道通畅,脑缺氧、脑水肿未纠正而出现频繁抽搐者慎用;静脉滴注时速度不宜过快,如出现恶心、呕吐、烦躁、面色潮红、皮肤瘙痒等现象,需要减慢滴速。对烦躁不安、夜间失眠患者,禁用对呼吸有抑制作用的药物,如吗啡等,慎用镇静药,以防止引起呼吸抑制。

5.心理护理

呼吸衰竭的患者常对病情和预后有顾虑、心情忧郁、对治疗丧失信心,应多了解和关心患者的心理状况,特别是对建立人工气道和使用机械通气的患者,应经常巡视,让患者说出或写出引起或加剧焦虑的因素,针对性解决。

6.健康指导

(1)疾病知识指导:向患者及家属讲解疾病的发病机制、发展和转归。告诉患者及家属慢性呼吸衰竭患者度过危重期后,关键是预防和及时处理呼吸道感染等诱因,以减少急性发作,尽可能延缓肺功能恶化的进程。

(2)生活指导:从饮食、呼吸功能锻炼、运动、避免呼吸道感染、家庭氧疗等方面进行指导。

(3)病情监测指导:指导患者及家属学会识别病情变化,如出现咳嗽加剧、痰液增多、色变黄、呼吸困难、神志改变等,应及早就医。

(金　好)

第十一节　重　症　肺　炎

肺炎是指终末气道、肺泡和肺间质的炎症,可由病原微生物、理化因素、免疫损伤、过敏及药物所致。细菌性肺炎是最常见的肺炎,也是最常见的感染性疾病之一。

目前肺炎按患病环境分成社区获得性肺炎(community-acquired pneumonia,CAP)和医院获得性肺炎(hospital-acquired pneumonia,HAP),CAP是指在医院外罹患的感染性肺实质炎症,包括具有明确潜伏期的病原体感染而在入院后平均潜伏期内发病的肺炎。HAP亦称医院内肺炎(nosocomial pneumonia,NP),是指患者入院时不存在,也不处于潜伏期,而于入院48小时后在医院(包括老年护理院、康复院等)内发生的肺炎。HAP还包括呼吸机相关性肺炎(ventilator associated pneumonia,VAP)和卫生保健相关性肺炎(healthcare associated pneumonia,HCAP)。CAP和HAP年发病率分别为12/1 000人口和5/1 000～10/1 000住院患者,近年发病率有增加的趋势。肺炎病死率门诊肺炎患者<5%,住院患者平均为12%,入住重症监护病房(ICU)者约40%。发病率和病死率高的原因与社会人口老龄化、吸烟、伴有基础疾病和免疫功能低下有关,如慢性阻塞性肺病、心力衰竭、肿瘤、糖尿病、尿毒症、神经疾病、药瘾、嗜酒、艾滋病、久病体衰、大型手术、应用免疫抑制剂和器官移植等。此外,亦与病原体变迁、耐药菌增加、HAP发病率增加、病原学诊断困难、不合理使用抗生素和部分人群贫困化加剧等有关。

重症肺炎至今仍无普遍认同的定义,需入住ICU者可认为是重症肺炎。目前一般认为,如果肺炎患者的病情严重到需要通气支持(急性呼吸衰竭、严重气体交换障碍伴高碳酸血症或持续低氧血症)、循环支持(血流动力学障碍、外周低灌注)及加强监护治疗(肺炎引起的脓毒症或基础疾病所致的其他器官功能障碍)时可称为重症肺炎。

一、病因和发病机制

正常的呼吸道免疫防御机制(支气管内黏液-纤毛运载系统、肺泡巨噬细胞等细胞防御的完整性等)使气管隆凸以下的呼吸道保持无菌。是否发生肺炎决定于两个因素:病原体和宿主因素。如果病原体数量多,毒力强和(或)宿主呼吸道局部和全身免疫防御系统损害,即可发生肺炎。病原体可通过下列途径引起社区获得性肺炎:①空气吸入。②血行播散。③邻近感染部位蔓延。④上呼吸道定植菌的误吸。医院获得性肺炎还可通过误吸胃肠道的定植菌(胃食管反流)和通过人工气道吸入环境中的致病菌引起。病原体直接抵达下呼吸道后,滋生繁殖,引起肺泡毛细血管充血、水肿,肺泡内纤维蛋白渗出及细胞浸润。

二、诊断

(一)临床表现特点

1.社区获得性肺炎

(1)新近出现的咳嗽、咳痰或原有呼吸道疾病症状加重,并出现脓性痰,伴或不伴胸痛。

(2)发热。

(3)肺实变体征和(或)闻及湿性啰音。

(4)白细胞计数>10×10^9/L或<4×10^9/L,伴或不伴细胞核左移。

(5)胸部X线检查显示片状、斑片状浸润性阴影或间质性改变,伴或不伴胸腔积液。

以上1～4项中任何1项加第5项,除外非感染性疾病可做出诊断。CAP常见病原体为肺炎链球菌、支原体、衣原体、流感嗜血杆菌和呼吸病毒(甲、乙型流感病毒、腺病毒、呼吸合胞病毒和副流感病毒)等。

2.医院获得性肺炎

住院患者X线检查出现新的或进展的肺部浸润影加上下列3个临床症候中的2个或以上

可以诊断为肺炎。

(1)发热超过 38 ℃。

(2)血白细胞计数增多或减少。

(3)脓性气道分泌物。

HAP 的临床表现、实验室和影像学检查特异性低,应注意与肺不张、心力衰竭和肺水肿、基础疾病肺侵犯、药物性肺损伤、肺栓塞和急性呼吸窘迫综合征等相鉴别。无感染高危因素患者的常见病原体依次为肺炎链球菌、流感嗜血杆菌、金黄色葡萄球菌、大肠杆菌、肺炎克雷白杆菌等;有感染高危因素患者为金黄色葡萄球菌、铜绿假单胞菌、肠杆菌属、肺炎克雷白杆菌等。

(二)重症肺炎的诊断标准

不同国家制定的重症肺炎的诊断标准有所不同,各有优缺点,但一般均注重对客观生命体征、肺部病变范围、器官灌注和氧合状态的评估,临床医师可根据具体情况选用。以下列出目前常用的几项诊断标准。

1.中华医学会呼吸病学分会 2006 年颁布的重症肺炎诊断标准

(1)意识障碍。

(2)呼吸频率≥30 次/分钟。

(3)PaO_2<8.0 kPa(60 mmHg)、氧合指数(PaO_2/FiO_2)<39.90 kPa(300 mmHg),需行机械通气治疗。

(4)动脉收缩压<12.0 kPa(90 mmHg)。

(5)并发脓毒性休克。

(6)X 线胸片显示双侧或多肺叶受累,或入院 48 小时内病变扩大≥50%。

(7)少尿:尿量<20 mL/h,或<80 mL/4 小时,或急性肾衰竭需要透析治疗。

符合 1 项或以上者可诊断为重症肺炎。

2.美国感染病学会(IDSA)和美国胸科学会(ATS)2007 年新修定的诊断标准

具有 1 项主要标准或 3 项或以上次要标准可认为是重症肺炎,需要入住 ICU。

(1)主要标准:①需要有创通气治疗。②脓毒性休克需要血管收缩剂。

(2)次要标准:①呼吸频率≥30 次/分钟。②PaO_2/FiO_2≤250。③多叶肺浸润。④意识障碍/定向障碍。⑤尿毒症(BUN≥7.14 mmol/L)。⑥白细胞减少(白细胞计数<4×10^9/L)。⑦血小板减少(血小板计数<10 万×10^9/L)。⑧低体温(<36 ℃)。⑨低血压需要紧急的液体复苏。

说明:①其他指标也可认为是次要标准,包括低血糖(非糖尿病患者)、急性酒精中毒/酒精戒断、低钠血症、不能解释的代谢性酸中毒或乳酸升高、肝硬化或无脾。②需要无创通气也可等同于次要标准的①和②。③白细胞计数减少仅系感染引起。

3.英国胸科学会(BTS)2001 年制定的 CURB(confusion,urea,respiratory rate and blood pressure,CURB)标准

标准一:存在以下 4 项核心标准的 2 项或以上即可诊断为重症肺炎:①新出现的意识障碍。②尿素氮(BUN)>7 mmol/L。③呼吸频率≥30 次/分钟。④收缩压<12.0 kPa(90 mmHg)或舒张压≤8.0 kPa(60 mmHg)。

CURB 标准比较简单、实用,应用起来较为方便。

标准二:包括两种情况。

(1)存在以上 4 项核心标准中的 1 项且存在以下 2 项附加标准时须考虑有重症倾向。附加标准包括:①PaO_2<8.0 kPa(60 mmHg)/SaO_2<92%(任何 FiO_2)。②胸片提示双侧或多叶肺炎。

(2)不存在核心标准但存在 2 项附加标准并同时存在以下 2 项基础情况时也须考虑有重症倾向。基础情况包括:①年龄≥50 岁。②存在慢性基础疾病。

如存在标准二中(1)(2)两种有重症倾向的情况时需结合临床进行进一步评判。在(1)情况下需至少 12 小时后进行一次再评估。

CURB-65 即改良的 CURB 标准,标准在符合下列 5 项诊断标准中的 3 项或以上时即考虑为重症肺炎,需考虑收入 ICU 治疗:①新出现的意识障碍。②BUN>7 mmol/L。③呼吸频率≥30 次/分钟。④收缩压<12.0 kPa(90 mmHg)或舒张压≤8.0 kPa(60 mmHg)。⑤年龄≥65 岁。

(三)严重度评价

评价肺炎病情的严重程度对于决定在门诊或入院治疗甚或 ICU 治疗至关重要。肺炎临床的严重性决定于 3 个主要因素:局部炎症程度,肺部炎症的播散和全身炎症反应。除此之外,患者如有下列其他危险因素会增加肺炎的严重度和死亡危险。

1.病史

年龄>65 岁;存在基础疾病或相关因素,如慢性阻塞性肺疾病(COPD)、糖尿病、充血性心力衰竭、慢性肾功能不全、慢性肝病、一年内住过院、疑有误吸、神志异常、脾切除术后状态、长期嗜酒或营养不良。

2.体征

呼吸频率>30 次/分钟;脉搏≥120 次/分钟;血压<12.0/8.0 kPa(90/60 mmHg);体温≥40 ℃或≤35 ℃;意识障碍;存在肺外感染病灶如败血症、脑膜炎。

3.实验室和影像学异常

白细胞计数>$20×10^9$/L 或<$4×10^9$/L,或中性粒细胞计数<$1×10^9$/L;呼吸空气时 PaO_2<8.0 kPa(60 mmHg)、PaO_2/FiO_2<39.9 kPa(300 mmHg),或 $PaCO_2$>6.7 kPa(50 mmHg);血肌酐>106 μmol/L 或 BUN>7.1 mmol/L;血红蛋白<90 g/L 或血细胞比容<30%;血浆清蛋白<25 g/L;败血症或弥漫性血管内凝血(DIC)的证据,如血培养阳性、代谢性酸中毒、凝血酶原时间和部分凝血活酶时间延长、血小板计数减少;X 线胸片病变累及一个肺叶以上、出现空洞、病灶迅速扩散或出现胸腔积液。

为使临床医师更精确地做出入院或门诊治疗的决策,近几年用评分方法作为定量的方法在临床上得到了广泛的应用。PORT(肺炎患者预后研究小组,pneumonia outcomes research team)评分系统(表 12-8)是目前常用的评价社区获得性肺炎(community acquired pneumonia,CAP)严重度以及判断是否必须住院的评价方法,其也可用于预测 CAP 患者的病死率。其预测死亡风险分级如下。1~2 级:≤70 分,病死率 0.1%~0.6%;3 级:71~90 分,病死率 0.9%;4 级:91~130 分,病死率 9.3%;5 级:>130 分,病死率27.0%。PORT 评分系统因可以避免过度评价肺炎的严重度而被推荐使用,即其可保证一些没必要住院的患者在院外治疗。

表 12-8　PORT 评分系统

患者特征	分值	患者特征	分值	患者特征
年龄		脑血管疾病	10	实验室和放射学检查
男性	−10	肾脏疾病	10	pH<7.35
女性	+10	体格检查		BUN>11 mmol/L(>30 mg/dL)
住护理院		神志改变	20	Na+<130 mmol/L
并存疾病		呼吸频率>30 次/分钟	20	葡萄糖>14 mmol/L(>250 mg/dL)
肿瘤性疾病	30	收缩血压<12.0 kPa(90 mmHg)	20	血细胞比容<30%
肝脏疾病	20	体温<35 ℃或>40 ℃	15	PaO₂<8.0 kPa(60 mmHg)
充血性心力衰竭	10	脉率>12 次/分钟	10	胸腔积液

为避免评价 CAP 肺炎患者的严重度不足,可使用改良的 BTS 重症肺炎标准:呼吸频率 ≥30 次/分钟,舒张压≤8.0 kPa(60 mmHg),BUN>6.8 mmol/L,意识障碍。4 个因素中存在两 个可确定患者的死亡风险更高。此标准因简单易用,且能较准确地确定 CAP 的预后而被广泛 应用。

临床肺部感染积分(clinical pulmonary infection score,CPIS)(表 12-9)则主要用于医院获得 性肺炎(hospital acquired pneumonia,HAP)包括呼吸机相关性肺炎(ventilator-associated pneu- monia,VAP)的诊断和严重度判断,也可用于监测治疗效果。此积分从 0~12 分,积分 6 分时一 般认为有肺炎。

表 12-9　临床肺部感染积分评分表

参数	标准	分值
体温	≥36.5 ℃,≤38.4 ℃	0
	≥38.5~38.9 ℃	1
	≥39 ℃,或≤36 ℃	2
白细胞计数(×10⁹)	≥4.0,≤11.0	0
	<4.0,>11.0	1
	杆状核白细胞	2
气管分泌物	<14+吸引	0
	≥14+吸引	1
	脓性分泌物	2
氧合指数(PaO₂/FiO₂)	>240 或急性呼吸窘迫综合征	0
	≤240	2
胸部 X 线	无渗出	0
	弥漫性渗出	1
	局部渗出	2
半定量气管吸出物培养 (0,1+,2+,3+)	病原菌≤1+或无生长	0
	病原菌≥1+	1
	革兰氏染色发现与培养相同的病原菌	2

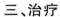

三、治疗

(一)临床监测

1.体征监测

监测重症肺炎的体征是一项简单、易行和有效的方法,患者往往有呼吸频率和心率加快、发绀、肺部病变部位湿啰音等。目前多数指南都把呼吸频率加快(≥30 次/分钟)作为重症肺炎诊断的主要或次要标准。意识状态也是监测的重点,神志模糊、意识不清或昏迷提示重症肺炎可能性。

2.氧合状态和代谢监测

PaO_2、PaO_2/FiO_2、pH、混合静脉血氧分压(PvO_2)、胃张力测定、血乳酸测定等都可对患者的氧合状态进行评估。单次的动脉血气分析一般仅反映患者瞬间的氧合情况;重症患者或有病情明显变化者应进行系列血气分析或持续动脉血气监测。

3.胸部影像学监测

重症肺炎患者应进行系列 X 线胸片监测,主要目的是及时了解患者的肺部病变是进展还是好转,是否合并有胸腔积液、气胸,是否发展为肺脓肿、急性呼吸窘迫综合征(acute respiratory distress syndrome,ARDS)等。检查的频度应根据患者的病情而定,如要了解病变短期内是否增大,一般每 48 小时进行一次检查评价;如患者临床情况突然恶化(呼吸窘迫、严重低氧血症等),在不能除外合并气胸或进展至 ARDS 时,应短期内复查;而当患者病情明显好转及稳定时,一般可 10～14 天后复查。

4.血流动力学监测

重症肺炎患者常伴有脓毒症,可引起血流动力学的改变,故应密切监测患者的血压和尿量。这 2 项指标比较简单、易行,且非常可靠,应作为常规监测的指标。中心静脉压的监测可用于指导临床补液量和补液速度。部分重症肺炎患者可并发中毒性心肌炎或 ARDS,如临床上难于区分时应考虑行漂浮导管检查。

5.器官功能监测

器官功能监测包括脑功能、心功能、肾功能、胃肠功能、血液系统功能等,进行相应的血液生化和功能检查。一旦发现异常,要积极处理,注意防止多器官功能障碍综合征(multiple organ dysfunction syndrome,MODS)的发生。

6.血液监测

血液监测包括外周血白细胞计数、C 反应蛋白、降钙素原、血培养等。

(二)抗生素治疗

经验性联合应用抗生素治疗重症肺炎的理论依据是联合应用能够覆盖可能的微生物并预防耐药的发生。对于铜绿假单胞菌肺炎,联用 β 内酰胺类和氨基糖苷类具有潜在的协同作用,优于单药治疗;然而氨基糖苷类抗生素的抗菌谱窄,毒性大,特别是对于老年患者,其肾损害的发生率比较高。临床应用氨基糖苷类时要注意其为浓度依赖性抗生素,一般要用足够剂量、提高峰药浓度以提高疗效,同时也应避免与毒性相关的谷浓度的升高。在监测药物的峰浓度时,庆大霉素和妥布霉素>7 μg/mL,或阿米卡星>28 μg/mL 的效果较好。氨基糖苷类的另一个不足是对支气管分泌物的渗透性较差,仅能达到血药浓度的 40%。此外,肺炎患者的支气管分泌物 pH 较低,在这种环境下许多抗生素活性都降低。因此,有时联合应用氨基糖苷类抗生素并不能增加疗效,反而增加了肾毒性。

目前对于重症肺炎,抗生素的单药治疗也已得到临床医师的重视。新的头孢菌素、碳青霉烯类、其他 β 内酰胺类和氟喹诺酮类抗生素由于抗菌效力强、广谱,并且耐细菌 β 内酰胺酶,故可用于单药治疗。即使对于重症 HAP,只要不是耐多药的病原体,如铜绿假单胞菌、不动杆菌和耐甲氧西林金黄色葡萄球菌(MRSA)等,仍可考虑抗生素的单药治疗。对重症 VAP 有效的抗生素一般包括亚胺培南、美罗培南、头孢吡肟和哌拉西林/他唑巴坦。对于重症肺炎患者来说,临床上的初始治疗常联用多种抗生素,在获得细菌培养结果后,如果没有高度耐药的病原体就可以考虑转为针对性的单药治疗。

临床上一般认为不适合单药治疗的情况包括:①可能感染革兰氏阳性、革兰氏阴性菌和非典型病原体的重症 CAP。②怀疑铜绿假单胞菌或肺炎克雷白杆菌的菌血症。③可能是金黄色葡萄球菌和铜绿假单胞菌感染的 HAP。三代头孢菌素不应用于单药治疗,因其在治疗中易诱导肠杆菌属细菌产生 β 内酰胺酶而导致耐药发生。

对于重症 VAP 患者,如果为高度耐药病原体所致的感染则联合治疗是必要的。目前有 3 种联合用药方案。①β 内酰胺类联合氨基糖苷类:在抗铜绿假单胞菌上有协同作用,但也应注意前面提到的氨基糖苷类的毒性作用。②2 个 β 内酰胺类联合使用:因这种用法会诱导出对两种药同时耐药的细菌,故虽然有过成功治疗的报道,仍不推荐使用。③β 内酰胺类联合氟喹诺酮类:虽然没有抗菌协同作用,但也没有潜在的拮抗作用;氟喹诺酮类对呼吸道分泌物穿透性很好,对其疗效有潜在的正面影响。

对于铜绿假单胞菌所致的重症肺炎,联合治疗往往是必要的。抗假单胞菌的 β 内酰胺类抗生素包括青霉素类的哌拉西林、阿洛西林、氨苄西林、替卡西林、阿莫西林;第三代头孢菌素类的头孢他啶、头孢哌酮;第四代头孢菌素类的头孢吡肟;碳青霉烯类的亚胺培南、美罗培南;单酰胺类的氨曲南(可用于青霉素类过敏的患者);β 内酰胺类/β 内酰胺酶抑制剂复合剂的替卡西林/克拉维酸钾、哌拉西林/他唑巴坦。其他的抗假单胞菌抗生素还有氟喹诺酮类和氨基糖苷类。

1.重症 CAP 的抗生素治疗

重症 CAP 患者的初始治疗应针对肺炎链球菌(包括耐药肺炎链球菌)、流感嗜血杆菌、军团菌和其他非典型病原体,在某些有危险因素的患者还有可能为肠道革兰氏阴性菌属包括铜绿假单胞菌的感染。无铜绿假单胞菌感染危险因素的 CAP 患者可使用 β 内酰胺类联合大环内酯类或氟喹诺酮类(如左氧氟沙星、加替沙星、莫西沙星等)。因目前为止还没有确立单药治疗重症 CAP 的方法,所以很难确定其安全性、有效性(特别是并发脑膜炎的肺炎)或用药剂量。可用于重症 CAP 并经验性覆盖耐药肺炎链球菌的 β 内酰胺类抗生素有头孢曲松、头孢噻肟、亚胺培南、美罗培南、头孢吡肟、氨苄西林/舒巴坦或哌拉西林/他唑巴坦。目前高达 40% 的肺炎链球菌对青霉素或其他抗生素耐药,其机制不是 β 内酰胺酶介导而是青霉素结合蛋白的改变。虽然不少 β 内酰胺类和氟喹诺酮类抗生素对这些病原体有效,但对耐药肺炎链球菌肺炎并发脑膜炎的患者应使用万古霉素治疗。如果患者有假单胞菌感染的危险因素(如支气管扩张、长期使用抗生素、长期使用糖皮质激素)应联合使用抗假单胞菌抗生素并应覆盖非典型病原体,如环丙沙星加抗假单胞菌 β 内酰胺类,或抗假胞菌 β 内酰胺类加氨基糖苷类加大环内酯类或氟喹诺酮类。

临床上选取任何治疗方案都应根据当地抗生素耐药的情况、流行病学和细菌培养及实验室结果进行调整。关于抗生素的治疗疗程目前也很少有资料可供参考,应考虑感染的严重程度,菌血症、多器官功能衰竭、持续性全身炎症反应和损伤等。一般来说,根据疾病的严重程度和宿主免疫抑制的状态,肺炎链球菌肺炎疗程为 7～10 天,军团菌肺炎的疗程需要 14～21 天。ICU 的大多数治疗都是通过静脉途径的,但近期的研究表明只要病情稳定、没有发热,即使在危重患者,3 天静脉给药后亦可转为口服治疗,即序贯或转换治疗。转换为口服治疗的药物可选择氟喹诺酮类,因其生物利用度高,口服治疗也可达到同静脉给药一样的血药浓度。

由于嗜肺军团菌在重症 CAP 的相对重要性,应特别注意其的治疗方案。虽然目前有很多体外有抗军团菌活性的药物,但在治疗效果上仍缺少前瞻性、随机对照研究的资料。回顾性的资料和长期临床经验支持使用红霉素 4 g/d 治疗住院的军团菌肺炎患者。在多肺叶病变、器官功能衰竭或严重免疫抑制的患者,在治疗的前 3～5 天应加用利福平。其他大环内酯类(克拉霉素和阿齐霉素)也有效。除上述之外可供选择的药物有氟喹诺酮类(环丙沙星、左氧氟沙星、加替沙星、莫西沙星)或多西环素。氟喹诺酮类在治疗军团菌肺炎的动物模型中特别有效。

2.重症 HAP 的抗生素治疗

HAP 应根据患者的情况和最可能的病原体而采取个体化治疗。对于早发的(住院 4 天内起病者)重症肺炎患者而没有特殊病原体感染危险因素者,应针对"常见病原体"治疗。这些病原体包括肺炎链球菌、流感嗜血杆菌、甲氧西林敏感的金黄色葡萄球菌和非耐药的革兰氏阴性细菌。抗生素可选择第二代、第三代、第四代头孢菌素、β 内酰胺类/β 内酰胺酶抑制剂复合剂、氟喹诺酮类或联用克林霉素和氨曲南。

对于任何时间起病、有特殊病原体感染危险因素的轻中症肺炎患者,有感染"常见病原体"和其他病原体危险者,应评估危险因素来指导治疗。如果有近期腹部手术或明确的误吸史,应注意厌氧菌,可在主要抗生素基础上加用克林霉素或单用 β 内酰胺类/β 内酰胺酶抑制剂复合剂;如果患者有昏迷或有头部创伤、肾衰竭或糖尿病史,应注意金黄色葡萄球菌感染,需针对性选择有效的抗生素;如果患者起病前使用过大剂量的糖皮质激素、或近期有抗生素使用史、或长期 ICU 住院史,即使患者的 HAP 并不严重,也应经验性治疗耐药病原体。治疗方法是联用两种抗假单胞菌抗生素,如果气管抽吸物革兰氏染色见阳性球菌还需加用万古霉素(或可使用利奈唑胺或奎奴普丁/达福普汀)。所有的患者,特别是气管插管的 ICU 患者,经验性用药必须持续到痰培养结果出来之后。如果无铜绿假单胞菌或其他耐药革兰氏阴性细菌感染,则可根据药敏情况使用单一药物治疗。非耐药病原体的重症 HAP 患者可用任何以下单一药物治疗:亚胺培南、美罗培南、哌拉西林/他唑巴坦或头孢吡肟。

ICU 中 HAP 的治疗也应根据当地抗生素敏感情况,以及当地经验和对某些抗生素的偏爱而调整。每个 ICU 都有它自己的微生物药敏情况,而且这种情况随时间而变化,因而有必要经常更新经验用药的策略。经验用药中另一个需要考虑的是"抗生素轮换"策略,它是指标准经验治疗过程中有意更改抗生素使细菌暴露于不同的抗生素从而减少抗生素耐药的选择性压力,达到减少耐药病原体感染发生率的目的。"抗生素轮换"策略目前仍在研究之中,还有不少问题未能明确,包括每个用药循环应该持续多久、应用什么药物进行循环、这种方法在内科和外科患者中的有效性分别有多高、循环药物是否应该针对革兰氏阳性细菌同时也针对革兰氏阴性细菌等。

在某些患者中,雾化吸入这种局部治疗可用以弥补全身用药的不足。氨基糖苷类雾化吸入可能有一定的益处,但只用于革兰氏阴性细菌肺炎全身治疗无效者。多黏菌素雾化吸入也可用于耐药铜绿假单胞菌的感染。

对于初始经验治疗失败的患者,应该考虑其他感染性或非感染性的诊断,包括肺曲霉感染。对持续发热并有持续或进展性肺部浸润的患者可经验性使用两性霉素 B。虽然传统上应使用开

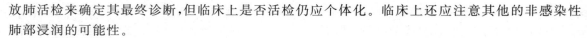

放肺活检来确定其最终诊断,但临床上是否活检仍应个体化。临床上还应注意其他的非感染性肺部浸润的可能性。

（三）支持治疗

支持治疗主要包括液体补充、血流动力学、通气和营养支持,起到稳定患者状态的作用,而更直接的治疗仍需要针对患者的基础病因。流行病学证据显示,营养不良影响肺炎的发病和危重患者的预后。同样,临床资料也支持肠内营养可以预防肺炎的发生,特别是对于创伤的患者。对于严重脓毒症和多器官功能衰竭的分解代谢旺盛的重症肺炎患者,在起病 48 小时后应开始经肠内途径进行营养支持,一般把导管插入到空肠进行喂养以避免误吸;如果使用胃内喂养,最好是维持患者半卧体位以减少误吸的风险。

（四）胸部理疗

拍背、体位引流和振动可以促进黏痰排出的效果尚未被证实。胸部理疗广泛应用的局限在于:①其有效性未被证实,特别是不能减少患者的住院时间。②费用高,需要专人使用。③有时引起 PaO_2 的下降。目前的经验是胸部理疗对于脓痰过多(>30 mL/d)或严重呼吸肌疲劳不能有效咳嗽的患者是最为有用的,如对囊性纤维化、COPD 和支气管扩张的患者。

使用自动化病床的侧翻疗法,有时加以振动叩击,是一种有效地预防外科创伤及内科患者肺炎的方法,但其地位仍不确切。

（五）促进痰液排出

雾化和湿化可降低痰的黏度,因而可改善不能有效咳嗽患者的排痰,然而雾化产生的大多水蒸气都沉积在上呼吸道并引起咳嗽,一般并不影响痰的流体特性。目前很少有数据支持湿化能特异性地促进细菌清除或肺炎吸收的观点。乙酰半胱氨酸能破坏痰液的二硫键,有时也用于肺炎患者的治疗,但由于其刺激性,因而在临床应用上受到一定限制。痰中的 DNA 增加了痰液黏度,重组的 DNA 酶能裂解 DNA,已证实在囊性纤维化患者中有助于改善症状和肺功能,但对肺炎患者其价值尚未被证实。支气管扩张剂也能促进黏液排出和纤毛运动频率,对 COPD 合并肺炎的患者有效。

四、急救护理

（一）护理目标

(1)维持生命体征稳定,降低病死率。

(2)维持呼吸道通畅,促进有效咳嗽、排痰。

(3)维持正常体温,减轻高热伴随症状,增加患者舒适感。

(4)供给足够营养和液体。

(5)预防传染和继发感染。

（二）护理措施

1.病情监护

重症肺炎患者病情危重、变化快,特别是高龄及合并严重基础疾病患者,需要严密监护病情变化,包括持续监护心电、血压、呼吸、血氧饱和度,监测意识、尿量、血气分析结果、肾功能、电解质、血糖变化。任何异常变化均应及时报告医师,早期处理。同时床边备好吸引装置、吸氧装置、气管插管和气管切开等抢救用品及抢救药物等。

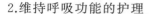

2.维持呼吸功能的护理

(1)密切观察患者的呼吸情况,监护呼吸频率、节律、呼吸音、血氧饱和度。出现呼吸急促、呼吸困难,口唇、指(趾)末梢发绀,低氧血症(血氧饱和度<80%),双肺呼吸音减弱,必须及时给予鼻导管或面罩有效吸氧,根据病情变化调节氧浓度和流量。面罩呼吸机加压吸氧时,注意保持密闭,对于面颊部极度消瘦的患者,在颊部与面罩之间用脱脂棉垫衬托,避免漏气影响氧疗效果和皮肤压迫。意识清楚的患者嘱其用鼻呼吸,脱面罩间歇时间不易过长。鼓励患者多饮水,减少张口呼吸和说话。

(2)常规及无创呼吸机加压吸氧不能改善缺氧时,采取气管插管呼吸机辅助通气。机械通气需要患者较好的配合,事先向患者简明讲解呼吸机原理、保持自主呼吸与呼吸机同步的配合方法、注意事项等。指导患者使用简单的身体语言表达需要,如用动腿、眨眼、动手指表示口渴、翻身、不适等或写字表达。机械通气期间严格做好护理,每天更换呼吸管道,浸泡消毒后再用环氧乙烷灭菌;严格按无菌技术操作规程吸痰。护理操作特别是给患者翻身时,注意呼吸机管道水平面保持一定倾斜度,使其低于患者呼吸道,集水瓶应在呼吸环路的最低位,并及时检查倾倒管道内、集水瓶内冷凝水,避免其反流入气道。根据症状、血气分析、血氧饱和度调整吸入氧浓度,力求在最低氧浓度下达到最佳的氧疗效果,争取尽快撤除呼吸机。

(3)保持呼吸道通畅,及时清除呼吸道分泌物。①遵医嘱给予雾化吸入每天2次,有效湿化呼吸道。正确使用雾化吸入,雾化液用生理盐水配制,温度在35℃左右。使喷雾器保持竖直向上,并根据患者的姿势调整角度和位置,吸入过程护士必须在场严密观察病情,如出现呼吸困难、口周发绀,应停止吸入,立即吸痰、吸氧,不能缓解时通知医师。症状缓解后继续吸入。每次雾化后,协助患者翻身、拍背。拍背时五指并拢成空心掌,由上而下,由外向内,有节律地轻拍背部。通过振动,使小气道分泌物松动易于进入较大气道,有利于排痰及改善肺通、换气功能。每次治疗结束后,雾化器内余液应全部倾倒,重新更换灭菌蒸馏水;雾化器连接管及面罩用0.5%三氯异氰尿酸(健之素)消毒液浸泡30分钟,用清水冲净后晾干备用。②指导患者定时有效咳嗽,病情允许时使患者取坐位,先深呼吸,轻咳数次将痰液集中后,用力咳出,也可促使肺膨胀。协助患者勤翻身,改变体位,每2小时拍背体疗1次。对呼吸无力、衰竭的患者,用手指压在胸骨切迹上方刺激气管,促使患者咳嗽排痰。③老年人、衰弱的患者,咳嗽反射受抑制者,呼吸防御机制受损,不能有效地将呼吸道分泌物排出时,应按需要吸痰。用一次性吸痰管,检查导管通畅后,在无负压情况下将吸痰管轻轻插入10~15 cm,退出1~2 cm,以便游离导管尖端,然后打开负压,边旋转边退出。有黏液或分泌物处稍停。每次吸痰时间应少于15秒。吸痰时,同一根吸痰管应先吸气道内分泌物,再吸鼻腔内分泌物,不能重复进入气道。

(4)研究表明,患者俯卧位发生吸入性肺炎的概率比左侧卧位和仰卧位患者低,定时帮助患者取该体位。进食时抬高床头30°~45°,减少胃液反流误吸机会。

3.合并感染性休克的护理

发生休克时,患者取去枕平卧位,下肢抬高20°~30°,增加回心血量和脑部血流量。保持静脉通道畅通,积极补充血容量,根据心功能、皮肤弹性、血压、脉搏、尿量及中心静脉压情况调节输液速度,防止肺水肿。加强抗感染,使用血管活性药物时,用药浓度、单位时间用量,严格遵医嘱,动态观察病情,及时反馈,为治疗方案的调整提供依据。体温不升者给予棉被保暖,避免使用热水袋、电热毯等加温措施。

4.合并急性肾衰竭的护理

少尿期准确记录出入量,留置导尿,记录每小时尿量,严密观察肾功能及电解质变化,根据医嘱严格控制补液量及补液速度。高血钾是急性肾功能衰竭患者常见死亡原因之一,此期避免摄入含钾高的食物;多尿期应注意补充水分,保持水、电解质平衡。尿量<20 mL/h 或<80 mL/24 小时的急性肾功能衰竭者需要血液透析治疗。

5.发热的护理

高热时帮助降低体温,减轻高热伴随症状,增加患者舒适感。每 2 小时监测体温 1 次。密切观察发热规律、特点及伴随症状,及时报告医师对症处理;寒战时注意保暖,高热给予物理降温,冷毛巾敷前额,冰袋置于腋下、腹股沟等处,或温水、酒精擦浴。物理降温效果差时,遵医嘱给予退热剂。降温期间要注意随时更换汗湿的衣被,防止受凉,鼓励患者多饮水,保证机体需要,防止肾血流灌注不足,诱发急性肾功能不全。加强口腔护理。

6.预防传染及继发感染

(1)采取呼吸道隔离措施,切断传播途经。单人单室,避免交叉感染。严格遵守各种消毒、隔离制度及无菌技术操作规程,医护人员操作前后应洗手,特别是接触呼吸道分泌物和护理气管切开、插管患者前后要彻底流水洗手,并采取戴口罩、手套等隔离手段。开窗通风保持病房空气流通,每天定时紫外线空气消毒 30~60 分钟,加强病房内物品的消毒,所有医疗器械和物品特别是呼吸治疗器械定时严格消毒、灭菌。控制陪护及探视人员流动,实行无陪人管理。对特殊感染、耐药菌株感染及易感人群应严格隔离,及时通报。

(2)加强呼吸道管理。气管切开患者更换内套管前,必须充分吸引气囊周围分泌物,以免含菌的渗出液漏入呼吸道诱发肺炎。患者取半坐位以减少误吸危险。尽可能缩短人工气道留置和机械通气时间。

(3)患者分泌物、痰液存放于黄色医疗垃圾袋中焚烧处理,定期将呼吸机集水瓶内液体倒入装有0.5%健之素消毒液的容器中集中消毒处理。

7.营养支持治疗的护理

营养支持是重要的辅助治疗。重症肺炎患者防御功能减退,体温升高使代谢率增加,机体需要增加免疫球蛋白、补体、内脏蛋白的合成,支持巨噬细胞、淋巴细胞活力及酶活性。提供重症肺炎患者高蛋白、高热量、富含维生素、易消化的流质或半流质饮食,尽量符合患者口味,少食多餐。有时需要鼻饲营养液,必要时胃肠外应用免疫调节剂,如免疫球蛋白、血浆、清蛋白和氨基酸等营养物质以提高抵抗力,增强抗感染效果。

8.舒适护理

为保证患者舒适,重视做好基础护理。重症肺炎急性期患者要卧床休息,安排好治疗、护理时间,尽量减少打扰,保证休息。帮助患者维持舒服的治疗体位。保持病室清洁、安静,空气新鲜。室温保持在22~24 ℃,使用空气湿化器保持空气相对湿度为 60%~70%。保持床铺干燥、平整。保持口腔清洁。

9.采集痰标本的护理干预

痰标本是最常用的下呼吸道病原学标本,其检验结果是选择抗生素治疗的确切依据,正确采集痰标本非常重要。准确的采样是经气管采集法,但患者有一定痛苦,不易被接受。临床一般采用自然咳痰法。采集痰标本应注意必须在抗生素治疗前采集新鲜、深咳后的痰,迅速送检,避免标本受到口咽处正常细菌群的污染,以保证细菌培养结果准确性。具体方法是嘱患者先将唾液吐出、漱口,并指导或辅助患者深吸气后咳嗽,咳出肺部深处痰液,留取标本。收集痰液后应在30分钟内送检。经气管插管收集痰标本时,可使用一次性痰液收集器。用无菌镊夹持吸痰管插入气管深部,注意勿污染吸痰管。留痰过程注意无菌操作。

10.心理护理

评估患者的心理状态,采取有针对性的护理。患者病情重,呼吸困难、发热、咳嗽等明显不适,导致患者烦躁和恐惧,加压通气、气管插管、机械通气患者尤其明显,上述情绪加重呼吸困难。护士要鼓励患者倾诉,多与其交流,语言交流困难时,用文字或体态语言主动沟通,尽量消除其紧张恐惧心理。了解患者的经济状况及家庭成员情况,帮助患者寻求更多支持和帮助。及时向患者及家属解释,介绍病情和治疗方案,使其信任和理解治疗、护理的作用,增加安全感,保持情绪稳定。

11.健康教育

出院前指导患者坚持呼吸功能锻炼,做深呼吸运动,增强体质。减少去公共场所的次数,预防感冒。上呼吸道感染急性期外出戴口罩。居室保持良好的通风,保持空气清新。均衡膳食,增加机体抵抗力,戒烟,避免劳累。

(金 好)

第十二节 重症哮喘

支气管哮喘(简称哮喘)是常见的慢性呼吸道疾病之一,近年来,其患病率在全球范围内有逐年增加的趋势,参照全球哮喘防治创议(GINA)和我国 2008 年版支气管哮喘防治指南,将定义重新修定为哮喘是由多种细胞包括气道的炎性细胞和结构细胞(如嗜酸性粒细胞、肥大细胞、T淋巴细胞、中性粒细胞、平滑肌细胞、气道上皮细胞等)和细胞组分参与的气道慢性炎症性疾病。这种慢性炎症导致气道高反应性,通常出现广泛多变的可逆性气流受限,并引起反复发作性的喘息、气急、胸闷或咳嗽等症状,常在夜间和(或)清晨发作、加剧,多数患者可自行缓解或经治疗缓解。如果哮喘急性发作,虽经积极吸入糖皮质激素($\leqslant$1 000 μg/d)和应用长效 β_2 受体激动药或茶碱类药物治疗数小时,病情不缓解或继续恶化;或哮喘呈暴发性发作,哮喘发作后短时间内即进入危重状态,则称为重症哮喘。如病情不能得到有效控制,可迅速发展为呼吸衰竭而危及生命,故需住院治疗。

一、病因和发病机制

(一)病因

哮喘的病因还不十分清楚,目前认为同时受遗传因素和环境因素的双重影响。

(二)发病机制

哮喘的发病机制不完全清楚,可能是免疫-炎症反应、神经机制和气道高反应性及其之间的相互作用。重症哮喘目前已经基本明确的发病因素主要有以下几种。

1.诱发因素的持续存在

诱发因素的持续存在使机体持续地产生抗原-抗体反应,发生气道炎症、气道高反应性和支气管痉挛,在此基础上,支气管黏膜充血水肿、大量黏液分泌并形成黏液栓,阻塞气道。

2.呼吸道感染

细菌、病毒及支原体等的感染可引起支气管黏膜充血肿胀及分泌物增加,加重气道阻塞;某些微生物及其代谢产物还可以作为抗原引起免疫-炎症反应,使气道高反应性加重。

3.糖皮质激素使用不当

长期使用糖皮质激素常常伴有下丘脑-垂体-肾上腺皮质轴功能抑制,突然减量或停用,可造成体内糖皮质激素水平的突然降低,造成哮喘的恶化。

4.脱水、痰液黏稠、电解质紊乱

哮喘急性发作时,呼吸道丢失水分增加、多汗造成机体脱水,痰液黏稠不易咳出而阻塞大小气道,加重呼吸困难,同时由于低氧血症可使无氧酵解增加,酸性代谢产物增加,合并代谢性酸中毒,使病情进一步加重。

5.精神心理因素

许多学者提出心理社会因素通过对中枢神经、内分泌和免疫系统的作用而导致哮喘发作,是使支气管哮喘发病率和病死率升高的一个重要因素。

二、病理生理

重症哮喘的支气管黏膜充血水肿、分泌物增多甚至形成黏液栓以及气道平滑肌的痉挛导致呼吸道阻力在吸气和呼气时均明显升高,小气道阻塞,肺泡过度充气,肺内残气量增加,加重吸气肌肉的负荷,降低肺的顺应性,内源性呼气末正压(PEEPi)增大,导致吸气功耗增大。小气道阻塞,肺泡过度充气,相应区域毛细血管的灌注降低,引起肺泡通气/血流(V/Q)比例的失调,患者常出现低氧血症,多数患者表现为过度通气,通常 $PaCO_2$ 降低,若 $PaCO_2$ 正常或升高,应警惕呼吸衰竭的可能性或是否已经发生了呼吸衰竭。重症哮喘患者,若气道阻塞不迅速解除,潮气量将进行性下降,最终将会发生呼吸衰竭。哮喘发作持续不缓解,也可能出现血液循环的紊乱。

三、临床表现

(一)症状

重症哮喘患者常出现极度严重的呼气性呼吸困难、被迫采取坐位或端坐呼吸,干咳或咳大量白色泡沫痰,不能讲话、紧张、焦虑、恐惧、大汗淋漓。

(二)体征

患者常出现呼吸浅快,呼吸频率增快(>30/分钟),可有三凹征,呼气期两肺满布哮鸣音,也可哮鸣音不出现,即所谓的"寂静胸",心率增快(>120/分钟),可有血压下降,部分患者出现奇脉、胸腹反常运动、意识障碍,甚至昏迷。

四、实验室检查和其他检查

(一)痰液检查

哮喘患者痰涂片显微镜下可见到较多嗜酸性粒细胞、脱落的上皮细胞。

(二)呼吸功能检查

哮喘发作时,呼气流速指标均明显下降,第 1 秒钟用力呼气容积(FEV_1)、第 1 秒钟用力呼气容积占用力肺活量比值($FEV_1/FVC\%$,即 1 秒率)以及呼气峰值流速(PEF)均减少。肺容量指标可见用力肺活量减少、残气量增加、功能残气量和肺总量增加,残气占肺总量百分比增高。大

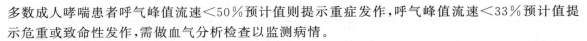

多数成人哮喘患者呼气峰值流速<50%预计值则提示重症发作,呼气峰值流速<33%预计值提示危重或致命性发作,需做血气分析检查以监测病情。

（三）血气分析

由于气道阻塞且通气分布不均,通气/血流比例失衡,大多数重症哮喘患者有低氧血症,PaO_2<8.0 kPa(60 mmHg),少数患者PaO_2<6.0 kPa(45 mmHg),过度通气可使$PaCO_2$降低,pH上升,表现为呼吸性碱中毒;若病情进一步发展,气道阻塞严重,可有缺氧及CO_2潴留,$PaCO_2$上升,血pH下降,出现呼吸性酸中毒;若缺氧明显,可合并代谢性酸中毒。$PaCO_2$正常往往是哮喘恶化的指标,高碳酸血症是哮喘危重的表现,需给予足够的重视。

（四）胸部X线检查

早期哮喘发作时可见两肺透亮度增强,呈过度充气状态,并发呼吸道感染时可见肺纹理增加及炎性浸润阴影。重症哮喘要注意气胸、纵隔气肿及肺不张等并发症的存在。

（五）心电图检查

重症哮喘患者心电图常表现为窦性心动过速、电轴右偏、偶见肺性P波。

五、诊断

（一）哮喘的诊断标准

(1)反复发作喘息、气急、胸闷或咳嗽,多与接触变应原、冷空气、物理、化学性刺激以及病毒性上呼吸道感染、运动等有关。

(2)发作时双肺可闻及散在或弥漫性,以呼气相为主的哮鸣音,呼气相延长。

(3)上述症状和体征可经治疗缓解或自行缓解。

(4)除去其他疾病所引起的喘息、气急、胸闷和咳嗽。

(5)临床表现不典型者(如无明显喘息或体征),应至少具备以下1项试验阳性:①支气管激发试验或运动激发试验阳性。②支气管舒张试验阳性,第1秒用呼气容积增加≥12%,且第1秒用呼气容积增加绝对值≥200 mL。③呼气峰值流速日内(或2周)变异率≥20%。

符合(1)~(4)条或(4)~(5)条者,可以诊断为哮喘。

（二）哮喘的分期及分级

根据临床表现,哮喘可分为急性发作期、慢性持续期和临床缓解期。急性发作是指喘息、气促、咳嗽、胸闷等症状突然发生,或原有症状急剧加重,常有呼吸困难,以呼气流量降低为其特征,常因接触变应原、刺激物或呼吸道感染诱发。哮喘急性发作时病情严重程度可分为轻度、中度、重度、危重4级(表12-10)。

表12-10　哮喘急性发作时病情严重程度的分级

临床特点	轻度	中度	重度	危重
气短	步行、上楼时	稍事活动	休息时	
体位	可平卧	喜坐位	端坐呼吸	
谈话方式	连续成句	常有中断	仅能说出字和词	不能说话
精神状态	可有焦虑或尚安静	时有焦虑或烦躁	常有焦虑、烦躁	嗜睡、意识模糊
出汗	无	有	大汗淋漓	

续表

临床特点	轻度	中度	重度	危重
呼吸频率(次/分钟)	轻度增加	增加	>30	
辅助呼吸肌活动及三凹征	常无	可有	常有	胸腹矛盾运动
哮鸣音	散在,呼气末期	响亮、弥漫	响亮、弥漫	减弱、甚至消失
脉率(次/分钟)	<100	100~120	>120	脉率变慢或不规则
奇脉(深吸气时收缩压下降,mmHg)	无,<10	可有,10~25	常有,>25	无
使用 β_2 受体激动药后呼气峰值流速占预计值或个人最佳值%	>80%	60%~80%	<60% 或 <100 L/min 或作用时间<2 小时	
PaO_2(吸空气,mmHg)	正常	≥60	<60	<60
$PaCO_2$(mmHg)	<45	≤45	>45	>45
SaO_2(吸空气,%)	>95	91~95	≤90	≤90
pH				降低

注:1 mmHg=0.133 kPa

六、鉴别诊断

(一)左侧心力衰竭引起的喘息样呼吸困难

(1)患者多有高血压、冠状动脉粥样硬化性心脏病、风湿性心脏病和二尖瓣狭窄等病史和体征。

(2)阵发性咳嗽,咳大量粉红色泡沫痰,两肺可闻及广泛的湿啰音和哮鸣音,左心界扩大,心率增快,心尖部可闻及奔马律。

(3)胸部 X 线及心电图检查符合左心病变。

(4)鉴别困难时,可雾化吸入 β_2 受体激动药或静脉注射氨茶碱缓解症状后,进一步检查,忌用肾上腺素或吗啡,以免造成危险。

(二)慢性阻塞性肺疾病

(1)中老年人多见,起病缓慢、病程较长,多有长期吸烟或接触有害气体的病史。

(2)慢性咳嗽、咳痰,晨间咳嗽明显,气短或呼吸困难逐渐加重。有肺气肿体征,两肺可闻及湿啰音。

(3)慢性阻塞性肺疾病急性加重期和哮喘区分有时十分困难,用支气管扩张药和口服或吸入激素做治疗性试验可能有所帮助。慢性阻塞性肺疾病也可与哮喘合并同时存在。

(三)上气道阻塞

(1)呼吸道异物者有异物吸入史。

(2)中央型支气管肺癌、气管支气管结核、复发性多软骨炎等气道疾病,多有相应的临床病史。

（3）上气道阻塞一般出现吸气性呼吸困难。

（4）胸部 X 线摄片、CT、痰液细胞学或支气管镜检查有助于诊断。

（5）平喘药物治疗效果不佳。

此外，应和变态反应性肺浸润、自发性气胸等相鉴别。

七、急诊处理

哮喘急性发作的治疗取决于发作的严重程度以及对治疗的反应。对于具有哮喘相关死亡高危因素的患者，应给予高度重视。高危患者包括：①曾经有过气管插管和机械通气的濒于致死性哮喘的病史。②在过去 1 年中因为哮喘而住院或看急诊。③正在使用或最近刚刚停用口服糖皮质激素。④目前未使用吸入糖皮质激素。⑤过分依赖速效 β_2 受体激动药，特别是每月使用沙丁胺醇（或等效药物）超过 1 支的患者。⑥有心理疾病或社会心理问题，包括使用镇静药。⑦有对哮喘治疗不依从的历史。

（一）轻度和部分中度急性发作哮喘患者可在家庭中或社区中治疗

治疗措施主要为重复吸入速效 β_2 受体激动药，在第 1 小时每次吸入沙丁胺醇 $100\sim200\ \mu g$ 或特布他林 $250\sim500\ \mu g$，必要时每 20 分钟重复 1 次，随后根据治疗反应，轻度调整为 3~4 小时再用 2~4 喷，中度 1~2 小时用 6~10 喷。如果对吸入性 β_2 受体激动药反应良好（呼吸困难明显缓解，呼气峰值流速占预计值＞80%或个人最佳值，且疗效维持 3~4 小时），通常不需要使用其他药物。如果治疗反应不完全，尤其是在控制性治疗的基础上发生的急性发作，应尽早口服糖皮质激素（泼尼松龙 $0.5\sim1\ mg/kg$ 或等效剂量的其他激素），必要时到医院就诊。

（二）部分中度和所有重度急性发作均应到急诊室或医院治疗

1.联合雾化吸入 β_2 受体激动药和抗胆碱能药物

β_2 受体激动药通过对气道平滑肌和肥大细胞等细胞膜表面的 β_2 受体的作用，舒张气道平滑肌、减少肥大细胞脱颗粒和介质的释放等，缓解哮喘症状。重症哮喘时应重复使用速效 β_2 受体激动药，推荐初始治疗时连续雾化给药，随后根据需要间断给药（6 次/天）。雾化吸入抗胆碱药物，如溴化异丙托品（常用剂量为 $50\sim125\ \mu g$，3~4 次/天）、溴化氧托品等可阻断节后迷走神经传出支，通过降低迷走神经张力而舒张支气管，与 β_2 受体激动药联合使用具有协同、互补作用，能够取得更好的支气管舒张作用。

2.静脉使用糖皮质激素

糖皮质激素是最有效的控制气道炎症的药物，重度哮喘发作时应尽早静脉使用糖皮质激素，特别是对吸入速效 β_2 受体激动药初始治疗反应不完全或疗效不能维持者。如静脉及时给予琥珀酸氢化可的松（$400\sim1\ 000\ mg/d$）或甲泼尼龙（$80\sim160\ mg/d$），分次给药，待病情得到控制和缓解后，改为口服给药（如静脉使用激素 2~3 天，继之以口服激素 3~5 天），静脉给药和口服给药的序贯疗法有可能减少激素用量和不良反应。

3.静脉使用茶碱类药物

茶碱具有舒张支气管平滑肌作用，并具有强心、利尿、扩张冠状动脉、兴奋呼吸中枢和呼吸肌等作用。临床上在治疗重症哮喘时静脉使用茶碱作为症状缓解药，静脉注射氨茶碱[首次剂量为 $4\sim6\ mg/kg$，注射速度不宜超过 $0.25\ mg/(kg \cdot min)$，静脉滴注维持剂量为 $0.6\sim0.8\ mg/(kg \cdot h)$]，茶碱可引起心律失常、血压下降，甚至死亡，其有效、安全的血药浓度范围应在 $6\sim15\ \mu g/mL$，在有条件的情况下应监测其血药浓度,及时调整浓度和滴速。发热、妊娠、抗结核治疗可以降低茶碱的血药浓度;而肝疾患、充血性心力衰竭以及合用西咪替丁(甲氰咪胍)、喹诺酮类、大环内酯类药物等可影响茶碱代谢而使其排泄减慢,增加茶碱的毒性作用,应引起重视,并酌情调整剂量。

4.静脉使用 $β_2$ 受体激动药

平喘作用较为迅速,但因全身不良反应的发生率较高,国内较少使用。

5.氧疗

使 $SaO_2 \geqslant 90\%$,吸氧浓度一般 30% 左右,必要时增加至 50%,如有严重的呼吸性酸中毒和肺性脑病,吸氧浓度应控制在 30% 以下。

6.气管插管机械通气

重度和危重哮喘急性发作经过氧疗、全身应用糖皮质激素、$β_2$ 受体激动药等治疗,临床症状和肺功能无改善,甚至继续恶化,应及时给予机械通气治疗,其指征主要包括意识改变、呼吸肌疲劳、$PaCO_2 \geqslant 6.0\ kPa(45\ mmHg)$ 等。可先采用经鼻(面)罩无创机械通气,若无效应及早行气管插管机械通气。哮喘急性发作机械通气需要较高的吸气压,可使用适当水平的呼气末正压治疗。如果需要过高的气道峰压和平台压才能维持正常通气容积,可试用允许性高碳酸血症通气策略以减少呼吸机相关肺损伤。

八、急救护理

(一)护理目标

(1)及早发现哮喘先兆,保障最佳治疗时机,终止发作。

(2)尽快解除呼吸道阻塞,纠正缺氧,挽救患者生命。

(3)减轻患者身体、心理的不适及痛苦。

(4)提高患者的活动能力,提高生活质量。

(5)健康指导,提高自护能力,减少复发,维护肺功能。

(二)护理措施

(1)院前急救时的护理:①首先做好出诊前的评估。接到出诊联系电话时询问患者的基本情况,做出预测评估及相应的准备。除备常规急救药外,需备短效的糖皮质激素及 $β_2$ 受体激动剂(气雾剂)、氨茶碱等。做好机械通气的准备,救护车上的呼吸机调好参数,准备吸氧面罩。②到达现场后,迅速评估病情及周围环境,判断是否有诱发因素。简单询问相关病史,评估病情。立即监测生命体征、意识状态的情况,发生呼吸、心搏骤停时立即配合医师进行心肺复苏,建立人工气道进行机械辅助通气。尽快解除呼吸道阻塞,及时纠正缺氧是抢救患者的关键。给予氧气吸入,面罩或者用高频呼吸机通气吸氧。遵医嘱立即帮助患者吸入糖皮质激素和 $β_2$ 受体激动剂定量气雾剂,氨茶碱缓慢静脉滴注,肾上腺素 0.25~0.5 mg 皮下注射,30 分钟后可重复 1 次。迅速建立静脉通道。固定好吸氧、输液管,保持通畅。重症哮喘病情危急,严重缺氧导致极其恐惧、烦躁,护士要鼓励患者,端坐体位做好固定,扣紧安全带,锁定担架平车与救护车定位把手,并在旁扶持。运送途中,密切监护患者的呼吸频率及节律、血氧饱和度、血压、心率、意识的变化,观察用药反应。

(2)到达医院后,帮助患者取坐位或半卧位,放移动托板,使其身体伏于其上,利于通气和减少疲劳。立即连接吸氧装置,调好氧流量。检查静脉通道是否通畅。备吸痰器、气管插管、呼吸机、抢救药物、除颤器。连接监护仪,监测呼吸、心电、血压等生命体征。观察患者的意识、呼吸频

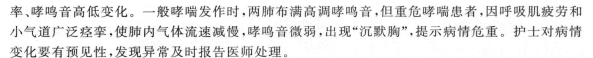

率、哮鸣音高低变化。一般哮喘发作时,两肺布满高调哮鸣音,但重危哮喘患者,因呼吸肌疲劳和小气道广泛痉挛,使肺内气体流速减慢,哮鸣音微弱,出现"沉默胸",提示病情危重。护士对病情变化要有预见性,发现异常及时报告医师处理。

(3)迅速收集病史、以往药物服用情况,评估哮喘程度。如果哮喘发作经数小时积极治疗后病情仍不能控制,或急剧进展,即为重症哮喘,此时病情不稳定,可危及生命,需要加强监护、治疗。

(4)确保气道通畅维护有效排痰、保持呼吸道通畅是急重症哮喘的护理重点。①哮喘发作时,支气管黏膜充血水肿,腺体分泌亢进,合并感染更重,产生大量痰液。而此时患者因呼吸急促、喘息,呼吸道水分丢失,致使痰液黏稠不易咳出,大量黏痰形成痰栓阻塞气管、支气管,导致严重气道阻塞,加上气道痉挛,气道内压力明显增加,加重喘息及感染。因此必须注意补充水分、湿化气道,积极排痰,保持呼吸道通畅。②按时协助患者翻身、叩背,加强体位引流;雾化吸入,湿化气道,稀释痰液,防止痰栓形成。采用小雾量、短时间、间歇雾化方式,湿化时密切观察患者呼吸状态,发现喘息加重、血氧饱和度下降等异常立即停止雾化。床边备吸痰器,防止痰液松解后大量涌出导致窒息。吸痰时动作轻柔、准确,吸力和深度适当,尽量减少刺激并达到有效吸引。每次吸痰时间不超过 15 秒,该过程中注意观察患者的面色、呼吸、血氧饱和度、血压及心率的变化。严格无菌操作,避免交叉感染。

(5)吸氧治疗的护理:①给氧方式、浓度和流量根据病情及血气分析结果予以调节。一般给予鼻导管吸氧,氧流量 4～6 L/min;有二氧化碳潴留时,氧流量 2～4 L/min;出现低氧血症时改用面罩吸氧,氧流量 6～10 L/min。经过吸氧和药物治疗病情不缓解,低氧血症和二氧化碳潴留加剧时进行气管插管呼吸机辅助通气。此时应做好呼吸机和气道管理,防止医源性感染,及时有效地吸痰和湿化气道。气管插管患者吸痰前后均应吸入纯氧 3～5 分钟。②吸氧治疗时,观察呼吸窘迫有无缓解,意识状况,末梢皮肤黏膜颜色、湿度等,定时监测血气分析。高浓度吸氧(>60%)持续 6 小时以上时应注意有无烦躁、情绪激动、呼吸困难加重等中毒症状。

(6)药物治疗的护理:终止哮喘持续发作的药物根据其作用机制可分为具有抗炎作用和缓解症状作用两大类。给药途径包括吸入、静脉和口服。①吸入给药的护理吸入的药物局部抗炎作用强,直接作用于呼吸道,所需剂量较小,全身性不良反应较少。剂型有气雾剂、干粉和溶液。护士指导患者正确吸入药物。先嘱患者将气呼尽,然后开始深吸气,同时喷出药液,吸气后屏气数秒,再慢慢呼出。吸入给药有口咽部局部的不良反应,包括声音嘶哑、咽部不适和念珠菌感染,吸药后让患者及时用清水含漱口咽部。密切观察与用药效果和不良反应,严格掌握吸入剂量。②静脉给药的护理经静脉用药有糖皮质激素、茶碱类及 β 受体激动剂。护士要熟练掌握常用静脉注射平喘药物的药理学、药代动力学、药物的不良反应、使用方法及注意事项,严格执行医嘱的用药剂量、浓度和给药速度,合理安排输液顺序。保持静脉通路畅通,药液无外渗,确保药液在规定时间内输入。观察治疗反应,监测呼吸频率、节律、血氧饱和度、心率、心律和哮喘症状的变化等。应用拟肾上腺素和茶碱类药物时应注意观察有无心律失常、心动过速、血压升高、肌肉震颤、抽搐、恶心、呕吐等不良反应,严格控制输入速度,及时反馈病情变化,供医师及时调整医嘱,保持药物剂量适当;应用大剂量糖皮质激素类药物应观察是否有消化道出血或水钠潴留、低钾性碱中毒等表现,发现后及时通知医师处理。③口服给药重度哮喘吸入大剂量激素治疗无效的患者应早期口服糖皮质激素,一般使用半衰期较短的糖皮质激素,如泼尼松、泼尼松龙或甲基泼尼松龙等。每次服药护士应协助,看患者服下,防止漏服或服用时间不恰当。正确的服用方法是每天或隔天清晨顿服,以减少外源性激素对脑垂体-肾上腺轴的抑制作用。

(7)并发症的观察和护理:重危哮喘患者主要并发症是气胸、皮下气肿、纵隔气肿、心律失常、心功能不全等,发生时间主要在发病48小时内,尤其是前24小时。在入院早期要特别注意观察,尤应注意应用呼吸机治疗者及入院前有肺气肿和(或)肺心病的重症哮喘患者。①气胸气胸是发生率最高的并发症。气胸发生的征象是清醒患者突感呼吸困难加重、胸痛、烦躁不安,血氧饱和度降低。由于胸内压增加,使用呼吸机时机器报警。护士此时要注意观察有无气管移位,血流动力学是否稳定等,并立即报告医师处理。②皮下气肿一般发生在颈胸部,重者可累及到腹部。表现为颈胸部肿胀,触诊有握雪感或捻发感。单纯皮下气肿一般对患者影响较轻,但是皮下气肿多来自气胸或纵隔气肿,如处理不及时可危及生命。③纵隔气肿纵隔气肿是最严重的并发症,可直接影响到循环系统,导致血压下降、心律失常,甚至心搏骤停,短时间内导致患者死亡。发现皮下气肿,同时有血压、心律的明显改变,应考虑到纵隔气肿的可能,立即报告医师急救处理。④心律失常患者存在的低氧及高碳酸血症、氨茶碱过量、电解质紊乱、胸部并发症等,均可导致各种早搏、快速心房纤颤、室上速等心律失常。发现新出现的心律失常或原有心律失常加重,要针对性地观察是否存在上述原因,做出相应的护理并报告医师处理。

(8)出入量管理:急重症哮喘发作时因张口呼吸、大量出汗等原因容易导致脱水、痰液黏稠不易咳出,必须严格出入量管理,为治疗提供准确依据。监测尿量,必要时留置导尿,准确记录24小时出入量及每小时尿量,观察出汗情况、皮肤弹性,若尿量少于30 mL/h,应通知医师处理。神志清醒者,鼓励饮水。对口服不足及神志不清者,经静脉补充水分,一般每天补液2 500～3 000 mL,根据患者的心功能状态调整滴速,避免诱发心力衰竭、急性肺水肿。在补充水分的同时应严密监测血清电解质,及时补充纠正,保持酸碱平衡。

(9)基础护理:哮喘发作时,患者生活不能自理,护士要做好各项基础护理。尽量维护患者的舒适感。①保持病室空气新鲜流通,温度(18～22 ℃)、湿度(50%～60%)适宜,避免寒冷、潮湿、异味。注意保暖,避免受凉感冒。室内不摆放花草,整理床铺时防止尘埃飞扬。护理操作尽量集中进行,保障患者休息。②帮助患者取舒适的半卧位和坐位,适当用靠垫等维持,减轻患者体力。每天3次进行常规口腔、鼻腔清洁护理,有利于呼吸道通畅,预防感染并发症。口唇干燥时涂石蜡油。③保持床铺清洁、干燥、平整。对意识障碍加强皮肤护理,保持皮肤清洁、干燥,及时擦干汗液,更换衣服,每2小时翻身1次,避免局部皮肤长期受压。协助床上排泄,提供安全空间,尊重患者,及时清理污物并清洗会阴。

(10)安全护理:为意识不清、烦躁的患者提供保护性措施,使用床档,防止坠床摔伤。哮喘发作时,患者常采取强迫坐位,给予舒适的支撑物,如移动餐桌、升降架等。哮喘缓解后,协助患者侧卧位休息。

(11)饮食护理:给予高热量、高维生素、易消化的流质食物,病情好转后改半流质、普通饮食。避免产气、辛辣、刺激性食物及容易引起过敏的食物,如鱼、虾等。

(12)心理护理:严重缺氧时患者异常痛苦,有窒息和濒死感,患者均存在不同程度的焦虑、烦躁或恐惧,后者诱发或加重哮喘,形成恶性循环。护士应主动与患者沟通,提供细致护理,给患者精神安慰及心理支持,说明良好的情绪能促进缓解哮喘,帮助患者控制情绪。

(13)健康教育:为了有效控制哮喘发作、防止病情恶化,必需提高患者的自我护理能力,并且鼓励亲属参与教育计划,使其准确了解患者的需求,能提供更合适的帮助。患者经历自我处理成功的体验后会增加控制哮喘的信心,改善生活质量,提高治疗依从性。具体内容主要有哮喘相关

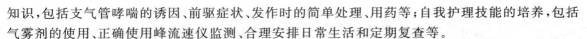

知识,包括支气管哮喘的诱因、前驱症状、发作时的简单处理、用药等;自我护理技能的培养,包括气雾剂的使用、正确使用峰流速仪监测、合理安排日常生活和定期复查等。

指导环境控制识别致敏源和刺激物,如宠物、花粉、油漆、皮毛、灰尘、吸烟、刺激性气体等,尽量减少与之接触。居室或工作学习的场所要保持清洁,常通风。

呼吸训练指导患者正确的腹式呼吸法、轻咳排痰法及缩唇式呼吸等,保证哮喘发作时能有效地呼吸。

病情监护指导指导患者自我检测病情,每天用袖珍式峰流速仪监测最大呼出气流速,并进行评定和记录。急性发作前的征兆有使用短效 β 受体激动剂次数增加、早晨呼气峰流速下降、夜间苏醒次数增加或不能入睡,夜间症状严重等。一旦有上述征象,及时复诊。嘱患者随身携带止喘气雾剂,一出现哮喘先兆时立即吸入,同时保持平静。通过指导患者及照护者掌握哮喘急性发作的先兆和处理常识,把握好急性加重前的治疗时间窗,一旦发生时能采取正确的方式进行自救和就医,避免病情恶化或争取抢救时间。

指导患者严格遵医嘱服药指导患者应在医师指导下坚持长期、规则、按时服药,向患者及照护者讲明各种药物的不良反应及服用时注意事项,指导其加强病情观察。如疗效不佳或出现严重不良反应时立即与医师联系,不能随意更改药物种类、增减剂量或擅自停药。

指导患者适当锻炼,保持情绪稳定在缓解期可做医疗体操、呼吸训练、太极拳等,戒烟,减少对气道的刺激。避免情绪激动、精神紧张和过度疲劳,保持愉快情绪。

指导个人卫生和营养细菌和病毒感染是哮喘发作的常见诱因。哮喘患者应注意与流感者隔离,定期注射流感疫苗,预防呼吸道感染。保持良好的营养状态,增强抗感染的能力。胃肠道反流可诱发哮喘发作,睡前 3 小时禁饮食、抬高枕头可预防。

（金　好）

参 考 文 献

[1] 万霞.现代专科护理及护理实践[M].开封:河南大学出版社,2020.

[2] 林杰.新编实用临床护理学[M].青岛:中国海洋大学出版社,2019.

[3] 王艳伟.临床护理学实践[M].北京:中国纺织出版社,2019.

[4] 姜春梅.护理学临床应用[M].北京:科学技术文献出版社,2019.

[5] 任潇勤.临床实用护理技术与常见病护理[M].昆明:云南科学技术出版社,2020.

[6] 时元梅,巩晓雪,孔晓梅.基础护理学[M].汕头:汕头大学出版社,2019.

[7] 张红梅.现代基础护理学[M].长春:吉林科学技术出版社,2019.

[8] 吴欣娟.临床护理常规[M].北京:中国医药科技出版社,2020.

[9] 陈小红.基础护理学实训指导[M].武汉:华中科技大学出版社,2019.

[10] 郭霞.实用护理学技术[M].哈尔滨:黑龙江科学技术出版社,2020.

[11] 李玫.精编护理学基础与临床[M].长春:吉林科学技术出版社,2019.

[12] 潘洪燕,龚姝,刘清林,等.实用专科护理技能与应用[M].北京:科学技术文献出版社,2020.

[13] 靳蓉晖,石丽,张艳.实用护理学[M].长春:吉林科学技术出版社,2019.

[14] 肖娟.现代护理学临床与应用实践[M].南昌:江西科学技术出版社,2019.

[15] 李秋华.实用专科护理常规[M].哈尔滨:黑龙江科学技术出版社,2020.

[16] 孔祥亮.临床护理学基础与护理实践[M].北京:科学技术文献出版社,2019.

[17] 张云.基础临床护理学[M].乌鲁木齐:新疆人民卫生出版社,2020.

[18] 王海玲.内科护理学诊疗精粹[M].长春:吉林科学技术出版社,2019.

[19] 黄俊蕾,赵娜,李丽沙.新编实用临床与护理[M].青岛:中国海洋大学出版社,2019.

[20] 王林霞.临床常见病的防治与护理[M].北京:中国纺织出版社,2020.

[21] 张文燕,冯英,柳国芳,等.护理临床实践[M].青岛:中国海洋大学出版社,2019.

[22] 马雯雯.现代外科护理新编[M].长春:吉林科学技术出版社,2019.

[23] 王婷,王美灵,董红岩,等.实用临床护理技术与护理管理[M].北京:科学技术文献出版社,2020.

[24] 吴小玲.临床护理基础及专科护理[M].长春:吉林科学技术出版社,2019.

[25] 李美娟.现代临床常见病护理学[M].昆明:云南科学技术出版社,2020.

[26] 王丹丹.现代护理学理论与基础医学研究[M].汕头:汕头大学出版社,2020.

[27] 魏晓莉.医学护理技术与护理常规[M].长春:吉林科学技术出版社,2019.

［28］程娟.临床专科护理理论与实践［M］.开封:河南大学出版社,2020.

［29］张蕾.实用护理技术与专科护理常规［M］.北京:科学技术文献出版社,2019.

［30］王绍利.临床护理新进展［M］.长春:吉林科学技术出版社,2019.

［31］张苹蓉,卢东英.护理基本技能［M］.西安:陕西科学技术出版社,2020.

［32］周秉霞.实用护理技术规范［M］.长春:吉林科学技术出版社,2019.

［33］高晓燕.实用护理学新进展［M］.西安:陕西科学技术出版社,2020.

［34］赵玉洁.常见疾病护理实践［M］.北京:科学技术文献出版社,2019.

［35］赵安芝.新编临床护理理论与实践［M］.北京:中国纺织出版社,2020.

［36］崔红.人性化护理在支气管哮喘护理中的应用分析［J］.医学食疗与健康,2020,18(8):154
＋156.

［37］罕贵莲.小儿重症肺炎护理干预效果分析50例［J］.中国社区医师,2019,35(5):158＋160.

［38］张晓元.循证护理用于反流性食管炎患者护理中的意义［J］.医药界,2020(3):0068.

［39］王瑾,韦冬英.健康教育在慢性胃炎护理中的应用效果［J］.中外女性健康研究,2019(6):
138-139.

［40］但佳佳.临床护理路径在肝硬化护理中的应用效果及对患者生存质量影响分析［J］.湖南中
医药大学学报,2020(S01):0186-0187.